外科急重症抢救与监护技能

主编　刘丛丛　马宪存　王晓娟

薛　娟　杨　宇　李　芸

U0298973

四川科学技术出版社

图书在版编目（CIP）数据

外科急重症抢救与监护技能/刘丛丛等主编. —成
都:四川科学技术出版社，2022.10
ISBN 978-7-5727-0758-2

Ⅰ.①外… Ⅱ.①刘… Ⅲ.①外科—急性病—急救
②外科—险症—急救③外科—急性病—护理④外科—险症—
护理 Ⅳ.①R605.97②R473.6

中国版本图书馆 CIP 数据核字(2022)第 198707 号

外科急重症抢救与监护技能
WAIKE JIZHONGZHENG QIANGJIU YU JIANHU JINENG

主　　编　刘丛丛　马宪存　王晓娟　薛　娟　杨　宇　李　芸

出 品 人　程佳月
责任编辑　李迎军
封面设计　刘　蕊
责任出版　欧晓春
出版发行　四川科学技术出版社
　　　　　成都市锦江区三色路 238 号　邮政编码 610023
　　　　　官方微博:http://weibo.com/sckjcbs
　　　　　官方微信公众号：sckjcbs
　　　　　传真: 028 - 86361756
成品尺寸　185mm×260mm
印　　张　21.75
字　　数　500 千
印　　刷　成都博众印务有限公司
版　　次　2022 年 10 月第 1 版
印　　次　2022 年 10 月第 1 次印刷
定　　价　88.00 元

ISBN 978 - 7 - 5727 - 0758 - 2

邮　　购：成都市锦江区三色路 238 号新华之星 A 座 25 层　邮政编码：610023
电　　话：028 - 86361770

本书编委会

主　编　刘丛丛　马宪存　王晓娟　薛　娟　杨　宇　李　芸
副主编　孙庆燕　郝　欣　刁岩凤　程思思　谢寅库
编　委　（排名不分先后）

刁岩凤　滨州市第二人民医院
刁艳芳　栖霞市人民医院
马宪存　山东第一医科大学第二附属医院
王晓娟　高密市中医院
王艳华　龙口市中医医院
孙庆燕　滨州医学院附属医院
刘丛丛　山东中医药大学附属医院
刘少壮　武警辽宁省总队医院
任倩倩　海军青岛特勤疗养中心
李雪雁　龙口市中医医院
李　芸　滨州医学院烟台附属医院
李英强　桓台县人民医院
杨　宇　武警辽宁省总队医院
郝　欣　山东中医药大学第二附属医院
程思思　昆明医科大学第一附属医院
谢寅库　济宁肿瘤医院
薛　娟　青岛市黄岛区中心医院

前　言

外科疾病是临床的常见病和多发病，越来越受到社会各界人士，尤其是医护人员的重视，加上外科重症疾病患者的病程长、病情复杂多变、医疗问题多、护理难度大，这就对医护人员提出了较高的要求。近年来，外科方面的一些新的诊断、治疗技术不断出现，也成为外科疾病诊断治疗和护理的新内容，这对医护人员也是一种新的挑战。为了适应外科急重症疾病诊断治疗和护理的发展，满足外科急重症疾病患者诊断治疗及护理的需要，特编写《外科急重症抢救与监护技能》一书。

本书共分 14 章，内容包括外科各系统急重症的病情评估、急救措施和监护技能。其内容注重实用，简明扼要，深入浅出。全书不仅融入了编者多年的临床经验和体会，还汲取了当今国内外临床外科医学前沿的新理论、新知识、新方法，以及诊疗的新技术和新手段。因此，是一部实用性很强的临床参考书。

由于我们水平有限，加上当代外科急重症诊治技术日新月异，难免有疏漏和不足之处，期望同仁及广大读者给予指正。

编　者

2022 年 6 月

目　录

第一章　重症监测

第一节　呼吸功能监测与临床应用

一、监测项目

对于病情较轻的患者，一般只需进行常规的临床监测就已足够，而对于危重患者以及机械通气治疗的患者，给予呼吸功能的监测是必要的。

（一）监测指标

1. 呼吸频率

呼吸频率（RR）正常成人静息状态下为 12～30 次/分，成人一般为 12～20 次/分。如呼吸过快，常见原因有伤口疼痛、呼吸道异常、吸痰时间过长或速度过快、呼吸器与自主呼吸不同步、血气胸压迫肺组织等；如呼吸过缓，则考虑患者有无神经系统的并发症、呼吸性碱中毒、应用吗啡等抑制呼吸的药物等。

2. 潮气量

潮气量（TV）是平静时每次呼出或吸入的气体量。自然呼吸时成人 TV = 7 ml/kg，机械通气时 TV = 10～15 ml/kg，可通过呼吸机上的流量传感器显示。

3. 每分通气量

每分通气量（MV）是指每分钟平均吸入气量。MV = TV × RR。正常人静息时为 5～8 L，如通气不足表现为呼吸表浅，胸廓运动度变小，呼吸音减低，烦躁，大汗淋漓等。见于气道阻塞、胸腔积液及应用麻醉药、肌肉松弛药（简称肌松药）、镇静药等。

4. 气道阻力

气道阻力（PAW）主要用于监测呼吸道功能。气道阻力 = 气道内外压力差（cmH_2O①）/流速（L/s），正常值为 2～3 ［cmH_2O/（L·s）］，如在同一机械通气条件下气道阻力逐渐减小，说明治疗有效，气道阻塞缓解或肺水肿减轻；如气道阻力增加，常见于气管导管内径太小或太长、气管狭窄、支气管痉挛、呼吸道分泌物增多。

5. 气道压力

由 TV 和气道阻力所决定，此二者无论何者增高，PAW 均升高，反之亦然。一般成人吸气压为 12～15 cmH_2O。

6. 肺顺应性

肺顺应性反映肺和胸廓的弹性程度，是胸腔和肺扩张程度的指标。肺顺应性 = 容量改变/压力改变（L/cmH_2O），正常值为 0.072～0.11 L/cmH_2O。肺顺应性降低见于肺水肿、肺实质炎症、肺泡表面活性物质减少等，呼吸衰竭患者恢复过程中肺顺应性增加，如减小示病情有改善。

---

① 　1 cmH_2O ≈ 0.1 kPa。

（二）血气监测

血气分析对危重患者是很有价值的监测手段，尤其是应用呼吸机的患者，更是不可缺少的监测项目。包括利用血气分析监测动脉血氧分压（PaO_2）、动脉血氧饱和度（SaO_2）、动脉血二氧化碳分压（$PaCO_2$）。

1. 动脉血氧分压

PaO_2 在呼吸空气时正常值为 80 ~ 100 mmHg[1]，其随年龄增长而降低，公式为：PaO_2 =（100 - 年龄/3）mmHg。当 PaO_2 < 60 mmHg，提示有严重缺氧，应用面罩加大吸氧流量，如 PaO_2 不能改善，应辅助呼吸。

2. 动脉血二氧化碳分压

$PaCO_2$ 是反映通气功能与酸碱平衡的重要指标，正常值为 35 ~ 45 mmHg。当 $PaCO_2$ < 35 mmHg，提示通气过量与呼吸性碱中毒；$PaCO_2$ > 45 mmHg，提示通气不足与呼吸性酸中毒。

3. 动脉血氧饱和度

SaO_2 正常时 > 95%，SaO_2 < 80% 为低氧血症。SaO_2 反映氧与血红蛋白结合的程度。目前，多数监护仪都带有血氧传感器，通过血氧传感器可持续监测 SaO_2。

4. 肺内分流量

肺内分流量（Qs/Qt）是指心排血量（CO）的分流部分与 CO 的百分比，即 Qs/Qt。正常人 < 5%，正常值（365 ± 1.69）%。分流量越大，低氧血症越明显，分流量的大小反映肺弥散功能障碍的程度。临床上此值若 < 20%，可不做特殊处理；若 > 20% 说明有慢性呼吸系统疾病；> 33% 提示预后严重，常见于动静脉瘘、肺不张、支气管炎、肺实变及急性呼吸窘迫综合征（ARDS）等。

二、氧治疗

循环功能的好坏是输送氧的关键，而氧供取决于血液在肺内氧合的程度，血液携带氧的能力，CO 以及组织细胞利用氧的能力。PaO_2 是决定氧供的重要因素，低氧血症是指 PaO_2 低于正常。氧治疗是通过不同的供氧装置或技术，使患者的吸入氧浓度（FiO_2）高于大气的氧浓度以达到纠正低氧血症和提高氧供的目的。氧治疗可使 FiO_2 升高，当肺通气功能无障碍时，有利于氧由肺泡向血流方向弥散，升高 PaO_2。但当肺泡完全萎陷或肺泡的血液灌流完全停止时，氧治疗的效果很差。轻度通气障碍、肺部感染等，对氧治疗较为敏感，疗效较好；对于贫血性缺氧或 CO 降低者，必须治疗病因，而氧治疗是必需的辅助治疗方法。

（一）供氧方法

1. 高流量系统

患者所吸入的气体都由该装置供给，气体流速高，FiO_2 可以稳定控制并能调节。常用的有文丘里（Venturi）面罩。为维持 FiO_2 的稳定，应调节氧与空气的比例，并保持足够的氧流量。

---

[1] 1 mmHg ≈ 0.133 kPa。

2. 低流量系统

所提供的气流量不能满足患者吸气总量，因而在吸入一定氧的同时还吸入一定量的空气。因此 FiO_2 不稳定，也不易控制，适用于不需要精确控制 FiO_2 的患者，常用方法有鼻导管吸氧、面罩吸氧、带储气囊面罩吸氧。

（二）氧治疗效果的估计

1. 监测全身状况

如吸氧后患者由烦躁变为安静，心率变慢，血压上升且能维持平稳，呼吸转为平静、皮肤红润、干燥、变暖、发绀消失，表明效果良好；反之，血压降低，脉压减少，出现心律失常，则表明病情恶化，说明氧治疗未起到效果。

2. 脉搏氧饱和度及动脉血气分析

这是评估氧治疗效果最客观的方法。一般于吸氧后，脉搏氧饱和度（SpO_2）可立见上升，如缺氧非给氧所能改善，则 SpO_2 可不上升或上升有限。如有条件，可系列检查血气以得到较多的科学数据，如 PaO_2 反映肺摄氧能力，表示呼吸功能的好坏；$PaCO_2$ 反映肺通气情况；而 pH 值、HCO_3^- 等可反映体内因缺氧所致的代谢有无改变。

3. 混合静脉血氧饱和度

混合静脉血氧饱和度（$S\bar{v}O_2$）测定可深入了解组织利用氧的改善情况。

三、呼吸机的临床应用

呼吸机是使用机械装置产生气流、将氧浓度可调节的气体送入患者肺部和由肺部呼出。它通过控制肺部的气体交换，包括肺泡内气体交换和动脉氧化；增加肺容量，包括吸气末肺容量和功能残气量（FRC）；减少呼吸功能消耗来达到缓解和纠正缺氧、二氧化碳（CO_2）潴留和维持体内酸碱平衡的目的。

（一）适应证与禁忌证

1. 适应证

1）急性呼吸衰竭，自主呼吸消失或微弱需抢救的患者，如电击、窒息、颅脑外伤等。

2）慢性呼吸衰竭出现严重缺氧和 CO_2 潴留或急性发作发生肺性脑病者。

3）胸部和心脏外科手术后和严重胸廓创伤。

2. 禁忌证

气胸、纵隔气肿、胸腔积液、肺大疱、大咯血、休克及心肌梗死等。

（二）呼吸机类型

呼吸机的类型较多，根据其吸气、呼气两期相互转换所需的条件不同和加压原理的区别，呼吸机的基本类型有定压型、定容型、定时型，最多用的为定压型和定容型。

定压型：呼吸机产生的气流进入呼吸道使肺泡扩张，当肺泡内压达到预定压力时气流即终止，肺泡和胸廓弹性回缩将肺泡气排出，待呼吸道内压力降到预定呼吸机参数时再次供气。特点：气压伤小，同步性能较好。TV 的大小取决于预定压力值、肺部病变情况、吸气时间，若调节不变，当气道阻力增加时（如气道痉挛或分泌物增多），达到预定压力时间短，则送气时间也短，TV 将减少，造成通气不足。

定容型：呼吸机将预订量的气体压入呼吸道，又依赖于肺泡、胸廓弹性回缩将肺泡内气体排出体外。特点：通气量较稳定，不因气道阻力变化而使 TV 减少。其 RR、呼/吸时间比均可直接调节。输气压力不能调节，其大小取决于 TV 的大小、气道阻力或肺顺应性。因输送气量固定，气道阻力增加时，气道内压随之增加，易发生气压伤。配有安全阀者当压力过高时可自动排气，可避免发生气压伤。压力的变化反映了肺部病变的情况。

定时型：按预设呼吸时间送气。特点：TV 较稳定，输气压力随呼吸道阻力变化而变化。

高频通气型：有高频喷射（100～200 次/分）、高频振荡（200～900 次/分）、高频正压（60～100 次/分）、喷高频阻断、高频叩击五种。改善缺氧快，有 CO_2 潴留之虞，长期应用宜谨慎。

（三）常用的通气模式

控制通气（CMV）：呼吸做功完全由呼吸机来承担，不允许患者进行自主呼吸，主要参数由呼吸机控制。

辅助/控制呼吸（A/CMV）：通过患者的自主呼吸的力量触发呼吸机产生同步正压通气。当患者自主 RR 达到或超过预置的 RR 时，呼吸机起辅助通气作用；若自主 RR 低于预置值时，呼吸机则转为 CMV。

间歇指令通气（IMV）：在 2 次正压通气之间患者可进行自主呼吸，而同步间歇指令通气（SIMV）的正压通气是在患者吸气力的触发下发生的，以避免自主呼吸与正压通气对抗现象。

压力支持通气（PSV）：利用患者自主呼吸的力量触发呼吸机送气，并使 PAW 力迅速上升到预置值，当吸气流速降低到一定程度时，吸气则转为呼气，此种通气模式可明显降低自主呼吸时的呼吸做功。

呼气末正压通气（PEEP）：这种呼吸的主要特点是通过 PEEP，使呼气末气道及肺泡内压维持高于大气压的水平，可使小的开放肺泡膨大，萎陷肺泡再膨胀，最终降低肺内分流量，纠正低氧血症。用于治疗 ARDS、严重肺不张、肺水肿。PEEP 一般保持在3～10 cmH_2O。

（四）呼吸机对机体的影响

正常吸气时，由于是主动吸气，胸膜腔和肺内呈负压，而在应用呼吸机时，吸气相的通气为肺内被动充气，胸内、肺内压力增高，呈正压。这种吸气相的正压状态，是呼吸机对机体正常生理过程产生影响的基本原因。

1. 对心脏循环的影响

胸内正压使胸泵作用丧失，静脉回心血流量减少；肺内压增加使肺血管阻力增加，肺动脉压（PAP）增高，右心室后负荷增加；右心室腔压力增高，室间隔左移引起左心室舒张末容量降低，CO 减少。在血容量不足、心功能不全和周围循环衰竭的患者，吸气相的正压易导致血压下降。但心功能正常者，则对体循环影响不大，并且由于通气和换气功能提高、缺氧和 CO_2 潴留状态的解除，心功能还会有所改善。

2. 对呼吸的影响

正压吸气使通气量增加，肺泡内正压，吸入气分布均匀，可减少毛细血管的渗透，减轻肺泡和肺间质水肿，改善气体的弥散功能，有利于气体交换。若压力过高，肺泡扩张的同时，肺血流因受压而减少，则可加重通气—血流比例失调。同时，过度通气可影响肺表面活性物质的生成与活性。

3. 对脑血流的影响

急性缺氧和 CO_2 潴留可引起脑血管强烈地扩张，而呼吸机造成过度通气后，PaO_2 升高、$PaCO_2$ 下降可引起脑血管收缩，脑血流减少，从而减轻脑水肿，降低颅内压。

（五）呼吸机的调节

1. 呼吸频率和通气量

通常 RR 16 ~ 24 次/分，TV 500 ~ 8 000 ml，阻塞性通气障碍宜用较大 TV 和较慢 RR，限制性通气障碍宜用较小 TV 和较快 RR。

2. 吸/呼时间比

阻塞性通气障碍吸/呼时间比为 1 : 2 或更多，配合慢频率；限制性通气障碍为 1 : 1.5，配合快频率。心功能不全者为 1 : (1.5 ~ 2)，配合较快频率。

3. 吸气压力

吸气压力一般为 15 ~ 25 cmH_2O。如系肺水肿、呼吸窘迫综合征和广泛肺纤维化等，可提高压力至 60 cmH_2O 或更高。严重支气管痉挛有时需用 30 ~ 40 cmH_2O 吸气压力。

（六）呼吸机应用的注意事项

机械通气中任何一个细小的环节都关系到整个治疗的失败。故细致地观察、周密地安排、及时地调整是治疗成功的保证。

1. 漏气

存在漏气时，不能保证足够的通气量。检查机器各连接处密闭情况和气管插管气囊充气程度，常可发现有无漏气，气囊充气至送气时口腔内无气流声为止。

2. 自主呼吸与呼吸机协调的观察与处理

呼吸机的主要作用是维持有效通气量，自主呼吸微弱或消失的患者，采用控制呼吸多无困难，呼吸急促、躁动不安或呼吸节律不规则的危重患者，常出现自主呼吸与呼吸机协调困难甚至对抗，导致通气量不足，加重缺氧及 CO_2 潴留。自主呼吸与呼吸机不协调时应及时查找原因。常见原因有：①痰液阻塞或连接管道漏气。②频繁咳嗽、咳痰、疼痛或恶心、呕吐。③神志不清、烦躁不安。④呼吸机参数调整不当，通气量不足。如无上述原因，为使二者协调，一方面说明治疗意义争取患者合作，另一方面对躁动不合作者，可用简易呼吸机做适应性诱导或使用镇静药和肌松药。

3. 通气量大小的观察与调整

机械呼吸主要目的在于维持有效通气量，因此，治疗时及时观察调整通气量是决定治疗效果的关键。

1）通气量大小合适时的表现：①呼吸平稳，与呼吸机协调合拍；血压、脉搏趋于平稳；神志清楚者表现为安静，不清楚者逐步转为清醒。②胸腹部随呼吸起伏，两肺呼吸音适中。③血气分析，急性呼吸衰竭者逐渐恢复正常水平；慢性呼吸衰竭者逐渐达到急性发作前的水平。④现代呼吸机可检测呼出 TV 及通气量，并为合理调整通气量提供可靠依据。

2）通气量过大、过小应及时寻找原因并予以相应处理。

通气量不足原因：①通气量选择过小。②没有随病情变化及时调整通气量。③呼吸机管路漏气。④呼吸道阻塞。

通气量过大原因：①通气量选择过大。②气道阻塞时或病情需要较大通气量，缓解后未能及时减少通气量。

4. 保持呼吸道通畅

呼吸机的工作原理是借人工或机械装置产生通气。呼吸道通畅才能实现通气效果。注意呼吸道湿化，有效地排除痰液。吸痰前可用 5 ml 生理盐水先稀释痰液再抽，同时配合翻身叩背、体位引流。采用滴入法湿化时，吸痰与湿化最好同时进行。

5. 给氧

单纯肺外原因所致呼吸衰竭（通气障碍）者，氧浓度一般用 30% ~ 40%。应根据肺部疾病和给氧后面色、脉搏的改变决定给氧浓度。一般氧浓度不应超过 60%，目前认为，长期吸入 40% ~ 50% 氧不致发生氧中毒。

6. 临床效应观察

在呼吸机应用过程中，随时了解通气情况很重要，胸部望诊和听诊可对通气量做出大致估计，如胸部稍有起伏和听到适度呼吸音为适合，患者神态安详，面色良好，也为通气适当的表现，明显的呼吸起伏常是过度通气的征象。此外，还要注意观察体温、脉搏、呼吸、血压、神志、心肺情况、原发病病情及变化，值班人员要及时填写机械呼吸治疗记录单。血气分析更能明确通气效果，应每天 1 ~ 2 次，吸氧时 PaO_2 在 60 mmHg 以上，$PaCO_2$ 随治疗时间延长逐渐下降最后达到正常水平。

7. 呼吸机撤离的指标

1）FiO_2 下降至 < 0.30。

2）血气分析正常，自主呼吸强。

3）若呼吸机 SIMV 或 PSV 时可降低 RR，使呼吸肌活动得到锻炼以致增强，当 RR 降至 6 ~ 10 次/分时，患者呼吸平衡、通气及氧合指标均为正常时可停用呼吸机。

4）若无 SIMV 装置，则从每小时脱离呼吸机 5 分钟开始，逐渐延长，在自主呼吸在 1 小时以上没有呼吸困难征象、通气和氧合指标均正常时可停用。

5）撤离时间一般选择在上午，以便于观察，最初的 1 ~ 2 天夜间仍可以呼吸机辅助，经过至少 2 天，患者自主呼吸良好时才能完全停机。

（七）呼吸机应用的并发症与处理

呼吸机应用不当可产生一系列并发症，多与气管插管、气管切开、通气量不当、通气压力过高及护理不善有关。

1. 喉及气管损伤

气管插管持续使用超过 72 小时，充气套囊长时间压迫等可导致喉及气管损伤。应注意尽量缩短气管插管的保留时间，充气套囊应定时放气。

2. 气道阻塞

气管套管位置不当，气管外套囊脱落，坏死黏膜组织、黏痰、呕吐物及异物等掉入气道内可导致气道阻塞。发生阻塞时应及时查明原因并做相应处理，否则必将产生严重后果。

3. 继发感染

继发感染是机械呼吸常见而严重的并发症，常因此而导致抢救的失败。其原因主要是无菌操作不够规范，呼吸机消毒不严，气管切开创口未能及时消毒换药，气道湿化排痰不利，未能有效使用全身及局部抗生素等。因此，在加强全身抗生素使用同时还应注意昏迷患者的护理，气管切开的护理，眼、口腔的护理，呼吸机的定时消毒，病室及床边用具的定时消毒，尽量减少陪护及探视人员等。

4. 氧中毒

长时间高浓度供氧可导致氧中毒。应注意机械呼吸时的供氧浓度，一般应小于60%。已发生氧中毒者应进行 PEEP 机械呼吸及相应治疗措施。

5. 气胸及纵隔气肿

原有肺大疱、肺囊肿或心内注射药物的患者，进气压力过大时可以发生气胸及纵隔气肿。应及时行闭式引流术并减少进气量。

6. 碱中毒

由于通气量过大，CO_2 快速排出，肾脏来不及代偿而导致呼吸性碱中毒。慢性呼吸衰竭呼吸性酸中毒部分代偿的患者，由于 CO_2 快速排出，可造成呼吸性酸中毒合并代谢性酸中毒或呼吸性碱中毒合并代谢性碱中毒的后果。因此，使用呼吸机时应给予适合的通气量，一般不宜过大。

7. 胃肠道并发症

胃肠道充气、膨胀及胃扩张等较易发生，影响消化吸收功能，产生原因不明。可能与吞咽反射及反射性抑制胃肠蠕动有关，一般几天内可自行缓解。

（马宪存）

第二节　血流动力学监测与临床应用

血流动力学的监测是重症监护室（ICU）中的重要监测内容，随着对循环生理的认识不断深入和现代监测仪器的发展，临床监测参数越来越多，在危重患者的治疗和抢救中起到了重要作用。

一、监测项目

1. 外周动脉血管内压。

2. 肺动脉球囊漂浮导管监测数据，包括中心静脉压（CVP）、右房压、右室压、

PAP 和肺动脉楔压（PAWP）；CO 测定及不同部位血标本的血气分析等。

3. 利用上述数据，通过计算可获得的一些资料，包括左室做功，血管阻力（肺及全身）及有关氧的转运，氧的供需等资料。

二、血流动力学主要参数

（一）中心静脉压

CVP 反映右心室功能，临床上将 CVP 降低作为血容量不足、CVP 升高作为心功能不全或肺血管阻力增高的重要指标，CVP 的动态观察常用于鉴别脱水、休克、输液等的监护及心功能判断。CVP 正常值为 5～10 cmH_2O，均值为 6 cmH_2O，一般认为，CVP 低于 6 cmH_2O 表示血容量不足，高于 15 cmH_2O，表示心功能不全或（和）肺血管阻力升高。

（二）肺动脉楔压（PAWP）

通过 Swan－Ganz 导管观测 PAWP 比 CVP 更能正确反映左心室充盈压。正常值为 6～12 mmHg，同时可观测心每搏输出量（SV）和心脏指数（CI）。CI 值通常为（3.2 ±0.2）L/（min·m^2），休克时若 CI 低，则按心力衰竭处理；若 CI 高，则按血液分布紊乱处理。

（三）肺动脉压

正常值为 17～30/6～12 mmHg。PAP 增高为肺动脉高压，见于左心室衰竭、二尖瓣病变、肺源性心脏病、左向右分流先天性心脏病等。

（四）平均动脉压

平均动脉压（MAP）指舒张压＋1/3 脉压，当周围动脉测不到时，可做桡动脉插管，直接测量动脉压。

（五）心排血量

CO 是指左或右心室每分钟射入主动脉或肺动脉的血容量。测定 CO 对于心功能的判断，计算出血流动力学其他参数，如心脏指数、外周血管总阻力等，以指导临床治疗都具有十分重要的意义。因而监测 CO 是重症患者监测的重要参数。测定的方法主要有氧消耗法、染料稀释法和温度稀释法。随着 Swan－Ganz 漂浮导管的临床应用，温度稀释法在临床应用广泛。该方法使用方便，安全可靠，可重复测定，而且并发症也少。在正常情况下，左、右心室的输出量基本相等，但在分流量增加时可产生较大误差。正常成人的 CO 为 5～6 L/min，SV 为 60～90 ml。对于判断心功能、诊断心力衰竭和低 CO 综合征都具有重要意义。

（六）每搏输出量

SV 指一次心搏由一侧心室射出的血量。成年人在安静、平卧时，SV 为 60～90 ml。SV 与心肌收缩力有关，也取决于心脏前负荷、心肌收缩力及后负荷的影响。

（七）心脏指数

CI 是每分钟每平方米体表面积的 CO。CI＜2.5 L/（min·m^2），提示可能出现心力衰竭；CI＜1.8 L/（min·m^2）则提示为心源性休克。

（八）体循环血管阻力

体循环血管阻力（SVR）表示心室射血期作用于心室肌的负荷，是监测左心室后负荷的主要指标。正常值为 $1\ 760 \times 2\ 600$（dyne·s）/cm^5。当血管收缩剂使小动脉收缩或因左心室衰竭、心源性休克、低血容量性休克等原因使心搏血量减少时，SVR 增高；相反，血管扩张剂、贫血、中度低氧血症可导致 SVR 降低。

（九）肺循环血管阻力

肺循环血管阻力（PVR）是监测右心室后负荷的主要指标。正常值为 45 ~ 225（dyne·s）/cm^5。正常情况下，PVR 只是 SVR 的 1/6。当肺血管病变时，PVR 增高，从而增加右心室后负荷。

（十）左心室每搏功指数

左心室每搏功指数（LVSWI）指左心室每次心搏所做的功，是左心室收缩功能的反映。正常值为 60（g·m）/m^2。LVSWI 降低提示可能需要加强心肌收缩力，而 LVSWI 增高则意味着耗氧量增加。

（十一）右心室每搏功指数

右心室每搏功指数（RVSWI）指右心室每次心搏所做的功，是右心室收缩功能的反映，其意义与 LVSWI 相似。正常值为 2 ~ 6（g·m）/m^2。

（十二）氧输送

氧输送（DO_2）指单位时间内由左心室输送到全身组织氧的总量；或者是单位时间内动脉系统所送出氧的总量。DO_2 的表达式为：$DO_2 = CI \times$ 动脉血氧含量（CaO_2）。CaO_2 主要取决于 SaO_2 和血红蛋白含量（Hb）。DO_2 主要受循环系统（CI）、呼吸系统（SaO_2）和血液系统（Hb）的直接影响。正常人在静息状态下的 DO_2 为 520 ~ 720 ml/（min·m^2）。

（十三）氧耗量

氧耗量（VO_2）指在微循环水平，血液中所携带的一部分氧被组织细胞摄取，动脉血中的氧含量逐渐减少，动脉血随之逐渐变成静脉血；在此过程中，组织细胞实际消耗氧的量称为 VO_2。正常静息状态下 VO_2 为 100 ~ 170 ml/（min·m^2）。正常时，VO_2 应与组织的氧需要量相等。一旦 VO_2 小于需要量则提示组织缺氧。

（十四）氧摄取率

氧摄取率（ERO_2）是 DO_2 与 VO_2 之比，氧的摄取率大小主要与组织氧需求有关。正常值为 22% ~ 30%。常用于分析全身的 DO_2 和 VO_2 关系来评估机体总的组织氧合情况。

四、监测时注意事项

1. 导管使用前要严格检查气囊，注意注气后的形态。套管膜的牢度，防止气囊在血管中破裂，发生空气栓塞。

2. 严格执行无菌操作，防止术后继发感染。

3. 导管通过三尖瓣进入右室时应加强心电监测，注意有无心律失常，对原有室性期前收缩患者可先用利多卡因 50 mg 静脉推注。

4. 在测得肺毛细血管楔压（PCWP）后，导管气囊要迅速排尽气体，使导管在肺动脉处于游离状态，以免气囊压迫肺动脉分支时间过长，产生肺栓塞或血管壁受损引起大出血等并发症。

5. 推送导管时动作轻巧敏捷，注意导管长度、压力曲线、心电图改变，避免导管打结，一旦发生打结，严禁硬拉，可在 X 线下取出。

6. 监测中严密观察病情变化，定时记录体温、脉搏、呼吸、血压、心率、心律变化。长时间监护者，注意有无静脉栓塞形成，发生栓塞症状应及时拔除导管。

7. 导管可保留 7 ~ 10 天，留置期间，每小时用肝素生理盐水冲洗导管，防止栓塞。避免导管被拉出，注意局部有无渗血、消毒胶纸敷贴情况。

8. 导管用毕取出后气囊排空，禁止用水冲洗气囊，忌用乙醚擦洗导管，管腔反复冲洗清洁，晾干后用双层塑封，环氧乙烷气体消毒备用。

（马宪存）

第三节　其他脏器功能的监测与临床应用

一、肾功能的监测与临床应用

目前，常用的肾功能监测方法多为间断性，难以反映实时的生理状态。但监测肾功能的动态变化不仅能评价肾脏本身的功能状态，而且在评估全身的组织灌注、体液平衡状态及心血管功能等方面都有重要价值。尤其在重危患者中，肾功能的监测更为重要。因为监测肾功能的动态改变可以及时发现肾功能不全的早期征兆，以便采取治疗或预防措施，避免发生急性肾衰竭。

（一）肾小球功能监测

肾小球的主要功能是滤过功能，反映其滤过功能的主要客观指标是肾小球滤过率（GFR）。

1. 肾小球滤过率测定

1）菊粉清除率测定：菊粉是由果糖构成的一种多糖体，静脉注射后，不被机体分解、结合、利用和破坏，因其分子量较小，可自由地通过肾小球，既不被肾小管排泌，也不被重吸收，故能准确地反映 GFR。

方法：①试验时，患者保持空腹和静卧状态；②晨 7 时饮 500 ml 温开水，放入留置导尿管，使尿液不断流出；③7 时 30 分取 10 ml 尿量和 4 ml 静脉血作为空白试验用，接着静脉输入溶于 150 ml 生理盐水的菊粉 5 g，溶液需加温至 37℃，在 15 分钟内滴完，然后再以菊粉 5 g 溶于 400 ml 温生理盐水进行维持输液，以每分钟 4 ml 的速度滴注；④8 时 30 分将导尿管夹住，8 时 50 分取静脉血 4 ml，随后放空膀胱，测定尿量，用

20 ml 温水冲洗膀胱，并注入 20 ml 空气，使膀胱内的液体排尽，将冲洗液加入尿液标本内，充分混匀后取出 10 ml 尿液进行菊粉含量测定；⑤9 时 10 分第 1 次重复取血和尿标本，9 时 30 分第 2 次重复取血和尿标本，其操作同④；⑥将④血与尿标本测定其菊粉的含量，按下列公式进行计算：

$$菊粉清除率 = \frac{尿内菊粉的含量 \times 稀释倍数}{血浆菊粉的含量} \times 尿量$$

$$稀释倍数 = \frac{实际尿量 + 冲洗液量}{实际尿量}$$

正常值：2.0～2.3 ml/s。

临床意义：急性肾小球肾炎、慢性肾功能不全、心功能不全时菊粉清除率显著降低，慢性肾小球肾炎、肾动脉硬化、高血压晚期等均有不同程度的降低；肾盂肾炎可稍有降低。由于操作复杂，又需留置尿管，故目前临床尚不能使用，多用于临床实验研究。

2）内生肌酐清除率：内生肌酐是指禁肉食 3 天，血中肌酐均来自肌肉的分解代谢，由于人体的肌容积是相对稳定，故血肌酐含量相对稳定。肌酐由肾小球滤过，不被肾小管重吸收，极少量由肾小管排泌，故可用作 GFR 测定。

正常值：80～120 ml/min。

当血肌酐浓度较高时，会有少量肌酐由肾小管排泄，使尿中肌酐量增多，故在氮质血症时，内生肌酐清除率可较 GFR 大 10% 左右。

3）钠的清除率：是指每一单位时间内，肾脏清除了多少毫升血浆内的 Na^+ 的能力。计算公式如下：

$$钠的清除率（FENa）= \frac{尿/血钠浓度}{尿/血肌酐浓度} \times 100$$

临床上测定某物质的清除率的意义：①测量肾血流量；②测定 GFR；③了解肾脏对某物质的处理情况。如某物质清除率大于 GFR 时，表示该物质尚能被肾小管分泌，如小于 GFR 时表示能被肾小管重吸收。

2. 血清尿素氮测定

血中非蛋白质的含氮化合物统称非蛋白氮（NPN）。其中血尿素氮（BUN）约占一半。作为肾功能的临床监测指标，BUN 比 NPN 准确，但仍受多种因素影响。

正常值：成人为 3.2～7.1 mmol/L。

BUN 上升后反馈抑制肝脏合成尿素，故肾功能轻度受损或肾衰竭早期，BUN 可无变化；当其高于正常时，说明有效肾单位的 60%～70% 已受损害，因此 BUN 不能作为肾脏疾病早期功能测定的指标。

BUN 增高的程度与病情严重性成正比，故 BUN 对尿毒症的诊断、病情的判断和预后的评估有重要意义。BUN 作为反映 GFR 的指标有其局限性。原尿中的 BUN40%～80% 在肾小管中被回吸收，回吸收的量与原尿量成反比。因此，血容量不足、利尿剂滥用、摄入高蛋白、严重分解代谢［甲状腺功能亢进（简称甲亢）、手术、烧伤、感染、癌瘤等］均可致 BUN 升高。

3. 血清肌酐测定

机体每 20 g 肌肉每天代谢产生 1 mg 肌酐，每天产生量与机体肌肉量成正比，比较稳定，血中肌酐主要由肾小球滤过排出体外，而肾小管基本上不吸收且分泌也较少。

正常值：60 ~ 120 μmol/L。

无肌肉损伤等条件下，若肾小球滤过停止，血肌酐每天升高 88 ~ 178 μmol/L。

尿肌酐/血肌酐（Ucr/Pcr）>40，多为肾前性氮质血症；<20 为肾后性氮质血症。

（二）肾小管功能测定

1. 尿比重

正常为 1.015 ~ 1.030，早晨尿为 1.020。低比重尿表示肾小管重吸收功能障碍，高比重尿示水摄入量不足。

2. 尿渗透压

正常为 600 ~ 1 000 mOsm/L，晨尿为 800 mOsm/L。

3. 血尿渗透压比

血渗透压为 280 ~ 310 mOsm/L，尿渗透压/血渗透压 = 2:1。肾浓缩功能障碍时比值降低，第 1 次晨尿渗透压 <800 mOsm/L 示肾浓缩功能不全。

4. 渗透清除率

渗透清除率（Cosm）是指肾脏把血浆中全部的渗透活性物质经尿液完全排除掉，所需要的流经肾脏的每分钟血浆量。正常为 2 ~ 3 ml/min。

Cosm = ［尿渗透分子浓度 × 尿量（ml/min）］÷血浆渗透分子浓度

5. 自由水清除率

自由水清除率（CH_2O）指肾脏将超过血浆等渗压的过多的溶质清除掉所需的纯水的量。正值表示肾的稀释功能，负值表示肾的浓缩功能。尿浓缩试验时，CH_2O 为 – 100 ~ – 30 ml/h。

CH_2O =（1 – 尿渗透分子浓度 ÷ 血浆渗透分子浓度）× 尿量（ml/h）

急性肾衰竭 CH_2O 近于 0；– 30 ~ – 20 ml/h 说明肾已经损害，– 12 ~ 0 ml/h 为肾有严重损害。尿少的同时 CH_2O 有很大的负值，提示少尿可能系血容量不足引起。CH_2O 是鉴别非少尿型肾衰竭和肾外型氮质血症的指标。可判断创伤、休克、缺水等少尿时有无肾损害，估计肾实质损害程度等。

二、中枢神经系统功能监测与临床应用

颅脑外伤、颅内出血或缺血性病变的死亡率高，发病后受到继发的"第二次打击"，如低血糖、颅内高压、低血细胞比容、呼吸衰竭、颅内或全身性感染，则死亡率更高；特别是低氧，完全中断脑供血（如心搏骤停）15 秒后即可发生昏迷，5 分钟后就可造成不可逆损害。颅脑外伤死亡病例中，半数以上的死因属上述继发原因，故应对中枢神经系统进行全面监测。

（一）意识

意识的变化是颅内病变极敏感的指标，非昏迷意识状态的转化提示病变的好转或恶化。

（二）瞳孔

瞳孔的大小及对光反应异常可由于外周病变（视神经和动眼神经）及中央病变（脑干综合通路）引起，常反映颅内高压或脑疝，瞳孔极度扩大并固定，提示临终前的全脑缺血。

（三）生命体征

一般应 0.5～1 小时测 1 次血压、脉搏、呼吸、体温，并详细记录，以便动态观察。颅内血肿的典型生命体征变化是脉搏缓慢而洪大，血压升高，呼吸慢而深（简称为两慢一高），尤其以前二者更为显著。颅后窝血肿呼吸障碍明显，可突然停止呼吸。

脑疝晚期失代偿阶段，出现脉快而弱，血压下降，呼吸异常，体温下降，一般呼吸先停止，不久心搏也很快停止。

闭合性颅脑损伤早期一般不出现休克表现，若出现血压下降，心率加快，要尽快查明有无合并损伤，尤其应除外胸腹腔内脏出血。

伤后很快出现高热，多因视丘下部损伤或脑干损伤所致，为中枢性体温调节障碍。而伤后数天体温逐渐增高，多提示有感染性并发症，最常见的是肺炎。

（四）呕吐

发生于颅脑损伤后 1～2 小时，由于迷走神经刺激而出现呕吐，多为一过性反应，如频繁呕吐，持续时间长，并伴有头痛者，应考虑有蛛网膜下隙出血，颅内血肿或颅内压增高的可能。

（五）局部症状

脑挫裂伤后常出现肢体乏力，单瘫、偏瘫或运动性失语等大脑半球局部功能障碍。如出现共济失调、去大脑强直等症状，说明损伤位于中脑或小脑，下视丘损伤多表现为尿崩症、中枢性高热和血压的改变，视力、视野、听力障碍表示神经的局部损伤。

（六）昏迷指数测定

格拉斯哥昏迷计分（GCS）法是以衡量颅脑损伤后意识状态的记分评价标准，GCS法是格拉斯哥大学制定为观察头部损伤患者的意识状态的标准，目前已被世界卫生组织（WHO）定为颅脑损伤昏迷状态测定的国际统一方法。实践证明，此标准是评定颅脑损伤意识状态的一种准确、简便、快速的方法，对急性颅脑外伤的病情发展、预后，指导临床治疗等提供了较为可信的数字依据。

1. 测评方法

1）GCS 法：临床采用的国际通用的格拉斯哥昏迷分级，简称 GCS，不仅可以统一观察标准，在外伤患者中还有预测预后的意义。GCS 的分值越低，颅脑损害程度越重，预后亦越差，而意识状态正常后应为满分。

按此评分法，患者总分 13～15 分时，昏迷时间一般小于 30 分钟，相当于我国头部外伤定型标准的轻型颅脑外伤；总分在 9～12 分，伤后昏迷 0.5～6 小时，相当于中型颅脑外伤；总分 3～8 分，伤后昏迷时间大于 6 小时者，相当于重型颅脑外伤，其中总分 3～5 分属特重型。总分 3 分，相当于脑死亡。

2）GCS - PB 法：在 GCS 的临床应用过程中，有人提出需结合临床检查结果进行全面分析，同时又强调脑干反射的重要性。为此，Pittsburgh 在 GCS 评定标准的基础上，补充了另外 4 个昏迷观察项目，即对光反射、脑干反射、抽搐情况和呼吸状态，合计为 7 项 35 级，最高为 35 分，最低为 7 分，在颅脑损伤中，28～35 分为轻型，21～27 分为中型、15～20 分为重型、7～14 分为特重型颅脑损伤，此法不仅可判断昏迷程度，亦反映了脑功能受损的水平。

2. 意义

GCS 法可评估中枢神经系统状况，判断脑功能水平。GCS 法简便易行，应用于临床时，对急救、移运、接收新患者都可按此估计，严重者做好抢救准备。GCS 法还可用于护理病历书写以及任何护理记录如特别护理记录单，还可用于病区护理交班报告。GCS 法对 3 岁以下幼儿、听力丧失老人、不合作者、情绪不稳定者、语言不通者可能打出低分，因此，要结合病史、体检和其他有用的检查进行综合考虑。

（七）颅内压监测

在侧脑室额叶角内置一导管，与床旁压力换能器相连进行监测，正常 < 10 mmHg，>25 mmHg 时，则应降颅内压治疗。颅内压的变化可呈波浪状，常在夜间升高，故应连续监测。

（八）动脉压和脑灌流压监测

脑灌流压是指动脉压与颅内压差，反映脑血流灌注情况。升高动脉压可使脑灌注压增大，但有产生脑出血、脑水肿的危险。在降低动脉压时亦应处理颅内高压，以改善脑灌流压，减少缺血性脑损害。

（九）电生理

1. 脑电图监测

脑电图（EEG）是利用脑电图仪经过多级放大记录下来的脑生物电信号。EEG 须连续监测，对脑功能状态、病变部位、治疗及预后判断都有一定价值。EEG 正常，预后良好，可以完全恢复脑功能；EEG 极度异常，提示中枢神经功能严重受损。

EEG 监测方法有：

1）动态脑电图监测（AEEG）：患者携带一盒式磁带记录器，储存来自头皮的脑电信号，可同时记录 4 或 8 导联脑电信号和 ± 导联心电图，24 小时后在主机上分析。优点是患者可自由活动，资料可重复应用；缺点是导联少，不能观察患者发作时的临床表现。

2）监测 EEG 录像（TEEG－VR）：电极按 10/20 系统安装，身旁带有前置放大器、导联选择器和编码仪。经 PCM 译编仪将数字信号转变为脑电信号输入主机显示在监护仪上，室内有摄像机可同步回放。优点是检测导联多，可同时观察到患者的发作情况，资料可重复应用；缺点是患者活动受限。

3）多导联睡眠监测：包括 EEG、心电图、肌电图、眼动图和呼吸图同步监测。优点是可用于睡眠分期的判断和婴幼儿重症疾病监测；缺点是患者活动受限。

4）多导联无线监测 EEG，通过无线电发射机传送信号，由接收装置将信号转变成为脑电信号加以记录。优点是患者活动范围大；缺点是易受干扰，需要复杂电子设备，费用高。

最近推出的 Nicolet 脑功能监护仪具有以下优点：①16 或 32 通道同时监测，强抗干扰性能；②一体化、紧凑型设计，小巧而便于移动，触摸屏，操作简单而迅速；③除采集脑电信号外，还可采集心电、肌电、血氧饱和度（SO$_2$）等其他生理信号；④还可显示其他外设生理信号，如脉冲血氧计、颅内压监测、二氧化碳分压（PCO$_2$）、pH 值等，将脑功能变化同生命体征结合观察，以便对患者进行整体分析。

2. 脑诱发电位监测

诱发电位（EP）是神经系统在特定刺激条件下产生的电活动。包括脑干听觉诱发电位（BAEP）、视觉诱发电位（VEP）和躯体感觉诱发电位（SEP）等。EP 能对神经系统损害的定位诊断提供证据，并较为敏感地检出亚临床病灶的存在。常用的为 BAEP，因其一般不受麻醉药物的影响。

（十）脑血流监测

大脑的血液供应对维持脑的功能和代谢非常重要，正常人每分钟脑血流量为 750 ml，脑仅能维持 3 ~ 4 分钟的无血供应，脑血流是脑血液循环中最重要的指标，能直接影响脑功能。常用的脑血流监测方法有：①根据脑灌注压推测脑血流量，脑血流量等于脑灌注压除以脑血管阻力（CBF = CPP/CVR）。当脑血流量随着脑灌注压下降而显著减少甚至达到零时，则出现脑死亡。②经颅多普勒超声监测。③放射性核素测定脑血流量。④脑血流图。⑤稀有气体吸入法等。

（十一）脑氧饱和度监测

直接无创测定局部脑组织的氧饱和度，其原理与 SpO$_2$ 监测相似，应用近红外分光法，即利用波长为 700 ~ 1 300 nm 的近红外线测定脑组织氧合血红蛋白与还原血红蛋白。在常温静息状态下若低于 50% 为异常。

（十二）CT 和 MRI

CT 和 MRI 能清晰显示脑结构、形态变化，而且定位准确而迅速。

三、肝脏功能监测与临床应用

1. 胆红素代谢

血清总胆红素（TB）升高见于各种原因所致黄疸；血清直接胆红素（DBIL）升高见于肝细胞性或阻塞性黄疸；间接胆红素（IBIL）升高见于溶血性黄疸。

2. 酶学检查

谷丙转氨酶（GPT）升高见于肝细胞炎症或坏死、阻塞性黄疸、胆道疾病、急性心肌梗死等；谷草转氨酶（GOT）升高见于急性心肌梗死、各种原因的肝细胞损害（炎症、坏死、中毒等）。

四、胃肠道出血监测与临床应用

1. 急测血常规、血细胞比容，做血型鉴定，交叉配血，备同型血。
2. 按病情定时观测记录脉搏、呼吸、血压、神志等。
3. 密切观察腹痛、腹胀、腹水及肠鸣音的变化情况。
4. 注意呕血或（和）便血（或黑便）情况及量的记录。
5. 必要时做紧急纤维胃镜检查，以便确定诊断及行内镜下止血治疗。

（马宪存）

第二章　心肺脑复苏

第一节 概　述

心搏骤停是指各种原因引起的心脏突然停止搏动。临床表现为意识丧失、心音及大动脉搏动消失、呼吸停止、瞳孔散大等。一般心搏骤停5～10秒因脑缺氧而致昏厥，停搏15秒以上可致抽搐（阿—斯综合征），如停搏超过4分钟，中枢神经系统遗留不可逆性的永久损害。

心搏骤停的心电图表现主要有：心室颤动，出现不规则的心室颤动波，此型最为常见，占90%以上；其次为心室静止，心室无收缩，心电图显示一条直线。心室颤动的患者如不及时除颤，很快转为心室静止；少数表现为电—机械分离，即心脏虽有电活动，但为无效机械收缩，又称为无脉搏心电活动，心电图表现为缓慢心室自主心律。

心搏骤停不同于慢性病终末期的心搏骤停，经有效的心肺复苏（CPR），患者可以康复。

一、病因

（一）麻醉意外

全身麻醉（简称全麻）药用量过大或麻醉加深过快；硬脊膜外隙阻滞时药物误入蛛网膜下隙；呼吸道梗阻未能及时解除等，均可使血压骤降，使心肌急性缺血、缺氧，导致心搏骤停。

（二）神经反射因素

麻醉和手术过程容易引起迷走神经反射。如牵拉腹腔、盆腔脏器，刺激肺门或支气管插管等，都可反射性激发心搏骤停。

（三）血流动力学剧烈改变

任何原因引起的血压急剧下降或升高，以及大失血等，均可引起心搏骤停。

（四）缺氧或二氧化碳蓄积

严重缺氧和CO_2蓄积，均可因抑制心肌的传导及收缩，而导致心搏骤停。

（五）心脏器质性病变

缩窄性心包炎、冠心病、心肌炎等，在麻醉和运动时，均可诱发心搏骤停。

（六）意外事故

电击、溺水、窒息、药物过敏、中毒等，均可能引起心搏骤停。

二、心搏骤停的类型

此时，心脏虽丧失了泵血的功能，但仍有心电及机械活动，在心电图上有3种表现。

（一）心室颤动

心室颤动为最常见的类型，约占 80%。此时心肌纤维呈现出极不规则、快速而紊乱的连续颤动，仅见心脏蠕动，CO 为零，心电图上 QRS 波群消失，代之快速不规则颤动波，可分为细颤和粗颤 2 种。

（二）心电静止（心室停搏、心室静止）

心电静止为死亡常见表现，心脏处于静止状态，心电图呈等电位线或偶见 P 波。

（三）心室自身节律（心电机械分离）

心室肌呈慢而微弱的收缩（20~30 次/分），心电图 QRS 波群呈宽大畸形缓慢而矮小的室性自搏节律，泵血功能为零，为死亡率极高的一种心电图表现。

心搏停止不论何种类型，其共同点是心脏失去排血功能，即有效循环停止、心音消失、血压测不到、呼吸断续或停止、意识丧失、瞳孔散大到 4 mm 以上、全身组织供血供氧中断。在临床上无法鉴别病因，患者处于临床死亡状态，初期急救处理基本相同，故统称心搏骤停。

三、临床表现与诊断

心搏骤停的主要临床表现为意识丧失、呼吸停止、脉搏消失，诊断一般不会发生困难。患者心搏骤停 5~10 秒就会出现意识丧失；停搏 10~15 秒将发生阿—斯综合征，即伴有抽搐、尿失禁等；停搏 20~30 秒呼吸即停止、面色发绀或苍白、瞳孔散大，称为临床死亡。如能在发病 5 分钟内及时给予 CPR，患者可能被挽救而不遗留后遗症，但如超过 5 分钟再开始复苏治疗，即使 CPR 获得成功，也难免遗留中枢神经系统不可逆性损害。

四、复苏的阶段

心搏停止意味着死亡的来临或临床死亡的开始。然而因急性原因所致的临床死亡在一定条件下是可逆的，为使心跳、呼吸恢复的抢救措施称为 CPR。近年来，人们日益认识到，CPR 成功的关键不仅是自主和心跳的恢复，更重要的是中枢神经系统功能的恢复，而且只有使脑功能恢复正常方能称为完全复苏，故把逆转临床死亡的全过程统称为心肺脑复苏（CPCR）。

（刁岩凤）

第二节　复苏与监护

一、复苏

心搏骤停诊断一经确立，应毫不迟疑地立即进行 CPCR，目的在于建立人工的、进而自主的有效循环和呼吸。CPCR 包括基础生命支持（BLS）、进一步生命支持（ALS）和持续生命支持（PLS）三部分。

（一）基础生命支持

BLS 又称初期复苏处理或现场急救，是复苏中抢救生命的重要阶段，如果现场 CPR 不及时，抢救措施不当甚至失误，则将导致整个复苏的失败。BLS 包括：呼吸停止的判定、呼吸道通畅（A）、人工呼吸（B）、胸外心脏按压（C）和转运等环节。流程为 CAB 顺序。

1. 人工心脏按压

1）操作方法

（1）与人工呼吸同时进行。使患者仰卧于硬板床或地上，睡在软床上的患者，则用心脏按压板垫于其肩背下。头后仰 10°左右，解开上衣。

（2）操作者紧贴患者身体，为确保按压力垂直作用于患者胸骨，救护者应根据个人身高及患者位置高低，采用脚踏凳式、跪式等体位。

（3）确定按压部位的方法：救护者靠近患者足侧的手的食指和中指沿着患者肋弓下缘上移至胸骨下切迹，将另一手的食指靠在胸骨下切迹处，中指紧靠食指，靠近患者足侧的手的掌根紧靠另一手的中指放在患者胸骨上，该处为胸骨中、下 1/3 交界处，即正确的按压部位。

（4）操作时，将靠近患者头侧的手平行重叠在已置于患者胸骨按压处的另一手背上，手指并拢或互相握持，只以掌根部接触患者胸骨，操作者两臂位于患者胸骨正上方，双肘关节伸直，利用上身重量垂直下压，对中等体重的成人下压深度 5~6 cm，而后迅速放松，解除压力，让胸廓自行恢复。如此有节奏地反复进行，按压与放松时间大致相等，频率每分钟 80~100 次。

有效的按压可扪到大动脉如颈、股动脉的搏动，动脉血压可升至 60~80 mmHg，瞳孔缩小，发绀减轻；皮温回升，有尿液排出，昏迷浅或意识恢复，出现自主呼吸，心电图好转。按压时过轻、过重，下压与放松比例不当；两臂倾斜下压，类似揉面状；一轻一重，或拍打式按压等都是不正确的。

2）胸外心脏按压并发症：①肋骨、胸骨骨折，肋软骨脱离，造成不稳定胸壁；②肺损伤和出血、气胸、血胸、皮下气肿；③内脏损伤，如肝、脾、肾或胰损伤，后腹膜血肿；④心血管损伤，发生心脏压塞、心脏起搏器或人工瓣膜损坏或脱离、心律不齐、心室颤动；⑤栓塞症（血、脂肪、骨髓或气栓子）；⑥胃内容物反流，造成吸入或窒息。

有以下情况的患者不宜采用胸外心脏按压术，如大失血患者、老年人桶状胸、胸廓畸形、心脏压塞、肝脾过大、妊娠后期、胸部贯通伤等。

在多数情况下，胸外心脏按压为首选措施，但目前通用的胸外心脏按压法所产生的血流，远不能满足脑和心肌的需要，因此，提出开胸心脏按压的应用指征应予放宽。当胸外挤压 5 分钟后仍无反应，或有胸廓畸形、张力气胸、纵隔心脏移位、心脏室壁瘤、左房黏液瘤、重度二尖瓣狭窄、心脏撕裂或穿破、心包积液时，应果断开胸进行胸内心脏直接按压。

2. 保持呼吸道通畅

一般采用仰头举颏法（或仰头举颌法），救护者一手置于前额，使头部后仰，另一手的食指与中指置于下颌附近下颏或下颌角处，抬起下颏（颌）。此法可使舌根离开咽后壁，气道即可开放。

3. 人工呼吸

或气管插管、使用呼吸机。

1）口对口人工呼吸

（1）单手抬颏法：开放气道后，一手抬起颏部使下颌前推、开口，另一手置于患者前额使患者头后倾，拇指与食指捏闭患者鼻孔或以颊部堵塞患者鼻孔，然后深吸一口气，用口部包含患者口部，用力吹入气体，同时观察胸廓起伏情况。

（2）双手托下颌法：用双手四指分别托起患者左右下颌角并使患者头后仰、下颌前推、开口，用双拇指分别捏闭左右鼻孔，然后深吸一口气，用口部包含患者口部，用力吹入气体。

2）口对鼻人工呼吸：对于牙关紧闭、下颌骨骨折或口腔严重撕裂伤等不适于口对口人工呼吸的患者应采用口对鼻人工呼吸。口对鼻人工通气时，应紧闭患者嘴唇，深吸气后，口含患者鼻孔，用力吹入气体。吹入气体量为 2 倍的患者 TV 或成人可为 800 ~ 1 000 ml。如果吹入气体量过大、流速过快，则可使咽部压大于食管开放压，空气进入胃，引起胃扩张，甚至胃内容物反流误吸。目前认为，应减慢吹气频率，吹气时间增至 1.5 ~ 2 秒（以往标准为 1.0 ~ 1.5 秒），使吹入气流压力低，不超过食管开放压，从而降低反流误吸的机会。胸廓起伏运动表示吹气有效。

在有简易呼吸器的条件时可用面罩扣紧患者口鼻，托起下颌，挤压气囊，吹气入患者肺内，再松开气囊使气体呼出，这样胸廓起伏一次即呼吸一次，给患者吸入 100% 的氧气。如插入气管导管，可接呼吸器，经导管进行间断正压人工呼吸。

3）口对口鼻人工呼吸法：用于婴幼儿。与上法相似，用口包住婴幼儿口鼻吹气，同时观察胸部有无抬起。

4）口对气管切开口人工呼吸法：与上两个方法相似，但向气管吹气时使患者口鼻关闭，患者呼气时使之开放。

5）口对辅助器具人工呼吸（使用空气或氧气）。

6）球囊面罩或球囊—插管人工呼吸（使用空气或氧气）。

7）手控式氧气动力人工呼吸器人工呼吸。

8）机械人工呼吸机。

注意：心搏骤停刚发生时，最好不要立即进行气管插管（因要中断按压心脏，延误时间），而应先进行心脏按压及口对口呼吸。口对口呼吸效果不佳或是复苏时间过长以及有胃反流等才是气管插管的适应证。

心脏按压和口对口人工呼吸是心搏骤停抢救中最紧急的措施。两者必须同时进行，人工呼吸和心脏按压的比例为 2∶30，如只有一人操作，则做 30 次心脏按压后接着做 2 次人工呼吸。

此外，在人工胸外按压前，予以迅速心前区叩击，可能通过机械—电转换产生一低能电流，而中止异位心律的近返通路，使室性心动过速或心室颤动转为较稳定的节律。但也有可能使室性心动过速转为更严重的心室扑动或颤动。它对心室停顿无效，而且不具有胸外按压推动血流的作用。因此，现不作为心脏复苏抢救的常规。而属Ⅱb级心脏复苏措施，即对心搏骤停无脉者而一时又无电除颤器可供应立即除颤时可考虑采用。决不要为做心前区叩击而推迟电除颤。

（二）进一步生命支持

主要为在BLS基础上应用辅助设备及特殊技术，建立和维持有效的通气和血液循环，识别及治疗心律失常，建立有效的静脉通路，改善并保持心肺功能及治疗原发疾病。

1. 气管内插管

应尽早进行，插入通气管后，可立即连接非同步定容呼吸机或麻醉机。每分钟通气8~10次即可。一般通气时，暂停胸外按压1~2次。

2. 环甲膜穿刺

遇有插管困难而严重窒息的患者，可以16号粗针头刺入环甲膜，接上"T"形管输氧，可立即缓解严重缺氧情况，为下一步气管插管或气管造口赢得时间，为完全复苏奠定基础。

3. 气管造口

气管造口是为了保持较长期的呼吸道通畅。主要用于CPR后仍然长期昏迷的患者。

4. 心肺复苏药物的应用

使用药物的目的在于提高心脏按压效果，增加心肌与脑的灌注，促使心脏尽早复跳；提高心室颤动阈，为电除颤创造条件；纠正酸中毒和电解质失衡；治疗心律失常。

1）给药途径

（1）静脉给药：首选现有的静脉通路，但应尽可能选用颈外静脉或中心静脉。无中心静脉而必须选用外周静脉时，应尽量选用肘部静脉而不用肢体远端尤其是下肢静脉。

（2）气管内给药：在无静脉通路的情况下，可通过气管内给药。效果与静脉给药几乎相同。可将静脉剂量的1~2倍稀释于10~20 ml生理盐水中，注入气管导管。如果能通过无菌细管将药物直接经气管导管插入深达气管支气管，则药物通过肺泡吸收更快。适于气管内给药的药物包括：肾上腺素、利多卡因、阿托品、地西泮、纳洛酮等不会引起组织损伤的药物；但是碳酸氢钠（$NaHCO_3$）、去甲肾上腺素及钙剂可能引起气道黏膜和肺泡损伤，不宜通过气管内给药。

（3）心内注射：心内注射需中断胸外心脏按压，并可能引起气胸与顽固性心律失常，损伤冠状动脉与心肌，发生心脏压塞，所以目前不主张首先采用。一旦应用，不主张经胸骨旁路，可考虑剑突旁路。后者损伤冠状动脉前降支的机会较少。操作方法为：自剑突左侧，向头侧、向后、向外进针，回抽有回血后即可注入药物。在开胸心脏复苏时，可在直视下用细针头将药物注入左心室腔。心内注射的肾上腺素或抗心律失常药物剂量约为静脉剂量的一半。$NaHCO_3$不允许心内注射。

2）常用药物

（1）儿茶酚胺类药物：儿茶酚胺类药物可分为纯 α 受体激动剂（甲氧明、去氧肾上腺素）、纯 β 受体激动剂（异丙肾上腺素、多巴酚丁胺）和 α、β 受体非选择性激动剂（肾上腺素、去甲肾上腺素、多巴胺和间羟胺）三类。

近年来，临床和实验一致认为，盐酸肾上腺素应是心脏复苏的首选药物，因为肾上腺素不仅能兴奋 α_1 受体，也能兴奋 α_2 受体，其收缩外周血管的作用有利于提高主动脉舒张压，改善冠状动脉灌注，并能使脑微血管扩张，从而增加脑血流灌注，若在用药同时进行心脏按压，升高血压的效果更好。

CPR 时推荐肾上腺素的常规剂量为每隔 5 分钟给予 1 mg，静脉注射或经气管导管滴入。近年来，大剂量肾上腺素的应用受到重视，有人主张，成人 CPR 时每隔 5 分钟给予 2～5 mg 肾上腺素可提高复苏成功率，儿童 0.1～0.2 mg/kg。

（2）利多卡因：抑制心室异位节律，提高心室颤动阈值，治疗量对心肌收缩力和动脉血压均无明显影响，为室性心动过速的首选药物，对除颤成功后再次复发心室颤动者亦有效。常规剂量为 1 mg/kg 静脉注射，复律后继之以 1～4 mg/min 静脉滴注，每小时总量可达 225 mg。

（3）阿托品：减低迷走神经兴奋性，增加窦房结频率，改善房室传导，用于心室停搏、三度房室传导阻滞或高度房室传导阻滞，以及严重心动过缓。剂量为 0.5～1 mg 静脉注射，每 5 分钟 1 次，直至心率增至 60 次/分。

（4）溴苄胺：有明显的提高心室颤动阈值作用，在非同步除颤前，先静脉注射溴苄胺，具有较高的转复率，并防止心室颤动复发。用法：溴苄胺 5～10 mg/kg，静脉注射，不必稀释。注入后，立即进行电击除颤。如不成功可重复。每 15～30 分钟给 10 mg/kg，总量不超过 30 mg/kg。

（5）甲氧明：近年研究证明，甲氧明在心脏复苏中效果良好，因其属单纯兴奋 α 受体的药物，可明显提高主动脉舒张压，改善冠状动脉灌注，提高复苏成功率，故近年主张首选。

（6）5% $NaHCO_3$：传统观念认为，因心搏骤停后导致代谢性乳酸中毒，而使 pH 值降低，心室颤动阈值降低影响除颤。故最近 10 年来的心肺脑复苏的实验研究证明：心搏骤停时的酸中毒，主要是呼吸性酸中毒而非代谢性酸中毒，故反复应用大量的 5% $NaHCO_3$ 有严重的潜在性危害，1985 年由美国心脏病学会、红十字会、心脏病学院和国立心、肺、血液研究院主持召开的美国全国第三届心肺复苏、心脏急救会议，制定了 CPR-ECC 的标准和指南规定，其中指出了 $NaHCO_3$ 在成人 ALS 初期不主张应用。因为它不改善患者后果，只在除颤、心脏按压、支持通气和药物治疗后，才考虑应用。用法：一般可静脉注射或快速静脉滴注，首剂为 0.5～1 mmol/kg（5% $NaHCO_3$ 100 ml = 60 mmol）；以后最好根据血气分析及 pH 值决定用量，如无条件，可每 10 分钟重复首次剂量的 1/2，连用 2～3 次。一般总量不超过 300 ml，同时保证充分通气，以免加重心脏和大脑功能损害。

（7）纳洛酮：可拮抗 β 内啡肽所介导的效应，增加心肌收缩力，升高动脉血压，改善组织血液灌注，有利于骤停后的心脏复苏。纳洛酮可迅速通过血脑屏障，解除中枢抑制，有利于肺功能的恢复。常规剂量为 0.01 mg/kg 静脉注射，可反复应用。

（8）异丙肾上腺素：每次 1 mg 静脉注射，于扭转型室性心动过速时将 1 mg 加入 5% 葡萄糖液中，以每分钟 2 g 的速度静脉滴注。

（9）氯化钙：本品可使心肌收缩力加强，使心脏的收缩期延长，并使心肌的激惹性提高。美国全国第三届心肺复苏、心脏急救会议制定的标准指出：在 CPR 时不宜用钙剂，用了反可增加死亡率。因此，除非有高血钾、低血钙或钙通道阻滞中毒存在外，一般均不宜用钙剂。

（10）呼吸兴奋剂：常用的有二甲弗林、尼可刹米、戊四氮、洛贝林等。新近认为，在呼吸复苏早期，由于脑组织内氧合血液的灌注尚未完全建立，细胞仍处于缺氧状态，此时不宜使用呼吸兴奋剂，用了反可刺激细胞的新陈代谢而加重细胞损害，致其功能恢复困难，甚至导致细胞死亡。因此，呼吸兴奋剂的应用（包括中枢神经兴奋剂），在复苏成功 1 小时后才考虑应用，最好的适应证为自主呼吸恢复，但有呼吸过浅、过慢、不规则等呼吸功能不全者应用。

（11）其他用药：有指征时酌情应用升压药、强心药、抗酸药及抗心律失常药。

5. 直流电非同步除颤或无创体外心脏除颤起搏器的应用

在进行徒手 CPR 的同时，应争取立即安置除颤器或除颤起搏器，接好除颤起搏多功能电板，如示波屏上显示为心室颤动，则按下降颤键，如系停搏就按起搏键。

电除颤成功率有报道可达 98%，实施越早成功率越高。但盲目除颤的概念，近几年来已渐淡漠，因患者若为心室停搏或电—机械分离所致的心搏骤停，盲目除颤反可损伤心肌，不利于心脏复搏。此外，对电击除颤无效的心室颤动患者，还可试用超速起搏除颤。

注意事项：①除颤前应详细检查器械和设备，做好一切抢救准备。②电极板放的位置要准确，并应与患者皮肤密切接触，保证导电良好。③电击时，任何人不得接触患者及病床，以免触电。④对于细颤型心室颤动者，应先进行心脏按压、氧疗及药物等处理后，使之变为粗颤，再进行电击，以提高成功率。⑤电击部位皮肤可有轻度红斑、疼痛，也可出现肌肉痛，3 天后可自行缓解。⑥开胸除颤时，电极直接放在心脏前后壁。除颤能量一般为 5 ~ 10 J。

（三）持续生命支持

PLS 的重点是脑保护、脑复苏及复苏后疾病的防治。

1. 脑复苏

脑组织平均重量仅为体重的 2%，但脑总血流量占 CO 的 15%，脑的耗氧量相当于静息时全身耗氧量的 20% ~ 25%。脑组织对缺氧最敏感，而且越高级的部位，对缺氧的耐受性愈差，脑缺氧 10 秒，就可丧失意识，缺氧 15 秒可以出现数分钟的昏迷，缺氧 3 分钟可昏迷 24 小时以上，完全缺氧 8 分钟，大脑皮质的损害即不可逆转。因此，CPR 一开始应注意对脑的保护以促使脑复苏。

近几年，大量临床实践证实，脑细胞并不是在脑血流灌注停止时即形成不可逆的损害，而是在灌注恢复后相继发生脑充血、脑水肿及持续低灌注状态，使脑细胞的损害逐渐加重，以致死亡。这一过程称之为"再灌流损伤"，其程度与心搏停止时间长短、脑血流量多少及血糖浓度等因素密切相关。

再灌注造成不可逆损伤的机制有多种，至今为止，一般认为与细胞内钙离子增多、氧自由基和前列腺素的作用关系较密切。

CPR 中各个环节均是脑复苏的基本措施，针对脑复苏的具体措施有：

1）低温疗法：为目前治疗心搏骤停后脑缺氧损害的主要措施。低温可降低脑代谢，减轻脑水肿，稳定细胞膜，维持离子内环境稳定，抑制氧自由基的产生与脂质过氧化反应，减少氨基酸的释放，抑制破坏性酶反应等，因此，从多方面对脑缺氧起到保护作用。临床上降温的原则为：①及早降温，心跳恢复，能测得血压即开始；②以头部降温为主，患者头部戴冰帽，配合腹股沟、腋窝部放置冰袋，以尽快降低脑温；③足够降温，在第一个 24 小时内将肛温降至 30～32℃，脑温降至约 28℃；④复温方法，待四肢协调活动和听觉等大脑皮质功能开始恢复后才进行复温，以每 24 小时温度回升 1℃ 为宜。在降温的过程中，为避免寒战、制止抽搐，可应用冬眠药等。

2）脱水：心跳复苏时，血压维持在 80/50 mmHg 以上时可予脱水，纠正颅内高压、脑水肿，连续用药 3～5 天。一般给予 20% 甘露醇 250 ml 静脉快速滴注，还可给予呋塞米 20～40 mg 静脉注射或用地塞米松 30 mg 静脉滴注。脑水肿伴肺水肿者，给予呋塞米加用地塞米松。脑水肿伴休克，先提高血压，纠正休克。脑水肿伴颅内出血时，物理降温及脑外科治疗。

3）促使脑功能恢复：给予胞磷胆碱 200～600 mg/d 或酰谷胺 100～400 mg/d，分次静脉滴注，还可给予肾上腺皮质激素等药物，以保护脑细胞，减少自溶性破坏，减少毛细血管通透性，抑制醛固酮和抗利尿激素的分泌，有利于利尿。

4）巴比妥酸盐疗法：巴比妥类能增加神经系统对缺氧的耐受力，可以抑制脑灌注复苏后脑氧代谢率的异常增加，具有稳定脑细胞膜的作用。巴比妥还可减轻脑水肿，改善局部血流的分布异常，缩小梗死面积。此外，巴比妥还可防治抽搐发作，强化降温对脑代谢率的抑制能力，提高低温疗法的效果。一般强调在心脏复跳后 30～60 分钟开始应用，迟于 24 小时则疗效显著降低。可选用 2% 硫喷妥钠 5 mg/kg 即刻静脉注射，每小时 2 mg/kg（维持血药浓度 2～4 mg/L），以达到安静 EEG 为宜，总量不超过 30 mg/kg。或苯妥英钠 7 mg/kg 静脉注射。必要时重复给药。硫喷妥钠多用于昏迷患者，属于深度麻醉药，应在麻醉医师指导下进行。下列情况暂停给药：①维持正常动脉压所需血管收缩剂剂量过大时；②心电图出现致命性心律失常时；③CVP 及 PAWP 升至相当高度或出现肺水肿。

5）高压氧的应用：高压氧可提高脑组织的氧分压，降低氧耗及颅内压，促进脑功能的恢复。尤其对 CPR 后脑损害严重，脑复苏比较困难，反复抽搐，持续呈昏迷状态且病情逐渐恶化者可行高压氧治疗。

6）钙通道阻滞剂疗法：钙通道阻滞剂可直接作用在细胞膜上的钙离子通道，抑制钙离子内流、释放。因而解除血管痉挛，抑制血小板凝聚，疏通脑微循环，减少钙离子对线粒体核酸异位酶的抑制，使 ATP 合成与释放增加，保护心功能，降低心肌耗氧量，减少乳酸生成，使糖利用接近正常。①维拉帕米：0.075～0.15 mg/kg 静脉注射。②尼莫地平每次 20～40 mg，每天 3 次。③利多氟嗪：每次 120 mg，每天 6 次。④硝苯地平：每次 10~20 mg，每天 6 次。

7）肾上腺皮质激素：肾上腺皮质激素在 CPCR 过程中具有多方面的良好作用。一般地讲，单独应用肾上腺皮质激素仅适于轻度脑损害者；多数情况下，常与脱水剂、低温疗法同时应用。其用量要大，如地塞米松每次 5~10 mg，静脉注射，每 4~6 小时 1 次，一般情况下应连用 3~5 天。

8）抗自由基药物的应用：该类药物有阻断自由基作用的超氧化物歧化酶、过氧化氢酶、谷胱甘肽过氧化物酶和自由基清除剂。如甘露醇、维生素 C、维生素 E、辅酶 Q_{10}、丹参、莨菪碱等。

2. 维持血压及循环功能

心搏骤停复苏后，循环功能往往不够稳定，常出现低血压或心律失常。低血压如系血容量不够，则应补充血容量；心功能不良者应酌情使用强心药物如毛花苷 C；需用升压药物，则以选用间羟胺或多巴胺为好；如发生严重心律失常，应先纠正缺氧、酸中毒及电解质紊乱，然后再根据心律失常的性质进行治疗。

多巴胺 20~40 mg 加入 5% 葡萄糖液 100 ml，静脉滴注，滴速以维持合适血压及尿量，每分钟在 2~10 μg/kg，可增加 CO；＞10 g/（kg·min），则使血管收缩；＞20 g/（kg·min），降低肾及肠系膜血流。

如升压不满意，可加氢化可的松 100~200 mg 或地塞米松 5~10 mg，补充血容量，纠正酸血症，多数血压能上升，待血压平稳后逐渐减量。

如升压药不断增加，而血压仍不能维持，脉压小，末梢发绀，颈静脉怒张，CVP 升高（或 PCWP 升高，左心房压升高），心力衰竭早期可加用血管扩张剂：①硝酸甘油 20 mg 加入 5% 葡萄糖液 100 ml，静脉滴注，滴速为 5~20 g/min；②硝普钠 5 mg 加入 5% 葡萄糖液 100 ml，静脉滴注，滴速为 5~200 g/min。用药超过 3 天，有氰化物中毒的可能。③酚妥拉明 2~5 mg 加入 5% 葡萄糖液 100 ml，静脉滴注，滴速为 20~100 g/min。

3. 维持呼吸功能

患者均应做机械通气，根据监测患者 SO_2、动脉血气和呼吸末 CO_2 等结果，考虑选用 IMV、PEEP 等。机械通气超过 48 小时，可考虑气管切开。机械通气时应避免纯氧吸入。当患者有自主呼吸，而又考虑应继续机械通气或辅助呼吸，且有人机对抗时，可应用适量镇静药或少量肌松药。无论机械通气或自主呼吸，均应维持 $PaCO_2$ 在 25~30 mmHg，这样可降低颅内压，减轻脑水肿。过度通气所致的呼吸性碱中毒可代偿代谢性酸中毒，脑组织中 pH 值升高，有助于脑循环自动调节功能的恢复。维持 FiO_2 为 50% 时 PaO_2 不低于 100 mmHg。当患者自主呼吸恢复，又符合停机指征时，可选择 SIMV，以逐步停用呼吸机。

4. 维持水、电解质和酸碱平衡

应该根据代谢性指标、水的出入量、生化指标以及动脉血气分析结果调节输液的质与量，以维持水、电解质和酸碱平衡。已明确高血糖对脑有害，因此，输液以平衡液为主，只有当低血糖时才给葡萄糖液。对电解质亦应根据化验检查结果进行针对性治疗。酸中毒一般为混合型，除应用碱性药物外，应妥善管理呼吸。

5. 防治肾衰竭

复苏患者应留置导尿管，监测每小时尿量，定时检查血 BUN 和肌酐浓度，血、尿电解质浓度，鉴别尿少系因肾前性、肾后性或肾性肾衰竭所致，并依次给予相应的治疗。更重要的是心搏恢复后，必须及时稳定循环、呼吸功能，纠正缺氧和酸中毒，从而预防衰竭的发生。

6. 继发感染的防治

心搏骤停复苏后，容易继发感染，尤其气管切开、气管插管、静脉切开后更应注意防治。

7. 重症监护

加强治疗，多脏器功能支持，全身管理，监护 CVP、PAP，留置导尿管、心电图等，保持生命体征稳定，保持血清和胶体渗透。

（四）复苏的监测指标

1. 复苏的有效指标

1）瞳孔由大变小。

2）患者开始挣扎，出现吞咽动作、咳嗽、自主呼吸恢复等。

3）心电图出现房性或室性心律。

4）发绀消退。

2. 可终止复苏的指征

1）脑死亡：①深度昏迷，对任何刺激无反应。②自主呼吸停止。③脑干反射全部或大部分消失。④EEG 活动消失。

2）心搏停止：坚持做 CPR 30 分钟以上无任何反应。心电图呈一直线。

3）心搏停止在 12 分钟以上，而没有进行任何复苏措施治疗者，几乎无一存活。但是在低温环境下（如冰库、雪地、冷水中淹溺者）及年轻的创伤患者，虽停搏超过12 分钟，仍应积极抢救。

二、监护

患者复苏成功后病情尚未稳定，需继续严密监测和护理，稍有疏忽或处理不当，即有呼吸心跳再度停止而死亡的危险。护理中应注意：

1. 紧急抢救护理配合

协助医师进行"CAB"步骤 CPR，立即穿刺开放两条静脉通路，遵医嘱给予各种药物。建立抢救特殊护理记录，严格记录出入量、生命体征，加强医护联系。

2. 密切观察体征

观察有无呼吸急促、烦躁不安、皮肤潮红、多汗和 CO_2 潴留而致酸中毒的症状，并及时采取防治措施。

3. 维持循环系统的稳定

复苏后心律不稳定，应予心电监护。同时注意观察脉搏、心率、血压、末梢循环（通过观察皮肤、口唇颜色，四肢温度、湿度，指、趾甲的颜色及静脉的充盈情况等）及尿量。

4. 保持呼吸道通畅，加强呼吸道管理

注意呼吸道湿化和清除呼吸道分泌物。对应用人工呼吸机患者应注意：呼吸机参数（TV、吸呼比及 RR 等）的及时调整；吸入气的湿化；观察有无导管阻塞、衔接松脱、皮下气肿、通气不足或通气过度等现象。

5. 加强基础护理

预防压疮及肺部和泌尿系感染，保证足够的热量，昏迷患者可给予鼻饲高热量、高蛋白饮食。定期监测水、电解质平衡。

6. 防止继发感染

注意保持室内空气新鲜，患者及室内清洁卫生；注意严格无菌操作，器械物品须经过严格消毒灭菌；如患者病情允许，勤叩背，及时擦干皮肤、更换床单，防止压疮及继发感染发生；注意口腔护理。

7. 防治复苏后心脏再度停搏

心搏呼吸恢复后，应警惕复苏后的心脏再度停搏。例如，在心脏复苏中，尚未恢复窦性节律即停止按压；降温过低（27℃ 以下）引起心律失常；脱水剂停用过早；脑水肿未能控制而发生脑疝；呼吸道堵塞和通气不足；人工呼吸器使用不当或机械故障；应用抗心律失常药物或冬眠药物用量过大过速而抑制心血管功能；输血、补液过多过速或血容量补充不足；肺部感染；呼吸功能衰竭等，均能使复跳的心脏再度停搏，故对心搏骤停的患者在复苏过程中，需密切观察病情，医护配合，全面分析病况，以取得 CPR 成功。

（刁岩凤）

第三章　休　克

休克是一种由于有效循环血量锐减、全身微循环障碍引起重要生命器官（脑、心、肺、肾、肝）严重缺血、缺氧的急危重症。主要的发病机制是组织的氧供和氧需之间失衡、全身组织发生低灌流，并伴有静脉血氧含量减少和代谢性酸中毒（乳酸酸中毒）。其典型表现是面色苍白、四肢湿冷、血压降低、脉搏微弱、神志模糊。引发休克的因子主要通过血量减少，CO 减少及外周血管容量增加等途径引起有效循环血量剧减、微循环障碍，导致组织缺血、缺氧，代谢紊乱，重要生命器官遭受严重的乃至不可逆的损害。

第一节 概 述

一、病因与分类

休克的种类很多，分类也不统一，最常用的分类方法是按病因分类。按病因休克可分为失血性、烧伤性、创伤性、感染性、过敏性、心源性、神经源性和内分泌性休克。前 3 种休克均伴有血容量降低，可统称为低血容量性休克。

（一）低血容量性休克

常因大量出血或丢失大量体液而发生如外伤或内脏大量出血，急剧呕吐、腹泻等，都会使毛细血管极度收缩、扩张或出现缺血和淤血。

（二）感染性休克

由病毒、细菌感染引起，如休克性肺炎、中毒性痢疾、脓毒血症、暴发型流行性脑脊髓膜炎（简称流脑）等。

（三）心源性休克

因心脏排血量急剧减少所致，如急性心肌梗死、严重的心律失常、急性心力衰竭及急性心肌炎等。

（四）过敏性休克

因人体对某种药物或物质过敏引起，如青霉素、抗毒血清等，可造成猝死。

（五）神经源性休克

由强烈精神刺激、剧烈疼痛、麻醉意外等而发病。

（六）创伤性休克

常由骨折、严重的撕裂伤、挤压伤、烧伤等引起。

上述分类较为简明，但由于休克病因不同，可同时具有两种以上血流动力学变化，如严重创伤的失血和剧烈疼痛引起的休克，可同时具有血流分布异常及低血容量，并随病情发展而发生变化，故休克的分型只是相对的，是可变的。

尽管发生休克的病因各不相同，但组织有效灌流量减少是不同类型休克的共同特点。保证组织有效灌流的条件是：①正常的心泵功能；②足够数量及质量的体液容量；

③正常的血管舒缩功能；④血液流变状态正常；⑤微血管状态正常。

二、发病机制与病理生理

（一）发病机制

根据血流动力学和微循环变化的规律，休克的过程分为三期：

1. 微循环缺血期

主要机制是：

1）在低血容量、内毒素、疼痛、血压下降等因素作用下，通过不同途径导致交感—肾上腺髓质系统兴奋，使儿茶酚胺大量释放。

2）交感神经兴奋、儿茶酚胺增多及血容量减少均可引起肾缺血，使肾素—血管紧张素—醛固酮系统活性增高，产生大量的血管紧张素 Ⅲ，使血管强烈收缩。

3）血容量减少，可反射性地使下丘脑分泌抗利尿激素，引起内脏小血管收缩。

4）增多的儿茶酚胺可刺激血小板，立即产生更多的缩血管物质血栓烷 A_2，引起小血管发生收缩。

5）胰腺在缺血、缺氧时，其外分泌腺细胞内的溶酶体破裂，释放出蛋白水解酶。毛细血管内静水压下降、组织间液回吸收增加，有助于恢复有效循环，并优先保证了心脑等器官代谢和功能活动。

2. 微循环淤血期

主要机制：

1）微循环持续性缺血使组织缺氧而发生乳酸中毒。

2）组织缺氧、内毒素可激活凝血因子Ⅻ、Ⅻ$_a$促进凝血，同时可激活补体系统形成 C3b，形成大量的激肽。激肽物质具有较强的扩张小血管和使毛细血管增高的作用。

3）休克时，内啡肽在脑和血液中增多，对心血管系统有抑制作用。

4）由于缺氧、组织内某些代谢产物增多对微血管有扩张作用，使多数或全部毛细血管同时开放，扩大了血管床的总容积，导致回心血量、CO 和血压进一步下降。

3. 微循环衰竭期

若病情继续发展，便进入不可逆性休克。淤滞在微循环内的黏稠血液在酸性环境中处于高凝状态，红细胞和血小板容易发生聚集并在血管内形成微血栓，甚至引起弥散性血管内凝血（DIC）。此时，由于组织缺少血液灌注，细胞处于严重缺氧和缺乏能量的状况，细胞内的溶酶体膜破裂，溶酶体内多种酸性水解酶溢出，引起细胞自溶并损害周围其他的细胞。最终引起大片组织、整个器官乃至多个器官功能受损。

（二）病理生理

1. 微循环的改变

当循环血量锐减时，血管内压力发生变化，被主动脉弓和颈动脉窦压力感受器所感知，通过反射延髓心跳中枢。血管舒缩中枢和交感神经兴奋，作用于心脏、小血管、肾上腺，使心跳加快，提高 CO。肾上腺髓质和交感神经节纤维释放大量儿茶酚胺，毛细血管的血流减少，使管内压力降低，血管外液体进入管内，血量得到部分补偿，当循环血量继续减少时，长时间的、广泛的微动脉收缩和动静脉短路及直接通道开放，使进入毛细血管的血量继续减少，乏氧代谢产生的乳酸、丙酮酸增多，直接损害调节血液通过毛细血管的前括约肌。微动脉及毛细血管前括约肌舒张，引起大量血液滞留在毛细血管网内，同时组织缺氧后，全部毛细血管同时开放，毛细血管容积大增，血液停滞在内，使回心血量大减，CO 降低，血压下降，在毛细血管内形成微细血栓，出现 DIC，消耗了各种凝血因子，且激活了纤维蛋白溶解系统。结果出现严重的出血倾向。

2. 体液代谢改变

儿茶酚胺能促进胰高糖素的生成，抑制胰岛素的产生和其外周作用，加速肌肉和肝内糖原分解，以及刺激垂体分泌促肾上腺皮质激素（ACTH），故休克时血糖升高。丙酮酸和乳酸增多，引起酸中毒，蛋白质分解代谢增加，以致 BUN、肌酐和尿酸增加，肾上腺分泌醛固酮增加，可使脑神经垂体增加抗利尿激素的分泌，使血浆量增加，由于细胞缺氧，三磷腺苷（ATP）减少，细胞被消化，产生自溶现象，造成组织坏死。特殊的代谢产物，如组胺、5 - 羟色胺、肾素—血管紧张素、醛固酮、缓激肽、前列腺素、溶酶体酶产生增加。

3. 内脏器官的继发性损害

在严重休克时，可出现多种器官损害，心、肺、肾的功能衰竭是造成休克死亡的三大原因。

1）肺：休克时缺氧可使肺毛细血管内皮细胞和肺泡上皮受损，表面活性物质减少，复苏过程中，如大量使用库存血，则所含较多的微聚物可造成肺微循环栓塞，使部分肺泡萎陷和不张、水肿，部分肺血管嵌闭或灌注不足，引起肺分流和无效腔通气增加，严重时导致 ARDS。高龄患者发生 ARDS 的危险性更大，超过 65 岁的老年患者病死率相应增加。具有全身性感染的 ARDS 患者病死率也明显增加。ARDS 常发生于休克期内或稳定后 48～72 小时。

2）肾：因血压下降、儿茶酚胺分泌增加使肾的入球血管痉挛和有效循环容量减少，GFR 降低，尿量减少，肾皮质内肾小管上皮变性坏死，引起急性肾衰竭。

3）心：当 CO 和主动脉压降低，舒张期血压也下降，可使冠状动脉灌流量减少，心肌缺氧受损。低氧血症、代谢性酸中毒及高钾血症也可损害心肌，引起心肌坏死。

4）肝脏及胃肠：内脏血管发生痉挛，肝脏血流减少，引起肝脏缺血、缺氧、血液淤滞，肝血管窦和中央静脉内微血栓形成引起肝小叶中心坏死，导致肝衰竭。

5）脑：持续性低血压引起脑的血液灌流不足，使毛细血管周围的胶质细胞肿胀，毛细血管的通透性升高，血浆外渗至脑细胞间隙，引起脑组织和颅内压增高。

6）对内分泌的影响：休克早期 ACTH、促甲状腺激素、抗利尿激素分泌增加，晚期可发生肾上腺皮质功能不全。

7）对血液系统的影响：休克后期，微循环的功能障碍加重，同时可释放白三烯、蛋白溶酶、血小板激活因子等，使 DIC 形成。

（任倩倩）

第二节　病情评估

一、资料收集

（一）病史

注意病史的收集，如有喉头水肿、哮鸣音以及用药或虫咬史，则应高度怀疑过敏性休克；有晕厥史且血红蛋白进行性下降应考虑失血性休克；有明确呕吐，腹泻史，失液量大或有急腹症合并休克者应考虑低血容量性休克；有颈静脉怒张、心音低、肝大者应考虑心源性休克；有颈椎损伤、四肢瘫痪应考虑神经源性休克。

注意询问休克症状的发生时间、程度及经过，是否进行抗休克治疗，如静脉输液，液体成分是什么？是否应用升压药物，药物名称、剂量、治疗后反应等。注意询问伴随症状、出现时间及程度等。

（二）临床表现

1. 神志

神志是脑组织血液灌注和全身循环情况的反映。休克早期，脑组织的血液灌注量并没有明显减少，缺氧还不十分严重，神经系统处于兴奋状态，患者表现为烦躁不安、焦虑或激动。当休克进一步加重时，神经系统反应性降低，患者表现为表情淡漠、反应迟钝、意识障碍甚至昏迷。

2. 脉搏

休克时脉搏变弱、变快，常超过 120 次/分，其变化多出现在血压下降之前，故常作为判断休克的体征之一。休克晚期心功能障碍时，脉搏可变为慢而细。除观察脉率外，脉搏是否有力也很重要，有时血压较低，但脉搏可触及，说明微循环灌注尚可或休克好转。脉搏不整齐，通常表示有心肌损害。

3. 血压

血压是休克最重要、最基本的监测手段，包括无创和有创方法。但它并不是反映休克程度最敏感的指标，应兼顾其他指标综合、连续地分析判断。通常认为收缩压 <90 mmHg、脉压 <20 mmHg 是休克存在的表现；血压回升、脉压增大则是休克好转的征象。

4. 尿量

尿量是反映肾功能血液灌注的指标。尿少通常是早期休克和休克复苏不完全的表现。尿量少于 17 ml/h 应警惕发生急性肾衰竭的可能。当尿量维持在 30 ml/h 以上时，一般说明休克已纠正。

5. 呼吸

无呼吸道梗阻时，休克患者呼吸浅而促。代谢性酸中毒时，呼吸深而快，严重时呼吸深而慢，发生休克肺和心力衰竭，呼吸困难加重。

6. 体温

大多偏低，＜37℃或体温不升，有畏寒。但感染性休克者体温可在39℃以上。

7. 皮肤和肢端温度

休克患者的皮肤和黏膜苍白、潮湿，四肢冰冷，毛细血管充盈时间延长，但在早期休克仅有面色苍白和手足发凉。如果温度降低，范围扩大，延及肘及膝部以上，表示休克加重。当患者皮肤由苍白转为发绀，提示进入严重休克。出现皮下淤斑，注射部位渗血、输液针头易于堵塞，则提示有DIC的可能。

8. 颈静脉和外周静脉

休克时，静脉萎陷，血容量补充后可重新充盈。如颈静脉怒张，则提示输液过度或心功能不全。有条件可置中心静脉导管监测CVP。必要时放置肺动脉漂浮导管。

（三）实验室及其他检查

1. 血常规

白细胞增高，感染性休克有核左移，白细胞内有中毒颗粒，核变性等；失血性休克时红细胞及血细胞比容显著降低，脱水者则增高。

2. 尿常规

有酸中毒时尿呈酸性。尿比重高为失水，尿比重低而固定多为肾衰竭等。

3. 血液生化

血气分析可有低氧血症及酸中毒表现；肾功能减退时有BUN、血肌酐升高；DIC时凝血酶原时间延长，纤维蛋白原定量减少，以及纤维蛋白原降解产物升高等。

4. 微生物学检查

疑有细菌感染时，应在使用抗生素前行血培养、痰培养等，并做药敏试验。

5. 心电图检查

心电图检查对各种心脏、心包疾病及电解质紊乱和心律失常的诊断，皆有价值。

6. 放射线检查

放射线检查对诊断心、肺、胸腔、心包、纵隔、急腹症等疾病有帮助。

7. 其他检查

如血流动力学、PAP、CVP、PCWP、CO、CI、外周血管阻力测定等。

二、病情判断

（一）休克分期的判断

1. 休克早期

①口渴，面色苍白、皮肤厥冷，口唇或四肢末梢轻度发绀；②神志清楚，伴有轻度兴奋、烦躁；③血压正常，脉压较小，脉快、弱；④呼吸深而快；⑤尿量较少；⑥眼底动脉痉挛。

2. 休克中期

①全身皮肤淡红、湿润，四肢温暖；②烦躁不安，神志恍惚；③体温正常或升高；④脉细弱，血压一般在60 mmHg以上；⑤偶尔出现呼吸衰竭；⑥尿量减少；⑦眼底动

脉扩张；⑧甲皱微循环不良。

3. 休克晚期

①全身皮肤、黏膜发绀，出现紫斑，四肢厥冷，冷汗淋漓；②神志不清（昏迷）；③体温不升；④脉细弱，血压低或测不到，心音呈单音；⑤呼吸衰竭；⑥无尿；⑦全身有出血倾向；⑧眼底视网膜出血或水肿。

（二）休克程度的判断

在确定患者是否处于休克状态的同时，还必须鉴别休克的严重程度。临床常将休克分为轻、中和重三度（表 3-1）。

表 3-1 休克程度的判断

临床表现	轻度休克	中度休克	重度休克
神志	清楚，精神紧张	表情淡漠	意识模糊，甚至昏迷
口渴	口渴	很口渴	非常口渴，但无主诉
皮肤色泽	开始苍白	苍白	显著苍白，肢端青紫
皮肤温度	正常，发凉	发冷	冰冷
脉搏	<100 次/分，有力	100～120 次/分	速而减弱，或摸不清
血压	正常或稍低	MAP 下降	MAP <50 mmHg 或测不出
周围循环	正常	毛细血管充盈迟缓	毛细血管充盈非常迟缓
尿量	正常	尿少	尿少或无尿
失血量	<800 ml	800～1 600 ml	>1 600 ml

（三）病因鉴别

如有喉头水肿、哮鸣音以及用药或虫咬史，应高度怀疑过敏性休克；有晕厥史且血红蛋白进行性下降应考虑失血性休克；有明确呕吐、腹泻史，失液量大或有急腹症合并休克者应考虑低血容量性休克；有颈静脉怒张、心音低、肝大者应考虑心源性休克；有颈椎损伤、四肢瘫痪，应考虑神经源性休克。四种常见休克的临床鉴别见表 3-2。

表 3-2 四种常见休克的鉴别

临床表现	低血容量性休克	感染性休克	心源性休克	神经源性休克
皮肤颜色和温度	苍白、发凉	有时红、暖	苍白、发凉	红润、温暖
外周静脉充盈度	萎陷	不定	收缩、萎缩	充盈良好
血压	↓	↓	↓	↓
脉率	↑	↑	↑或↓	正常或↓
尿量	↓	↓	↓	正常或↓
CVP	↓	↑或↓	↑	正常
PaO$_2$	初期↑，晚期↓	↓	↓	正常
PaCO$_2$	↓	↓或↑	初期↓	正常或↓
pH 值	↓	↓	↓	不定
血细胞比容	↑或↓	正常	正常	正常

注：↓示降低、减慢或减少；↑示升高或加快。

（王晓娟）

第三节 救治与监护

一、急救措施

（一）一般紧急措施

取平卧位，不用枕头，腿部提高30°；心力衰竭患者可采用半卧位；注意保暖和安静。建立静脉通道，周围静脉萎陷而穿刺有困难时，可考虑行周围大静脉穿刺插管。有条件尽快行血流动力学监测指导治疗。

（二）供氧

一般大多数休克患者一开始即应给氧，但必须采用高流量法给氧，临床有效的高流量法包括未插管患者的 Venturi 面罩与插管患者的呼吸器。随休克的进展，患者常需机械通气支持增加氧供。在休克患者处理中，机械通气的适应证如下：①无呼吸或通气衰竭（急性呼吸性酸中毒）；②用高流量法不能充分氧合；③装有机械夹板的连枷型胸壁；④作为其他干预的辅助治疗。精神状态的改变也是气管插管的指征，重要的晚期体征（发绀、严重呼吸急促/过缓、呼吸时需要辅助呼吸、精神反应迟钝）常表明此时需要通气支持治疗。

（三）疼痛控制

休克患者常有疼痛，因而可能惊恐或不安，通常，审慎地给予可逆性麻醉剂，如吗啡（2~4 mg 静脉注射）极易控制严重的疼痛。但要注意由此所带来的血流动力学影响。

（四）病因治疗

消除引起休克的原因是治疗休克的关键。首先找出发生休克的原因，予以积极的处理，才能使休克向好的方向转化。

1. 出血性休克

外出血应立即进行创口止血。内出血一经确诊，一面进行输血补液以补充失血量，增加血容量，同时选择有利时机进行手术。不同的患者具体对待，如内出血速度慢，原则上应在血容量基本补足，患者休克初步纠正之后进行手术；但如内出血速度快，估计不能除去原发病因，无法纠正休克时，应在积极补充血容量同时，果断地进行手术，以免失去抢救时机。

2. 感染性休克

必须积极处理感染病灶，脓胸、腹膜炎、化脓性胆管炎、肠扭转坏死和软组织严重感染，在明确感染部位后，尽早给予手术及应用细菌培养敏感的、针对性强的抗生素，否则不能从根本上抗休克。

3. 心源性休克

心源性休克的主要病因是泵衰竭或者心功能不全、心肌梗死。急性心肌梗死时的剧痛对休克不利，剧痛本身即可导致休克，宜用吗啡、哌替啶等止痛，同时用镇静剂以减轻患者紧张和心脏负担，其次是适当地保持冠状动脉血流量和氧的供应。必要时可采用高压氧治疗。也可使用机械循环辅助，如主动脉内气囊反搏术及体外反搏术，也可使用抗休克裤。对急性心脏压塞，可做心包穿刺和手术等。

4. 过敏性休克

应立即皮下注射 0.1% 肾上腺素 0.3 ~ 0.5 ml，肾上腺素对抗部分 I 型速发反应的介质释放，有快速舒张气管痉挛作用。及早静脉注射琥珀酸氢化可的松 200 ~ 400 mg，或甲泼尼龙 100 mg，或地塞米松 10 ~ 30 mg。肌内注射抗组胺药如氯苯那敏 10 mg 或异丙嗪 25 ~ 50 mg。

5. 其他

对呼吸道梗阻、呼吸障碍昏迷的患者，应吸出呼吸道分泌物，疏通气管，行气管插管或气管切开术。对胸壁严重伤，有多根多处肋骨骨折胸壁浮动者，必须纠正反常呼吸，可行肋骨牵引。对大量血胸、血气胸、张力性气胸者，应尽快行胸腔穿刺排气或闭式引流。

（五）补充血容量

任何原因引起的休克，血容量总是相对不足，要尽快恢复循环血量。发生休克时间不长，特别是低血容量性休克，通过及时补充血容量，可较快得到纠正，不需再用其他药物。不仅要补充已丧失的血容量（全血、血浆和水、电解质丧失量）还要补充扩大的毛细血管床所需的液体，故补充的血液和液体量有时很大。休克时间愈长，症状愈严重，需要补充血容量的液体也愈多。确定补液量、速度和液体的成分必须根据临床表现、CVP 和实验室有关检查结果，补液不足不能纠正休克，补液过多过快可引起心力衰竭和肺水肿。

（六）血管活性药物的应用

血管活性药物是指血管扩张剂和收缩剂两类。如何选择应用，一般根据休克类型及微循环情况而定。对温暖型休克或表现为外周血管扩张为主者，以及部分早期休克，选用血管收缩剂，反之选用血管扩张剂。对于暂时难以弄清楚休克类型和微循环情况者，可采用血管扩张剂与收缩剂联用。

1. 血管收缩剂

血管收缩剂能迅速增加周围血管阻力和心肌收缩，借以提高血压，然而又可使心肌耗氧增加，甚至 CO 减少。各种器官的血管对这些药物效应不一，血液分布发生变化，心、脑等的灌流可保持，而肾、肠胃等的灌流常降低。缩血管药物的选择：

1）间羟胺：为首选药物，每次 10 ~ 20 mg，肌内注射；必要时 30 分钟后重复 1 次肌内注射。继之给以 10% 葡萄糖液 500 ml 加入间羟胺 50 ~ 100 mg 静脉滴注，每分钟 30 滴，极量每次 100 mg。

2）多巴胺：大剂量兴奋 β 受体使血管收缩及血压回升。一般剂量兴奋 β 受体，使心肌收缩力增强，CO 增加，肾血管扩张，肾血流量增加，既使心肾功能改善，又可回升血压。10% 葡萄糖液 500 ml 加入多巴胺 20～40 mg 静脉滴注,每分钟 20 滴,极量每分钟 0.5 mg。

3)去甲肾上腺素:2～16 mg 加入 10% 葡萄糖液 250～500 ml 静脉滴注。

4)去氧肾上腺素:每次 2～10 mg,肌内注射,必要时 30 分钟重复 1 次,继之 10% 葡萄糖液 500 ml 加入去氧肾上腺素 10～50 mg 静脉滴注。

5)美芬丁胺(甲基丁胺):每次 15～20 mg,肌内注射,必要时 30 分钟重复 1 次,继之 10% 葡萄糖液 500 ml 加入美芬丁胺 50～150 mg 静脉滴注。

6)血管紧张素 II:1～2.5 mg 加 10% 葡萄糖液 500 ml 静脉滴注。

2. 血管扩张剂

1)多巴胺:不但有血管收缩作用,也有扩血管作用,主要与剂量有关。小剂量时每分钟 2～5 μg/kg(40 mg 加入 500 ml 液体中,每分钟 20～50 滴),主要表现为扩张内脏血管,同时兴奋 β_1 受体,有强心作用,特别适用于心功能不全和少尿的患者;中等剂量每分钟 5～10 μg/kg,有兴奋 α 受体和 β 受体作用,适用于休克伴有心力衰竭者。

2)多巴酚丁胺:是多巴胺类新药,特别适用于心源性休克。用量:每分钟 5～20 μg/kg,最大量不大于每分钟 40 μg/kg(250 mg 加入 5% 葡萄糖液 250～500 ml,每分钟 25～50 滴)。

3)抗胆碱药:可改善微循环,主要用于感染性休克。山莨菪碱(654-2):成人每次 10～20 mg,肌内注射,必要时 15～30 分钟重复一次至血压回升稳定后为止。对 654-2 中毒者(高热、皮肤潮红、心率快、抽搐)给予毛果芸香碱每次 0.5～1 mg 肌内注射,必要时 10～20 分钟重复一次,1～2 小时可以缓解。东莨菪碱:对呼吸中枢有兴奋作用,更适合有中枢性呼吸衰竭患者。每次 0.6～1.2 mg,静脉注射,每 5～15 分钟一次。心率每分钟高于 100 次、体温超过 40℃、青光眼、前列腺肥大者,禁用抗胆碱药物。

4)异丙肾上腺素:1～2 mg 加入 10% 葡萄糖液 500 ml 静脉滴注,原则上慎用或不用,因易诱发心动过速及严重的心律失常,故当心率>120 次/分时禁用。

5)α 受体阻滞剂:酚妥拉明每分钟 0.3 mg 静脉滴注,用药后立即起效,但持续时间短(30 分钟)。酚苄明比酚妥拉明起效慢,但作用时间长,按 0.5～1 mg/kg 的剂量加入 5%～10% 葡萄糖液 250～500 ml 中 1 小时滴完。本类药物有扩血容改善微循环作用,在补足血容量基础上,可增加 CO,并有间接拟交感作用。但本类药物有明显而迅速的降压作用,故临床用于治疗休克应谨慎。

6)吡布特罗:是一种相对选择的 β_2 受体激动剂。因为对心脏有正性肌力作用,使 CO 增加,降低心室充盈压,所以特别适用于心源性休克患者。用法:20 mg 口服,每天 3 次。

3. 两种血管活性药物的联合应用

临床可以酌情应用两种血管活性药物的联合,取长补短。例如:先用中等剂量的多巴胺,以增加 CO 和组织灌流,如血压仍较低,则可加用间羟胺,如收缩压上升为 90 mmHg 以上,但肢端循环不良,尿量很少,则可加用硝普钠,维持血压低于原有水平 4.5～9.8 mmHg,仍能改善组织灌流。也可用酚妥拉明 10 mg、间羟胺 20 mg、多巴胺

40 mg 加入 100 ml 液体中静脉滴注，每分钟 15～30 滴；或酚妥拉明 10 mg、去甲肾上腺素 3 mg 合用。其优点是阻断 α 受体兴奋，保留 β 受体兴奋，既能改善微循环，又有强心作用，对严重低血压、少尿患者尤为适宜，常取得满意的疗效。

应用血管活性药物应注意如下问题：①除非患者血压极低，一时难以迅速补充血容量，可先使用血管收缩剂暂时提高血压以保证重要脏器供血外，无论何种类型休克首先必须补充血容量，在此前提下才酌情使用血管活性药物，特别是应用血管扩张剂更应如此，否则会加剧血压下降，甚至加重休克。②必须在使用血管活性药物同时，进行病因治疗及其他治疗措施。③必须及时纠正酸中毒，因为血管活性药物在酸性环境下，不能发挥应有作用。④使用血管收缩剂量用量不宜过大。⑤原无高血压者维持收缩压在90～100 mmHg，高血压病史者收缩压维持在 100～120 mmHg 为好，脉压维持在 20～30 mmHg 为宜，切忌盲目加大剂量，导致血压过度升高。⑥在应用血管扩张剂的初期可能有血压下降，常降低 10～20 mmHg，若休克症状并无加重，可稍待观察，待微循环改善后血压多能逐渐回升，如观察 0.5～1 小时，血压仍偏低，患者烦躁不安，应适当加用血管收缩剂。

（七）纠正酸中毒

组织器官的低灌流状态是酸中毒的基本原因。由于应激反应所释放的儿茶酚胺促进了酸中毒的发展，故治疗酸中毒的最根本方法，在于改善微循环的灌注状态。同时保持健全的肾功能，至于缓冲液的输入，只能起治标作用。酸碱平衡由呼吸和代谢两种成分构成，充分了解与正确解释动脉血气和 pH 值，是评估和治疗酸碱平衡的有效方法。体内 $NaHCO_3$ 缺乏量的计算是：全身 $NaHCO_3$ 缺少量 = BD[①] （mmol/L） × 患者体重（kg）/4。

不宜将计算得的 $NaHCO_3$ 的总量一次完全用来纠正碱缺乏，因这样可引起透过细胞膜的离子迅速转移，有导致心律失常和（或）惊厥的危险。应第一次快速输入计算量的 1/2，然后根据再次血气分析结果，计算此时所需输入量，仍以计算所得的 1/2 量输入。

（八）糖皮质激素的应用

临床上常用的糖皮质激素静脉制剂有氢化可的松、地塞米松和甲泼尼龙，具有抗炎、抗毒、抗过敏和抗休克作用，糖皮质激素能增强心肌收缩力，保护肺、肾功能，改善微循环，并可增加细胞内溶酶体的稳定性以及减低细胞膜的通透性，减少毒素进入细胞。

（九）改善心功能

根据心电监护情况选择用药，注意补液速度及有无心血管疾病史。窦性心动过速可用普萘洛尔或毛花苷 C，室性心动过速可用利多卡因或普鲁卡因胺，心房颤动可用毛花苷 C 或胺碘酮，心室颤动可用利多卡因或电除颤法。近年来，用维拉帕米或硫氮草酮，可改善冠状动脉血流，降低外周血管阻力和延长房室传导。对左室衰竭者要用多巴酚丁胺，以改善 CO。血压低而 CVP 增高达 15 cmH_2O 或 PAWP 18mmHg，提示心功能不全或

---

① BD 指碱缺失。

输液相对过多，此时应用呋塞米或依他尼酸钠，以降低心的前负荷，同时联合用毛花苷C、多巴胺等，呋塞米等促使排尿增多后，要注意血钾水平。

（十）DIC 的防治

感染性休克易发生血管内凝血，应及早发现和治疗。如血小板减少，虽无临床特殊表现和其他化验异常，即应警惕凝血系统改变，及早恢复有效循环血量，输入小分子右旋糖酐，以改善微循环，如血小板低于 $50 \times 10^9/L$，出现某些意识和呼吸方面的症状，但未发生纤维蛋白原溶解加速和出血现象，应考虑使用肝素，如果肝素使用后发生出血，可予鱼精蛋白拮抗。除了肝素，可用抗凝血酶Ⅲ $0.2 \sim 0.7$ U/kg，以提高血中抗凝血酶的活性，如发生出血症状，则应用 6 - 氨基己酸或氨甲苯酸等，并适当输入新鲜血液和纤维蛋白原。此时，若有肺、脑、胃肠等器官的衰竭，需进行相应的治疗。

（十一）预防肾衰竭

急性肾衰竭的基本原因是缺血和肾毒物质作用。为此，在扩容的基础上，可选用 β_2 受体激动剂，如小剂量多巴胺、普萘洛尔、普鲁卡因以增加肾灌流，用呋塞米或依他尼酸钠增加尿量，用 $NaHCO_3$ 使尿液碱化，以利毒物排出。

（十二）急性呼吸窘迫综合征预防

治疗中应注意以下几点：

1. 输液不可过量，无论电解质液和白蛋白都不应过多输入。

2. 输血（尤其是库存血）超过 4 000 ml，最好用 40 μm 滤器，以减少微栓输入。

3. 老年人或原有心功能不全的患者，扩容过程中要控制输液速度。

4. 患者 RR 在每分钟 25 次以上，并有呼吸窘迫感时，及时地加吸氧流量和施行 IMV。

（十三）抗生素的应用

休克为危重表现，机体抵抗力降低，适当采用抗生素对防治局部和全身感染均有益，当肾功能不全而出现尿少时，应减少剂量，以防蓄积中毒，并应选用对肝、肾、骨髓、胃肠道和神经系统等无损害的抗生素。应用广谱抗生素需警惕霉菌二重感染。

二、监护

（一）一般护理

1. 不同病因引起的休克患者有不同的心理状态，如突然发病或创伤引起的休克，起病突然、凶险，患者多缺乏心理准备，有强烈的求生欲望，同时也容易出现对急性起病转归不利的心理反应，因此，掌握休克患者心理护理的时机很重要。因为只有患者意识清楚时（休克早期）才有可能接受心理护理。要求护士在抢救休克过程中，做到情绪稳定，技术熟练，以取得患者的充分信赖，减轻患者心理压力，安定患者情绪。用通俗易懂的语言解释休克的可治性和采取各项护理措施的必要性，使患者克服依赖心理，以良好的心态安全度过休克兴奋期。

2. 及时清理气道分泌物，帮助翻身、叩背，鼓励深呼吸和咳嗽，呼吸道梗阻时，应及时进行气管插管或气管切开。严重低氧血症（$PaO_2 < 60$ mmHg）、高碳酸血症（$PaCO_2 > 50$ mmHg）、合并颅脑损伤患者宜及早在监护下应用机械辅助呼吸，并调整好呼吸机参数。

3. 饮食上可进高热量、高维生素的流质饮食，不能进食者可给予鼻饲。消化道出血休克时，应禁食，出血停止后给温流质。

4. 对神志不清患者应摘除义齿，防止误吸。每天做口腔护理，动作要轻柔，棉球蘸水不可过多，严防将溶液吸入呼吸道，对所用纱布或棉球要清点数目，防止遗留在口腔内。对长期应用抗生素患者，必须警惕口腔黏膜霉菌感染。

5. 保持床铺清洁、干燥，定时翻身，受压处可用气圈、棉垫等保护，防止发生压疮。

（二）病情观察与护理

1. 一般情况的观察

注意观察患者的神志变化，早期休克患者处于兴奋状态，烦躁而不合作，应耐心护理，并注意患者的安全，必要时加以约束。当缺氧加深，从兴奋转为抑制，出现表情淡漠，感觉迟钝时，应警惕病情恶化。如经过治疗，患者从烦躁转为安静，由昏迷转为清醒，往往是休克好转的标志。

2. 观察体温

休克时体温大多偏低，但感染性休克可有高热。应每小时测量 1 次，对高热者应给予物理降温，一般降至 38℃ 以下即可，不要太低。注意药物降温不宜采用，以防出汗过多，加重休克。体温低于正常应予保温，但不要在患者体表加温（如热水袋），因体表加温将使皮肤血管扩张，破坏了机体的调节作用，减少生命器官的血液供应，对抗休克不利。

3. 观察血压与脉搏

根据病情每 15~30 分钟测 1 次脉搏，注意脉搏的频率、节律与强度。脉搏过快提示血中儿茶酚胺增多；脉搏快而细，血压低，表示心脏代偿失调，趋向衰竭。相反，脉搏由快变慢，脉压由小变大，说明周围循环阻力降低，表示休克好转。

血压应每 15~30 分钟测量 1 次，加以记录。休克最早表现之一为脉压缩小，如收缩压降至 90 mmHg，或脉压降至 30 mmHg 时，应引起注意。

4. 观察尿量的变化

尿量能正确反映组织灌流情况，是观察休克的重要指标。危重及昏迷患者需要留置尿管（注意经常保持通畅，预防泌尿系逆行感染），记录每小时尿量。成人尿量要求每小时 30 ml（小儿每小时 20 ml），如能达 50 ml 则更好；若尿量不足 30 ml 时，应加快输液；如过多，应减慢输液速度。倘输液后尿量持续过少，且 CVP 高于正常，血压亦正常，则必须警惕发生急性肾衰竭。

5. 观察周围循环情况

观察面颊、耳垂、口唇、甲床、皮肤，如患者皮肤由苍白转为发绀，表示从休克早期进入中期。如发绀又出现皮下淤点、淤斑，则提示有 DIC 可能；反之，如发绀程度减轻并转为红润、肢体皮肤干燥温暖，说明微循环好转。如四肢厥冷表示休克加重，应保温。

6. 血流动力学的监测

可帮助判断病情和采取正确的治疗措施。

1）CVP：可作为调整血容量及心功能的标志，这对于指导输液的质和量以及速度，指导强心剂、利尿剂以及血管扩张剂的使用有重要意义。CVP 正常值为 $5 \sim 10$ cmH$_2$O，CVP 降低常表明血容量不足，CVP 增高常见于各种原因所致的右心功能不全或血容量过多。

2）PAWP：CVP 不能直接反映肺静脉、右心房、左心室的压力，因此，可测定 PAP 和 APWP，可了解肺静脉和左心房的压力，以及反映肺循环阻力情况，根据测定压力的结果，可以更好地指导血容量的补充，防止补液过多，以免引起肺水肿，导管留在肺动脉内的时间，一般不宜超过 72 小时，在抢救严重的休克患者才采用此法，PAWP 的正常值为 $6 \sim 12$ mmHg，增高表示肺循环阻力增加。肺水肿时，PAWP 超过 30 mmHg。

3）CO 和 CI：休克时，CO 一般降低，但在感染性休克时，CO 可比正常值高，必要时，需测定，可指导治疗。CI 的正常值为 3.2 ± 0.2 L$/$（min·m^2）。

4）动脉血气分析：PaO$_2$ 正常值为 $80 \sim 100$ mmHg，PaCO$_2$ 正常值为 $35 \sim 45$ mmHg，动脉血 pH 值正常为 $7.35 \sim 7.45$。休克时 PaCO$_2$ 一般都较低或在正常范围。如超过 46 mmHg 或 50 mmHg 而通气良好，往往是严重肺功能不全征兆。

5）动脉血乳酸盐测定：正常值为 $0.5 \sim 2.2$ mmol/L。休克时间愈长，血液灌流障碍愈严重，动脉血乳酸盐浓度也愈高，乳酸盐浓度持续升高，表示病情严重。

7. 其他

根据休克类型及病情还需进行心电监测、电解质、肝肾功能以及有关 DIC 的各项检查，有些项目需动态才能及时了解病情，以指导治疗。

（三）用药监护

1. 浓度和速度

使用血管活性药物时应从低浓度、慢速度开始，并用心电监护仪每 $5 \sim 10$ 分钟测 1 次血压，血压平稳后每 $15 \sim 30$ 分钟测 1 次。

2. 监测

根据血压测定值调整药物浓度和滴速，以防血压骤升或骤降引起不良后果。

3. 严防药液外渗

若发现注射部位红肿、疼痛，应立即更换滴注部位，并用 0.25% 普鲁卡因封闭穿刺处，以免发生皮下组织坏死。

4. 药物的停止使用

血压平稳后，应逐渐降低药物浓度，减慢速度后撤除，以防突然停药引起不良反应。

5. 其他

对于有心功能不全的患者，遵医嘱给予毛花苷 C 等增强心肌功能的药物，用药过程中，注意观察患者心率变化及药物的不良反应。

（王晓娟）

第四章　水、电解质和酸碱平衡失调

第一节 概 述

危重患者经常发生不同类型、不同程度的水、电解质或酸碱平衡失调。在临床诊治过程中，对各种失调的正确判断并做积极处理，将直接关系到患者的安危。

一、体液的量、分布及其组成

（一）体液的含量

人体各种细胞内外生命物质都充满水溶液，通常称为体液。体液的主要成分是水和电解质。体液分为细胞内液和细胞外液两部分。此外，尚有所谓"第三间隙"液，或称经细胞液体，包括关节液、脑脊液、胸腹腔液及眼球内水等。细胞内液与细胞外液有着明显的差异，各种电解质的浓度截然不同，但两者之间都维持着相应的平衡，保持相对稳定，这在生理上具有非常重要的意义。

正常成人的总体液量与性别、年龄及胖瘦有关。肌肉组织含水量为75%～80%，而脂肪组织含水量仅为10%～30%，因此，男性体液总量约占体重的60%，女性约占体重的55%，两者均有±15%的变化幅度。新生儿体液总量可占体重的80%，14岁之后则与成人相仿。

（二）体液在体内的分布

总体液量包括细胞内液和细胞外液。分布在细胞内的体液，称为细胞内液，约占体重的40%；分布在细胞外的体液，称为细胞外液，约占体重的20%。在细胞外液中，血浆约占体重的5%，组织间液约占体重的15%。正常情况下，以上各部分体液的比例相对恒定，它们之间不断地进行交流，保持着动态平衡。

在病理情况下，体液从血管内渗出，引起第三间隙积液。这部分体液，机体不能利用，造成血容量减少。当病因去除以后，又会被重新吸收，引起血容量增加，在治疗时应注意防止因输液过量，造成血容量过多。

（三）体液的组成

体液中主要成分是水，其次是溶解于水的溶质，包括无机盐、低分子有机化合物（如葡萄糖）和高分子有机化合物（如蛋白质）。无机盐和葡萄糖为晶体物质，蛋白质为胶体物质。其中无机盐和蛋白质在水中能离解成带正电的阳离子和带负电的阴离子，称为电解质；葡萄糖溶于水后仍以分子状态存在，不能离解为带电的离子，称为非电解质。细胞外液中最主要的阳离子是 Na^+（约142 mmol/L），主要的阴离子是 Cl^-（约103 mmol/L）、HCO_3^-（约24 mmol/L）。细胞内液中亦有阳离子、阴离子和蛋白质，其中主要的阳离子是 K^+（约156 mmol/L）和 Mg^{2+}（约26 mmol/L），主要的阴离子是 HPO_4^{2-}。细胞外液和细胞内液的渗透压相等，为280～310 mOsm/L。水在细胞内外的转移，使细胞膜两侧的渗透压保持相等。

二、水与钠的代谢

（一）水的代谢

包括人体对水的摄入和排出，以及水在各部分体液之间的转移两个方面。

1. 水的摄入与排出

成人每天需水 2 000 ~ 2 500 ml，来源于饮食和体内能量代谢。每天排出的水量基本上和摄入的水量相等。

水的排出途径：

1）肾脏排尿：肾脏在调节水的排出中起主要作用。正常成人每天排出机体在代谢中产生的固体产物 35 ~ 40 g，每天尿量不应少于 600 ml，才能将其溶解排出。此时尿的比重高达 1.030，肾脏的负担很重。如每天有 1 500 ml 左右的尿液，此时尿的比重为 1.012，这样，就可使肾脏的负荷保持在正常范围。

2）皮肤蒸发和肺呼出水分：在调节体温的过程中，皮肤每天约蒸发水分 500 ml，肺在呼吸过程中，每天约蒸发水分 350 ml。这部分水的丢失是不知不觉、不受体内水多少的影响而进行的，且量比较恒定，称为"无形失水"。在病理情况下，失水量明显增加，如气管切开术后的患者，成人每天约失水 1 000 ml；体温升高可增加水分蒸发，每升高 1℃，每天要增加排出量的 10%；大汗浸透一身衣裤时，失水量约为 1 000 ml。

3）肠排粪：成人胃肠道每天约分泌消化液 8 000 ml，其中含有一定数量的电解质。这些消化液在完成消化任务以后，大部分被肠道吸收，仅有 150 ml 左右随粪便排出。如剧烈呕吐或腹泻，则大量消化液丢失；如发生肠梗阻，大量消化液停留在肠腔之中，可造成第三间隙积液。这样就会发生脱水及电解质、酸碱平衡失调。

2. 水在各部分体液之间的流动

1）细胞内液和细胞外液之间水的流动取决于两者渗透压的差异。

2）血浆和组织间液之间水的流动发生在毛细血管，除受渗透压的影响外，尚受到血管内静水压的影响。

（二）钠的代谢

体内钠的来源主要为饮食，尤其是食盐。尿是排钠的主要途径，其次是出汗。

细胞外液的 Na^+ 量为 142 ~ 145 mmol/L，细胞内液的 Na^+ 量约为 10 mmol/L。细胞外液的 Na^+ 量占阳离子总量的 90% 以上，故 Na^+ 和它相对应的阴离子一起所产生的渗透压对维持细胞外液渗透压具有决定性的影响。而渗透压又能影响细胞内外水分的分布，故 Na^+ 在维持细胞外液量（包括血容量）中起着很重要的作用。

三、水与钠平衡的调节

体液在正常情况下有一定的容量、分布和电解质离子浓度。机体必须保持它们的稳定，才能进行正常的新陈代谢。机体主要通过肾来维持体液的平衡，保持内环境稳定。肾的调节功能受神经和内分泌反应的影响。一般先通过下丘脑—垂体后叶—抗利尿激素系统来恢复和维持体液的正常渗透压，然后通过肾素—醛固酮系统来恢复和维持血容量。但是，血容量锐减时，机体将以牺牲体液渗透压的维持为代价，优先保持和恢复血容量，使重要生命器官的灌注得到保证，维持生命。如果这种调节功能因疾病、创伤等各种因素的影响而受到破坏，水和电解质的紊乱便会形成，体液失衡可以表现为容量失调、浓度失调或成分失调。容量失调是指体液的等渗性减少或增加，仅引起细胞外液量的改变，而发生缺水或水过多。浓度失调是指细胞外液内水分的增加或减少，以致渗透微粒的浓度发生改变，也就是渗透压发生改变，如低钠血症或高钠血症。细胞外液内其他离子的浓度改变虽能产生各自的病理生理影响，但因量少而不致明显改变细胞外液的渗透压，故仅造成成分失调，如低钾血症和高钾血症、酸中毒或碱中毒等。

四、正常酸碱平衡的维持

正常血液 pH 值维持在 7.35~7.45，平均 7.4，是细胞代谢所必需的环境。机体通过血液缓冲系统、肺和肾 3 种调节途径，保持了体液的酸碱平衡。

（一）缓冲系统的调节

缓冲系统包括：①细胞内磷酸盐缓冲系；②红细胞内血红蛋白缓冲系；③血浆内蛋白缓冲系和碳酸氢盐缓冲系。其中血浆 HCO_3^-/H_2CO_3 缓冲系统的浓度最大、缓冲能力最强，而且易于调节，因此也最重要。HCO_3^- 正常值平均为 24 mmol/L，H_2CO_3 平均为 1.2 mmol/L，二者的比值是 $HCO_3^-:H_2CO_3=24:1.2=20:1$。无论二者的绝对值变化多大，只要二者的浓度比值维持在 20:1，则血浆的 pH 值就在 7.35~7.45 的正常范围。

（二）肺调节

肺是排出挥发性酸的主要器官，受血液中 PCO_2 的影响，调节 CO_2 的排出量，以维持 $NaHCO_3$ 与 H_2CO_3 的正常比值，当血液中 PCO_2 降低或 pH 值升高时，呼吸中枢受到抑制，呼吸变浅变慢，CO_2 排出减少，当血液中 PCO_2 升高或 pH 值降低时，呼吸中枢兴奋，呼吸加深加快，CO_2 排出增多。

（三）肾调节

肾是调节酸碱平衡的重要器官，主要是调节血液中碳酸氢盐的浓度。肾的主要作用是排出 H^+，回收 Na^+ 和 HCO_3^-。肾小管细胞中含有碳酸酐酶，它能催化 CO_2 和水化合为 H_2CO_3，H_2CO_3 又离解成 H^+ 和 HCO_3^-，在肾小管的滤液中，H^+ 随尿排出，HCO_3^- 则与 Na^+ 结合成 $NaHCO_3$，被肾小管重吸收而进入血液内，以维持 HCO_3^- 与 H_2CO_3 的比值为 20:1。此外在肾小管上皮细胞中，还通过泌氨、K^+ 与 Na^+ 交换，排出 H^+，以及直接排出固定酸等形式来进行调节。

（刘丛丛）

第二节 体液代谢失调

一、水和钠的代谢紊乱

在细胞外液中，水和钠的关系非常密切，常常是同时或相继发生代谢紊乱，并且相互影响。不同原因引起的水和钠的代谢紊乱，缺水和缺钠会有所不同，即水和钠可按相同比例丧失，也可缺水少于缺钠或多于缺钠。根据细胞外液渗透压的变化，水和钠的代谢紊乱可有下列几种类型：

（一）高渗性脱水

高渗性脱水又称原发性缺水或单纯性缺水。其特点是失水多于失钠，血清钠浓度升高，大于 150 mmol/L。由于细胞外液高渗，刺激下丘脑口渴中枢，引起患者口渴感而饮水，使体内水分增加，以降低渗透压。同时高渗可引起抗利尿激素分泌增加，以增强肾小管对水的再吸收，尿量减少，使细胞外液的渗透压降低，恢复其容量。如继续缺水，则因循环血量显著减少，引起醛固酮分泌增加，加强对钠和水的重吸收，以维持血容量。严重缺水时，细胞外液的高渗状态，使细胞内液逸至细胞外间隙，结果是细胞内液、细胞外液量都减少。最后，细胞内液缺水程度超过细胞外液缺水程度，脑细胞因缺水而导致脑功能障碍的严重后果。

1. 病因和发病机制

1）水摄入过少：如昏迷患者摄入水减少，口腔、咽、食管疾病患者饮水困难以及中枢神经病变（口渴中枢破坏等）均可致水摄入不足。

2）水丢失过多：①经肾丢失，使用各种渗透性利尿剂及尿崩症、各种以肾间质损害为主的肾脏疾病致肾小管浓缩功能不全均可排出大量低渗尿；②经皮肤丢失，因为汗液中失水量比丢失电解质多，故大量出汗也是高渗性脱水原因之一；③经呼吸道丢失，呼吸深快及气管切开的患者可从呼吸道丢失大量水分，没有得到相应的补充；④经消化道丢失，因胃肠道疾病丢失大量消化液，而又不能摄水或补充不足时，可导致失水多于失钠。

2. 病理生理

由于以水分丧失为主，细胞外液 Na^+ 浓度相对增多使细胞外液渗透压升高，引起下列变化。

1）渗透压感受器受刺激：细胞外液渗透压增高 1%～2% 即刺激下丘脑视上核和室旁核的渗透压感受器（使感受器的神经元脱水而皱缩），于是发放冲动增加。冲动经视上核垂体束传到垂体后叶，促使抗利尿激素释放增多，肾远曲小管和集合管重吸收水分增加，以致尿量减少（尿崩症患者并无少尿），尿比重高，尿中有氯化钠。尿量减少是对失水的一种代偿调节作用，使机体尽可能地保留水分。

2）口渴中枢受刺激：口渴中枢位于视上核的侧面，与视上核渗透压感受器的区域重叠所以引起渴觉的刺激，常同时引起抗利尿激素的释放。细胞外液渗透压升高使口渴中枢的神经元脱水，即产生渴觉；脱水的患者唾液分泌减少，口腔黏膜干燥，也引起口渴感。有口渴感时表明失去2%体重的水。口渴感促使患者主动饮水，有利于细胞外液渗透压和容量的恢复。

3）细胞内脱水：细胞外液渗透压升高使细胞内的水分流向细胞外。由于细胞内液量为细胞外液量的2倍，因此，细胞内水分移出可使细胞外液量得到补充，循环血量不致显著减少，但却引起了细胞内脱水。细胞内脱水使细胞代谢和生理活动发生障碍。如唾液腺分泌减少可使患者口干舌燥；汗腺分泌和经呼吸蒸发的水分减少可影响散热，同时脱水还影响下丘脑前部的热敏神经元，使它的调定点改变到发热水平而引起体温升高，称为脱水热；最严重的是脑细胞脱水可引起脑细胞功能障碍，发生烦躁、谵妄，甚至昏迷。完全断水时，一般经7~10天即死亡。

高渗性脱水的早期，细胞外液量减少并不显著。这是由于口渴，抗利尿激素释放增多和细胞内水分逸出等一系列代偿调节方式维持了细胞外液容量的缘故。以后若引起脱水的原因持续作用，虽经代偿也不足以弥补丧失的量，细胞外液才明显减少。因此高渗性脱水的患者循环衰竭发生较晚。

3. 临床表现

临床表现系细胞内缺水引起。血容量有所降低，但一般不产生临床症状。高渗血症刺激渗透压感受器，传入大脑引起口渴，同时使抗利尿激素分泌增多，尿量减少，尿液浓缩。细胞外液渗透压增高使细胞内水分移向细胞外，导致细胞内脱水，严重时伴有脑细胞功能障碍，出现性格改变、幻觉、谵妄、狂躁等精神症状和高热、昏迷。临床症状可按脱水的程度分为3度：

1）轻度：缺水量占体重2%~4%；口渴或有尿少。

2）中度：缺水量占体重4%~6%；极度口渴、汗少、尿少、尿比重升高、唇舌干燥、乏力，常有烦躁。

3）重度：缺水量占体重7%以上；除上述症状外，出现躁狂、幻觉、谵妄，甚至昏迷。

4. 实验室检查

1）尿比重高。

2）血清钠 >150 mmol/L；血液浓缩；红细胞计数、血红蛋白、血细胞比容升高。

5. 急救

1）最主要的治疗措施是补充水分：能口服的患者，应尽量争取口服，不能口服或失水程度严重者，应从静脉输给5%葡萄糖液。估计补液量的方法有两种：①根据临床表现的严重程度来测算，每丧失体重的1%，补液500 ml。②根据血钠浓度计算，补液量（ml）=［血钠测得值（mmol/L）－血钠正常值（mmol/L）］×体重（kg）×4。计算所得量分2天补给，当天先给计算量的一半，余下的一半第二天补给。

2）临床另一种高渗性脱水是由于高糖血症所致：因输入高渗葡萄糖过多或患者原有糖尿病；应激后糖耐量下降，常有高血糖、脱水，伴有酮症酸中毒、低钠、低钾，有别于高钠血症。治疗除补充低渗葡萄糖液外，还应采取静脉注射胰岛素，监测血糖浓度、血电解质和酸碱平衡，纠正酸中毒等。

6. 监护

1）一般护理

（1）积极去除病因，鼓励患者多饮水。

（2）加强皮肤护理，定时擦洗、清洁皮肤，保持口鼻、唇的清洁与湿润。

（3）输液时，注意检查输液速度与入液量。

2）病情观察与护理：观察生命体征的变化，每天测定体重，记录 24 小时出入量，记录脉搏、血压改变以及外周血管充盈情况。注意皮肤弹性、黏膜干燥程度。

3）健康教育

（1）饭前、饭后和就寝前注意口腔卫生，以预防感染。

（2）多摄取水分，采取高纤维饮食。

（3）建立正常的排便形态，定时如厕。

（4）鼓励多下床活动，避免长期卧床。

（二）低渗性脱水

低渗性脱水又称慢性脱水或继发性脱水。此时水和钠同时缺失，但失钠多于脱水，故血清钠低于正常范围，细胞外液呈低渗状态。机体的代偿机制表现为抗利尿激素的分泌减少，使水在肾小管内的再吸收减少，尿量排出增多，从而提高细胞外液的渗透压。但这样会使细胞外液总量更为减少，于是细胞间液进入血液循环，以部分地补偿血容量。为避免循环血量的再减少，机体将不再顾及渗透压的维持。肾素—醛固酮系统发生兴奋，使肾减少排钠，增加 Cl⁻ 和水的再吸收。血容量下降又会刺激垂体后叶，使抗利尿激素分泌增多，水再吸收增加，出现少尿。如血容量继续减少，上述代偿功能无法维持血容量时，将出现休克。

1. 病因

急性体液丧失后，治疗时只补给水分而未补充适量钠盐，即引起低渗性脱水；但主要见于胃肠道消化液持续性丧失或大创面慢性渗液。由于失水加之细胞外液低渗引起水分移向细胞内，导致细胞外液容量减少及血容量降低。

2. 临床表现

低渗性脱水的临床表现随缺钠程度而不同。其临床特点是无口渴；尿量早期正常或减少，后期尿少，尿比重低；脱水征明显；较早出现低血容量休克。这种因失钠所致的休克，又称"低钠性休克"。临床根据缺钠程度分为 3 度：

1）轻度：疲乏、头晕、厌食、手足麻木。约每千克体重缺氯化钠 0.5 g。

2）中度：除上述表现外，有恶心、呕吐、站立性晕倒、血压不稳或降低、脉细速、脉压缩小、浅静脉萎缩、视物模糊、皮肤弹性降低、尿少等。每千克体重缺氯化钠 0.5 ~ 0.75 g。

3）重度：患者神志不清、木僵、休克，甚至昏迷。每千克体重氯化钠 0.75 ~ 1.25 g。

3. 实验室检查

1）血液浓缩，BUN升高。

2）血清钠<135 mmol/L（轻度），<130 mmol/L（中度），<120 mmol/L（重度）。

3）尿少、尿钠、氯减少或缺如；尿比重低于1.010。

4. 诊断和鉴别诊断

如患者有上述特点的体液丢失病史和临床表现，结合实验室及其他检查可做出诊断。应与高渗性脱水、等渗性脱水相鉴别。

5. 急救

1）积极去除病因。

2）轻、中度缺钠可按血清钠值及估计每千克体重失钠量补充等渗盐水。

3）重度缺钠出现休克者，应先补足血容量，改善微循环和组织器官的灌注，再输入高渗盐水5%氯化钠200～300 ml，纠正血钠过低。以后根据病情再决定是否继续输入高渗盐水或等渗盐水。

补钠量（mmol/L）＝［血清钠正常值（mmol/L）－血清钠测得值（mmol/L）］×体重（kg）×0.6（女性为0.5）。

先按以上计算总量的半量补给，以后视病情调整。

6. 监护

1）一般护理

（1）保持环境安静，减少噪声及其他刺激源，以免患者受影响而急躁不安。

（2）注意饮食应含高热量、高蛋白成分，减少纯水量或钠的摄取，以免水分过度滞留。

（3）患者过于疲倦者，应协助进食。

2）病情观察与护理

（1）注意在大量出汗或有显著消化液丢失情况下，应及时记录丢失量，并适当补充电解质，不应单纯补充水分，以免导致失钠多于失水。

（2）长期使用利尿剂及低盐饮食的患者中，应当注意定期检查血电解质，适当补充钠盐，以免造成缺钠及低渗性脱水。

（3）密切观察脉搏、血压及尿量改变，如有疲乏、头晕及直立性眩晕时应注意保护，以免因晕厥、摔倒而导致意外损伤。心率增速、脉压下降、四肢厥冷常提示休克，应及早给予等渗盐水以补充血容量，恢复组织灌流。

（三）等渗性脱水

等渗性脱水又称急性脱水或混合性脱水，水、钠等比例丢失，血清钠在135～150 mmol/L。

1. 病因

任何等渗体液大量丢失所造成的缺水，在短期内均为等渗性缺水。常见于大量呕吐、腹泻、胃肠减压之后；或出现在大量抽放胸、腹水，大面积烧伤早期，肠梗阻、肠瘘以及弥漫性腹膜炎等情况下。

2. 病理生理

等渗性缺水主要是细胞外液的丢失，血容量与组织间液均减少，但细胞内液量变化不大。细胞外液容量的减少，促使醛固酮与抗利尿激素的分泌，肾脏对钠与水的吸收增加。患者尿量减少，尿钠含量低。细胞外液量明显减少时，患者软弱无力，脉搏增速，可出现体位性低血压。如体液丢失迅速而未及时纠正，可在数小时内出现血容量明显下降。

3. 临床表现

患者可有尿少、口渴、乏力、皮肤黏膜干燥、弹性差及头昏、血压下降等高渗性脱水与低渗性脱水的混合表现。

4. 急救

1）积极处理致病原因，以减少水和钠的丧失。

2）用平衡盐溶液或等渗盐水补充血容量。

3）补充等渗盐水的量，可按临床表现轻、中、重度脱水的不同分别补充占体重2%~4%、5%~6%、7%以上的数量。也可按血细胞比容改变计算：

$$需补液量（L）= \frac{血细胞比容上升值}{血细胞比容正常值} \times 体重（kg）\times 0.25$$

不能进食者还需给每天需要量：水约 2 000 ml，钠 4.5 g，尿量每小时 40 ml 以上者，每天补钾 3~4 g。上述补液量可先给总量的1/2~2/3，视病情调整。尿量达每小时 40 ml 后，应补充氯化钾。

5. 护理

首先是防治原发疾病。对于等渗性脱水的患者，一般可用等渗盐水及平衡盐溶液尽快补充血容量，除了根据临床缺水缺钠的程度补给之外，还需输入当天液体的需求。等渗性脱水患者如单纯补充水分而不补钠盐，则可转变为低渗性缺水。如临床出现低血压、休克，则应积极地抗休克治疗。其护理措施如下：

1）对有频繁呕吐、腹泻或有消化道外瘘的患者，应及时记录体液丢失的情况，以作为液体补充的依据。

2）随时评估有无低血容量的表现，定时检测脉搏、血压、尿量，注意有无颈静脉充盈不足及防止发生体位性低血压。

3）经静脉途径快速输注等渗盐水或平衡盐溶液，以补充体液丢失，以避免休克、肾衰竭并发症的出现。

4）注意液体输注的速度，在心、肾功能不全的患者中，速度需加控制，以免出现循环负荷过重或肺水肿。

（四）低钠血症

临床常见病因为大量胃肠液丢失，肾小管再吸收的功能损坏（慢性失盐性肾炎），在限制钠盐的情况下，使用强利尿剂及多次大量抽放腹水等。血清钠降低以致细胞外液渗透压降低，水分进入细胞内，引起细胞肿胀，同时有效血容量明显降低，可以引起循环衰竭和急性肾衰竭。

1. 临床表现

低钠初期患者常无自觉症状，进一步发展为：①缺钠 0.5 μg/kg，可发生疲乏、眩晕，甚至晕厥等；②缺钠 0.5~0.75 μg/kg 时，发生厌食、恶心、呕吐、视物模糊、脉搏细速、血压降低；③缺钠 0.75~1.25 μg/kg 时，患者淡漠、木僵、昏迷，并有休克表现，有时可以发生痉挛性肌肉疼痛、阵挛性腹痛。

2. 诊断

1）病史中有失钠情况。

2）周围循环衰竭表现。

3）血钠降低（<135 mmol/L）、BUN 增高。

3. 急救

1）限水或暂禁水：轻、中度者严格控制水摄入量，形成水的负平衡，多能在数天内恢复。如有心、肝、肾疾病者应适当限盐并给利尿剂。

2）有高容量综合征表现者，给予脱水、利尿及血管扩张剂治疗，如快速静脉滴注 20% 甘露醇或 25% 山梨醇 250 ml 或（和）静脉注射呋塞米 40~80 mg 或依他尼酸钠 25~50 mg。也可口服 25% 山梨醇 250 ml 导泻。必要时采用腹膜透析或血液透析。

3）由低渗引起的神经系统症状，可用 3%~5% 高渗氯化钠溶液静脉滴注，一般用量为 5~10 ml/kg，开始可先给 1/3~1/2 量，观察神志、精神神经系统及心肺功能情况后，酌情再分次输入剩余量。或按每千克体重给 5% 氯化钠溶液 6 ml 可提高血钠浓度 10 mmol/L 计算，原则上将血钠提高到 120~125 mmol/L 计算所需量，先给半量，后半量视病情酌情补充。

4）有肾上腺皮质功能减退者，给予氢化可的松 100~300 mg 或地塞米松 5~10 mg，稀释后静脉滴注。为抑制抗利尿激素对肾小管的作用可给地美环素，每天 0.9~1.2 g，分 3 次口服；如有惊厥、抽搐者可用地西泮、水合氯醛等治疗。注意纠正伴随水中毒的离子紊乱。

4. 护理

1）严密观察病情变化，注意脑水肿、肺水肿症状体征的发生发展。每天测量体重，以协助判断水平衡状况。

2）准确记录 24 小时出入量，严格控制水的摄入量，每天限制摄水在 1 000 ml 以下。

3）对重症水中毒遵医嘱静脉慢滴 3%~5% 氯化钠溶液（一般用量 5 ml/kg），纠正细胞外低渗，缓解细胞内水肿。同时使用呋塞米等利尿剂，以减少扩张的血容量。

4）对肾衰竭患者，必要时采取透析疗法以排除体内积水。

5）对焦虑的患者，向其解释水肿发生的原因和可采取的护理措施，鼓励使用放松方法。

二、体内钾代谢紊乱

钾是机体重要的无机盐之一。体内钾总含量的 98% 存在于细胞内，是细胞内最主要的电解质。细胞外液的含钾量仅是总量的 2%，但它具有重要性。正常血清钾浓度为

3.5～5.5 mmol/L。钾有许多重要的生理功能：参与、维持细胞的正常代谢，维持细胞内液的渗透压和酸碱平衡，维持神经肌肉组织的兴奋性，以及维持心肌正常功能等。钾的代谢异常有低钾血症和高钾血症，以前者为常见。

（一）低钾血症

血清钾低于 3.5 mmol/L，称为低钾血症。低钾血症时，体内钾总量多数减少，但偶也可不减少。

1. 病因

引起低钾血症的常见原因如下：

1）摄入不足：多见于手术后长期不能进食的患者。

2）排出过多：因呕吐、腹泻、肠瘘、胃肠减压、长期应用利尿剂或可的松类药物，引起钾排出增多。

3）体内钾转移：当葡萄糖合成糖原或氨基酸合成蛋白质时，钾可随之转入细胞内，因此，大量注射葡萄糖，尤其是与胰岛素合用时，可使血钾降低。

4）碱中毒：当细胞外液呈明显碱性时，肾小管细胞中 H^+ 浓度降低，肾小管分泌 H^+ 减少，故 $K^+ - Na^+$ 交换占优势，钾排出增多而使血钾降低。细胞外液中 K^+ 与细胞内 H^+ 交换，也是造成低血钾的因素。

2. 临床表现

一般取决于低钾的程度，但又不呈平行关系。肌肉无力是最早症状，一般先是四肢肌肉软弱无力，以后为躯干和呼吸肌无力。有时可有吞咽困难。更后可有软瘫、腱反射减退或消失。患者有口苦、恶心、呕吐、腹胀和肠麻痹等。心脏发生传导和节律异常。

3. 实验室及其他检查

典型的心电图改变为早期出现 T 波降低、变宽、双相或倒置，随后出现 ST 段降低、QT 间期延长和 U 波。但低钾血症患者并不都出现心电图改变。严重缺钾的患者有时会出现多尿，原因是缺钾能阻碍抗利尿激素的作用，以致肾脏丧失使尿浓缩的功能。血清钾过低时，K^+ 由细胞内移出，与 Na^+、H^+ 交换增加，细胞外液的 H^+ 浓度降低；而远曲肾小管排 K^+ 减少，排 H^+ 增多。结果发生碱中毒，但尿呈酸性（反常性酸性尿）。实验室检查可发现血钾 <3.5 mmol/L。

4. 诊断

钾缺乏的临床表现缺乏特征性，需详细询问病史，了解有无引起丢失钾的病因，摄入不足、胃肠道丢失、应用利尿剂等，结合血清钾测定可做出诊断。

5. 急救

1）去除病因，防止钾的继续丢失。

2）补钾原则：无尿不补钾（每天尿量应在 500 ml 以上），钾溶液浓度不过高（0.3% 左右），滴入不过快，补钾不过量。轻度低血钾患者，应鼓励多进含钾丰富的饮食，口服补钾较为安全，常用 10% 氯化钾 10～20 ml，每天 3 次，如不能耐受可改用枸橼酸钾，剂量与用法相同。不能口服或重度低血钾应采用静脉滴注补钾。方法是：10% 氯化钾 15～30 ml 加入 5%～10% 葡萄糖液 1 000 ml 中静脉滴注。一般每天补钾 40～80 mmol（相当于氯化钾 3～6 g），第 1 天可用 80～134 mmol（相当于氯化钾 6～10 g）。

如因缺钾发生严重心律失常、呼吸肌麻痹危及生命时，补钾量可增大，速度可加快。补钾溶液浓度可为 0.5%~1%，静脉滴注速度可为每小时 1~1.5 g 氯化钾，但不宜超过 1.5 g。钾缺乏而合并酸中毒或不伴低氯血症者，可用 31.5% 谷氨酸钾溶液 20 ml 加入 5% 葡萄糖液 500 ml 中静脉滴注。

注意事项：①切不可将 10% 氯化钾做静脉内直接注射，以免造成血清钾突然升高导致心搏骤停；②补钾过程中需密切监测心电图和血清钾；③钾进入细胞内较缓慢，完全纠正缺钾最少也要 4 天，故静脉滴注 1~2 天能口服者宜改为口服，或静脉和口服补钾相结合，补钾时宜保守、勿冒进，以免造成致死性高钾血症；④低钾伴有低镁和碱中毒时，常使低钾难以纠正，因此补钾同时应注意补镁和纠正碱中毒；⑤补钾前还需了解肾功能，肾衰竭时补钾易致高血钾；⑥伴有低钙血症的患者，应同时静脉注射葡萄糖酸钙，以免补钾后诱发手足抽搐。

6. 护理

护理的目标是预防有血钾过低倾向的患者发生血钾过低。评估时不仅应了解是否服用利尿剂、肾上腺皮质激素；有无呕吐、腹泻、胃肠减压及消化液丢失量；尿量如何，血液酸碱平衡有无异常。在有禁食或大量消化液丢失以及使用利尿剂情况下，还应及时补充钾。口服氯化钾或枸橼酸钾。由于钾盐会刺激胃黏膜引起恶心、呕吐等反应，服钾盐后应嘱患者喝水，或改服缓释钾制剂。新鲜水果如橘汁、西瓜含钾量多，应鼓励摄食。如患者无法口服，则考虑静脉补充。为防止出现高血钾，必须在肾功能正常，有尿时补充。静脉滴注钾的浓度不宜超过 40 mmol/L，即 1 L 液体中氯化钾含量不超出 3.0 g。钾浓度较高时静脉注射部位常会有严重疼痛及刺激现象，引发静脉炎，应降低滴速或浓度。绝对禁止以高浓度含钾液静脉注射，以防导致心搏骤停。钾的毒性及引起心搏骤停的危险可从心电图的 T 波以及 QRS 波形改变上观察到，故在大剂量补钾时，应施行心电图监测。补充钾量一般每天氯化钾量不超出 8 g，严重缺钾时常需数天逐步纠正。

对于使用洋地黄制剂的低血钾患者，应特别注意，因为低钾情况下极易导致洋地黄中毒。

（二）高钾血症

血清钾浓度超过 5.5 mmol/L 称为高钾血症。

1. 病因

1）钾输入过多：静脉内输入含钾溶液速度太快（如将 10% 氯化钾静脉推注而不是滴注）或浓度过高，可因血钾升高而骤然死亡。血液在储存过程中，因冷冻使红细胞膜的钠泵功能受到抑制，细胞内的钾逐渐进入血浆中。有人测定血液储存一周后，血浆钾增加到 30 mmol/L。因此输入大量储存过久的血液时，容易引起高钾血症。临床上手术患者需要大量输血时，往往输入新鲜血液。

2）肾脏排钾减少：是造成高钾血症最主要的原因。可见于以下情况：

（1）急性肾衰竭少尿或无尿以及慢性肾衰竭的末期，因肾小球滤过减少或肾小管排钾功能障碍，往往发生高血钾。在无尿期，血清钾每天约以 0.7 mmol/L 的速度增加，常成为主要致死原因之一。

（2）慢性肾上腺皮质功能减退，由于肾上腺皮质激素分泌减少，肾远曲小管排钾保钠的功能减退，造成钾潴留，引起血钾增高。

（3）细胞内的钾释放到细胞外液，见于以下情况：

溶血：因输血时血型不合、大面积烧伤或其他疾病引起大量溶血时，红细胞内所含的钾释放到血浆内，可引起高钾血症。

创伤：严重而广泛的肌肉损伤时，肌细胞可释放大量钾入血。例如建筑物倒塌或土石塌方致人体的一部分被压在下面，经过长时间解救出来后，产生挤压综合征。广泛损伤的肌肉组织释放钾入血，引起高钾血症。

缺氧：严重缺氧（如对心跳呼吸骤停的患者开始复苏）时，ATP 生成不足，细胞膜钠泵功能障碍，以致钠滞留在细胞内而钾释放到细胞外液，引起血钾浓度升高，是复苏时需要注意的事项之一。

酸中毒：细胞外液偏酸时，H^+ 浓度增加，H^+ 进入细胞内被缓冲，同时细胞内的 K^+ 和 Na^+ 释放到细胞外液以维持电荷平衡。另一方面，正常肾远曲小管上皮细胞内 H^+ 和 K^+ 竞争以交换 Na^+。酸中毒时肾小管上皮细胞内碳酸酐酶活性增强，分泌 H^+ 交换 Na^+ 增多，K^+ 与 Na^+ 交换即减少，因而引起高血钾。

血液 pH 值每降低 0.1，血清钾浓度即上升0.6 mmol/L。严重的酸中毒患者，血清钾即使轻度降低也反映明显的细胞内缺钾。

2. 临床表现

1）神经肌肉应激性改变，由兴奋状态很快进入抑制状态，口周、四肢麻木，肌肉颤动，肠绞痛甚至腹泻，继而躯干、四肢无力，甚至麻痹，动作迟钝，反射降低、消失。

2）心肌应激力下降，心跳慢、传导抑制，心搏骤停于舒张期。

3. 实验室及其他检查

血清钾 >5.5 mmol/L，常伴有二氧化碳结合力（CO_2CP）降低，血 pH 值 <7.35；心电图特征为早期 T 波高尖，QT 间期延长，随后出现 QRS 波群增宽，PR 间期延长，出现传导阻滞等。

4. 诊断和鉴别诊断

有导致血钾增高，特别是肾性排钾减少的因素，血清钾 >5.5 mmol/L 可确诊；临床表现常与原发病表现混淆在一起，故仅供诊断参考；心电图所见可作为诊断、判定程度和观察疗效的重要指标。血钾的水平和体内总钾含量不一定呈平行关系，钾过多时，可因细胞外液水过多或碱中毒而使血钾不高；钾缺乏时，也可因血液浓缩和酸中毒而使血钾增高。此外，抽血时束止血带、反复握拳或局部拍打，可使红细胞内的 K^+ 释出，加之血标本凝血均可致"假性高钾血症"。确定高钾血症后，重要的是还要寻找和确定导致高钾的原因。

5. 急救

1）立即停止补钾，积极改善、保护肾功能。

2）有明显高血钾临床表现及心电图异常者，应紧急处理。

（1）立即用 10% 葡萄糖酸钙 10～20 ml 加入 50% 葡萄糖液 20～40 ml 中静脉缓慢注

射，可根据情况重复应用，或有效后用 2～4 g 葡萄糖酸钙加入 10% 葡萄糖液 1 000 ml 中静脉滴注维持。氯化钙含钙量为葡萄糖酸钙的 4 倍，如同时存在严重低血钙者，则选用氯化钙为宜。

（2）静脉滴注 50% 葡萄糖 100 ml，内加胰岛素 10 U，1 小时滴完。或在 10% 葡萄糖液 500 ml 中，按 4 g 葡萄糖加 1 U 的比例加入胰岛素静脉滴注，以促进钾向细胞内转移。

（3）静脉快速滴入 5% $NaHCO_3$ 100～200 ml，或 11.2% 乳酸钠 60～100 ml，以纠正酸中毒促使钾进入细胞内，可根据病情重复应用，以不出现严重碱中毒为原则。

3）促使钾从体内排除

（1）肾功能良好者，使用排钾性利尿剂如呋塞米及氢氯噻嗪。

（2）可用聚磺苯乙烯 15 g，每天 3 次，饭前服，并口服 25% 山梨醇 20 ml 导泻，不能口服者可改用树脂 25～50 g 加入温水中或 25% 山梨醇 100～200 ml 中保留灌肠，每天 2～3 次。树脂能在肠道吸附钾而释放出钠，每克树脂能除去 1mmol 钾。

（3）给予足够热量及高蛋白饮食，以减少蛋白质分解释放出 K^+。

（4）透析疗法：当用上述方法不能控制高血钾时，应及时给予腹膜透析或血液透析，尤其适用于肾功能不全伴高血钾者。

6. 护理

1）首先是防止高血钾发生，积极治疗原发病，去除高血钾原因。如纠正酸中毒、休克，有感染或组织创伤应及时使用抗生素及彻底清创等。停用一切含钾药物和食物，以免血钾浓度进一步增高。

2）患者应卧床休息，直到症状缓解。重度高血钾极易出现严重心律失常，甚至心搏骤停，应密切监测生命体征，记录出入量，如尿量每小时小于 30 ml 或每 24 小时小于 500 ml，应立即报告医师。

3）对应用葡萄糖胰岛素治疗的患者，应注意防止出现低血糖或高血糖。

4）注意患者尿量及肾脏功能，在有肾功能衰竭，需经口服或灌肠使用离子交换树脂，应向患者做适当的解释。需行腹膜透析或血液透析者应解释这些措施的重要性，消除不安情绪，以期患者配合。术前应做好皮肤及器械准备，操作应严格遵循无菌原则，术后需注意观察有无感染征象或出血倾向，及时汇报主管医师。

（刘丛丛）

第三节　酸碱平衡失调

人体血 pH 值经常保持在 7.35～7.45，这种相对稳定状态有赖于机体一系列调节机制。①缓冲系统：最重要的是血液中的缓冲对 $NaHCO_3/H_2CO_3$。当体内多酸时，HCO_3^- 与强酸中和（$H^+ + HCO_3^- \rightarrow H_2CO_3 \rightarrow CO_2\uparrow + H_2O$），结果使体液酸度缓冲，同时消耗了

HCO_3^- 而增加了 H_2CO_3；当体内多碱时，H_2CO_3 与强碱中和（$OH^- + H_2CO_3 \rightarrow HCO_3^- + H_2O$），结果使体液碱度缓冲，同时消耗 H_2CO_3 而增加 HCO_3^-。缓冲系统的调节作用是迅速的，但必然是短暂的、有限的，HCO_3^- 及 H_2CO_3 的相应增减还得依靠肺、肾的调节。②肺的调节：主要通过排出 CO_2 来调节血中 H_2CO_3 的浓度。当血 PCO_2 升高（H_2CO_3 增多）时，呼吸加深加快，CO_2 排出增多，使血 H_2CO_3 浓度下降；相反，当血 PCO_2 降低时，肺的代偿会使血 H_2CO_3 浓度升高。呼吸的调节量是很大的，但只对挥发性酸（碳酸、酮体）起作用。③肾的调节：肾的作用是排酸并回收 $NaHCO_3$。体内多酸时，此作用加强；体内多碱时，此作用减弱。因此，非挥发性酸和过多的碱都可经肾排泄，但肾的调节速度是缓慢的。上述 3 种主要机制相互配合，为酸碱平衡发挥着调节与代偿作用。

在病理情况下，体内外来的或内生的酸或碱质过量，超过了上述调节代偿能力，即会导致酸碱平衡紊乱。当血 pH 值低于 7.35 时为酸中毒，血 pH 值高于 7.45 时为碱中毒。凡因代谢因素使体内酸质或碱质过多或过少，造成血 HCO_3^- 浓度原发性降低或增高，称为代谢性酸中毒或碱中毒；凡因呼吸功能的改变造成血 H_2CO_3 浓度原发性增高或降低，称为呼吸性酸中毒或碱中毒。

血气分析是诊断酸碱失衡的重要方法。根据动脉血 pH 值、PCO_2 及 HCO_3^- 浓度，可对酸碱平衡做出判断（表 4 - 1）。

表 4 - 1　酸碱平衡失调的血气分析

项目		正常值	代谢性		呼吸性		临床意义
			酸中毒	碱中毒	酸中毒	碱中毒	
血 pH 值		7.35～7.45	↓	↑	↓	↑	直接反映血液酸碱度
CO_2CP		23～31 mmol/L	↓	↑	↑	↓	反映血浆 HCO_3^- 中 CO_2 量，测定 CO_2CP 可间接了解血中 HCO_3^- 的增减情况
呼吸因素	PCO_2	35～45 mmHg 平均 40 mmHg	代偿性略↓	代偿性略↑	↑	↓	PCO_2 代表在物理状态下溶解于血浆中的 CO_2，是反映呼吸性酸碱中毒的重要指标
代谢因素	碱剩余（BE）	±3 mmol/L	负值大	正值大	代偿性正值略大	代偿性负值略大	血液滴定至 pH 值=7.4 时所需的滴定酸或碱量，表示体内碱贮备的增减，是反映代谢性酸碱中毒的重要指标
	标准碳酸氢盐（SB）	24～29 mmol/L	↓	↑			在标准状态下测得的 HCO_3^- 量，为代谢性酸中毒指标
	缓冲碱（BB）	45～55 mmol/L 平均 50 mmol/L	↓	↑			血中 HCO_3^-，HPO_4^{2-}，蛋白质和血红蛋白等缓冲物质的总和，为代谢性指标

一、代谢性酸中毒

代谢性酸中毒是体内 HCO_3^- 原发性减少的结果，在外科最常见。

（一）病因

1. 有机酸产生过多

多由以下情况引起：

1）乳酸酸中毒：见于肺部疾患、休克、心搏呼吸骤停等，这些疾患都引起缺氧，使葡萄糖有氧氧化不全，无氧酵解增强而使乳酸生成增加。

2）酮症酸中毒：发生在糖的氧化障碍，脂肪大量动用的情况。例如，糖尿病患者因胰岛素相对不足，使葡萄糖氧化不全，脂肪酸代谢到乙酰辅酶 A 处进入三羧酸循环发生障碍，转而产生酮体增多，超过了外周组织氧化的能力而在血中积聚。此外，长时间饥饿时，体内糖的消耗殆尽，转而大量分解脂肪；持续高热时，进食少而能量消耗过多，也会大量动用脂肪，产生过多的酮体，引起酸中毒。

2. 肾排酸减少

多见于急性和慢性肾功能不全，由于 GFR 降低，硫酸、磷酸等不能经肾脏排出而在血中潴留。同时，肾小管因有病变以致上皮细胞分泌 H^+ 和 NH_3 的能力减退，使 $NaHCO_3$ 重吸收减少。

在肾小管性酸中毒的病例，其远曲小管分泌 H^+ 或近曲小管对 $NaHCO_3$ 的重吸收障碍，使血浆 $NaHCO_3$ 减少而尿中 $NaHCO_3$ 排出增多，可发生代谢性酸中毒。

3. $NaHCO_3$ 丧失过多

肠液、胆汁和胰液等消化液内含有多量 $NaHCO_3$ 而呈碱性，正常本应重吸收入血，但若因腹泻、肠瘘、引流等原因而使碱性消化液大量丧失，体内 $NaHCO_3$ 减少，则发生代谢性酸中毒。

4. 酸摄入过多

服用酸性药物水杨酸、稀盐酸（HCI）和氯化铵（NH_4Cl）等过多也可引起酸中毒。

（二）临床表现

临床表现随病因不同而不同，且常被原发病以及伴发的水、电解质失衡症所掩盖。因只要酸中毒存在，通常均合并不同类型的中、重度脱水症状：心跳加快、血压下降、周围循环衰竭、休克、尿量减少等。此外，神经肌肉应激性改变，感觉、运动、意识障碍的诸多表现，也难以用单一的酸中毒解释。最具特征的突出症状是呼吸深而快、呼吸辅助有力收缩以尽量扩张胸廓，以便呼出更多的 CO_2，减少酸中毒，有时呼气中带有酮味（烂苹果气味），是脂肪分解、氧化不全的中间代谢产物——酮体的气味，由酮症酸中毒所致。

（三）实验室及其他检查

血 pH 值 <7.35，CO_2CP 下降，SB 下降。尿液呈酸性。

（四）诊断

根据患者有严重腹泻、肠瘘或休克等病史，又有深而快的呼吸，即应怀疑有代谢性酸中毒。做血气分析可以明确诊断，并可了解代偿情况和酸中毒的严重程度。此时血液 pH 值和 HCO_3^- 明显下降。代偿期的血 pH 值可在正常范围，但 HCO_3^-、BE 和 $PaCO_2$ 均有一定程度的降低。如无条件进行此项测定，可做 CO_2CP 测定。在除外呼吸因素之后，CO_2CP 的下降也可确定酸中毒的诊断和大致判定酸中毒的程度。

（五）急救

1. 分析代谢性酸中毒的病因和性质

最重要的是明确和处理引起酸中毒的原发病及并发的水电解质失调。要确定是否阴离子间隙（AG）增加型代谢性酸中毒，如酮症酸中毒、乳酸酸中毒或尿毒症酸中毒。并根据病情，选择碱性溶液补充。如系乳酸酸中毒，主要应纠正组织缺氧或糖代谢障碍，以减少乳酸的生成和促进乳酸的氧化。如给予补碱，则不宜用乳酸钠溶液。糖尿病酮症酸中毒，应着重纠正失水及给小剂量胰岛素，除非酸中毒严重（血 pH 值 < 7.1，$HCO_3^- \leqslant 10$ mmol/L），否则不必注射 $NaHCO_3$ 溶液。而急性肾衰竭患者，在给予补碱的同时，应考虑做透析疗法。

2. 按病情需要给予补碱

轻症患者（$CO_2CP \geqslant 13.5$ mmol/L），可口服 $NaHCO_3$ 1～2 g，每天 3 次。需急救的患者，常用静脉注射碱，常用的碱性液有以下几种：

1）$NaHCO_3$：为常用首选药物，作用迅速，疗效确切。

（1）估计补碱法：如果是轻型患者可口服 $NaHCO_3$ 1～2 g，每天 1～3 次。重症静脉给药，按 5% $NaHCO_3$ 每千克体重给 3～5 ml，以后根据检查结果按公式计算调整补碱量，也可用每千克体重提高血浆 CO_2CP 4.5 mmol/L 需 5% $NaHCO_3$ 2.2 ml 来估计补碱量。

（2）计算补碱法

①根据实测 CO_2CP 值计算：补碱量（mmol）=（要求纠正的 CO_2CP － 实测 CO_2CP）（mmol/L）×0.3×体重（kg）[注：0.3 为细胞外液（20%）加上部分细胞内液（10%）]；CO_2CP（mmol/L）$= \dfrac{Vol\%}{2.24}$，式中要求纠正的 CO_2CP 以 25 mmol/L 计算，慢性肾功能不全者可考虑以 17 mmol/L 计算。

②根据实测 BE 值计算：补碱量（mmol）= [（－2.3）－ 实测 BE] mmol/L × 0.3×体重（kg）。

②式较①式优越，因②式不受呼吸影响。根据 5% $NaHCO_3$ 1.66 ml = 1mmol，即可换算出所需 5% $NaHCO_3$ 的毫升数。公式计算所得的 $NaHCO_3$ 量先输入 1/2，随后再根据病情决定是否继续补给。

2）乳酸钠：在有氧条件下经肝脏转化为 HCO_3^-，从而发挥纠正酸中毒作用，所以在缺氧、肝功能不良及乳酸中毒情况下不宜使用。

（1）估计补碱法：可按每千克体重提高 CO_2CP 4.5 mmol/L 需 11.2% 乳酸钠溶液 1.3 ml 计算补给量。急救时可先按每千克体重给 11.2% 乳酸钠 1～1.5 ml 计算，然后再按检查结果用公式计算调整补碱量。

（2）计算补碱法：常用 11.2% 溶液，每毫升含 1mmol 的乳酸钠。所需补碱量的计

算方法同 $NaHCO_3$ 补碱量计算公式。使用时一般将11.2%乳酸钠溶液用5%葡萄糖液稀释5倍成1/6 mol/L溶液（等渗溶液）静脉滴注。

3）氨基丁三醇：本品为一氨基缓冲剂，能摄取 H^+ 而纠正酸中毒，其作用较强；且能透过细胞膜，纠正细胞内酸中毒能力较 $NaHCO_3$ 强。常用于纠正急性代谢性及呼吸性酸中毒。因其不含钠，更适用于限钠患者。临床常用浓度为3.63%为等渗溶液，在室温下 pH 值为10.2。

（1）估计补碱法：首次量可按每千克体重给3.63%氨基丁三醇2～3 ml计算，然后根据检查结果按公式计算调整补碱量。也可按每千克体重提高 CO_2CP 4.5 mmol/L 需3.63%氨基丁三醇溶液10 ml计算。

（2）计算补碱法

①按实测 CO_2CP 值计算：所需3.63%氨基丁三醇（ml）＝（要求纠正的 CO_2CP －实测 CO_2CP ）（mmol/L）×0.6×体重（kg）÷0.3。（注：0.6为体液总量即占体重的60%；0.3为氨基西三醇0.3mmol＝1 ml 3.63%氨基丁三醇。）

②按实测 BE 值计算：所需3.63%氨基丁三醇（ml）＝［（－2.3）－实测 BE］（mmol/L）×0.6×体重（kg）÷0.3。

实际应用时先给计算量的1/3～1/2。然后视病情需要决定继续补给量。应用氨基丁三醇时应注意切勿漏入组织内，因可致坏死。不良反应有抑制呼吸、低血糖、低血压、高血钾等。

3. 难治性代谢性酸中毒

难治性代谢性酸中毒可做透析治疗。

（六）护理

首先要懂得重点在于治疗原发疾病及增加机体的代偿功能。酸中毒患者常因呕吐、腹泻而造成严重脱水，应注意恢复血容量。需要仔细记录24小时出入液量及患者体重改变，输注等渗盐水或平衡盐液纠正水、电解质紊乱。重症酸中毒常需静脉输注5% $NaHCO_3$ 液或乳酸钠溶液，以纠正碱基丢失。必须注意在使用碱性药物纠正酸中毒后，血中钙离子浓度降低，可出现手足搐搦，应经静脉给予葡萄糖酸钙治疗。钙剂不能与碳酸钠液混合给予，混合后可形成钙盐沉积。

护理上应注意观察 RR 与深度的变化。注意神志状况改变，保护患者避免发生潜在损伤。酸中毒常合并有高血钾，可引起心律失常。对此情况应密切监测。在纠正酸中毒过程中，还应注意可能出现的医源性碱中毒情况。

二、代谢性碱中毒

代谢性碱中毒主要由体内 HCO_3^- 原发性增多所致。

（一）病因

引起代谢性碱中毒的原因如下：

1. 丧失胃酸过多

剧烈呕吐或胃液引流致 H^+ 和 Cl^- 丧失，多见于幽门梗阻或高位肠梗阻的患者。

2. 失氯失钾过多

长期使用利尿剂，如呋塞米、依他尼酸钠、氯噻嗪等，在促进 Na^+、K^+ 排泄的同时，伴 Cl^- 的丢失，Cl^- 的丢失导致 HCO_3^- 增加。

3. 低钾血症

见于各种原因引起的低钾血症，细胞内钾不足时，H^+ 进入细胞内，造成细胞内酸中毒和细胞外碱中毒。肾小管细胞中 K^+ 含量减少，$Na^+ - H^+$ 交换增多，$NaHCO_3$ 回吸收增多而引起碱中毒。H^+ 在尿中增多，故尿呈酸性。

4. 碱性药物的摄入或输入过多

溃疡病长期口服可溶性碱性药物或治疗代谢性酸中毒时补碱过多，长期输血带入过多碱性抗凝剂等，如超过肾脏的调节能力，则产生碱中毒。

5. 肾上腺皮质激素过多

如原发性醛固酮增多症、Cushing 综合征等，使肾小管重吸收 Na^+ 增加，H^+、K^+、Cl^- 则排出增多，导致代谢性碱中毒。

（二）临床表现

有引起代谢性碱中毒的病因存在。呼吸浅慢，严重者呼吸暂停；神经肌肉应激性增强，出现腱反射亢进及手足搐搦。此外尚有头痛、失眠、嗜睡、谵妄、惊厥、心律失常等；如为低血钾所致，则兼有低钾的临床表现。

（三）实验室检查

血中 pH 值、HCO_3^-、CO_2CP 均一致增高，尿液呈碱性。但在缺钾性碱中毒后期，尿液可呈酸性，称反常性酸性尿，这是肾小管的保 K^+ 排 H^+ 的代偿机制的体现。

（四）诊断和鉴别诊断

积极寻找和区别导致 H^+ 丢失或碱潴积的原发病因及碱中毒的临床表现，确诊依赖于实验室检查：HCO_3^-、实际碳酸氢盐（AB）、SB、BB、BE 增加；如除外呼吸因素影响，CO_2CP 增高。失代偿期 pH 值 > 7.45，H^+ 浓度 < 35 mmol/L。缺钾性者，血清钾低，尿呈酸性；低氯性者，血清氯低，尿氯 > 10 mmol/L。

（五）急救

首先应着眼于治疗原发病，常见的有幽门狭窄所致的频繁呕吐等。针对代谢性碱中毒的治疗有：①细胞外液容量不足者（常缺氧）补充氯化钠以扩容可纠正碱中毒。此外，生理盐水所含 Cl^- 较血液的多 1/3，其 pH 值为 7，较血液相对为酸性，亦有利于纠正碱中毒。②在缺钾者，宜补氯化钾。③碱中毒伴细胞外液量增加者，常为盐皮质激素过多引起，可用螺内酯，必要时加上补钾治疗。

1. 重度代谢性碱中毒的处理

1）估计补酸法：$CO_2CP > 40$ mmol/L 须静脉补充酸性药物。可用 1% NH_4Cl 溶液 300 ml 静脉滴注，然后根据检查结果按公式计算调整补酸量。也可按每千克体重降低 CO_2CP 0.45 mmol/L 需 2% NH_4Cl 溶液 1 ml 计算，用 5% 葡萄糖液稀释成 0.9% 等渗液后静脉滴注，开始先补给计算量的 1/3 ~ 1/2，3 ~ 4 小时滴完，然后再根据临床表现及检查结果调整补酸量。

2）计算补酸法：所需补氯量（mmol）=（85 - 实测血氯）（mmol）×0.24×体重

（kg）。NH_4Cl 1 g = 19 mmolCl^-。先将需补 NH_4Cl 量的 1/2 或 1/3 配成 0.9% 等渗溶液缓慢静脉滴注，然后根据临床表现及检查结果调整补酸量。

不能用 NH_4Cl 者可用盐酸精氨酸，本品进入人体后其 Cl^- 可纠正低氯性碱中毒，精氨酸在体内可催化尿素合成，移出氨及 CO_2，尤其适用于有肝损害而不能应用 NH_4Cl 者。用量每天 25～50 g，分 2 次加入葡萄糖液中静脉滴注。对重度代谢性碱中毒患者，必要时可用 0.1 mol/L 的 HCl 500 ml，由 CVP 管缓慢滴入。另外，氯化钙既可纠正代碱时血中游离钙减少引起的搐搦，又可补氯有利于纠正代碱。醋氮酰胺为碳酸酐酶抑制剂，使肾小管排氢吸钠作用减弱，血 HCO_3^- 下降、氯上升，从而纠正代碱，可根据病情选用。

2. 难治性代谢性碱中毒

难治性代谢性碱中毒可做透析治疗。

（六）护理

了解治疗原则，积极配合医师治疗原发病，减少碱剂摄入，控制呕吐或胃肠减压导致的体液丢失。纠正代谢性碱中毒，对轻症者在补充等渗盐水与氯化钾后多可获矫正；等渗盐水中含较多的 Cl^-，故可纠正低氯性碱中毒。重症患者可以给予 NH_4Cl，但对肝肾功能不全者忌用。紧急情况下可使用 0.1 mol/L 的 HCl 溶液经中心静脉滴入，但必须注意滴速，以免造成溶血等不良反应。治疗过程中应当注意血钾水平，在碱中毒纠正后可出现血钙水平改变，有手足搐搦时，可给予钙剂纠正。

应注意患者的呼吸状况，监测患者血液、尿液中的电解质情况。测量患者体重。根据情况决定输液速度并记录出入液量以评估患者对治疗的反应。向患者解释控制服用碱性药物的意义。采取积极措施，避免发生潜在损伤。

三、呼吸性酸中毒

呼吸性酸中毒发生于 CO_2 积蓄，$H_2CO_3^-$ 浓度原发性升高，使血 pH 值下降。

（一）病因

常见病因如下：

1. 呼吸中枢抑制

如麻醉过深、颅脑损伤、药物或乙醇中毒等。

2. 肺支气管疾病

以肺气肿最常见，术后肺不张及肺炎也可引起，此外还可见于肺水肿、肺纤维化、慢性支气管病变等。

3. 呼吸道梗阻

如大咯血、溺水、白喉、气管异物、昏迷患者呕吐物吸入等引起窒息。

4. 其他

胸部损伤，呼吸肌麻痹及胸膜、胸腔病变。

（二）病理生理

呼吸性酸中毒时，血液中的 H_2CO_3 与 Na_2HPO_4 结合，形成 $NaHCO_3$ 和 NaH_2PO_4 后从尿排出，使 H_2CO_3 减少，HCO_3^- 增多。同时，肾小管上皮细胞中的碳酸酐酶和谷氨酰酶活性增高，H^+ 和 NH_3 的生成增加。H^+ 与 Na^+ 交换和 H^+ 与 NH_3 或 NH_4^+，使 H^+ 排出增加和 $NaHCO_3$ 的再吸收增加，使呼吸性酸中毒得到代偿。此外，细胞外液 H_2CO_3 增多，可使 K^+ 由细胞内移出，Na^+ 和 H^+ 转入细胞内，减轻酸中毒。

（三）临床表现

临床表现常为种种原发病掩盖，较常见的表现如下：

1. 呼吸困难，胸闷、气促、发绀、换气不足。

2. 持续性头痛见于多数高碳酸血症患者，尤以夜间、清晨为重，这是因为高浓度的 CO_2 引起脑血管扩张，继而使颅腔内血容量增多，导致颅内压增高所致。所见的神经精神症状与 PCO_2 增高有关。

3. 突发心室颤动，有时可为第一表现，甚至发生死亡，其原因是严重酸中毒时，细胞内外离子交换的代偿机制使 H^+ 进入细胞内，在一定程度上缓解了呼吸性酸中毒，而另一方面细胞内 K^+ 向细胞外转移，血钾浓度急剧升高导致心肌应激性改变、心律失常、心室颤动。

（四）实验室及其他检查

血气分析：血 pH 值 <7.35，$PaCO_2 > 45$ mmHg，SB 及 AB 升高，$AB > SB$。CO_2CP 一般升高，血清钾升高，血清氯降低。尿 pH 值下降。眼底检查：肺性脑病时眼底血管扩张，可有视盘水肿。

（五）诊断

根据呼吸功能受损的病史和体征，以及血中 pH 值的测定 <7.35，PCO_2 测定 > 45 mmHg，即可做出诊断。

（六）急救

1. 病因治疗

积极治疗原发病，改善通气，低浓度给氧。

2. 急性呼吸性酸中毒或肺性脑病的紧急处理

1）解除呼吸道梗阻，控制感染，解痉平喘，祛痰，改善通气功能。

2）根据具体情况迅速采用人工呼吸，气管插管，面罩加压给氧或鼻导管吸氧（一般情况下以低流量给氧为宜）等辅助呼吸。

3）有呼吸中枢抑制者，可选用尼可刹米 $1 \sim 3$ 支/100 ml 静脉滴注或与山梗菜碱等联合或交替应用。

4）如有脑水肿者给予 20% 甘露醇或 25% 山梨醇 250 ml，快速静脉滴注，可配合应用肾上腺皮质激素及呋塞米等，注意防治大量利尿带来的水、电解质平衡紊乱。

5）如有肺动脉高压或心力衰竭时应给予强心、利尿等相应治疗。

6）一般不给碱性药物，如血 pH 值 <7.15 或合并代谢性酸中毒，并发严重心律失常甚至休克时应补碱，可适量应用 5% 碳酸氢钠或氨基丁三醇，以后者为首选。应用碱性药物时一定要注意，呼吸性酸中毒与代谢性酸中毒不同，只要改善通气，解除 CO_2 潴留，病情很快得到缓解，因此补碱量宜小且时刻而止，以防造成碱中毒。近年来应用复方丹参液治疗急性呼酸，取得良好效果，其机理为改善循环，增加 CO_2 的运输，促使其呼出，可试用。对呼吸肌无力，用呼吸兴奋剂疗效不佳者，可采用支链氨基酸静脉

滴注，以改善呼吸肌肌力，常可获得较好效果。

3. 慢性呼吸性酸中毒的处理

应首先注意治疗原发病，纠正呼吸性酸中毒的关键在于改善通气功能与清除 CO_2 积贮。不宜应用 $NaHCO_3$，因它在体内可产生 CO_2。高碳酸血症时，缺氧是唯一仅存的呼吸中枢刺激因素，故给氧时其浓度不宜过高，以免抑制呼吸中枢，导致 CO_2 麻醉而死亡。使用呼吸器辅助呼吸常常是必要的。由于代偿机制，呼吸性酸中毒时，$NaHCO_3$ 代偿地增多，如呼吸性酸中毒获得迅速纠正，过多的 HCO_3^- 将由肾排泄，但肾排泄较缓慢，故在此期间，可以发生代谢性碱中毒，应加注意。

（七）护理

解除呼吸道梗阻，恢复与维持有效通气是治疗和护理的关键。紧急时需通知医师，并做气管切开准备，或行辅助呼吸。对有肺不张的患者，应鼓励多做深呼吸，改善换气。其他改善呼吸状况的治疗，如使用抗生素控制呼吸道感染、体位引流、雾化吸入、支气管扩张剂等，应根据患者原发病的情况采用。呼吸性酸中毒时通过改善通气、换气功能，促使 CO_2 排出，高浓氧吸入治疗可抑制呼吸中枢，使用时应小心。

呼吸性酸中毒通过改善呼吸功能即可矫正酸中毒，通常情况下不使用 $NaHCO_3$ 等碱剂。呼吸性酸中毒可同时存在其他电解质紊乱，应加以监测。

对有气急、胸闷、呼吸困难而烦躁、焦虑的患者，应给精神安慰，并及时给予吸氧等。在改善了通气状况后，焦虑、烦躁常亦明显改善。呼吸困难的患者应给予软枕、靠垫或摇高床头。尽量使患者处于较为舒适的体位。有慢性呼吸道疾病的患者，常有排痰困难。应协助其更换体位，叩背、指导患者做好体位排痰。重症患者，如有定向障碍、昏迷时，应有专人护理，定时翻身，预防压疮及坠床等意外发生。慢性呼吸衰竭引起的呼吸性酸中毒患者，如果使用呼吸器不当，动脉血 CO_2 下降过速，可出现手足抽搐等碱中毒的改变，应予以注意。

四、呼吸性碱中毒

呼吸性碱中毒发生于 CO_2 排出过多，H_2CO_3 减少，使血 pH 值下降。每由于过度换气，呼出的 CO_2 多于体内生成的 CO_2，故 PCO_2 下降。

（一）病因

引起呼吸性碱中毒的原因如下：

1. 呼吸系统疾病

如肺炎、支气管哮喘、肺栓塞、早期间质性肺病、肺淤血、气胸等肺部疾病可通过反射机制引起通气过度。

2. 通气过度综合征

如癔症、神经质及过度兴奋患者可出现通气过度综合征，表现深而大的呼吸，使 CO_2 呼出过多。

3. 中枢神经系统病变

颅脑损伤、脑血管疾病、脑炎、脑膜炎等病变也可出现过度通气。

4. 药物中毒

水杨酸等药物中毒时可刺激呼吸中枢，发生过度通气。

5. 使用人工呼吸机不当

使用人工呼吸机或手术麻醉进行辅助呼吸时，呼吸过频，TV 过大且持续时间长。

6. 其他

如休克、高热、昏迷（败血症、肝昏迷等）、高温作业、高山缺氧、妊娠、肝硬化腹水等。

（二）病理生理

呼吸性碱中毒主要由肾增加 HCO_3^- 排出和减少 H^+、NH_4^+ 的排出以得到代偿，但肾的代偿作用颇慢。

（三）临床表现

1. 胸闷，呼吸由快而深转为浅而快或短促，有时出现叹息样呼吸。

2. 手足、面部麻木，感觉异常，肌肉颤动，肌肉强直，抽搐，手足搐搦，晕厥，这些表现与低血钙、神经肌肉兴奋性增强有关。

3. 头昏、眩晕、意识障碍与低碳酸血症时，与 $PaCO_2$ 降低及血管收缩、脑缺氧有关。

（四）实验室及其他检查

血气分析：pH 值 >7.45，$PaCO_2 < 35$ mmHg，AB 和 SB 降低，AB $<$ SB。$CO_2CP <$ 22 mmol/L，血清钾、氯降低，尿 pH 值 >6。心电图：ST 段压低，T 波倒置，QT 间期延长（这些变化和心肌缺血、细胞内低钾有关）。EEG 异常（脑组织缺氧所致）。

（五）诊断

因临床表现与原发病及伴发的电解质紊乱相互混淆使诊断较为困难，必须根据病史、病情变化的综合表现，结合实验室检查结果才能做出正确诊断。pH 值增高，PCO_2 降低在 35 mmHg 以下，CO_2CP 降低是呼吸性碱中毒的诊断依据。

（六）急救

1. 积极治疗原发病，轻症及癔症性者可随着原发病的改善而纠正。

2. 重症呼吸性碱中毒可用纸袋罩于患者口鼻行重复呼吸，使其吸回呼出的 CO_2，或吸入含 5% CO_2 的氧气（注意避免发生 CO_2 急剧升高造成高碳酸血症）。危重患者可选用药物减慢呼吸，然后行气管插管进行辅助呼吸，以降低 RR 和减少 TV。

3. 抽搐者可用 10% 葡萄糖酸钙 10～20 ml 稀释后静脉注射。

（七）护理

积极去除病因，注意监测生命体征，观察 RR、深度及神经肌肉兴奋的症状和体征。病室应安静，减少对患者的刺激。注意保持水、电解质及酸碱平衡。

五、复合的酸碱失衡

临床上除上述 4 种单纯型酸碱失衡外，还存在两种甚至两种以上的混合型酸碱失衡，认识这些失衡应客观，以避免片面观点所致的诊断、治疗错误。

常见的复合型酸碱失衡如下：

1. 混合性酸中毒

既有缺氧所致代谢性酸中毒，又有 CO_2 在体内潴留所致的呼吸性酸中毒。最典型的例子为各种原因所致的心搏骤停；此时细胞产生的乳酸不能继续氧化，HCO_3^- 被消耗而减少，又因呼吸停止不能排出 CO_2，PCO_2 升高。可见抢救心搏骤停时，纠正酸中毒是何等重要。

2. 混合性碱中毒

既有固定酸大量丧失的代谢性碱中毒，又有过度换气所致 CO_2 减少、PCO_2 降低的呼吸性碱中毒。如幽门梗阻、持续呕吐患者，随 H^+ 大量丧失，HCO_3^- 增多，如同时发生感染性休克、高热，可致呼吸加深、加快以排出大量 CO_2，导致 PCO_2 下降，pH 值显著增高。

3. 代谢性碱中毒合并呼吸性酸中毒

外科临床上可见于幽门梗阻合并肺源性疾病如慢性肺源性心脏病（简称肺心病）、肺炎或肺不张的患者，前者因固定酸大量丧失发生碱中毒，后者因 CO_2 在肺排除受阻而致呼吸性酸中毒。

4. 代谢性酸中毒合并呼吸性碱中毒

已经存在代谢性酸中毒的患者，在手术麻醉过程中采用人工呼吸机辅助呼吸，因管理不当，造成呼吸过快、过深，因 CO_2 丢失过多而致呼吸性碱中毒。

六、互相抵消型复合酸碱平衡失调

1. 代谢性酸中毒并呼吸性碱中毒

此型可见于脓毒血症、感染性休克、肺栓塞并发肾衰竭和柳酸盐中毒。这类疾病最初为呼吸性碱中毒，随后合并代谢性酸中毒。实验室检查：血 pH 可在正常范围，BB 降低，BE 负值增大，$PaCO_2$ 明显降低，SB 及 CO_2CP 明显降低。

2. 代谢性碱中毒合并呼吸性酸中毒

此类型最常见的临床疾病为慢性阻塞性肺疾病（COPD）通气不足，CO_2 潴留导致呼吸性酸中毒，又由于在治疗过程中摄入减少，呕吐，肾上腺皮质激素、祥利尿剂的应用，以及低盐饮食等因素合并低钾、低氯性代谢性碱中毒。实验室检查：血 pH 值基本正常，BB 偏高，BE 正值增大，$PaCO_2$ 明显升高，CO_2CP 和 SB 增高，血钾、氯降低。

3. 代谢性酸中毒合并代谢性碱中毒

临床常见于慢性肾衰竭患者呈慢性代谢性酸中毒，由于摄入不足、呕吐、利尿等因素而合并代谢性碱中毒。实验室检查：血 pH 值可在正常范围、偏低或偏高，BB、BE、CO_2CP、SB、$PaCO_2$ 均可互相抵消。此时如 AG > 14，则表示固定酸增多，提示代谢性酸中毒存在。此外，还可根据患者临床情况综合分析做出诊断。

七、三重酸碱平衡失调

随着血气分析在临床的广泛应用，以及对 AG 值变化在判断复合酸碱平衡失调中的临床价值的进一步认识，使三重甚至四重酸碱失调得到及时发现和治疗。如呼吸性酸中毒 + 高 AG 型代谢性酸中毒 + 代谢性碱中毒是临床上较多见的复合型酸碱失调之一；另外还有呼吸性酸中毒 + 高氯代谢性酸中毒 + 代谢性碱中毒，呼吸性碱中毒 + 高 AG 型代谢性酸中毒 + 代谢性碱中毒等。其血 pH 值取决于三重酸碱失调的相对严重性属哪一方面，须结合原有疾病、临床特征及实验室检查结果综合分析做出诊断。

复合型酸碱平衡失调的诊断需要完整的病史过程、实验室及特殊检查，以血气分析最为重要，通过血液 pH 值、PCO_2、SB、BE 等指标的动态测定，分析最有意义。

复合性酸碱平衡失调的治疗原则与护理为积极治疗原发病的同时，必须抓住主要矛盾先行处理，纠正酸碱血症，使 pH 值恢复正常。注意纠正同时伴随的水、电解质平衡失调（尤其是低钾、低氯）；合理应用利尿剂、肾上腺皮质激素、呼吸兴奋剂及辅助呼吸，一般不首先考虑应用酸化或碱化药物。

（王晓娟）

第五章　围术期护理

第一节　手术前患者的护理

从确定手术治疗时起，至进入手术室时为止，这一时期的护理，称作手术前护理。手术前护理的重点在于评估和改善患者的生理和心理问题，给予有关手术的健康教育，指导适应手术后变化的功能锻炼，帮助患者以最佳状态进入手术。

一、病情评估

在护理工作过程中，通过交谈、观察等方法，收集患者的情绪反应、家庭及社会因素的资料；通过健康史调查、体格检查及辅助检查，全面了解患者身体方面的主、客观资料；对患者做出准确评估。

（一）健康状况

1. 现病史

本次发病的诱因、主诉、主要症状与体征。

2. 既往史

既往有无高血压、心脏病、糖尿病、肝肾疾病；了解患者用药情况、有无药物过敏史；是否有过手术史及手术的大致情况。

3. 其他

吸烟与饮酒习惯、家族遗传及传染病史；女患者的月经、婚育史。

（二）临床表现

评估手术患者全身情况的同时，还要注意增加手术危险性的因素，诸如发育不全、营养不良、贫血、脱水、水肿、发绀、发热、消瘦或过度肥胖等。

1. 年龄

1）新生儿、婴幼儿：多对手术的耐受力差，危险大，手术时易并发心搏骤停、误吸、呼吸道不通畅、药物及液体过量。

2）老年人：器官功能普遍低下，并常有脱水、血容量较低、营养不良等现象，易发生休克，组织愈合差。老年男性患者多伴有前列腺肥大，术后易致尿潴留和尿路感染等。

2. 营养状况

1）营养不良：蛋白质及某些维生素不足者，手术麻醉的耐受力明显降低。

（1）蛋白质不足常伴低血容量或贫血，耐受失血和休克的能力较低，由于常并发组织水肿，致术后抗感染能力降低、创口愈合延迟。

（2）维生素不足可导致凝血功能异常、肺部或创口感染。

2）肥胖

（1）肥胖者常并存肺功能减退，术后可出现肺部感染和肺不张。

（2）肥胖者易患原发性高血压、心脑血管疾病、糖尿病、脂肪肝，手术时或术后易出现并发症。

（3）切口处脂肪组织缝合后易形成无效腔，循环差，切口感染机会多，易致切口愈合不佳或裂开。

3. 水、电解质

1）水、电解质失衡：原因有摄入不足、发热、呕吐、腹泻、多尿、肠梗阻、急性胃扩张、消化道出血等。

2）脱水及体液丢失：使患者术中和术后引起休克的危险性增加，以及出现其他并发症。

4. 体温

1）发热：因体内存在炎症或代谢紊乱，易增加手术并发症。

2）体温低于正常：由于代谢低下，手术危险性增加。

5. 伴随的健康问题

如伴随有心、肺、肝、肾疾病，糖尿病，过敏性和出血性疾病，手术危险性增加。

（三）心理状态

外科患者常有明显心理及情绪状态的改变。①急、危、重症的病情，可能使患者无充分心理准备，惊慌不安，无所适从；②患者遭受较大痛苦的折磨，如忍受剧烈痛苦、严重不适、肢体或体内器官功能障碍，使其心烦意乱，情绪暴躁；③并发症多，对生命威胁大，患者易产生不安全感和恐惧感；④严重损伤、严重感染、恶性肿瘤、麻醉与手术，让外科患者对生与死的感受强烈，不同职业、不同文化、不同年龄、不同价值观的患者将会表现出各种复杂心态，尤其是手术具有创伤性、破坏性，又有一定风险性，一般患者都有不同程度的焦虑、悲哀或恐惧；⑤其他社会、心理因素，如医疗经费负担、家庭角色变化等。

（四）评估患者对疾病和手术治疗的理解程度

根据患者的性格、职业、文化程度，通过交谈、观察和调查，了解患者对所患疾病及治疗方法等知识的理解程度，尤其注意患者和家属对手术、麻醉及预后情况有无正确认识及经济承受能力。

（五）诊断检查

通过护理体检，结合辅助检查，分析患者各重要脏器功能、营养状况、体液代谢情况，评估对术中及术后恢复的影响程度。

（六）手术的分类

1. 根据手术的时限可分三种类型

1）择期手术：一段时间内手术实施的迟早不会影响治疗效果，应做好充分的术前准备。如胃、十二指肠溃疡的胃大部分切除等。

2）限期手术：手术时间可以选择，但有一定限度，不宜过久延迟，应在一段时间内尽可能地做好充分的术前准备，如恶性肿瘤根治术等。

3）急诊手术：需在短时间内迅速手术，按照病情的轻重缓急重点做好必要的术前准备。情况紧急应立即手术，如脾破裂等。

2. 根据手术目的的不同可分为四种

1）诊断性手术：目的是帮助确定或证实可疑诊断。如活体组织检查（简称活检）或剖腹探查等。

2）治疗性手术：对病变、受损或先天畸形的组织器官进行修复或切除，达到治疗目的，或对有缺陷的器官进行修补，以改善其外形或增进其功能。

3）姑息性手术：目的是减轻无法治愈疾病的症状。如为解决进食问题给晚期胃癌患者实施的胃空肠吻合手术。

4）美容性手术：目的是改善外形，以患者个人喜好为主要实施理由。如除皱术、双重睑术等。

3. 根据手术的无菌情况分类

1）无菌手术：手术的全过程是在无菌条件下进行，如甲状腺大部切除术等。

2）污染手术：在手术过程中的某一环节，手术区有可能被细菌污染，如胃肠道手术等。

3）感染手术：手术部位已有感染者，如脓肿切开引流术等。

（七）麻醉分类

麻醉就是用药物或其他方法，使患者全身或某一部分暂时失去感觉。根据麻醉作用部位和所用药物不同，将麻醉分为全麻和局部麻醉（简称局麻）两大类。

1. 全身麻醉

应用麻醉药抑制中枢神经系统，使患者意识及周身痛觉消失，肌肉松弛，反射活动减弱称为全麻，整个抑制过程是可逆的，当药物排出体外或在体内降解后，患者即恢复清醒，无后遗症。

按麻醉的方法不同，可分为吸入麻醉和非吸入麻醉。凡经呼吸道吸入给药的为吸入麻醉，经静脉或肌内给药的为非吸入麻醉。

1）吸入麻醉：吸入麻醉药经呼吸道吸入，使其在血液中达到一定浓度，产生麻醉效果，称为吸入麻醉。吸入麻醉一般划分为两个阶段：①全麻诱导期是从吸入麻醉药开始到患者意识消失，并达到手术无痛的麻醉深度为止。②全麻维持期是指在整个手术过程中，根据手术操作的需要及患者全身情况的变化，随时调整麻醉深度，以保持患者重要生理功能接近正常直到术终。

（1）优点：可控性好，麻醉强度大。

（2）缺点：对心血管系统和呼吸系统有抑制作用，使颅内压增高，有的易燃易炸（如乙醚）。

（3）常用药：氧化亚氮（N_2O）、异氟烷、恩氟烷、氟烷、甲氧氟烷。

2）静脉麻醉：将药物经静脉注入，通过血液循环作用于中枢神经系统而产生全身麻醉的方法称为静脉麻醉。是临床上常用的麻醉方法。

（1）优点：诱导迅速，对呼吸道无刺激，患者舒适无污染，操作方便。

（2）缺点：麻药不易排出，麻醉深度不易控制。

（3）常用药：硫喷妥钠、氯胺酮、芬太尼、γ-羟基丁酸钠（$\gamma-OH$）、咪达唑仑、依托咪酯、异丙酚。

3）复合麻醉：两种以上麻醉技术先后或同时并用的麻醉方法，如静—吸复合麻醉。

4）肌松药：是全麻中常用的辅助药，它能减少全麻药用量，产生适当的肌肉松弛效果。

常用药：维库溴铵、阿曲库铵、氯化琥珀胆碱。

2. 局部麻醉

局麻时，麻药中常加入 1:20 万 ~1:40 万的肾上腺素，其优点有：收缩血管，延缓局麻药的吸收，延长阻滞时间，减少局麻药的毒性反应，消除局麻药引起的血管扩张，减少创面渗血。但末梢动脉部位、气管内表面麻醉、老年患者、高血压、甲亢、糖尿病患者局麻药中不加肾上腺素。

1）表面麻醉：将麻醉药喷或涂于黏膜表面，以阻滞神经末梢，产生无痛状态，如口、鼻腔、阴道、尿道黏膜麻醉。

常用药：4% ~10% 可卡因、1% ~2% 丁卡因、1% ~2% 利多卡因。

2）局部浸润麻醉：将麻醉药注射到要切割部位的皮肤和皮下组织中。

常用药：0.5% ~1% 普鲁卡因、0.25% ~0.5% 的利多卡因。

3）区域阻滞：围绕手术区四周和底部注射局麻药，以阻滞进入手术区的神经干和神经末梢。

常用药：同局部浸润麻醉。

4）神经阻滞：将局麻药注入神经干旁，暂时阻断神经冲动传导而达无痛的方法。

常用药：普鲁卡因、丁卡因、利多卡因、丁哌卡因。

5）椎管内麻醉：椎管内有两个可用于麻醉的腔隙，一是蛛网膜下隙，二是硬膜外隙，如将局麻药注入上述腔隙中，即能产生下半身麻醉或局麻。根据注入腔隙的不同，分别称为蛛网膜下隙阻滞（简称腰麻）和硬脊膜外隙阻滞，统称椎管内麻醉。在这类麻醉下，患者神志清醒，镇痛效果确切，肌肉松弛良好，但可能引起一系列生理紊乱，且不能完全消除内脏牵拉反应。

二、监护

（一）心理监护

多数患者对于手术有恐惧心理，怕手术疼痛，怕手术出血，怕手术有危险，怕出现不良后果等。因此，要做好心理护理，了解患者的思想状况，向患者讲明手术的目的、效果及注意事项，解除其思想顾虑，帮助患者尽快走进角色，适应环境，树立战胜疾病的信心。护士对工作要认真、负责，对患者态度要和蔼、热情。关心、体贴患者，加强与患者及家属的沟通，避免不良刺激，稳定患者的情绪状态。

（二）健康指导

在手术前向患者做健康指导，可减轻患者的心理负担，使其了解有关疾病和手术的知识，主动配合治疗和护理。如讲述手术的名称、目的、必要性、时间、麻醉方式及有关术中、术后不适的应对方法。讲解术前辅助检查的方法及有关问题，尿、粪标本的采集方法，X 线、B 超等特殊检查的准备及注意事项。说明患者的饮食管理、戒烟及保持口腔卫生的意义，解释备皮、配血、服用泻药或灌肠、洗胃、插导尿管的重要性或作用。指导患者学习有关技能：①术中采用的体位及其适应性练习；②训练深呼吸及有效的咳嗽和排痰方法；③床上排尿、排便的适应性训练；④指导床上翻身及下床活动的方法。描述手术室的有关环境及规则。介绍术前用药（如甲亢患者服用抗甲状腺药物和碘剂，黄疸、肝功能障碍患者需注射维生素 K 等）的作用及注意事项。

（三）提高手术耐受力

1. 体质准备

手术前给患者做好必要的化验。血、尿、粪常规，出凝血时间等化验检查，常能提示患者对手术耐受力的程度，以便及早采取预防措施。例如了解患者有无贫血、糖尿病、肾病等有助于手术的准备，因此，手术前应认真收集这些化验标本，送验标本后要了解化验结果，及早发现有无并发症，一旦发现异常可与医师联系。

为了正常估计患者对手术的耐受力，在做好三大常规的基础上还要进行其他一些检查，这些检查包括重要器官的功能试验，如心、肺、肝、肾功能试验和 B 超检查，肺部 X 线检查，心电图检查，凝血功能试验，GPT、血浆蛋白、血糖和钾、钠、氯化物以及 CO_2CP 测定等，还应了解各种化验及检查的方法、意义及其正常值。抽血时要注意每一种化验对标本采集的要求，以提高化验的准确性。

2. 提供患者良好的环境，保证充足的睡眠

做好病室的清洁、通风、床单位的整理工作，给患者一个整洁的休息环境；良好的睡眠可以提高机体的免疫力，鼓励情绪紧张的患者参加适当的活动来改善睡眠，如散步、听音乐、阅读，以不劳累为宜，必要时辅以镇静、安眠药物。

（四）术前常规准备

1. 一般准备

1）呼吸道准备：目的是改善通气功能，预防术后并发症。主要措施包括戒烟 2 周、深呼吸、咳嗽和咳痰训练。已患有呼吸系统疾病者应进行雾化吸入、体位引流、抗感染等治疗。

深呼吸的正确方法是横膈和腹式呼吸，通过用鼻吸气，用嘴呼气来实现。具体方法是平卧、半卧或坐卧，屈膝，放松腹部，双手放两侧肋缘下感觉胸腹部的移动。用鼻吸气使腹部膨隆，坚持几秒，然后缩唇吐气同时收缩腹肌。每做 5~6 次后放松休息，术后每小时做 5~10 次。

咳嗽、咳痰的具体方法是采用坐位或半坐卧位，上身稍前倾，双手十指交叉，压在切口部位上方，像夹板一样保护切口。做数次深呼吸，然后微张开口，深吸一口气，从肺部深处向外咳嗽。

2）胃肠道准备：①一般患者手术前 12 小时常规禁食，4~6 小时常规禁饮水，以防麻醉或手术中呕吐而引起窒息或吸入性肺炎；②胃肠道手术患者术前 1~2 天进流质饮食，择期手术行椎管内麻醉或全麻者，手术前 1 天晚肥皂水通便灌肠或服用番泻叶、酚酞等缓泻剂，以避免术前结肠积存粪便而加重术后便秘及腹胀；③结肠或直肠手术，术前 3 天常需做特殊肠道准备，如口服甲硝唑、新霉素，清洁灌肠等，以减少术中污染。

3）配血：大手术常有较多失血，术前做血型测定和血型交叉试验，备足术中用血。

4）药敏试验：术前1天应常规做青霉素、链霉素、普鲁卡因过敏试验。有特殊要求者，还需做碘过敏试验、破伤风抗毒素（TAT）过敏试验等。

5）排尿练习：术后患者因创伤和麻醉的影响，加之不习惯在床上大、小便，易发生尿潴留，尤其老年男性患者。术前应进行练习。

6）手术区皮肤准备：皮肤准备包括剃除毛发、清洁皮肤。

（1）目的：防止术后切口感染。

（2）注意事项：一般在术前1天剃除手术区毛发，范围不可小于手术切口周围15 cm。绷紧皮肤勿剃破，以防感染。各备皮区域的皮肤若有炎症应经治愈后考虑手术。操作过程要注意保暖。备皮完成后嘱患者沐浴，修剪指甲，更衣。

（3）皮肤准备范围

颅脑手术：剃去整个头部和颈部的头发及毛发。除前额手术外，可保留眉毛。

颈部手术：自下唇至乳头连线，两侧到斜方肌前缘。

乳房手术：自下颌至脐平，前到健侧锁骨中线，后过腋后线，包括患侧上臂及腋毛。

胸部手术：自锁骨至脐平，前过对侧锁骨中线，后过背正中线，包括患侧上臂上1/3及腋毛。

腹上区手术：自乳头连线至耻骨联合，两侧到腋后线，剃净阴毛，清洁脐孔。

耻区手术：自剑突至大腿上1/3前内侧，两侧到腋后线，剃净阴毛，清洁脐孔。

肾手术：自乳头连线至耻骨联合，前后均过正中线，剃净阴毛，清洁脐孔。

腹股沟部手术：自脐平至大腿上1/3前内侧，两侧到髂嵴，剃净阴毛。

会阴及肛门部手术：自髂前上棘至大腿上1/3，包括会阴及臀部。

四肢手术：以切口为中心，上下超过20 cm的整段肢体，修剪指（趾）甲。

（4）特殊要求：阴囊、阴茎手术患者入院后，局部每天用肥皂水清洗、温水浸泡至术前1天备皮。骨科手术术前3天开始用肥皂水清洗，术前1天剃除毛发后用70%乙醇消毒备皮区并用无菌巾包扎，术晨重新消毒后包扎。

7）休息：充足的休息对患者的康复起着不容忽视的作用。术前正确评估患者睡眠型态、时间及质量，鼓励其表达失眠的原因。促进睡眠的有效措施包括：①消除引起不良睡眠的诱因；②创造良好的休息环境，做好陪护管理，保持病室安静，避免强光刺激，定时通风，保持空气新鲜，温、湿度适宜；③提供放松技术，如缓慢深呼吸、全身肌肉放松、听音乐等自我调节方法；④在病情允许下，尽量减少患者白天睡眠的时间和次数，适当增加白天的活动量；⑤必要时遵医嘱使用镇静安眠药，如地西泮、水合氯醛等，但呼吸衰竭者应慎用。

8）其他准备：拟行大手术前，做好血型鉴定和交叉配血试验；手术前夜，为保证患者充分睡眠可给予镇静剂；手术晨护士全面检查术前准备情况，测量体温、脉搏、呼吸、血压，若发现患者有体温、血压升高或女性患者月经来潮时，及时通知医师，必要时延期手术；需做植皮、整形、关节手术者，手术区皮肤用70%乙醇消毒后。用无菌巾包扎；术前 30～60 分钟遵医嘱注射术前用药；胃肠道及上腹部手术者，术前置胃管；患者入手术室前取下义齿、发夹、眼镜、手表、首饰等；排尽尿液，估计手术时间长或拟行盆腔手术者，应留置导尿管，使膀胱处于空虚状态，以免术中误伤；准备手术需要的物品，如病历、X 线片、CT 片、MRI 片、药品、引流瓶等，并随患者一同带入手术室。

2. 特殊准备

对手术耐受力不良的患者，除了要做好一般的术前准备外，还需根据患者的具体情况，做好特殊准备。

1）营养不良：蛋白质缺乏往往伴有血容量减少，因而耐受失血、休克的能力降低。低蛋白状况可引起组织水肿，影响愈合；营养不良的患者抵抗力低下，容易并发感染。因此，术前应尽可能予以纠正。如果血浆白蛋白测定值在 30～35 g/L，应补充富含蛋白质饮食予以纠正；如果低于 30 g/L，则需通过输入血浆、人血白蛋白制剂才能在较短的时间内纠正低蛋白血症。

2）高血压患者：高血压患者的危险性主要在于手术中、手术后有心力衰竭、脑出血、心肌梗死和肾功能不全的危险。因此，手术前适当用药以控制血压程度，一般用药将血压控制在 180/100 mmHg 以下时，手术危险减小。对血压在 160/100 mmHg 以下的高血压患者，可不必做特殊准备。

3）心脏病患者：心脏病患者的手术死亡率是无心脏病患者的 2.8 倍。心脏病的类型与手术耐受力的状况有密切关系，麻醉作用、手术刺激、失血与缺氧等因素都易致心脏病患者心律失常、心力衰竭，甚至心搏骤停。应十分注意并积极纠正水与电解质失调和贫血；手术前多需内科、麻醉科、外科参与会诊，拟定有效内科治疗方案，延期手术，护士应主动做好有关配合工作。急性心肌梗死患者发病后 6 个月以上且无心绞痛发作者，才考虑在良好的监护条件下施行手术。心力衰竭患者，最好在心力衰竭控制 3～4 周，再考虑施行手术。

4）肝疾病患者：肝硬化、阻塞性黄疸等肝疾病患者常存在贫血、低蛋白血症和凝血功能障碍等，同时在手术中、手术后有发生急性肝衰竭的可能。术前应重视患者的肝功能情况；注意给予高糖、高蛋白质、高维生素饮食；小量多次输给新鲜血液或人血白蛋白制剂；选用对肝功能无损害的抗生素；避免使用损害肝功能的药物。大多数肝疾病患者经过一段时间内科治疗后，能明显改善肝功能，提高手术耐受力。

5）呼吸功能障碍：呼吸功能不全的主要表现是轻微运动后就出现呼吸困难。常见的是哮喘和肺气肿。凡有呼吸功能不全的患者，术前都应做血气分析和肺功能检查。手术前并发感染者，必须采取积极措施，控制感染，否则不能施行手术。吸烟者手术前 2 周停止吸烟，鼓励其多练习深呼吸和咳嗽，以增加肺通气量和引流。痰液稠厚的患者，可采用蒸汽吸入，口服 NH_4Cl 或碘化钾，使痰液稀薄。经常发作哮喘的患者，可口服地塞米松，以减轻支气管黏膜水肿。

6）肾疾病：麻醉、手术创伤都会加重肾的负担。因此，凡有肾病者，都应进行肾功能检查。肾功能损害的程度，可根据 24 小时内生肌酐清除率和 BUN 测定值判断。轻、中度肾功能损害患者，经过适当的内科疗法处理，都能较好地耐受手术；重度损害者，需要在有效的透析疗法处理后，才能实施手术。手术前准备要点应该是最大限度地改善肾功能。

7）肾上腺皮质功能不足：除慢性肾上腺皮质功能不足患者外，凡是正在应用肾上腺皮质激素治疗或在 6～12 个月曾用肾上腺皮质激素治疗超过 1 周者，肾上腺皮质功能就可能受到不同程度的抑制。可在手术前 2 天开始，给用氢化可的松，每天 100 mg；第 3 天即手术当天，给用 300 mg。在手术过程中，出现低血压者，可静脉注射 100 mg。手术后每天 100～200 mg，直至手术性应激反应过去后，方可停用。

8）糖尿病：糖尿病患者对手术的耐受力差，术前应适当控制血糖水平，纠正水、电解质代谢失调和酸中毒，改善营养情况。凡是施行有感染可能的手术，术前都应使用抗生素。

施行大手术前，要求患者血糖稳定于轻度升高状态（5.6～11.2 mmol/L）、尿糖 +～++。这样既不致因胰岛素过多而发生低血糖，也不致因胰岛素过少而发生酸中毒。如果患者应用降血糖药或长效胰岛素，均应改用胰岛素皮下注射，每 4～6 小时 1 次，使血糖、尿糖控制于上述水平。

（五）手术日晨监护

1. 检查手术野皮肤准备是否符合要求，测量体温、脉搏、呼吸、血压，患者如有感冒、发热或女性患者月经来潮等情况，均应报告医师，考虑是否延期手术。

2. 排空小便，下腹部、盆腔手术及手术在 4 小时以上者均应安置导尿管，须妥善固定。

3. 胃肠道手术及上腹部大手术，应安置胃管。

4. 取下义齿、发夹、眼镜、手表、首饰等，将贵重物品及钱财交患者家属或护士长保管。

5. 根据医嘱于术前 30 分钟注射麻醉前用药。

6. 准备手术需要的病历、X 线片、CT 片、MRI 片、引流瓶及药品等，随患者一起带入手术。

7. 准备术后监护室。

（六）急诊手术术前准备

急诊手术是指病情危急、需在最短时间内迅速进行的手术，如脾破裂、空腔器官穿孔、绞窄性肠梗阻等。术前应根据病情在做好急救和处理的同时，尽快进行必要的术前准备。

1. 密切观察病情变化，如神志、生命体征、瞳孔、肤色及肢端温度等，并做好记录，发现问题立即与医师联系，及时正确处理。

2. 通知患者禁食、禁饮，给予输液，迅速做好配血、备皮、药敏试验、术前用药等工作。并及时做好血、尿常规和出、凝血时间的检查。急诊手术患者术前不做灌肠，不用泻药。危重患者不宜做复杂的特殊检查。时间紧迫时，可记录药敏试验的执行时间，通知手术室观察药敏试验结果。

3. 在可能情况下，与患者家属适当沟通，简要介绍病情及治疗方案。同时注意稳定患者的情绪。

（七）健康教育

应注意向患者及家属介绍疾病及手术的有关知识，如术前用药、准备、麻醉及术后恢复的相关知识；指导患者进行深呼吸锻炼、床上排便练习以及床上活动等，以减少并发症的发生，促进机体尽快恢复。

（王晓娟）

第二节　手术中患者的护理

自患者进入手术室，直至手术完毕患者返回恢复室或病房的这一阶段为手术中期。手术室护士的主要职责是保证手术过程中患者的安全以及手术的顺利、高效进行。在手术过程中必须严格遵守无菌原则，防止患者发生感染。

一、手术室布局及设施要求

手术室应选择在大气含尘浓度较低，自然环境较好的地方。一般位于低层建筑的中上层或顶层，高层建筑不宜设在首层或顶层，可设在单独一端或专用一层，并尽可能减少尘埃、远离污染源以保持空气清洁。同时要与手术科室病房、化验室、血库、病理科、放射科、消毒供应室、监护室等相关科室邻近。手术间与手术科室床位比为 1：（30～40）。一般大手术间面积 50～60 m²，中手术间面积 30～40 m²，小手术间面积 20～30 m²。手术室内净高 2.8～3.0 m，走廊宽 2.2～2.5 m。手术室内分内走廊和外走廊，内走廊为无菌手术通道，供医护人员、患者和洁净物品的供应使用，外走廊为非洁净处置通道，供术后手术器械、敷料等污物的运送。手术室的布局应符合功能流程和无菌技术要求，要做到分区明确、供应方便、洁污分流、无交叉感染、使用合理。

二、手术室护理人员的要求

1. 思想方面

热爱护理专业，全心全意为患者服务，具备高尚的医德和崇高的思想，具有承受压力、吃苦耐劳、献身的精神，并有自尊、自爱、自强的思想品质，诚实勤奋，工作认真、细心、谨慎，主动克服困难，为护理科学事业的发展做出自己的贡献。

2. 业务方面

作为一名手术室护士，除了伦理道德修养外，还应有现代医学、护理学基础理论知识和专业技术知识，熟练掌握无菌技术和抢救技术，精通各科手术配合技能，勇于钻研，精益求精，不断提高业务技术水平。此外，要了解各种仪器的基本结构、使用方法，熟练掌握操作技能。只有这样，才能高质量完成护理任务。

3. 心理方面

工作中能高度集中注意力，动作敏捷，机动灵活，情绪稳定，能沉着果断地处理意外情况，善于建立良好的人际关系和营造和谐气氛。

4. 身体方面

要有强健的身体素质，能胜任连续手术而仍保持精神饱满的良好作风和适应力。

三、手术人员和患者手术区域的准备

（一）手术人员的准备

1. 手术人员的一般准备

手术人员进手术室，应换穿手术室准备的清洁鞋及衣裤，并戴好手术室准备好的帽子和口罩。帽子要盖住全部头发，口罩要盖住鼻孔。剪短指甲，去除甲缘下的积垢。手、臂部皮肤有破损或感染时，不能参加手术。

2. 手臂消毒法

在皮肤皱纹内和皮肤深层如毛囊、皮脂腺等处都藏有细菌。手臂消毒法仅能清除皮肤表面的细菌，并不能消灭藏在皮肤深处的细菌。在手术过程中，这些深藏的细菌可逐渐移到皮肤表面。所以在手臂消毒后，还要戴上无菌橡胶手套和穿无菌手术衣，以防止这些细菌污染手术伤口。

手臂消毒分两个过程，首先是清洁刷洗，然后是消毒处理。肥皂水洗手法消毒手臂已应用多年，现逐渐被新型消毒剂的方法所替代。但作为一种最基本的应用方法，目前仍不失其意义及价值。

1）碘尔康洗手法：先用普通肥皂水擦洗双手、前臂至肘上 10 cm，3 分钟后，用无菌纱布擦干。用浸透 0.5% 碘尔康的纱布球涂擦手和前臂 1 次后即可。

2）灭菌王洗手法：灭菌王是不含碘的高效复合型消毒液，先用清水冲洗双手、前臂至肘上 10 cm 后，用无菌刷蘸灭菌王 3～5 ml，刷手和前臂 3 分钟后，用流动水冲净，无菌纱布擦干，再用浸透灭菌王的纱布球擦手和前臂，皮肤干后即可。

不论采用何种方法，均应按从指尖到肘上 10 cm 的顺序，交替刷洗两手及臂，特别注意指甲缘、甲沟和指蹼等皱褶处；冲洗时，保持肘关节于最低位；擦手毛巾应从指尖向上擦，绝不能来回擦手。洗手消毒完毕后，均应保持拱手姿势，手臂不能下垂，也不可接触未经消毒的物品。

对于紧急抢救手术，来不及按常规洗手时，可用 3% 碘酊涂擦双手及前臂，再用70% 乙醇脱碘 2 次，待晾干后戴手套、穿手术衣。

3. 穿无菌手术衣

1）选取适当号码的无菌手术衣，在无菌区域范围内较宽敞的地方双手持衣领打开手术衣，举至与肩同齐水平，内面朝向自己。

2）向上轻抛手术衣，顺势将双手同时伸入左、右袖筒中，两臂前伸，不可过肩，也不可左右伸开。

3）巡回护士在穿衣者背后抓住衣领内面，协助拉袖口，并系住衣领后带。

4）双手交叉，身体略向前倾，用手指夹住腰带递向后方，由巡回护士接住并系好。

5）手术衣的无菌范围为腋前线以前、肩以下、腰以上及袖子。穿好无菌手术衣

后，双手应置于胸前，不可上举过肩、下垂过腰或伸于腋下。等待时，应靠近无菌区域，避免污染。

4. 戴无菌手套

在穿好手术衣后再戴无菌手套，方法分为闭合式和开放式两种。开放式戴手套的方法参见基础护理学相关章节，在此详细介绍闭合式戴手套的方法。

1）双手伸入左右袖管后，不要伸出袖口，双手在袖筒内将无菌手套包装打开平放于无菌台面上。

2）左手隔着衣袖将左手手套的大拇指与袖筒内的左手大拇指对正，右手将手套边反翻向左手背，左手五指张开伸进手套，同样方法戴好右手套。未戴手套的手不可接触手套外面，已戴手套的手不可接触未戴手套的手和非无菌物。

3）戴好手套后用无菌生理盐水冲洗手套上的滑石粉，以防引起患者术后肠粘连。手术中手套如有破损或污染，应立即更换。

（二）患者手术区域的准备

1. 一般准备

1）手术前患者的护理：重要的是向患者解释手术的必要性，增强手术的信心，以取得术中患者配合，另外适当交代手术的不良影响，使患者有一定的心理准备，尊重患者的知情权。这就要求护士具有丰富的工作经验，扎实的专业知识，良好的交际沟通能力，富有同情心。

去手术室前去除义齿、首饰、手表等。在手术间不可喧器，减少手术器械的响声。适当和患者交流，解释手术过程和麻醉方法，使患者对手术有一个大概的了解，减少陌生感和恐惧感，接受患者的咨询，用手抚摸患者能减轻其焦虑，增加舒适感。

2）手术中患者的护理

（1）接患者时和患者进手术室后，详细核对患者姓名、性别、年龄、科室、住院号、床号、诊断、手术部位、麻醉方式等。

（2）清醒患者，对周围的环境非常敏感。巡回护士应控制手术室的环境，说话轻、走路轻，对手术操作发出的声响，也可以向患者解释。

（3）用电极板时，一般放在患者肌肉丰富的部位，手术过程保持肢体绝缘，防止非手术部位烧伤。

（4）手术时要观察四肢末端的血液循环情况，如皮肤有无苍白、水肿、发绀等；记录止血带的使用时间；在绷带、约束带的着力部位和骨突位置加垫，以缓解压力。

（5）在患者消毒、内脏暴露、冲洗等情况下容易造成体温下降，注意患者的保暖，手术室内的温度维持在 22～25℃。

（6）手术中严格管理器械、敷料、缝针，手术开始前和关闭体腔前后，手术护士、巡回护士及术者要共同清点，做好记录，确保准确无误，防止异物存留。

（7）观察术中的出血量、尿量、输液量，观察患者的生命体征，发现问题及时向麻醉医师报告。

2. 手术体位

手术体位由巡回护士摆置，必要时由手术者或第一助手对患者的位式做最后核实。

患者手术体位的要求：①最大限度地保证患者的舒适及安全；②按手术要求，充分暴露术野，减少患者不必要的裸露；③肢体不能悬空，须托垫稳妥；④要保证呼吸和血循环通畅；⑤避免神经血管受压；⑥防止身体各部肌肉扭伤。

常用的手术体位如下：

1）仰卧式：为最常用的手术体位。适用于腹部、乳房及身体前面的各种手术。手术台平置；患者仰卧，两臂用中单固定在体侧；头部置软枕；膝部用较宽固定带固定，膝下置一软枕，使腹肌松弛；足跟部垫脚圈。手术床的头端放置麻醉架或升降器械台，注意患者口鼻部要外露，以利呼吸和病情的观察，足端放升降器械台，离患者身体约20 cm。

乳腺手术，患者仰卧位，术侧靠近台边，肩胛下垫以卷折的中单。上臂外展，置于臂托上。对侧上肢用中单固定于体侧，其余与上述相同。

颈前部手术，如甲状腺、气管切开术，仰卧，手术床头端抬高10°～20°，颈后垫以卷枕，使头颈向后仰或转向健侧。

2）侧卧式：适用于胸部、腰部及肾手术。

胸部手术，患者侧卧90°，背部、胸部、肋下各垫一软橡皮枕，使手术野暴露明显，又可减轻对臀部的压迫，两手伸直固定在托架上，上面一腿屈曲90°，下面一腿伸直，两腿间用软枕垫平，髋部及膝部以固定带固定。

肾手术与胸部手术侧卧位相同，但应注意：①手术床的腰桥要对准患者的第11、第12肋，摇高腰桥后可使凹陷的腰区逐步变平；②下肢安放与胸部手术体位相反，即下方的下肢屈曲，上方的下肢伸直，这样可以使肾区转为平坦，便于手术操作。

3）俯卧位：适用于脊椎及其他背部手术。基本姿势为患者俯卧，两手屈置头前，头转向一侧，胸部两侧、髋部、耻骨联合、两小腿胫前各放置软垫。若为颈椎手术，患者面部向下，额部与两侧颊部与头托接触，使口鼻部位于头托空隙处，可保证患者呼吸通畅。头托位置应适当低于手术台平面，使枕骨和颈部突出。

4）膀胱截石卧式：适用于会阴部手术。患者做仰卧式，臀部位于手术床尾部摇折处，用橡皮单及中单置于手术床下部，必要时在臀下放一小枕，以便手术操作。患者换上袜套，两腿分别放在两侧搁脚架上，腘窝部垫以软垫，外用扎脚带固定。

5）半坐卧式：适用于鼻及咽部手术，如鼻中隔矫正术、鼻息肉摘除及扁桃体手术等。可减少出血，防止血液流入气管。把手术床头摇高75°，床尾摇低45°，两腿半屈，头与躯干依靠在摇高的手术床上，整个手术床后仰15°，两手在身旁用中单固定。

3. 手术区皮肤消毒

患者手术区皮肤消毒与手术人员的手臂消毒基本相同，区别是一般用涂擦法，仅在某些植入性手术用浸泡法。一般由第一助手洗手后执行，先用2.5%～3%碘酊棉球或小纱布团以切口为中心向周围皮肤顺序涂擦2次，待干后再用70%乙醇涂擦2～3次，以充分脱碘。消毒范围应包括手术切口周围15 cm的区域。如为腹部手术，可先滴少许碘酊于脐孔，以延长消毒时间。消毒步骤应自上而下，自切口中心向外周，涂擦时应稍用力，方向应一致，不可遗漏空白或自外周再返回中心部位。或用碘附涂擦2次，第二次应更换卵圆钳。对婴儿、面部皮肤、口腔、会阴部一般用1:1 000新洁尔灭酊或

1∶1 000氯己定酊涂擦 2 次，不宜用碘酊，以防烧伤皮肤及黏膜。

手术区灭菌应注意：①纱布球蘸药液量不可过多，以免浪费及流到身下造成损伤；②涂擦时要稍用力，从手术区中心部向四周涂擦，如为感染伤口或肛门等处手术，则应由外周涂向感染部或会阴肛门部；③已接触消毒范围边缘或污染部位的药液纱布，不能再返擦清洁处；④消毒范围要包括切口周围 15 cm 的区域，如有延长切口的可能，则应扩大消毒范围；⑤消毒者的手切勿接触患者的皮肤或其他物品，消毒后双手应再浸泡乙醇 3 分钟或涂擦灭菌王，然后穿手术衣及戴手套。

4. 手术区铺无菌巾

铺无菌巾的目的是除显露手术切口所必需的皮肤区以外，遮盖住其他部位，以避免和尽量减少手术中发生污染的机会。小手术仅盖一块洞巾即可。较大手术需铺盖无菌手术巾和其他必要的手术单等。原则是：除手术野以外，至少要有两层无菌布单遮盖。一般的铺巾方法如下：用四块无菌手术巾，每块一边双折少许，遮盖手术切口四周。一般先铺切口的远侧或不洁处（如会阴部、下腹部），后铺近侧，并以巾钳夹住手术巾交角处，以资固定。手术巾一经铺下，便不许移动；如位置不当，只能由内向外移动，然后根据情况，再铺中单、大单。大单的头端应盖过麻醉架，大单两侧和足端向下垂至少要超过手术台 30 cm。

5. 铺无菌器械桌

手术器械桌按手术的大小需要有大号、小号两种，构造简单，易清洁灭菌，有车轮可推动；桌面四周有栏边，栏高 4 ~ 5 cm，防手术器械滑下。大号器械桌，长 110 cm，宽 60 cm，高 90 cm（颅脑手术桌高 120 cm）。小号器械桌长 80 cm，宽 40 cm，高 90 cm。

1）无菌桌选择清洁、干燥、平整、规格合适的器械桌，将无菌敷料包置于器械桌上，揭开无菌敷料包的外层，按折叠顺序由里向外打开双层桌布，然后铺上无菌巾 4 ~ 6 层。

2）无菌单应下垂过桌缘不少于 30 cm，周围的距离要均匀，桌缘下应视为污染区，参加手术人员双手不得扶持器械桌边缘。

3）打开无菌包及无菌盆。

4）洗手护士穿好无菌手术衣及戴无菌手套后，将器械按使用先后次序及类别排列整齐放在无菌桌上。

使用无菌桌原则如下：

1）铺好备用的无菌桌超过 4 小时不能用。

2）凡垂落桌缘平面以下物品，必须重新更换。

3）必须严格保持器械桌上无菌要求，术中污染的器械、用物不能放回原处。如术中接触胃肠道等污染的器械应放于弯盘等容器内，勿与其他器械接触。

4）如有水或血渗湿者，应及时加盖无菌巾以保持无菌效果。

5）手术开始后，该无菌桌仅对此手术患者是无菌的，而对其他患者使用此无菌物品，则属于污染的。

6）洗手护士应及时清理无菌桌上器械及用物，以保持无菌桌清洁、整齐、有序，并及时供应手术人员所需的器械及物品。

四、手术进行中的一般无菌原则

为了保证在手术进行中保持无菌，参加手术人员必须自觉地严格遵守下列规则，如发现自己或别人有违反这些原则时，应立即纠正或指出。

1. 必须避免与无菌区外的物品、人员、地区接触。穿无菌手术衣和戴无菌手套后，背部、腰部以下及肩部以上都应认为是有菌区。手术台头架以外、两侧和足端以外的布单下垂部分也认为是有菌区。不要接触。还要注意肘部不碰及参观人员和灯架。

2. 不得在手术人员的背后传递器械及手术用品。

3. 更换位置时必须面向无菌手术台或器械桌，然后背对背的交换，或先离开手术台，再交换位置。

4. 布类品一经潮湿即可有细菌通过，必须另加干的手术单覆盖，如衣袖潮湿或碰触有菌地方，应另加无菌袖套。手套破损或污染，必须立即更换。

5. 做皮肤切口前及缝合皮肤的前、后，均需用70%乙醇或0.1%苯扎溴铵再次消毒皮肤。

6. 皮肤切口边缘，应以大纱布垫或无菌巾遮盖，并用巾钳或缝线固定，或切皮前贴上无菌医用保护膜保护皮肤；切开空腔脏器前，先用盐水纱布垫保护周围组织，以防止或减少内容物溢出污染。

7. 手术进行过程中，手术人员除有关手术配合必要的联系外，禁止谈笑；避免向手术区咳嗽或打喷嚏；应随时警惕有无灰尘、小昆虫或汗珠落入手术区内。

8. 参观手术人员不可贴近手术人员或脚站得高于手术台平面，不得随意在室内走动；对有上呼吸道感染或急性化脓性感染者，禁止进入手术室；进入手术室前必须更换手术室专用的参观衣、鞋，并戴好口罩、帽子，人员尽量少或予以限量。

9. 手术室内工作人员，必须严格执行并认真监督和指导无菌原则的实施。

五、手术室物品准备、消毒及处理

（一）布类用品

手术室的布类用品较多，用于制成铺盖手术野或建立无菌区的布单或手术衣、帽等。各种布类用品应选择质地细柔、厚实的纯棉布为宜。

1. 手术衣

遮盖参加手术人员未经消毒的衣着和手臂，以免细菌侵入手术野。手术衣分为大、中、小三号，以适应不同身材的需要，要求穿上后能遮至膝下，前襟至腰部处应双层，防止手术时血水浸透，影响无菌要求。袖口用纯棉针织品制成松紧口，便于手套腕部盖于袖口之上。按一定的方法折叠，衣面向里，领子在最外侧，取用时不致污染手术衣的无菌面。每包1~3件，高压蒸汽灭菌。

2. 手术单

有大单、中单、桌巾、手术巾、颈部手术单、腹部手术单等，均有各自的规格尺寸和一定的折叠方法，用以铺手术野或无菌区。所有布类用品经高压蒸汽灭菌，灭菌后分别存放于无菌柜内，保存时间为一周。过期应重新灭菌。

目前，无纺布代替棉制品的一次性手术衣帽及布单类，可以减少清洗、折叠、包装及再消毒所需的人力、物力及时间。

（二）敷料类

1. 一般敷料

包括纱布类和棉花类。

1）纱布类：手术用的纱布用品以质量柔软、富有吸水的脱脂纱布，纤维不易脱落为佳。

（1）纱布垫：有干纱布垫和盐水纱布垫。干纱布垫用于手术中遮盖伤口两旁的皮肤，盐水纱布垫用于保护术中显露的内脏。有带纱布垫，目前已用粘贴型手术巾取代。

（2）纱布块：大纱布块用于大手术拭血，小纱布块用于皮肤消毒及较小的手术拭血。

（3）纱布球及纱布条。

2）棉花类：有棉花垫、带线棉片、棉花球及棉签。

纱布、棉花类敷料用于手术止血、拭血及压迫包扎者均有不同的规格和制作方法。有的包成小包或放于敷料罐内，或放于手术敷料包内，采用高压蒸汽灭菌，以供手术之用。

2. 特殊敷料

如碘仿纱条、脑棉片等。碘仿纱条制作过程要严格执行无菌操作，制成后置于消毒容器内，紧密封盖，避光保存。

（三）引流物

引流物的种类很多，常用的引流物有橡皮片引流、烟卷式引流、管状引流、纱条及双套管引流。根据手术部位、深浅情况，使用不同的引流物。

1. 橡皮片引流

橡皮片引流用于浅层引流，如甲状腺手术及脑部手术。可用废橡皮手套的橡皮，按需要剪成宽窄不等的橡皮片，经煮沸消毒后用75%乙醇浸泡，置于罐内备用。

2. 烟卷式引流

烟卷式引流用于腹腔或深部组织的引流。包装时将烟卷上撒以滑石粉，盛器皿内，高压蒸汽灭菌，使用时将滑石粉揩掉。

3. 管状引流

管状引流包括T形管、蕈形管、尿管等橡皮管或塑料管。T形管用于胆总管引流，蕈形管用于膀胱及胆囊手术引流。消毒方法可按橡皮类煮沸法或高压蒸汽灭菌处理。

4. 双套管

双套管由两根不同粗细的乳胶管所组成，细管套在粗管内，两管用针线缝扎固定。用于腹腔脓肿等手术冲洗、注药或胃肠、胆、胰瘘的引流。用煮沸或高压蒸汽灭菌。

5. 纱条引流

纱条引流包括凡士林纱条及碘仿纱条，凡士林纱条用于填塞伤口止血，碘仿纱条多用于放置引流。应记录数目，以免遗忘或滑落于伤口内。

（四）缝线及缝针

1. 缝线类

各种缝线在手术中为缝合各类组织和脏器，直到手术伤口愈合为止，又可结扎缝合血管，起止血作用。缝线可分为可吸收及不可吸收两类，理想的缝线是抗张力强度大、组织反应轻微、结扎不易滑脱、灭菌方便、消毒后不变质、对人体无害及价格低廉。各种缝线的粗细以号码表明，号码越大表示越粗。常用有 1~10 号线。

2. 缝针

有三角针及圆针两类，两类缝针均有弯、直两种，粗细、大小各异。

（五）器械类

1. 一般器械

一般器械是指手术的基本器械，如手术刀、手术剪、手术镊、各种血管钳、牵引器及拉钩、探查及扩张器、取拿异物钳等。以上手术器械多为不锈钢制成。打包时要检查功能是否完好，术后将器械用清水洗刷干净，煮沸消毒、烘干、上液状石蜡保护，特别注意轴关节部位，然后按种类分放于器械柜内。术前按手术需要准备器械，包装好进行高压蒸汽灭菌。

2. 特殊器械

如胃及支气管缝合器，血管、食管及直肠吻合器，植皮机，高频电刀，电钻及电锯，激光刀等。应由专人保管，按一定的操作规程处理。

（程思思）

第三节　手术后患者的护理

患者自手术结束后回到病房直至出院的这个阶段称为手术后期。手术后期的护理对于帮助患者尽快康复，减少术后并发症有着非常重要的作用。

一、病情评估

（一）手术情况

患者已实施的手术名称，手术中输液和用药情况、麻醉与手术过程是否顺利、生命体征是否平稳等，目前安置引流管情况。

（二）身体状况

1. 生命体征

中、大型手术常对呼吸、循环、内分泌、神经系统等多方面生理功能造成干扰，严重者有生命危险。手术后注意体温变化，脉搏的频率、节律、强度，呼吸的节律、频率、深浅，血压是否正常。同时注意神志情况。及时评估手术对机体生命活动的影响程度。

2. 营养状况

手术后患者大多处于应激状态，机体代谢活动增强，故重点注意患者营养的摄入量是否能满足机体的需要。也要注意水与电解质的平衡。

3. 其他生理状态

①排泄是否正常，有无腹泻或便秘，排尿是否正常；②皮肤的完整性是否受损，有无皮肤受压等现象；③判断患者的自理能力，以便在手术后不同时期拟订合适的护理计划。

4. 伤口情况

注意渗血渗液、有无感染等，评估伤口愈合质量。

（三）心理—社会状况

大多数患者在手术后即能脱离由于手术带来的焦虑和恐惧，仍有部分患者在术后恢复期由于术后出现的不适或并发症而产生焦虑、抑郁等心理反应。如果手术使患者失去身体的某些部分（如截肢、乳房切除术等），或造成外观改变（如结肠造瘘术），患者则会出现各种不同的情绪反应，如愤怒、哭泣等，甚至拒绝配合治疗和康复。

二、监护

（一）一般护理

护士应根据患者术中、术后的具体情况及出现不适的原因做好患者及家属的解释工作，并给予对症护理；避免各种不良刺激，缓解不良心理反应，做好针对性的心理疏导；创造安静、舒适的病区环境，保证患者有足够的休息和睡眠，以利早日康复。

（二）病情观察与护理

1. 严密观察生命体征

每 15～30 分钟记录一次血压、脉搏、RR，直至病情平稳，从苏醒室送出后数小时内仍需监测并记录。要进行心电监护、经面罩或鼻导管给氧，还要鼓励患者深呼吸以防肺不张。有气管插管的患者，要及时吸痰和进行其他必要的呼吸系统治疗。

2. 监测中心静脉压

如术中有大量失血或体液丢失，应在术后一段时间内监测 CVP；如患者有心肺功能异常，必要时还可用 Swan－Ganz 导管监测 PAP、PAWP 及混合静脉血氧分压等。

3. 其他监测项目

根据不同手术或患者术前的病情而定，如颅脑手术后应监测颅内压及苏醒程度、有血管疾病的患者术后应监测末梢动脉循环状况等。

4. 注意体液平衡

要详细记录液体的入量、失血量、排尿量、胃肠减压及各种引流的丢失量。计出入量可用来评估体液平衡和指导补液。尿量是反映生命器官血液灌流情况的重要指标，必要时应留置导尿管观察每小时的尿量。

（三）体位

全麻后尚未清醒的患者，应平卧，头转向一侧，使口腔内分泌物或呕吐物易于流出，避免吸入气管。椎管内麻醉患者，亦应平卧或头低卧位 12 小时，以防止因脑脊液外渗致头痛。全麻清醒后、腰麻 12 小时后、硬脊膜外隙阻滞、局麻等患者，可根据手术需要安置卧式。

施行颅脑手术后，如无休克或昏迷，可取 15°～30°头高脚低斜坡卧位。施行颈、胸手术后，多采用高半坐位卧式，便于呼吸及有效引流。腹部手术后，多取低半坐位卧式或斜坡卧位，以减少腹壁张力。脊柱或臀部手术后，可采用俯卧或仰卧位。腹腔内有污染的患者，在病情许可情况下，尽早改为半坐位或头高脚低位。

休克患者，应取平卧位，或下肢抬高 20°、头部和躯干抬高 5°的特殊体位。肥胖患者可取侧卧位，有利于呼吸和静脉回流。

手术后第 2 天开始，就可试行离床活动。先坐在床沿上，做深呼吸和咳嗽，再在床旁站立，可试着站立排尿，并稍作走动或在椅上略坐片刻，然后逐步增加活动范围、次数和时间。

（四）维持呼吸和循环功能

手术当天根据手术的大小，定时监测血压、脉搏、呼吸。中小型手术可每 1～2 小时测一次，大型手术有可能发生内出血而出现循环、呼吸不稳定者，必须密切观察，每 15～30 分钟测一次，直至病情稳定后改为 1～2 小时测一次，并做好观察记录。

一般手术后的患者，体温、脉搏、呼吸应每 4 小时测一次。由于手术创伤的反应，术后患者的体温可略升高，变化幅度在 0.5～1.0℃，一般不超过 38℃，临床上称为外科手术热，属正常范围，于术后 1～2 天逐渐恢复正常，无须特殊处理。如术后体温持续升高不退或术后 3 天又出现发热，应引起重视，寻找发热原因，尤其应警惕手术切口、双肺及尿路有无感染或其他并发症。

脉搏、呼吸虽然随体温的变化而变化，但患者出现体液不足、失血、休克时，脉搏可增快变弱、脉压缩小、血压下降等；若出现脉搏快、呼吸急促，也可能为心力衰竭的表现。因此，应认真仔细观察，结合其他临床表现做出正确判断，及时与医师联系，以免贻误病情的判断和治疗。

注意保持呼吸道通畅，患者的呼吸有时可因胸、腹带包扎过紧而受影响。所以当出现呼吸困难或急促时应先检查胸、腹带的松紧度，予以适当调整后，再继续观察有无呼吸道不畅等其他原因。呼吸道分泌物较多，体弱不能有效咳嗽排痰者，给予导管吸痰，必要时可采用纤维支气管镜吸痰或气管切开吸痰。

一般老年患者术后持续低流量或中等流量给氧，以提高 PaO_2。

根据病情调整输液速度及量；患者坐起、站立时应缓慢，以免体位突然变动而引起体位性低血压。

（五）维持营养平衡

术后应根据患者病情给予输液、恢复饮食，以补充营养，防止内源性能量和蛋白质消耗。

1. 非消化道手术

视手术大小、麻醉方法和患者的反应决定开始进食的时间。局麻小手术后不引起或很少引起全身反应者，一般即可进食；大手术患者因生理干扰较大，要根据患者实际情况，决定进食时间；其他患者术后 6 小时开始进食，先给流质饮食，以后根据病情改为半流质饮食或普食。

2. 消化道手术

一般情况下禁食 2～3 天，待肠蠕动恢复、肛门排气、腹胀消失后可进流质，从少量向全量过渡，术后 5～7 天可进半流质，10 天左右改为普食。开始进食早期，避免服用牛奶、薯类等胀气食物。食管手术后为预防吻合口瘘，禁食时间可为 7 天左右，开始进食后，食物量和性状的过渡更为细致、严格。

记录 24 小时出入液量，术后禁食患者须经静脉获得水、电解质和营养素，如禁食时间较长，可考虑肠外营养支持。

禁食期间须注意口腔卫生，防止口腔炎、腮腺炎等的发生，为生活不能自理的患者做好口腔护理，反之，鼓励患者刷牙、漱口；随时注意口腔黏膜情况，若有溃疡或真菌感染，给予积极处理，可用漱口液漱口或涂锡类散、制真菌等药物。

（六）保证有效的引流

手术后为了达到排出渗出物，观察有无出血，防止消化液积累，减少吻合口张力等目的，常需放置各种引流管。如胃管、T 形管、胸腔引流管、双套管、负压引流管、导尿管等。无论何种引流，都须保证通畅、有效，要防止外部受压、扭曲、折叠，管内的阻塞可用挤压或冲洗的方法解除（冲洗时注意无菌和压力）；观察记录引流物的色、质、量，从而判断有无出血、感染或其他并发症；管道各部位的衔接要牢固，防止脱落，如胸腔引流特别强调密闭。另外，妥善固定、保证无菌并对周围皮肤进行适当保护也为引流护理中的重要内容。

（七）促进切口的愈合

手术后定时观察切口情况，敷料是否脱落，有无被渗血、渗液湿透，如有上述情况要及时更换并记录；切口在会阴部或肛门附近，要防止大、小便污染，增加敷料更换次数；加强患者营养，特别是蛋白质和维生素的补充；早期要注意局部出血情况，后期注意有无红、肿、热、痛等感染征象。

（八）协助早期活动

术后长期卧床甚至固定不动，会使患者变得虚弱，易于发生肺不张、肺炎、静脉血栓形成、骨质疏松等。为减少术后此类并发症，应鼓励患者早期活动，在床上翻身和移动、咳嗽及深呼吸、屈伸踝膝关节等。经过早期活动，术后 3～4 天可在医护人员协助下在床旁做轻微活动。如无头晕、虚脱等，可在术后 3～5 天离床活动。手术后及早恢复身体活动，可加速复原，缩短住院时间，增强患者对术后恢复正常生活、工作的信心。

（九）手术后不适的监护

1. 疼痛

麻醉作用消失后，患者开始感觉切口疼痛，24 小时内最剧烈。凡是增加切口张力的任何动作，例如咳嗽、翻身，都会加剧疼痛的程度。因而，患者找到比较合适的体位后，就不愿移动。2～3 天疼痛明显减轻，在安静休息时不感到疼痛。

疼痛除造成患者痛苦外，重者还可以影响各器官的生理功能，必须有效地解除。小手术口服止痛片，对皮肤和肌肉性疼痛有较好效果。大手术后 1～2 天，常需用哌替啶做肌内注射，必要时可间隔 6 小时重复使用。近年来输注式镇痛泵在术后止痛中广泛应用。如术后 3 天伤口仍疼痛剧烈，应检查伤口是否包扎过紧或有感染，不得轻易使用止痛针，以免掩盖病情。

2. 出血

术后 24～48 小时，伤口有渗血，敷料染血，引流液为血液，出血量 24 小时不到 200 ml，患者生命体征平稳，这种出血基本属于正常出血范围。手术后给予静脉止血药，护士及时通知医师更换敷料，正确记录引流量和性质，必要时局部止血处理。

3. 恶心、呕吐

恶心、呕吐常见原因为麻醉反应和手术引起的胃肠功能紊乱，其他原因可能为电解质紊乱、颅内压增高、糖尿病酸中毒、尿毒症等。腹部手术后反复呕吐并有腹痛，应考虑肠梗阻可能。

4. 腹胀

腹胀常由于术后胃肠蠕动功能受抑制，肠腔积气过多所致。多见于腹部手术后，系手术操作刺激胃肠道所引起。一般术后 2～3 天随胃肠道蠕动恢复、肛门排气后可以自行缓解。如手术后数天仍未排气，腹胀伴有肠鸣音消失，可考虑为腹膜炎或其他原因（低钾血症等）所致的肠麻痹。如腹胀伴有阵发性绞痛，肠鸣音亢进，可考虑是早期肠粘连或其他原因（如腹内疝等）所引起的机械性肠梗阻。

5. 便秘

手术后患者由于麻醉和活动太少、术前灌肠、术后禁食或仅进少量流质饮食，手术近期便秘较为常见，一般不需要处理。但如手术后需灌肠，则应注意有无禁忌证。在阑尾和小肠以上的手术，2 天后如需要灌肠，应用 300 ml 等渗盐水或小量植物油做低压灌肠。左半结肠和直肠肛管手术后近期禁忌灌肠。

6. 呃逆

呃逆在手术后并不少见，多为暂时性，但有的为顽固性，患者常因呃逆严重影响休息，并因震动而引起切口痛。呃逆主要是由于不规则的膈肌痉挛性收缩。发生呃逆的原因很多，可能为神经中枢或膈肌直接受到刺激所致。多发生在手术后早期，采用安眠镇静药物、压迫眶上神经、针刺疗法、抽出胃内潴留液、短暂 CO_2 吸入等措施常可制止。顽固性呃逆的治疗比较困难，在这种情况下应考虑有无特殊激惹膈肌的原因存在，如胃扩张、膈下感染、腹膜炎、上腹腔引流物等，如检查不出原因可以用利他灵肌内注射，或在颈部做膈神经阻滞注射。

7. 尿潴留

尿潴留在腰麻和肛门疾患术后比较常见。尿潴留系指膀胱内充满尿液而不能排出，必须与因尿少或尿闭而不能排尿做鉴别。如膀胱膨胀过久，膀胱壁肌肉可失去其收缩能力，不易在短期内恢复，因而排尿不畅，特别在老年患者中更为多见，有残余尿易发生尿路感染。因此，如患者在手术后 8 小时内尚未排尿，即应注意有无尿潴留，应检查患者下腹部膀胱区有无膨胀，患者有尿意但不能排出，即可确定有尿潴留存在，须及时予以处理。有时患者有尿潴留，由于膀胱过度膨胀后经常有少量尿液不自觉地溢出，但尿意不消失，不要误认为患者已能自解小便而忽视尿潴留的存在。通常在上午做完手术的患者，应在当天傍晚即有排尿。

尿潴留的处理措施决定于尿潴留的原因。在盆腔广泛手术（如直肠癌根治术）后，由于骶丛神经损伤影响膀胱收缩功能，致使排尿困难和尿潴留。在男性患者手术后排尿困难和尿潴留可能是隐性前列腺肥大所致。这些器质性病变引起尿潴留不是短时间内可以恢复的，在手术后近期常需置保留导尿管。

除外器质性原因后，可给予安慰，做好精神护理解除顾虑，增强其自行排尿的信心。如利用条件反射和听流水声，用温水缓缓冲洗外阴，轻轻按摩下腹部，并放置热水袋进行热敷等方法刺激膀胱肌肉收缩引起排尿反应，然后试行排尿。如采用上述措施无效，则可在严格无菌技术下进行导尿。尿潴留时间过长，导尿时尿液量超过 500 ml 者，应留置导尿管 1~2 天，有利于膀胱壁的逼尿肌恢复收缩力。有器质性病变，如骶前神经损伤、前列腺肥大等，也需要留置导尿管。

（十）术后并发症的监护

1. 内出血

内出血常发生在术后 1~2 天，特别是术后数小时内。护理措施：①严密观察术后患者的生命体征、手术切口及引流管出血的情况，如有明显异常，及时通知医师；②置患者于平卧位，稳定患者的情绪，吸氧，遵医嘱输液、输血、使用止血药物等；③积极做好再次手术准备，经保守处理而效果不佳者必须再次手术止血。

2. 肺不张、肺炎

肺不张、肺炎常发生在胸、腹部大手术后，多见于老年人、长期吸烟和患有急、慢性呼吸道感染者。临床表现为术后早期发热、呼吸和心率增快等。胸部叩诊时，常在肺底部可以发现浊音或实音区，听诊时有局限性湿性啰音，呼吸音减弱、消失或为管性呼吸音。继发感染时，体温明显升高，白细胞和中性粒细胞计数增加。预防措施：保持呼吸道通畅是主要的预防措施。术前锻炼深呼吸，术后避免限制呼吸的固定或绑扎。患者如有吸烟习惯，术前 2 周应停止吸烟。鼓励患者咳痰，并利用体位或药物协助排出支气管内分泌物，防止术后呕吐物或口腔分泌物误吸。护理措施：术后并发肺不张，要鼓励患者深吸气，帮助患者多翻身，用双手帮助患者按住季肋部或切口两侧，嘱患者深吸气后用力咳痰并做间断深呼吸。痰液黏稠不易咳出者，可使用蒸汽吸入、雾化吸入等使痰液变稀，利于咳出。给予抗生素进行针对性治疗。

3. 切口感染

切口感染常发生于术后 3~5 天。预防措施：严格无菌原则细致操作，加强患者营养。处理措施：早期可理疗，脓肿形成后拆开缝线引流，全身应用抗生素。

4. 切口裂开

切口裂开多见于腹部手术后 1 周左右。护理措施：①安慰患者不要紧张，稳定情绪，安静休息；②切口部分裂开，用蝶形胶布固定伤口并以腹带加压包扎；③切口全层裂开，立即用无菌生理盐水纱布覆盖切口及脱出的脏器，通知医师立即送往手术室重新缝合。注意肠管脱出切口外时，应妥善保护，切不可将其回纳腹腔，以免引起腹腔感染。

5. 下肢静脉血栓形成及血栓性静脉炎

下肢静脉血栓形成及血栓性静脉炎多发生于术后长期卧床活动少，同时下肢静脉多次输注高渗液体和刺激性药物的老年人或肥胖患者。预防和护理措施：①指导和协助患者在清醒时做腿部运动，病情允许时鼓励患者早期下床活动，预防该并发症的发生；②观察有无下肢静脉炎及静脉回流障碍的症状和体征；③有并发症发生时，尤其有深静脉栓塞症状者，补足液体，抬高患肢，按医嘱局部湿热敷、理疗、抗凝治疗及应用抗生素，但禁止局部按摩，应使患肢制动，以防止血栓脱落。

6. 急性胃扩张

术后急性胃扩张可在胸腹部、脊柱手术之后出现，由于麻醉及手术过程中患者吞咽大量气体，或是手术后胃壁张力减退、胃黏膜继续分泌胃液，使得胃过度扩张；胃扩张及向下移位可使十二指肠通道不畅，造成大量的液体潴积在胃腔内，数量可在 3 ~ 4 L，可引起严重的水电解质失衡，甚至休克。护理措施：发现术后患者有急性胃扩张时应协助医师置入鼻胃管并行胃肠减压，通常在插入胃管后即可抽吸出大量的气体、液体，腹胀常可缓解。胃肠减压应持续到胃壁张力及蠕动恢复后为止。急性胃扩张的患者常有脱水及电解质失衡，应按医嘱静脉输注等渗盐水、钾盐等以纠正失衡。

7. 尿路感染

尿路感染常继发于术后尿潴留。术后尿潴留常因膀胱过度膨胀，膀胱壁肌肉失去收缩力，在短期内不能恢复其正常功能所致。长期留置导尿管或反复多次导尿者亦可引起尿路感染。尿路感染首先发生于膀胱，其后可逆行到肾盂发生肾盂肾炎。急性膀胱炎的主要表现为尿频、尿急、尿痛、排尿困难，一般无全身症状，小便常规检查有较多的红细胞和脓细胞。急性肾盂肾炎以女性患者多见，主要表现为肾区疼痛、尿频、尿急伴发冷发热、白细胞计数增高，做中段尿液检查，可发现红细胞、白细胞和脓细胞。尿培养可明确有无细菌生长，这对选择有效抗生素有较大的帮助。预防和护理措施：术后指导患者自主排尿防止尿潴留，及时处理尿潴留是预防膀胱炎及上行感染的主要措施。尿潴留的处理原则是在膀胱过度膨胀前设法排尿。如尿潴留量超过 500 ml 时，应放置导尿管做持续引流。安置导尿管和冲洗膀胱时，应严格掌握无菌技术。尿路感染的治疗，主要是应用有效抗生素，维持充分的尿量，以及保持排尿通畅。

8. 压疮

患者因麻醉需要；或因大手术后，经久不改变体位，致软组织受压，局部血液循环障碍；或因全身营养不良，手术后虚弱多汗，皮肤经常受潮湿摩擦以及床单皱褶不平整等都容易诱发压疮，特别在支持较多重量的骨隆突处的皮肤最易发生。预防和护理措施：手术后要定期给患者更换卧位，对夹板或其他矫形器械应适当调节松紧，并加以衬垫或褥垫，过重的棉被应用护架，对消瘦患者使用橡皮圈、棉圈减少局部所承受的压力。患者术后虚弱多汗，每天应给予全身热水擦浴一次，并用 50% 乙醇按摩压疮好发部位，每天 2 ~ 3 次以促进血液循环。每天清洁皮肤时要检查有无异常。要保持床单、衣服的整洁干燥。给消瘦患者传递便盆时应用手托起臀部，切忌拖拉便盆以免擦破皮肤。

（十一）心理监护

由于麻醉和手术期的安全度过，患者术后在心理上能产生解脱感，多数患者在术后能消除手术引起的恐惧、焦虑，但部分患者仍存在心理障碍，如有的患者对正常的术后反应认识不足，长时间不敢翻身、活动，不敢咳嗽、不敢进食，认为手术会造成残疾，对术后恢复缺乏信心。身体不适、切口疼痛和生活不能自理也会增加新的焦虑。因此，针对患者的不良心理状态，应根据患者社会背景、个性以及手术类型不同，对每个患者提供个体化的心理支持，给予心理疏导和安慰，以增强战胜疾病的信心。

（十二）健康教育

1. 疾病康复指导

指导患者学会自我护理、自我保健，避免疾病的诱发因素，防止疾病复发。

2. 心理健康指导

针对患者的心理特点，指导患者保持乐观的心理状态。

3. 饮食卫生知识指导

根据疾病性质及手术的具体情况，教育患者遵守有关饮食。

4. 合理用药知识指导。

5. 术后功能恢复及活动指导

指导患者在身体条件允许下，循序渐进开展有关功能训练，最大限度地恢复生活和工作能力。

6. 确定复诊的要求和时间等。

（刁艳芳）

第六章　麻　醉

第一节　麻醉前处理

为了提高患者麻醉的安全性，增强患者对麻醉和手术的耐受能力，减少麻醉期间和麻醉后的并发症，必须认真做好麻醉前护理工作。

一、病情评估

（一）病史

1. 个人史

个人史包括体力劳动史、特殊嗜好（如烟、酒）史和药物成瘾史等。

2. 过去史

以前有无中枢神经、心血管和呼吸等系统疾病。

3. 既往手术、麻醉史

患者以往所用的麻醉药物、方法和术中、术后的详细情况。

4. 治疗、用药史

是否应用降压药、β受体阻滞剂、肾上腺皮质激素、强心药、利尿剂、抗生素、降糖药、镇静催眠药、三环抗抑郁药等，剂量、用药时间及特殊反应。

5. 家族史

家族成员中有无遗传、过敏性疾病及其他疾病史。

（二）全身状况

1. 营养状况

病态性肥胖、甲状腺功能低下的黏液性水肿或营养不良，都会使机体对麻醉的耐受力受到影响。

2. 水、电解质及酸碱平衡

脱水易致CO低下，水过多易致肺水肿及意识障碍，给麻醉带来困难。重要电解质丢失，可能影响心肌收缩力，也会增加麻醉药的不良反应。而酸碱失衡会抑制中枢神经，引起心率改变、心律失常，影响组织灌注等。

3. 体重

体重超重，全麻药量可能较一般人稍大。消瘦患者，全麻药量应适量减少。极度消瘦的患者，麻醉要特别谨慎，尤其要重视对呼吸和循环系统的监护。

4. 过敏史

对麻醉而言，在各类过敏性疾病中，要特别强调吸入性过敏及药物过敏的病史。

5. 烟酒嗜好

有大量饮酒嗜好者，对麻醉反应一般较差。长期吸烟患者气道往往存在病变，对麻醉不利。

6. 其他

如高热、体温低下、糖尿病等。

(三) 判定脏器系统功能

根据各系统及脏器的功能状态将病情分级并判断患者对麻醉的耐受力。

第1、2级患者对麻醉耐受良好，麻醉经过平稳。第3级患者麻醉前应做好充分准备，对麻醉中和后可能发生的并发症应采取有效的措施加以预防。第4、5级患者麻醉危险性极大。

(四) 患者特殊检查结果

1. 胸部 X 线

胸部 X 线可了解肺或心脏大血管病变，有无肺炎、肺水肿，心脏大小，总支气管粗细的估计。

2. 心电图

心电图可了解术前心肌有无缺血，心脏传导系统有无异常，有无洋地黄中毒征象。

3. 血常规

血常规可了解有无贫血，因贫血可影响氧合。凝血情况是否正常，尤其对使用肝素或抗凝剂的患者。

4. 肝肾功能

麻醉药的最终转归，由肝代谢或经肾排除，肝肾功能不良时，麻醉后可发生积蓄中毒反应。

5. 肺功能

肺功能可估计呼吸功能，以判断患者能否耐受麻醉以及术后是否须用呼吸器。

(五) 选择麻醉方法

麻醉医师及手术医师根据病情、手术部位并结合麻醉者的经验及物质条件选择麻醉方法。一般原则是浅表小手术常用局部浸润麻醉及区域阻滞，上肢较大手术选用臂丛阻滞，颈部手术多用颈丛神经阻滞或局麻加强化，胸壁、腹部、下肢大手术宜用硬脊膜外隙阻滞，脐以下手术也可用腰麻，会阴、肛门手术可选用骶管阻滞（简称骶麻）或鞍区麻醉（简称鞍麻），颅内手术用全麻，胸内手术多用气管内麻醉或复合麻醉，心脏直视手术采用人工低温和体外循环复合麻醉。

(六) 心理—社会状况

一般患者对手术和麻醉都有顾虑，有时甚至产生紧张、畏惧的情绪反应。患者情况不好，而且手术较大或较复杂时更是如此。护理人员应正确评估患者的心理状态，并针对其实际心理状态进行解释、说服和安慰，态度应和蔼可亲，以取得患者的信任。并将麻醉和手术中需要注意的问题和可能遇到的不适做适当交代，使患者了解麻醉方法及麻醉后的反应，以取得合作，并消除对麻醉的恐惧与不安心理。

与患者家属进行交谈，说明麻醉中及麻醉后可能发生的问题。征得家属同意后，双方签字认同，既可使家属了解麻醉与手术安全的密切关系，又可提高麻醉医师的责任感。

二、患者体格和精神方面的准备

（一）精神状况准备

手术患者有不同程度的思想顾虑和恐惧、紧张、焦急心理，情绪激动或彻夜失眠均可致中枢神经系统和交感神经系统过度活动，由此足以削弱对麻醉和手术的耐受力，术中、术后易出现休克。为此，术前应从关怀、安慰、解释和鼓励着手，例如，酌情将手术目的、麻醉方式、手术体位以及麻醉或手术中可能出现的不适等情况，用恰当的语言向患者做针对性的具体解释，术前可用适量的镇静药，晚间给睡眠药。

（二）营养状况改善

麻醉前应尽力改善患者的营养状态和纠正生理功能的紊乱。如营养不良致蛋白质和某些维生素不足，可明显降低麻醉及手术的耐受力。蛋白质不足常伴低血容量或贫血，耐受失血和休克的能力降低，还可伴组织水肿而降低术后抗感染能力和影响创口愈合。维生素缺乏可致营养代谢异常，术中易出现循环功能或凝血功能障碍，术后抗感染能力的低下易出现肺部及创口感染。因此，应尽可能地经口或静脉补给足够的必需营养物质，如静脉补给蛋白、维生素或输血等。

（三）其他准备

如胃肠道准备、膀胱准备、术前排尿（必要时留置尿管）、口腔卫生准备、输血输液准备及适应手术后需要的训练，如体位、大小便、切口痛及各种不适、各种引流管护理等。

此外，麻醉前应常规禁食 12 小时，禁饮水 4~6 小时，以防在手术中因呕吐而发生误吸和窒息的危险。即使是局麻，除了门诊小手术之外，也应事前禁食，因有可能局麻效果不佳而中途改为全麻。胃肠手术者需置胃管。

（四）特殊患者的准备

1. 心血管病的麻醉前准备

患有心脏病行非心脏手术，要特别注意下列问题：长期用利尿剂和低盐饮食患者有并发低血钾和低血钠的可能，术中易发生心律失常和休克，术前应做化验检查，一般先停药 48 小时，病情允许可在严格观察下静脉补钠和钾，谨防发生呼吸困难、端坐呼吸、肺啰音和静脉压升高等危象。如伴有失血或严重贫血，携氧能力减弱，可影响心肌供氧，术前应给予少量输血。为避免增加心脏负担，除控制输血量和速度外，输红细胞悬液优于全血。有心力衰竭病史、心脏扩大、心电图显示心肌劳损或冠状动脉供血不足的老年患者，术前可考虑使用小量强心苷，如口服地高辛 0.25 mg，每天 1~2 次，但要防止其中毒。对并存严重冠心病、主动脉瓣狭窄或高度房室传导阻滞的患者，必须施行紧急手术者，需做到以下几点：动脉插管直接测血压；插 Swan - Ganz 导管测 PCWP；定时抽测动脉血气分析；经静脉置入带电极导管，除用于监测外，可随时施行心脏起搏；准备血管扩张剂（硝普钠）、正性肌力药（多巴胺）、利多卡因、肾上腺素等；准备电击除颤器；严格麻醉选择和麻醉管理。

2. 呼吸系统的准备

禁烟至少 2 周，避免吸入刺激性气体。彻底控制急慢性肺感染，术前 3~5 天应用有效的抗生素，体位引流，控制痰量。练习深吸气和咳嗽，做胸部体疗以改善通气功能。对阻塞性肺功能不全或听诊有支气管痉挛性哮鸣音者，需雾化吸入解痉药（如麻黄碱、氨茶碱、肾上腺素或异丙肾上腺素等）以扩张支气管，可利用 FEV_1 试验衡量用药效果；痰液黏稠者，应用蒸汽吸入或口服 NH_4Cl 或碘化钾以稀释痰液；哮喘发作频繁者，可应用肾上腺皮质激素，以减轻支气管黏膜水肿，如可的松 25 mg 口服，每天 3 次或地塞米松 0.75 mg 口服，每天 3 次；对肺心病失代偿右心衰竭者，应给予吸氧、强心、利尿和降低肺血管阻力的药物进行治疗。麻醉前用药以小剂量为原则，哌替啶比吗啡好，因有支气管解痉作用，阿托品应待痰量控制后使用，以免痰液难以排出。

3. 肾功能损害的准备

保护肾功能的原则是维持肾血流量和 GFR，具体应尽可能做到下列几点：术前补足血容量，防止因血容量不足所致的低血压和肾脏缺血。避免使用缩血管药，因大多数该类药物易导致肾血流量锐减，可加重肾脏损害，尤以长时间使用为严重，必要时只能选用多巴胺或美芬丁胺；经常保持充分尿量，术前一般均需静脉补液，必要时可同时用利尿剂（如甘露醇、呋塞米等）；纠正水、电解质和酸碱代谢失衡；避免使用对肾脏有明显毒害的药物，如汞利尿剂、磺胺药、抗生素、止痛药（如非那西丁）、降糖药（如苯乙双胍）和麻醉药（如甲氧氟烷）等，尤其是某些抗生素如庆大霉素、甲氧西林、四环素等对肾脏毒性最大，故禁用。有些抗生素如先锋霉素单独使用无毒性，但与庆大霉素使用可导致急性肾衰竭；避免使用通过肾脏排泄的药物，如肌松药中的戈拉碘铵和氨酰胆碱，强心药中的地高辛等，否则药效延长，难以处理。有尿路感染者，术前必须做有效控制。

4. 肝功能损害的准备

肝功能损害患者经过一段时间保肝治疗，多数获明显改善，麻醉和手术耐受力亦相应提高。保肝治疗包括高糖、高蛋白质饮食，以增加糖原储备和改善全身状况，必要时每天静脉滴注 GIK 溶液（10% 葡萄糖液 500 ml 加入胰岛素 10 U、氯化钾 1 g）；低蛋白血症时，间断给 25% 浓缩白蛋白 20 ml，稀释成 5% 的溶液静脉滴注；小量多次输新鲜全血，以纠正贫血和提供凝血因子；应用大量维生素 B、维生素 C、维生素 K；改善肺通气；如有胸水、腹水或水肿，要限制钠盐，应用利尿剂或抗醛固酮药，同时注意水和电解质平衡。

5. 糖尿病的准备

糖尿病临床常见，糖尿病对于手术、麻醉是不利的，即使术前的时间很短也要争取时间，根据病情轻重，补给水、电解质、葡萄糖并适当给予胰岛素，以降低血糖［血糖应控制在 8.3 mmol/L 以下，尿糖（－）或（＋）］和酮体［尿酮体（－）］，要随时进行血糖或尿糖监测。

6. 其他疾病的准备

如内分泌病、血液病、过度肥胖等，应根据各病的特点及与手术麻醉的特殊关系做相应的处理。

（五）药品及器械准备

为了使麻醉经过顺利，防止麻醉意外事件的发生，麻醉前必须对麻醉用具和药品进行检查。即使是一个简单的麻醉方法或较小的手术，也不应忽视。必须准备好可能要用的麻醉、急救药品及器械（如吸引器、开口器、通气道、气管导管、喉镜、氧气及麻醉机等），检查麻醉器械的性能，保证用时不失灵。药品、器械应放在固定地点，取之立就。

三、麻醉前准备

（一）给予心理支持

根据患者的年龄、文化层次等具体情况，耐心地讲解有关麻醉知识，鼓励患者表达自己的情感，纠正患者对麻醉的错误认识，并对麻醉时患者的配合提出要求。良好的心理准备，不但能缓解患者的紧张、恐惧，而且对平稳进入麻醉也有极大的帮助。为了保证患者手术当天有良好的身心状态，术前晚9点给患者口服地西泮或苯巴比妥，以保证充足的睡眠。对于过度紧张而难以自控者，应以药物配合治疗。有心理障碍者，应请心理学专家协助处理。

（二）戒除不良习惯

为降低麻醉并发症发生率，对有吸烟史的患者，应劝其戒烟，并向患者说明吸烟可增加呛咳、气道阻力等，导致术后肺萎陷等并发症的发生。同时指导患者注意口腔卫生，矫治口鼻病灶。

（三）指导患者腹式呼吸

术前应教会患者练习深呼吸和腹式呼吸，以锻炼肺部功能。

（四）纠正水、电解质失衡

病情较重的患者，应注意纠正脱水和电解质失衡，补充血容量及电解质，保持内环境稳定。

（五）纠正贫血

严重贫血患者术前应积极纠正，一般纠正至血细胞比容30%以上，血红蛋白大于100 g/L。

（六）纠正心力衰竭

对于心功能失代偿或已出现心力衰竭的患者，术前应给予低盐饮食。输液时控制滴速，注意观察强心利尿药物的效果和不良反应，使患者心律、心率调整到最佳状态。

（七）控制血糖

对于糖尿病患者，术前应正确地测血糖或尿糖，以便医师准确调整饮食及使用降糖药物控制血糖。

（八）取得患方同意

与患者家属进行交谈，说明麻醉中及麻醉后可能发生的问题。征得家属同意后，双方签字认同，既可使家属了解麻醉与手术安全的密切关系，又可提高麻醉医师的责任感。

（九）物资准备

准备好麻醉用具、抢救器械和药品，严防麻醉意外的发生。

（十）麻醉前用药

麻醉前为减轻患者精神负担和完善麻醉效果，在病室内预先给患者使用某些药物的方法，称麻醉前用药。

1. 目的

主要是减轻患者焦虑不安的心理应激状态；减少麻醉药的不良反应；抑制唾液及气道分泌物；提高疼痛阈值，缓解术前疼痛；降低基础代谢，减少麻醉药用量，使麻醉经过比较顺利。

2. 种类

常用药物包括①镇静药：苯二氮䓬类，如地西泮；酚噻嗪类，如异丙嗪等。②催眠药：常用巴比妥类，如苯巴比妥钠。③镇痛药：常用吗啡、哌替啶等。④抗胆碱药：常用药物为阿托品和东莨菪碱。

对于伴有内科疾病患者可给特殊用药，如糖尿病患者给胰岛素，以控制或预防糖代谢紊乱的发生。6 个月内曾用肾上腺皮质激素超过 1 周者，应在术前晚给予可的松 100 mg 肌内注射，手术日早晨再给 1 次，术中再用氢化可的松 100 mg，稀释于 5% 葡萄糖液中静脉滴注，防止肾上腺皮质功能不全的发生。

3. 用药注意事项

对年老、体弱及心、肺功能不全者，注意所用药物对呼吸、循环功能的抑制。炎热季节用抗胆碱药后，应防止患者体温升高，尤其是小儿。用药后不宜下地行走。

（杨宇）

第二节　局部麻醉

用药物阻断神经末梢或神经干（丛）的传导，使局部组织痛觉暂时消失，产生局限性的麻醉区，称为局部麻醉，简称局麻。

一、局麻方法

（一）表面麻醉

将渗透力强的局麻药施用于黏膜表面，使其透过黏膜作用于神经末梢而产生局部麻醉现象，称为表面麻醉。表面麻醉适用于眼、鼻、咽喉、气管、尿道等处的浅表手术或内镜检查。眼部用滴入法，常用 0.5% ~1% 丁卡因；鼻用填敷法；咽喉气管用喷雾法；尿道用灌入法，常用 1% ~2% 丁卡因或 2% ~4% 利多卡因；气管、支气管表面麻醉也可采用环甲膜穿刺注药。

（二）局部浸润麻醉

沿手术切口线分层注入局麻药，阻滞组织中的神经末梢，称为局部浸润麻醉。操作方法：先用 7 号针头沿切口线一端刺入做皮内注药，药液形成一白色橘皮样皮丘，然后再取 7 号长 10 cm 穿刺针经皮丘刺入，分层注药，若需浸润远方组织，穿刺针应经上次已浸润过的皮丘刺入，以减少穿刺疼痛，以此连续进行下去，在切口线形成皮丘带。注射局麻药液时应加压使其在组织内形成张力性浸润，达到与神经末梢广泛接触，以增强麻醉效果。如手术需达深层部位，看到肌膜后，在肌膜下、肌层内、腹膜逐层浸润。常用药物为加肾上腺素的 0.5% 普鲁卡因溶液，最大剂量为 0.8 ~ 1.0 g；0.25% ~ 0.5% 利多卡因，最大剂量为 400 ~ 500 mg。

（三）区域阻滞

将局麻药注射在病灶的四周及基底部的组织中，使通向病灶的神经末梢和细小的神经干阻滞，称为区域阻滞。此法常与局部浸润麻醉合用。

（四）神经干（丛）阻滞

将局麻药注射到神经干（丛）周围，使所支配的区域无痛的麻醉方法，称为神经干（丛）阻滞。例如，颈丛神经阻滞用于颈部手术，臂丛神经阻滞用于上肢手术，指（趾）神经阻滞用于指（趾）手术等。常选用渗透力较强的局麻药，如利多卡因、丁卡因。若用普鲁卡因时，应取 2% 的溶液。

二、局部麻醉的一般原则

（一）术前准备和术中辅助用药

术前应向患者介绍手术和麻醉的主要过程，消除一切顾虑。详细询问有无手术、麻醉史及局麻药和其他药物过敏史。术前应注意对心、肺功能的评价，检查有无凝血功能障碍，纠正脱水和血容量不足、贫血、电解质紊乱以及酸碱失衡等。同时注意皮肤有无感染或瘢痕组织，穿刺部位体表解剖标志是否清楚。术前应禁食 6 小时，术前 2 小时肌内注射地西泮，成人 5 ~ 10 mg，或苯巴比妥钠 0.1 g，可使患者进入手术室前保持安静，减轻局麻药引起中枢神经毒性反应的症状，如惊厥等。此外，较大手术时除上述药物外，宜另加吗啡 10 mg 或哌替啶 50 mg 肌内注射。

术中辅助药物的使用要及时，用量不宜过大，以免患者处于昏睡状态反而影响手术进行。若局麻效果安全，而患者紧张不安，宜酌情增加地西泮用量。若麻醉效果不够完善，可以重复局麻穿刺，同时补充小量镇痛药。经上述处理后依然无效，可考虑更改麻醉方法。

（二）局部麻醉的用具准备

用具准备包括 2 ml、5 ml 和 10 ml 注射器各一副；6 ~ 8 cm 20G 注射针、24 ~ 25G 皮内小泡注射针和抽局麻药液注射针各一根；药杯一只，供盛局麻药液用，容量 50 ~ 100 ml；镊子、锯刀、血管钳、海绵钳各一把；消毒巾、棉球、纱布等若干。用双层包布包好，经高压蒸汽透热消毒（121℃，15 lb① 压力，30 分钟）后备用。临用前必须查看消毒日期，一般不超过 1 周。

上述的局麻用具包可以根据不同的阻滞部位和方法而增添不同的注射针头和用具。临床上常用的神经阻滞有臂丛神经阻滞、颈浅神经阻滞、肋间神经阻滞等。

---

①　1 lb = 0.45 kg。

（三）局部麻醉的基本操作

1. 检查所用的器材是否消毒、齐全，不同的局麻方法准备不同的消毒器材包。

2. 患者置于舒适体位，防止穿刺过程中因体位移动而发生意外。

3. 根据手术和麻醉方法选择合适的麻醉药，并准备核对局麻药液标签名称和浓度。

4. 穿刺时应熟悉体表解剖标志，选择正确的穿刺点。

5. 注药前须回抽无血、无气、无液体（如脑脊液），然后将局麻药分次注入，并注意有无不良反应，反复测试局麻效果。

（四）局部麻醉操作并发症

操作中若将局麻药误注入血管，可致局麻药中毒；如直接刺入神经干或肾上腺素浓度过高可致神经损伤，主要表现为术后该神经支配区域出现局灶性感觉异常和（或）运动障碍，症状一般在 1 ~ 2 周逐步消退，无须特殊治疗。

三、护理

（一）一般护理

局麻药对机体影响小，一般无须特殊护理。门诊手术者若术中用药多、手术过程长，应于术后休息片刻，经观察无异常后方可离院，并告知患者若有不适，即刻求诊。

（二）局麻药不良反应护理

局麻药不良反应包括局部和全身。

1. 局部不良反应

局部不良反应多为局麻药和组织直接接触所致。若局麻药浓度高或与神经接触时间过长可造成神经损害。故用药必须遵循最小有效剂量和最低有效浓度的原则。

2. 全身不良反应

全身不良反应包括高敏、变态、中枢神经毒性和心脏毒性反应。应用小剂量局麻药即发生毒性反应者，应疑为高敏反应。一旦发生立即停药并积极治疗。绝大部分局麻药过敏者是对酯类药过敏；对疑有变态反应者可行结膜、皮内注射或嗜碱细胞脱颗粒试验。血中局麻药浓度骤升可致中枢和心血管毒性。中枢毒性按程度依次表现为舌或口唇麻木、头痛头晕、耳鸣、视物模糊、眼球震颤、言语不清、肌肉颤搐、语无伦次、意识不清、惊厥、昏迷、呼吸停止。心血管毒性表现为心肌收缩力降低，传导速度减慢，外周血管扩张。关键在于预防，注射局麻药前须反复进行"回抽试验"，证实无气、无血、无脑脊液后方可注射。局麻后加强观察，一旦发生上述不良反应应有效供氧，维持呼吸、循环，对症处理，必要时行气管插管控制呼吸。

（程思思）

第三节　椎管内麻醉

一、蛛网膜下隙阻滞

（一）适应证

适用于脐部以下任何手术。但以下情况应列为禁忌：中枢神经系统有病变，如颅内压增高或炎症；穿刺部位有皮肤感染或脊柱畸形；全身情况较差，如休克、恶病质；婴幼儿及不合作者，对老人、孕妇、高血压或水、电解质平衡失调的患者，亦尽量不用。

（二）禁忌证

1. 中枢神经系统疾病，特别是脊髓或脊神经根病变，麻醉后有可能长期麻痹，应列为绝对禁忌。对脊髓的慢性或退行性病变，如脊髓前角灰白质炎，也应列为禁忌。疑有颅内高压的患者也应列为禁忌。

2. 全身性严重感染，穿刺部位有炎症或感染者，腰麻穿刺有可能使致病菌带入蛛网膜下隙引起急性脑脊膜炎，故应列为禁忌。

3. 高血压患者心脏代偿功能良好，高血压本身并不构成腰麻禁忌，但如并存冠状动脉病变，应禁用腰麻。如果收缩压在 160 mmHg 以上，舒张压超过 110 mmHg，应慎用或不用腰麻。

4. 休克患者应绝对禁用腰麻。休克处于代偿期，其症状并不明显，但在腰麻发生作用后，可突然出现血压骤降，甚至心搏骤停。

5. 慢性贫血患者只要血容量无显著减少，仍可考虑施行低位腰麻，但禁用中位以上腰麻。

6. 脊柱外伤或有严重腰背痛病史者，应禁用腰麻。脊柱畸形者，只要部位不在腰部，可考虑用腰麻，但用药剂量应慎重。

7. 老年人由于常并存心血管疾病，循环储备功能差，不易耐受血压波动，故仅可选用低位腰麻。

8. 腹内压明显增高者，如腹腔巨大肿瘤、大量腹水或中期以上妊娠，腰麻的阻滞平面不易调控，一旦腹压骤降，对循环影响剧烈，故应列为禁忌。

9. 精神病、严重神经症以及小儿等不合作患者，除非术前已用基础麻醉，一般不采用腰麻。

（三）并发症的观察与处理

1. 麻醉期间并发症的观察与处理

1）血压下降：是腰麻中常见的并发症，尤其在麻醉平面过高时更易发生。多数在注药后 15 分钟左右产生。引起血压下降的主要原因是交感神经麻痹引起血管扩张，血管床扩大，致使有效循环血量相对减少所致。严重者可因脑缺氧引起恶心、呕吐、不安，甚至精神症状。处理方法为加快输液或给予麻黄碱 15～30 mg 静脉滴注，并将两下肢抬高增加回心血量，则血压不难回升。

2）呼吸抑制：麻醉平面过高时可因肋间肌麻痹引起呼吸抑制。其表现为胸式呼吸减弱或消失，因肺活量低下而不能大声讲话，甚至出现发绀现象。缺氧又可引起恶心、呕吐和精神不安。一般主要麻醉平面在 T_4 以上者，应常规吸氧。对通气量明显不足者，应用闭式面罩进行辅助呼吸。呼吸抑制一般在 20～30 分钟多自然恢复，无须特殊处理，如有血压下降应同时给予升压药。

3）心率减慢：阻滞平面超过 T_4 时，心率减慢较显著。处理方法是静脉注射阿托品 0.5 mg，如伴血压下降，可静脉注射麻黄碱 15～30 mg。

4）恶心、呕吐：见于阻滞平面过高、血压下降或牵拉内脏时。处理方法是给氧，纠正低血压，停止内脏牵拉，给予封闭，静脉注射阿托品 0.5 mg 或氟哌利多 5 mg。

2. 麻醉后并发症的观察与处理

1）头痛：腰麻后头痛较为常见，多在麻醉作用消失后数小时至 24 小时出现，持续长者，7～14 天才能逐渐恢复。头痛发生的原因至今尚不完全明确。一般认为是脑脊液经穿刺孔外溢造成脑脊液压力降低所致。因此，穿刺时应尽量选用细针，减少硬脊膜损伤，避免脑脊液外漏。术后免枕平卧 8 小时，早期进食或静脉输入足够量液体，有利于预防头痛的发生。头痛发生后应持续平卧，静脉输入足够量液体，亦可针刺太阳、印堂、合谷等穴位。如上述措施无效，可考虑应用生理盐水（或右旋糖酐）做硬膜外充填，常可收到良好效果。

2）尿潴留：肛门、会阴部手术后多见。处理方法是下腹部热敷，诱导小便，可在尿盆中持续滴水引起患者尿意，针刺足三里、三阴交、中极、关元等，注意不要误刺膀胱，必要时导尿。

此外，偶有粘连性蛛网膜炎、马尾综合征、化脓性脑脊膜炎等并发症。护士应注意观察，及时发现。

二、硬脊膜外隙阻滞

（一）适应证与禁忌证

硬脊膜外隙阻滞主要适用于腹部手术。颈部、上肢及胸部手术也可应用，但在管理上稍复杂。此外，凡适于腰麻的下腹及下肢等手术，均可采用硬脊膜外隙阻滞。

硬脊膜外隙阻滞的禁忌证：①循环功能不全、休克、血容量不足、心力衰竭、水和电解质失衡等未纠正前不用。②呼吸功能不全，高平面脊神经阻滞不够安全。③高龄、体弱、病危等患者，包括重症机械性肠梗阻、脓毒血症、重症高血压等，使用应格外慎重，例如，做连续阻滞时，每次仅注入药液 2～3 ml，然后仔细观察机体的效应和反应，切忌用药超量。④中枢神经功能状态和病变，脊髓反射或传导功能失常者不用；精神病或精神过分紧张者，须于基础麻醉或浅全麻下进行阻滞。⑤脊椎畸形、黄韧带硬化（骨化）、穿刺时体位安置有困难以及穿刺邻近局部感染未愈等不用。

（二）常用药物

1. 单一局部麻醉剂

2% 普鲁卡因 30～50 ml，或 1%～2% 利多卡因 15～30 ml。

2. 局麻药合剂

1% 利多卡因 +0.25% 丁卡因，或 1% 利多卡因 +0.25% 丁哌卡因。

术中辅助用药：常选用冬眠合剂Ⅰ、Ⅱ、Ⅲ号或哌替啶 50 mg、异丙嗪 25 mg、芬太尼0.1 mg、氟哌利多 5 mg 配成合剂（共 6 ml）。每次静脉注射 2 ml 左右，再辅以小量 γ-OH 25 mg/kg 静脉注射，可使患者安静入睡，是硬脊膜外隙阻滞良好的辅助用药。

（三）硬脊膜外隙阻滞患者的处理

1. 密切观察有无全脊髓麻醉。如腰麻用药量 3～5 倍的硬脊膜外隙阻滞药误入蛛网膜下隙，即可导致严重的全脊髓麻醉，患者可在数分钟内呼吸停止。由于麻醉平面过高，交感神经被广泛阻滞，引起血压下降，呼吸停止，导致中枢缺血缺氧，神志消失甚至心搏骤停。一旦出现以上情况，应争分夺秒配合麻醉医师进行 CPR。如能及早发现有效处理，有望不造成严重后果。

2. 其他手术中并发症的观察与腰麻同。

3. 麻醉后嘱患者平卧 4～6 小时，硬脊膜外隙阻滞虽不会引起头痛，但因交感神经阻滞后，血压多受影响，因此，术后观察血压、脉搏平稳后即可按手术本身需要采取适当卧位。

4. 警惕硬脊膜外血肿的发生。硬膜外腔内静脉丛遍布，如患者有凝血机制障碍时可因穿刺时的损伤而形成血肿，压迫脊髓导致截瘫。如发现患者有下肢感觉、运动障碍，务必及早提出，血肿形成 8 小时内就手术清除血肿，可望恢复。术前发现凝血功能不全者禁用硬脊膜外隙阻滞。

（程思思）

第四节　全身麻醉

利用麻醉药物使患者的中枢神经系统产生暂时性抑制，使患者意识及痛觉消失，反射活动减弱，有的还伴肌肉松弛，称为全身麻醉，简称全麻。

全麻必须控制在一定深度方能进行手术。麻醉过浅，达不到手术要求，过深则可发生危险。对麻醉深度的判断，以乙醚的麻醉分期最为重要。但近来乙醚已少用，其他麻醉无典型分期。

一、吸入麻醉

（一）吸入麻醉常用药物及分期

1. 吸入麻醉常用药物

1）氧化亚氮：又名笑气，化学结构式 N_2O，是一种不燃烧、不爆炸、作用微弱的气体麻醉药，必须与氧合用，以防缺氧，而且与氧合用时的容积应在70%以下。其最低肺泡浓度（MAC）为101.00%，单独以氧化亚氮和氧进行麻醉是不够的，必须和其他吸入麻醉药同用。氧化亚氮于短时内使用，是毒性最小的吸入麻醉药，对循环系统基本上无抑制，不引起心律和血压的变化，对呼吸道无刺激性，不增加分泌物和喉部反射，对肝、肾实质器官也无影响。因此，凡一般状况欠佳，肝、肾功能不良及危重患者，氧化亚氮—氧吸入并复合应用其他麻醉，采用半密闭式装置，是这类患者常用的麻醉方法。

2）氟烷：氟烷为无色透明液体，带有苹果香味，无刺激性，用药后无不舒适感觉。不燃烧，不爆炸。其麻醉效能较强，MAC 为 0.77%，有效的安全浓度为 0.5% ~ 2%。氟烷麻醉时咽喉反射消失很快，不易引起喉痉挛或支气管痉挛，也无咳嗽、分泌物增加和呕吐等现象。浅麻醉时对呼吸、循环系统无明显影响。氟烷麻醉时肌肉松弛不全，一般仅用于浅麻醉。颅内压增高患者禁用，肝病患者慎用或禁用。麻醉中不宜用去甲肾上腺素，以防心律失常。肾上腺素可引起严重心律失常，甚至心室颤动，应谨慎使用。氟烷无明显肌肉松弛作用，但能增强非去极化类的肌松药效果。它还具有神经节阻滞作用，因此与筒箭毒碱合用时能引起明显的血压下降。戈拉碘铵使心率增快、血压升高，用于氟烷麻醉较为合适。氟烷对产妇子宫收缩有一定影响，能引起产后出血，故难产与剖宫产患者禁用。氟烷对肝脏的损害可能与其在体内的代谢有关，尤以在低氧状态下更易发生，因此，凡患者处于低氧状态，均以不用氟烷吸入麻醉为妥。氟烷使用方法：通常用半密闭法，国内亦常用密闭法。

3）安氟醚：安氟醚为一种新的含卤素的、在各种浓度都不燃烧的吸入麻醉药，化学性能稳定，其麻醉效能好，其 MAC 为 1.70%。本品在世界范围内广泛应用表明，其具有较好的肌肉松弛和止痛作用，对呼吸、血压、心率影响小，麻醉诱导时间 5 ~ 10 分钟，较氟烷快，对呼吸抑制轻微，较少发生恶心、呕吐现象。具有麻醉效果好、苏醒快、安全范围大等特点，是一种理想的麻醉药物。本品适用于全麻的诱导和维持，可与静脉全麻药和全麻辅助药联合使用。肾功能不全者慎用。不能与麻黄碱或儿茶酚胺类药同时应用。癫痫患者或对含卤素的吸入麻醉剂过敏者禁用。安氟醚在体内代谢数量也少，时间也短，比氟烷安全。它对肝脏基本上不引起毒害。但为安全起见，凡肝功能受损害者以不应用此药为好。

4）乙醚：乙醚是具强烈刺激味的无色液体，很易挥发。遇光、热、空气会分解，宜用棕色瓶或铜罐储藏，并需加少量二苯胺或对苯二酚等还原剂减缓其分解。乙醚蒸汽比空气重2.6倍，由于其易燃易爆，应用时禁用电灼。乙醚麻醉性能强，其 MAC 为 1.90%，安全界限广，发生逾量的危险小。麻醉分期征象典型而明显，在兴奋期时患者呼吸、循环系统可有剧烈波动。因此，麻醉诱导时宜先用其他静脉或吸入麻醉药，以减少对患者的刺激和兴奋。乙醚 80% ~90% 从肺排出，对呼吸道黏膜和唾液分泌有刺激作用，故会使呼吸道分泌物产生增多，同时亦会抑制消化道平滑肌而造成术后腹胀。此外，乙醚尚有促进糖原分解、抑制胰岛素分泌、致使血糖升高的作用，故糖尿病患者应用乙醚应慎重。目前乙醚多已不用。

5）甲氧氟烷：甲氧氟烷为无色透明液体，带有轻度的刺鼻香味，对呼吸道无刺激性。在室温下不燃烧、不爆炸。全麻及镇痛效能极强，但诱导及苏醒较氟烷为慢，其MAC 为 0.16%。有良好的肌肉松弛作用，对循环及呼吸功能的影响较氟烷轻微，但对肝、肾均有毒性，长时间使用有引起肾功能不全的报告。多用于复合麻醉，很少单独使用。

6）安氟醚：为无色透明挥发性液体，有果香。

7）异氟醚：本品是一种新的吸入麻醉药，其理化特性与安氟醚相近，其麻醉性能好，其 MAC 为 1.30%，介于氟烷与安氟醚之间。从药理作用来看，异氟醚有许多优点，胜于氟烷和安氟醚。心脏功能维持更好，室性心律失常不易发生，浅麻醉时脑血流量和颅内压增加轻微，对生物降解有抗力，毒性很小。可安全地用于各年龄组、各种身体状况的患者和各类手术，可与临床麻醉中常用的药物并用。突出优点为心血管状态十分稳定，尤其在危重患者中；肌肉松弛良好，肌松药用量可减至常用量的 30%；由于其溶解度低，诱导和苏醒迅速；本品不良反应和并发症少，未发现毒性反应。本品能导致流产，故产科慎用。

2. 吸入麻醉分期

传统的分期以乙醚为典型，但目前常用静脉和吸入麻醉药复合应用，难以应用典型分期判断。目前，临床将麻醉分为浅麻醉、手术期麻醉和深麻醉。

麻醉深浅变化是一连续的过程，患者的个体差异、病情轻重、手术刺激强弱、麻醉前用药等因素都会影响麻醉分期。所以，麻醉各期各级的征象并非千篇一律。临床实践中，要多方面分析，才能正确判断。

（二）麻醉方法

1. 开放滴入麻醉

开放滴入麻醉以麻醉药液点滴在麻醉口罩的纱布上，患者吸入药液的挥发气体而进入麻醉状态。此法目前少用。

2. 气管内麻醉

气管内麻醉是用特制的导管经口腔或鼻腔插入气管，连接麻醉机，通过麻醉机供给氧和麻醉药气体而进入麻醉状态。

二、静脉麻醉

将药物经静脉注入，通过血液循环作用于中枢神经系统而产生全麻的方法称为静脉麻醉。静脉麻醉具有诱导迅速、对呼吸道无刺激性、患者舒适、苏醒较快、无污染及操作方便等优点，是临床上常用的麻醉方法。常用药物有硫喷妥钠和氯胺酮。

（一）常见静脉麻醉剂

1. 硫喷妥钠

硫喷妥钠为超速效巴比妥类药，是微黄色粉末，易溶于水，呈强碱性。其水溶液在室温下不稳定，容易破坏，临床用粉针剂，溶解后应立即使用。本品主要作用于中枢神经系统大脑皮质和网状结构，产生镇静催眠作用，易于通过血脑屏障，使脑血流减少、降低颅内压，有抗惊厥作用。对呼吸有明显抑制作用，可诱发喉及支气管痉挛。对循环系统可使排血量减少。用量过大或注入速度过快可引起血压下降，对心功能不全患者慎用。临床常用2%～2.5%溶液肌内或静脉注射。常用作全麻诱导、维持、基础麻醉和小手术等。溶解后的硫喷妥钠如发现混浊，不可应用。由于它的强碱性，一般不从肘部静脉注射，以防漏出血管，易使正中神经受损，通常选用远端的手背静脉注射。

2. γ-羟基丁酸钠

γ-OH为人体脑组织的正常成分。具有镇静和催眠作用。毒性很小，对循环和呼吸系统无抑制作用。由于此药无明显镇痛作用，很少单独使用，只作为其他麻醉的辅佐药，或作为重危患者、心脏病患者的麻醉诱导剂。常用剂量为50～100 mg/kg，单次和分次静脉注射。维持时间为45～60分钟。此药也常用作小儿基础麻醉用药。

3. 氯胺酮

氯胺酮是一种非巴比妥类速效静脉麻醉药。其水溶液为酸性，pH值3.5～5.5。主要作用于大脑中的丘脑—新皮质系统，用药后麻醉浅，镇痛完全，并使患者处于浅睡状态。多数患者用药后术中能睁眼，表情淡漠，眼睑或张或闭，眼球有活动，但痛觉消失。本品发挥作用及恢复均较快，安全性大。可使血压、颅内压升高，偶有抑制呼吸，因此，高血压、青光眼、颅内压高的患者禁用。麻醉苏醒期常发生精神激动、梦幻现象，给予地西泮等镇静药后可缓解。临床常用5%溶液1～2 mg/kg静脉注射，5～10 mg/kg肌内注射，也可用1%溶液静脉滴注。氯胺酮适用于烧伤换药和浅表手术，特别适合于短小手术的麻醉，也广泛应用于各种复合麻醉中。

4. 异丙酚

本品是一种新型、快速、短效静脉全麻药，与已知的任何一类静脉全麻药均不同。临床应用表明，本品起效快，诱导平稳，苏醒快而完全，没有兴奋现象。静脉滴注或间断注射维持麻醉5小时而未发现明显蓄积现象，初步认为是一种有前途的静脉麻醉药。适用于一般外科、产科和五官科等手术的麻醉。诱导量1 mg/kg，维持量可按每分钟50 μg/kg的速度静脉滴注，同时可吸入氧化亚氮。本品对呼吸有短暂的抑制作用，故麻醉时应密切注意。

5. 依托咪酯

依托咪酯又名甲苄咪唑。本品为非巴比妥类静脉麻醉药。临床资料表明，本品起效快，催眠作用强，但持续时间短，因耗氧量变化小，对冠状动脉有轻度扩张作用，尤适用于心功能受损的患者。本品对血糖、血清胆碱酯酶活性及脂肪代谢均无显著影响，也不引起组胺释放。但因缺乏镇痛作用和诱导麻醉时有不良反应，故临床应用受限。对其他静脉全麻药过敏或心功能受损的患者，可全麻诱导。对简短手术或检查操作的患者，静脉注射成人单次0.3 mg/kg，亦可在术中静脉滴注，如用芬太尼辅助，可加强镇痛效果。癫痫患者和严重肝、肾功能不全者禁用。

6. 肌松剂

按作用方式不同分为去极化和非去极化以及双相肌松剂。临床使用的有琥珀胆碱（司可林）、右旋筒箭毒、潘佩朗宁、左旋氯甲箭毒、泮库溴铵（潘龙、潘冠罗宁）、阿曲库铵注射液（安特冠林）等，可酌情选用。

（二）麻醉方法

静脉全麻复合方法较多，在此仅介绍临床应用广泛的普鲁卡因静脉复合麻醉。普鲁卡因原系局部麻醉药，国内应用作为全麻已有40多年历史，单独使用普鲁卡因做静脉麻醉，欲达到一定的麻醉深度，往往用药量过大，缺乏安全性。临床实践证明，巴比妥类、γ-OH、氧化亚氮等均能增加机体对普鲁卡因的耐受性，故常先用硫喷妥钠静脉注射，使患者进入全麻状态后，再用普鲁卡因静脉滴注，维持浅麻醉。如维持期间再配合使用哌替啶、氯胺酮、酚噻类或肌松药，则可减少普鲁卡因用量，增强麻醉效果，提高安全性。

麻醉方法：术前常规应用镇静、镇痛及抗胆碱药物。①诱导：应用2.5%硫喷妥钠5~8 mg/kg静脉注射，琥珀胆碱1~2 mg/kg，静脉注射。麻醉起效，肌肉已松弛可行气管内插管。②麻醉维持：麻醉诱导后静脉滴注1%普鲁卡因混合液。1%普鲁卡因混合液的组成成分为普鲁卡因、镇静镇痛药和肌松药。常用的1%普鲁卡因复合液的配方为普鲁卡因、哌替啶和琥珀胆碱。500 ml复合液为一单元，由5%葡萄糖液、5%普鲁卡因、100 mg哌替啶和200 mg琥珀胆碱组成。根据手术对肌肉松弛的要求，可不加或单次静脉注射肌松药。在第二单元的复合液中，哌替啶的用量应酌减，或根据需要单次静脉注射。复合液的用量，一般成人第一小时需200~300 ml，第二小时为100~200 ml，第三小时约100 ml。在与麻醉诱导相衔接时，开始滴速可较快，普鲁卡因约1 mg/（kg·min），进入外科麻醉期后即应减慢滴速，一般的维持量为1~0.3 mg/（kg·min），随着麻醉时间延长而逐渐减量。③1%普鲁卡因复合液的配方除普鲁卡因、哌替啶和琥珀胆碱外，还有以下几种：a.1%普鲁卡因、1%氯胺酮和琥珀胆碱；b.1%普鲁卡因、芬太尼和琥珀胆碱；c.1%普鲁卡因、依诺伐和琥珀胆碱；d.1%普鲁卡因、γ-OH或地西泮和琥珀胆碱；e.1%普鲁卡因溶液滴注前或中，辅以冬眠合剂等；f.亦可在上述复合液中用阿曲库铵代替琥珀胆碱。

注意事项：普鲁卡因—麻醉性镇痛药静脉复合麻醉的应用适应证广泛，可用于头、颈、胸部、腹部、四肢和脊柱各部位的大、中型手术。对于普鲁卡因过敏、严重心功能不全、房室传导阻滞和严重肝肾功能障碍以及液体输入量受限、重症肌无力等患者，应不用或慎用。

普鲁卡因的麻醉效能较弱，且增加用量并不能加深麻醉。麻醉过程中，应严密观察患者的麻醉体征，切忌以增加普鲁卡因用量的方法来加深麻醉，以免因1%普鲁卡因复合液中镇静镇痛药和肌松药过量而产生麻醉过深、心血管功能抑制、术后呼吸抑制延长、惊厥以及其他普鲁卡因所致的不良反应。麻醉减浅时应通过追加辅助药，如2.5%硫喷妥钠5 ml或芬太尼0.05 mg或其他药物来加深麻醉。

三、麻醉期间的观察和管理

麻醉期间除监测麻醉深度外，应加强对患者的临床观察和各项生理指标的监测。麻醉失误和不当，大部分原因是忽视严密的观察和必要的生理指标监测所致。临床观察包括对患者一般状况、呼吸、循环和中枢神经系统等方面变化的评价。麻醉期间生理指标的监测包括记录患者的呼吸、脉搏、血压、尿量、CVP、SpO_2、血气、体温、心电图和有条件时监测 EEG 等。这些指标是麻醉医师对患者的临床变化进行综合分析并做出正确诊断所必不可少的。

患者在麻醉、手术期间，因为既往存在的疾病、麻醉药和麻醉操作的影响、手术创伤和失血以及体位的改变，甚至医源性的措施不当，都会带来呼吸、循环、神经系统和周身一系列异常表现与生理指标的变化。麻醉期间应密切观察患者出现的这些变化，力求及早发现问题和尽快进行纠正与处理，以减少病情的恶化和避免发生严重事故。

（一）麻醉期间的呼吸管理

麻醉期间易干扰呼吸，随着呼吸的改变，循环及其他功能也可以受到影响，严重时可危及生命。因此，麻醉期间维持和观察呼吸功能极其重要，是保证患者安全的关键。有些心搏骤停的原因就是由于呼吸管理不妥。引起的术后呼吸系统并发症，大多也与此有关。手术的适应证越来越广泛，危重患者不断增多，所以呼吸的管理越来越引起重视。麻醉期间通过视、听、触诊来监测。复杂的肺功能监测，重点了解患者的 RR、呼吸方式、TV、通气量、胸廓起伏程度、肺内情况、皮肤颜色、PaO_2 及 $PaCO_2$ 等。对呼吸功能障碍及呼吸紊乱的患者，应及时查明原因，并给予有效的处理，必要时可通过辅助呼吸或机械通气以维持患者的气体交换。其原则是：维持呼吸道通畅、维持有效通气量。其具体方法可因人及条件灵活运用。

（二）麻醉期间的循环管理

麻醉期间的循环管理在整个麻醉管理中占重要地位，尤其老年患者在麻醉和手术过程中循环系统的变化较青壮年常见和显著，并且直接影响到患者的生命安全和术后的恢复。麻醉期间发生循环功能紊乱的原因很多，如麻醉药物和方法的影响，手术创伤，出血与刺激，缺氧、CO_2 蓄积，水、电解质、酸碱失常，术前存在的病理状态等，都足以引起循环紊乱，甚或出现心搏骤停。因此，麻醉中除常规进行动态心电监测之外，还应对脉搏、血压、微循环变化进行仔细地观察，尤其是血压参数应经常测量，以大概了解循环情况的变化。临床常以收缩压与心率乘积（RPP）作为心肌耗氧量的指标。当 RPP > 15 000 时表示心肌耗氧量增加。在心肌供氧不能相应增加的情况下，就有引起心肌缺血的可能。对一些病情较重或手术较复杂的患者还应进行有创血流动力学的监测，如 CVP、桡动脉压、MAP、PCWP 及各项心功能监测，从而尽早发现严重的心律失常及血流动力学改变及其发生的原因，以便得到及时有效的治疗和处理，使循环功能维持相对稳定的状态。

（三）麻醉期间的其他管理

如尿量监测、体温监测、神经肌肉阻滞监测等。此外，对有些患者和手术还须进行一些特殊监测，如颅脑手术时需监测颅内压，糖尿病和胰岛细胞瘤患者需监测血糖，体外循环下手术的患者需监测凝血功能指标和血清钾等。

四、全身麻醉监测

全麻后至苏醒前易发生呼吸系统、循环系统和中枢神经系统的并发症，如发现不及时或处理不当可造成严重后果甚至危及患者生命。所以护士要仔细观察病情，认真收集临床主、客观资料，准确估计有关并发症的发生和危险性。

（一）麻醉中监测

麻醉中的监测设备日益增多并完善，这些监测设备可以更敏捷、更直观地向麻醉医师及手术组人员提供患者各种生理参数变化的情况，也监控麻醉机的安全使用，但并不能代替麻醉医师或医护人员对患者全面情况的分析。护士应熟知这些监测项目及其临床意义，并在输液、输血、导尿、胃肠减压、临时用药、麻醉意外的抢救等方面做好密切配合。

1. 常规监测

麻醉下的常规监测，基本上还是物理诊断的延伸（视、触、叩、听）和生命体征的连续测定。例如，皮肤颜色、毛细血管充盈度、皮疹、水肿、湿润度等；甲床颜色、毛细血管充盈度；黏膜颜色、湿润度、水肿；手术野的组织及血液颜色、出血速度、肌肉松弛度；出血情况、吸引血量、纱布块用量；有意义的活动或反射、胸部呼吸动度；结膜颜色、水肿、瞳孔大小、光反应程度；脉搏的充盈度、速率；肌肉张力；膀胱、胃的膨胀程度，气胸；肺部的呼吸音、心音情况；血压及鼻胃管定位情况等。此外，麻醉中还要经常测试痛触觉，神经肌肉阻断程度和范围，肌肉松弛度，麻醉呼吸机回路、气道通畅度、气体浓度、报警系统。静脉穿刺、动脉测压、取血、导尿、插管等操作都与常规监测工作有关。

2. 患者的安全监测

保证患者安全与舒适是麻醉工作常规监测的内容之一，由于麻醉后自身保护防卫机制中如疼痛、躲避、肢体移动都将随着麻醉诱导而丧失，故对患者易损部位应给予一定的保护并经常查看。

1）位置：要根据手术情况调整好，易受损部位要加保护垫，注意麻醉患者的肢体及头部移动方向。

2）眼睛：应使患者眼睛闭合，防止角膜擦伤、受压、干燥。

3）感染：要注意及提醒对消毒隔离技术的破坏行为，术前还要检查各类用品消毒的可靠性。

4）避免用药和输血的错误：如养成查对习惯等。

5）电器烧伤：如各类电子仪器均应有完好的接地与声光报警、电灼极片放置应平整可靠，各类电器故障应及时修复。

6）其他：防止误伤，危险物品不应放在患者周围，床旁系好安全带等。

3. 麻醉深度监测

在麻醉过程中，对麻醉的分离现象、止痛程度、记忆力丧失、肌肉松弛度、神经内分泌的反应程度、血流动力学稳定性均要做到心中有数，对麻醉的深度要仔细监测。

1）全麻的深浅要依据镇痛、意识、呼吸、循环、骨骼肌张力、眼征、反射来判断，根据表现随时加以调整，既要为手术提供方便，又要保证患者安全，避免用药过量。

2）全麻维持中须注意患者各项生理功能改变，如肌肉松弛程度的变化和对强刺激的反应程度等。

3）全麻过程中，要求麻醉医师能全面、快速、准确及时地观察与判断全麻深度的变化，给予相应处理，以适应手术操作的需要。

4）麻醉药物作用强度，同吸入麻醉药物浓度或 MAC 有关。

5）镇痛完全是全麻的一项基本要求。全麻浅、肌肉松弛不完全，镇痛也不完全，患者可出现皱眉、鼓唇、屏气、挣扎或躁动。

4. 呼吸功能监测

手术过程中呼吸功能可发生一系列变化，主要是 FRC 降低，肺泡通气与肺循环血流比例（VA/Q）下降，引起肺分流，肺泡 PO_2 与 PaO_2 差增大，导致低氧血症。近年，呼吸器已在临床广泛应用，术中监测各项呼吸功能指标尤为重要。因此，加强术中呼吸管理，仔细观察各项临床体征，通过监测呼吸功能指标，尽可能减少手术和麻醉对呼吸功能的干扰，显然十分重要。

1）临床观察：麻醉期间对患者呼吸的观察主要看 RR、幅度和呼吸道通畅度，呼吸道不通畅又会引起 RR 和幅度的改变。最简单的措施是将听诊器置于胸部前后细听呼吸音的变化，要善于识别呼吸异常情况。浅而快的呼吸是呼吸功能不全的表现，常使通气量锐减，引起低氧血症。呼吸道梗阻时往往表现为呼吸困难，吸气时胸廓软组织凹陷，辅助呼吸肌用力，出现鼻翼呼吸，甚至全身发绀。TV 减低者，可能因麻醉过深使呼吸中枢受抑制，或肌松药的残余影响，或椎管内麻醉平面过高所致。

2）呼吸功能测定：麻醉、手术中除做上述观察外，还应做呼吸功能的测定，如 TV、MV、FiO_2、呼气终末 CO_2 浓度、通气压力等。对危重患者和大手术患者还应做血气分析和 SO_2 测定。查看血液 pH 值及 PO_2 和 PCO_2，供麻醉医师判断病情时参考。

呼吸管理是临床麻醉中一项重要基本操作，理想的呼吸管理应做到气道通畅，保证通气良好，换气功能接近正常，SO_2 95% ~ 98%，$PaCO_2$ 在 35 ~ 45 mmHg，血 pH 值正常，不引起呼吸道和肺实质损伤，不降低回心血量、CO 和血压。

5. 循环功能监测

麻醉期间对患者循环功能的了解，除一般观察外，最简单的办法是用置于心前区的听诊器或食管内听诊器辨别心音异常的改变及根据血压、脉搏、脉压以及每小时尿量的变化衡量循环系统的状态。麻醉过程中患者血压下降、脉搏增速、脉压减小、尿量减少、全身皮肤苍白是休克的表现。主要由于手术出血较多而未及时补充，血容量不足，脱水或严重的全身性感染等原因所造成。若患者在出现上述症状同时伴有颈静脉怒张，听诊时肺部出现啰音，触诊时发现肝脏肿大，CVP 又急剧升高，则是心力衰竭的表现。麻醉药过量或麻醉加深时都可使循环系统受抑制。由神经反射引起的血压下降常伴有心动过缓。

麻醉中应用心电图监测可以观察心脏的电生理活动情况，它对监测心律失常、心脏传导异常、心肌供血优劣及是否有心肌梗死、评价麻醉药对心肌的影响、观察某些心脏药物的疗效和不良反应以及显示电解质钾、钙等的作用很有参考价值。因此，每一麻醉患者，尤其是进行大手术、重危及老年患者，均应用心电图，特别是连续的心电示波仪监测。这样可以在临床观察尚未觉察某些变化前，得到及时处理。

麻醉和手术过程中，循环系统功能常会发生不同程度的变化，其严重性取决于患者的术前情况以及麻醉与手术的影响。术前有高血压、心脏病、贫血、血容量不足和水、电解质紊乱等，心血管系统的自身调节和功能低落，若手术创伤较大，病变纠正又不理想，则术中循环功能可能发生急剧下降，以致十分严重的后果，术中可能发生严重心律失常、低血压、休克、心肌缺血或梗死、心力衰竭和心搏骤停。因此，术前应对患者的循环功能做出正确评估，进行充分的术前准备，术中需加强各项监测，全面了解麻醉和手术对循环的影响，提高麻醉水平，采取支持和改善循环功能的有效措施，以保持心率和心律、血压、CO 等平稳，预防和及时处理并发症和意外。

6. 肾功能监测

由于肾功能与患者的血流动力学变化关系十分密切，尿量及其成分的变化是循环功能不全和血容量不足较敏感的指标，且术中有许多因素能影响肾功能，尤其是重危患者，术后并发肾功能不全也不少见。因此，术中对肾功能进行监测显然有其重要意义。术中肾功能监测主要涉及尿的收集，常用的监测方法如下：

1）安置稽留导尿管，记录每小时尿量，并做尿检查，但插导尿管容易并发尿路感染，应掌握其适应证。①血容量不足（如脱水、出血）；②严重创伤；③需要大量输血者；④体外循环手术；⑤主动脉或肾血管手术；⑥肾脏疾病；⑦阻塞性黄疸，胆管系统大手术；⑧败血症时，使用对肾功能有影响的抗生素；⑨老年和危重患者施行大手术或长时间手术；⑩复杂的产科手术（如胎盘早期剥脱等）。尿量 $<0.5\ ml/(kg\cdot h)$，提示有少尿症，但需结合临床情况，排除导尿管脱出、扭曲和黏液堵塞等。

2）尿液检查和血液生化测定：术中除监测尿量外，同时做尿常规检查和镜检，急性肾衰竭时尿镜检有红细胞、透明管形等。糖尿病患者需检查尿糖和醋酮。疑有急性肾衰竭时，需测定 BUN、肌酐等，血清肌酐值升高程度可反映肾小球功能损害的程度（血清肌酐的正常值为 $60\sim120\ \mu mol/L$），当 GFR 减退 50%，则血清肌酐为 $100\sim200\ \mu mol/L$。BUN 正常值为 $3.2\sim7.1\ mmol/L$，升高至 $16\ mmol/L$，提示肾功能严重损害。发生少尿或肾功能不全时，应经常监测血钾，防止高钾血症出现。

术中影响肾功能的因素很多，包括麻醉药、手术创伤、缺氧、大出血、低血压、休克、肝功能不全以及术前有肾脏疾病、肾功能不全等。因此，除术前应充分估计肾功能外，术中须采取综合措施，包括维护循环和呼吸功能，避免深麻醉，及时补充血容量等。当术中出现少尿时（指尿量 $<20\ ml/h$ 或 $<400\ ml/24h$），首先应针对引起少尿的原因采取措施，其原因大致分为：①肾前性，如血容量不足（大出血、腹膜炎、大量利尿剂）、循环功能不全（心力衰竭、心律失常、严重酸中毒、败血症）等；②肾性，输血反应、各种原因引起的溶血、肝肾综合征等；③肾后性，如手术操作意外等。由于少尿可能是急性肾衰竭体征之一，除上述病因治疗外，进一步排除急性肾衰竭。若补充血容量，使肾脏获得必要的血液灌注而仍然无尿，或给利尿剂如呋塞米、依他尼酸钠等又

无尿，则考虑有器质性的急性肾小管坏死，此时必须严格控制输液量，而按急性肾衰竭的要求给予处理。

7. 其他监测

如对周身情况的观察，除注意患者神志变化外，还要注意患者对各种刺激的应激反应。休克时患者表情往往淡漠，对周围事物漠不关心，严重休克时患者甚至昏迷。麻醉、手术中患者发生缺氧时亦常昏迷不醒或苏醒延迟。局麻药中毒轻度者起初常出现精神兴奋症状，中毒明显时则多从面部开始出现肌肉抽搐，接着扩展至全身发生惊厥。对体温变化的观察，要注意谨防高热的发生，特别是小儿体温易受周围环境室温的影响，随室温上升或下降。因此，小儿麻醉中体温的连续监测为必不可少的项目。在监测体温时应观察中心体温而非体表体温，所以，应将热电耦温度计的电极插入直肠或食管内进行观察，或将电极插入耳内测量鼓膜的温度以可靠地反映脑血流的温度，而非置于腋下或体表某处。观察眼球和瞳孔的变化，除有助于对麻醉深度判断外，还可了解有无缺氧。眼球固定和瞳孔散大及对光反应迟钝甚至消失均为脑深度抑制或缺氧的表现。

麻醉期间各项生理指标的观察非常重要。密切而细致地观察患者，常能及早发现一些先兆，及时予以处理，使险情消失在萌芽之中。粗枝大叶地观察或漫不经心地了解"情况"，即使患者已出现明显的变化，有时也不易发觉，以致贻误病情，失去治疗良机，造成不可收拾的后果。

为了避免麻醉意外事件和总结经验，要求于麻醉期间把每隔 5～10 分钟测定的血压、脉搏、呼吸等各项数据与手术重要步骤及输液、输血和用药与患者反映和表现联系起来，详细记录在麻醉单上，参考患者原有的某些疾病特点，进行综合分析，找出成功的经验。

(二) 密切观察和协助处理并发症和意外

全身麻醉的并发症主要见于呼吸系统、循环系统和中枢神经系统。如未及时发现或处理欠妥往往造成严重后果甚至危及患者的生命。故护理人员应熟悉其临床特点与紧急处理措施，以便必要时配合麻醉医师及时进行有效处理。

(三) 麻醉后苏醒期间的护理

麻醉停止后，药物对机体的影响仍将持续一定时间，在这期间患者的保护性反射都还不足，其潜在危险性并不亚于麻醉诱导时，随时可出现循环、呼吸、代谢等方面的异常而发生意外。因此，必须充分重视麻醉后、苏醒前的护理。

1. 专人护理

全麻苏醒前，患者应有专人护理。在接收患者时，立即测血压、脉搏 1 次，并听取护送人员介绍手术中情况。然后根据不同情况，每 15～30 分钟测脉搏、血压、呼吸各 1 次，直至患者完全清醒、循环和呼吸稳定。有的医院设有苏醒室，备有各种监测仪器和急救设备，重大手术后或严重患者最好先进入苏醒室监测，以便随时抢救。

2. 保持呼吸畅通

全麻后苏醒前患者容易发生舌后坠、喉痉挛、呼吸道黏液堵塞、呕吐物窒息等，引起呼吸道梗阻。如为气管内麻醉，还有发生喉头水肿可能。为防止呕吐物误吸，患者应去枕平卧，头转向一侧，也可取侧卧位，以防误吸而引起窒息。各种呼吸道梗阻均须紧急处理。喉头水肿需用地塞米松静脉注射，儿童喉头水肿易迅速发展为完全性呼吸道阻塞，应在床边准备好气管切开包和吸痰器。

对于痰液黏稠、量多的患者，应鼓励进行有效咳痰，并使用抗生素、氨茶碱、皮质类固醇以及雾化吸入等，帮助排痰和预防感染。

3. 维持循环功能

麻醉药和手术创伤对循环系统的抑制，并不因为手术结束而消除。因此，麻醉后应继续对循环系统进行监测及治疗。如患者血压过低常因血容量不足引起，应检查输液是否顺利，有无内出血等。如发现心律失常，应以心电图连续监测，及时处理。

4. 保持正常体温

多数大手术后患者体温过低，乃因手术中内脏暴露过久、大量输液输血等因素造成。患者有寒战，增加耗氧量及心搏出量，应注意保暖。如无休克，宜给予50℃以下的热水袋，用布包好，以防烫伤。小儿体温调节中枢发育未全，全麻后常有高热抽搐，应给予吸氧、物理降温，抽搐不止时给硫喷妥钠肌内注射。

5. 疼痛的治疗

全麻苏醒后患者会感到疼痛难忍，常出现脉搏增快、血压升高及出汗。在开胸和上腹部手术后，由于切口痛可致呼吸抑制，很容易引起呼吸系统的并发症。手术后应用神经阻滞、硬脊膜外隙阻滞或注射镇痛药，可以使疼痛得到缓解。近几年来硬脊膜外隙注射吗啡镇痛是手术后疼痛治疗的新发展。操作方法简单，用量小（一般吗啡2 mg溶于生理盐水10 ml中做注射），但效果确切，维持时间较长。

6. 防止意外损伤

麻醉后的体位应安放妥适。患者苏醒过程中常出现躁动、不安和幻觉，应加以保护。长时间未苏醒患者，应定时帮助患者翻身。如见患者眼球活动，睫毛反射恢复，瞳孔稍大，呼吸加快，甚至有呻吟、转动，是即将苏醒的表现。此时最易发生躁动，必要时需加约束，防止患者不自觉地拔除静脉输液管和各种引流导管，以免造成意外。

7. 清醒后护理

完全清醒乃指患者能认识事物和回答问题。除消化道手术外，在完全清醒后如无呕吐，4~6小时可开始饮少量水，手术次日起开始饮食。

（杨宇）

第七章　外科重症患者的营养与代谢支持

第一节 重症患者的代谢变化

重症患者合理营养支持是重症医学最重要的进展之一。人体内器官和组织只有在获得充分营养条件下才能发挥正常生理作用。应激（如损伤和严重感染等）情况下，机体物质代谢将发生一系列变化，以适应其高代谢、高分解状态。此时，如果没有提供充分营养物质，人体将处于分解状态，表现为体重下降、低蛋白血症、低钠血症和低磷血症。及时、合理的营养支持能增强机体抵抗力，促进病情好转，改善患者预后，提高生活质量。

危重患者多呈高代谢状态，分解代谢高于合成代谢；也可以是低代谢状态，但即使是低代谢状态，分解代谢仍然高于合成代谢。危重患者中的绝大多数是高代谢，只有那些高度营养不良或器官功能不全的患者，机体内储存的脂肪、蛋白质已高度消耗，难再有燃料供机体应用，分解代谢低，合成代谢更低。高代谢是由于机体对外来侵袭过度急性反应的结果。肿瘤坏死因子（TNF）、白介素（IL）－1、IL－6等引起神经内分泌改变，分解激素如儿茶酚胺、胰高血糖素、肾上腺皮质激素等大量增加，出现了肌肉蛋白质和脂肪分解，糖异生增加，但胰岛素的效应降低，出现葡萄糖耐量下降、血糖增高的现象，因而有大量氮的丢失，出现负氮平衡，脂肪廓清加速，急性时期反应物增加，代谢率可增加 $20\% \sim 100\%$。营养底物不足，细胞代谢障碍，进而加重器官功能的损害，出现器官功能不全甚至衰竭。这是危重患者出现多器官功能不全，最终发生衰竭的一个原因。

危重患者不单有代谢率增高，分解代谢增加，还有组织损害、生理功能受扰、免疫功能障碍等。为恢复正常状态均需有营养素参与调控，因此，营养支持在危重患者中的作用不是单纯地保持机体的肉体，而是保持机体组织、器官的结构与功能，维护细胞的代谢，参与生理功能调控与组织的修复，以促进患者康复。营养支持是危重患者的一个重要治疗措施，应贯穿在整个监测治疗过程中。

（马宪存）

第二节 营养状态的评定

所谓营养评定就是对患者营养状态进行全面的评估。通过营养评定，可判断患者是否存在营养不良及其种类和程度，估计各种营养素的需要量，比较患者营养支持前后的营养状态以了解营养支持的效果和患者代谢改变。

一、体重测定

体重变化可反映营养状态，但应排除脱水或水肿等影响因素。标准体重与性别、身高及体型有关，可查表获得或用公式推算。

身高 >165 cm 者，标准体重（kg）=［身高（cm）－100］×0.9。

身高 <165 cm 者，男性标准体重（kg）=［身高（cm）－105］×0.9；女性标准体重（kg）=［身高（cm）－100］×0.9。

如果没有水肿或脱水的影响，患者体重较标准低 15% 提示有营养不良。

二、三头肌皮皱厚度

三头肌皮皱厚度是测定体脂贮备的指标。测量方法：患者坐位，臂自然下垂；也可平卧，臂在胸前交叉。用特制夹子以一定的夹力（10 g/mm^2）捏住肩峰与尺骨鹰嘴连线中点处的上臂伸侧皮肤，测定其厚度。

三、上臂中部肌周长

上臂中部肌周长可反映全身肌肉及脂肪的状况。可通过公式推算，即上臂中部肌周长（cm）=上臂中部周长（cm）－0.314×三头肌皮皱厚度（mm）。上臂中部周长按上述姿势测量上臂中点的周长。

四、肌酐/身高指数

从肾排出的肌酐量和体内肌肉量直接相关，本指数可判定体内肌肉量。

$$肌酐/身高指数 = \frac{24\ 小时实际排出的尿肌酐量（mmol）}{标准的\ 24\ 小时尿肌酐排出量（mmol）} \times 100$$

五、内脏蛋白测定

内脏蛋白测定包括血白蛋白、转铁蛋白浓度测定。是营养评定的重要指标。营养不良时该测定值均有不同程度下降。白蛋白的半寿期较长（20 天），转铁蛋白及前白蛋白的半寿期均较短，分别为 8 天及 2 天，后者常能反映短期内的营养状态变化（表7-1）。

表7-1　内脏蛋白正常值及营养不良指标

项目	正常值	营养不良		
		轻	中	重
白蛋白/（g·L^{-1}）	>35	28~34	21~27	<21
转铁蛋白/（g·L^{-1}）	2.0~2.5	1.8~2.0	1.6~1.8	<1.6

六、淋巴细胞计数

周围血淋巴细胞计数可反映机体免疫状态。计数 <1 500 则提示免疫功能不良。

七、氮平衡

蛋白质是生命的基础。因为体内任何蛋白质都执行一定的功能，不存在贮备的蛋白质。所以，机体在丢失蛋白质的同时也丧失了其相应功能。通过氮平衡测定蛋白质分解和合成状态，虽然不够精确，但至今仍被视为营养治疗中观察营养摄入是否足够和了解分解代谢演变的最好方法。它的变化基本上与营养状态呈平行关系。

测定 24 小时尿中尿素氮，可基本反映体内蛋白质分解量。此外，经皮肤、呼吸、粪便也丢失少量的氮。摄入氮量可按 6.25 g 蛋白质 = 1 g 氮来进行计算。

氮平衡 = 24 小时摄入氮量（g）　 − 24 小时总氮丧失量（g）

= 蛋白质摄入量（g）÷6.25 − ［24 小时尿中尿素氮（g）+ 3 g］

上述公式中，数值 3 g 代表从呼吸、皮肤等丧失的非尿素氮的氮量。另外，患者每排粪便一次，应在公式的丧失量中加 1 g 氮，以代表从粪便中丧失的氮量。

（马宪存）

第三节　重症患者的营养支持

一、重症患者营养支持注意事项

营养支持是危重患者的一项重要治疗措施，然而，应重视应用营养支持的时间、量与方法，否则，将产生并发症，加重患者的代谢紊乱与感染，使病情更加危重、复杂。危重患者在应用营养支持时，一般应注意下列几点：

1. 危重患者在住院后，应用营养支持前应进行营养状态的评估，还应了解这次病前有关营养状态的病史，如有无肝病、心力衰竭、肾衰竭、肿瘤等，并及早给予营养支持。

2. 给予的营养量应进行计算，最好能以间接能量测定仪测定能量的需要量。如无此设备，常规给予的能量是 105 ~ 125 kJ/（kg·d）。葡萄糖量以 4 mg/（kg·min）为度，血糖应在 12.3 mmol/L 以下。营养过少或过多都将加重机体的代谢紊乱。

3. 肠内营养应是首选，可用鼻胃管，或在腹部手术患者术时预行空肠置管造口。胃无张力或血容量不稳定、内脏血流减少的患者，应限制肠内营养量以防胃滞留或误吸。

4. 当胃肠道功能紊乱，或进食量不足时，应及早应用肠外营养，以保证患者能获得能量、蛋白质与水、电解质的补充。当胃肠功能恢复后，再由肠外营养过渡到肠内营养。

5. 危重患者的代谢紊乱情况常因人、因病而异，且有器官功能障碍，因此，应用营养支持时应仔细监测，及时调整输入营养的质与量，避免发生更多的代谢紊乱及器官功能障碍。

二、营养支持方法

(一) 肠内营养

营养是经口摄入，但对危重患者可经鼻胃/鼻肠管或经胃肠造瘘管注入各种必需营养素。更符合人体生理状态，具有节省费用、使用安全、易监护的特点。胃肠内营养可刺激或促使消化道激素分泌，从而加速胃肠道功能的恢复。

1. 肠内营养的临床意义

营养物经肠道和门静脉吸收，能更好地被机体所利用。可以改善和维持肠道黏膜细胞的结构与功能的完整性，增加肠道的免疫功能，减少肠道细菌易位及肠源性感染的发生。肠内营养可单独应用，也可与经周围静脉或中心静脉的营养支持联合应用，以减少静脉营养的用量，降低并发症。

2. 营养制剂分类

胃肠内营养所含的各种营养素齐全，能基本满足患者的生理需要。根据蛋白质消化与否可分为：

1）多聚体膳：一般由牛奶、豆浆、鸡蛋和蔗糖配制而成的液体。可持续滴入或间断注入，其内还可加入食盐和水，每天总量可为 2 000 ~ 3 000 ml。也可将天然食物捣碎后制成匀浆。

2）要素膳：是以氨基酸混合物或蛋白质水解物为氮源，以不需消化或很易消化的糖类为能源，混以无机盐、维生素及少量提供必需脂肪酸的脂肪的完全膳食。亦有以脂肪提供热量 20% ~ 30% 的高脂肪要素膳。

3）特殊用途要素膳：如不能耐受蛋白的婴儿可用 Nutramigen、Pregestimil，用于对双糖不能耐受或胃肠道疾病的婴幼儿，尚有专为肝功能、肾衰竭与糖尿病等应用的特殊要素膳。

4）协调膳：仅提供一种或几种微量营养物或常量营养物，为含营养成分不完全的营养膳，适用于能耐受某些营养物的患者。

3. 适应证

1）不能或不愿经口摄食的患者：如口腔、咽喉或食管手术，肿瘤，炎症或损害时；大面积烧伤、创伤、脓毒症、癌症及化学治疗（简称化疗）、放射治疗（简称放疗）时；中枢神经系统紊乱、知觉丧失、脑血管意外以及咽反射丧失而不能吞咽时。

2）胃肠道疾病：主要应用于短肠综合征、胃肠道瘘、溃疡性结肠炎（UC）、局限性回肠炎、胰腺功能不全、结肠手术前准备及术后处理、憩室炎、胆盐腹泻、吸收不良综合征及顽固性腹泻。

3）其他：如术前或术后营养补充，肝、肾衰竭，先天性氨基酸代谢缺陷病。

4. 禁忌证

对伴有腹泻、消化道活动性出血及肠梗阻患者应禁用肠内营养。

5. 输入途径

胃肠内营养的输入途径主要靠管饲。置管的方法很多，最简单的是鼻胃管。可用内径为 3 mm 的硅胶管经鼻或在手术时插入胃、十二指肠或空肠上段，也可从瘘口向近侧或远侧插入。

6. 肠内营养的投给方式

1）一次性投给：将配好的液体饮食用注射器缓慢注入胃内，每次约 200 ml，每天 6 ~ 8 次。因易引起腹胀、腹痛、腹泻、恶心与呕吐，多数患者难以耐受此种方式，仅部分患者经过几天的适应可逐渐耐受。这种投给方式仅适用于鼻饲法注入匀浆饮食。对于肠插管造口患者不应采用一次性投给，因其可导致肠管扩张使患者感到明显不适。

2）间歇重力滴注：将液体饮食经输液管及莫菲滴管与肠内营养喂养管相连缓慢滴注，每次 250 ~ 500 ml，速率为 10 ml/min，每天滴注 4 ~ 6 次。此投给方式适用于鼻饲法，输注要素饮食和混合奶。如患者胃肠道功能正常或病情不严重时，多数可以耐受。这种方式较为常用，其优点是有更多的活动时间，类似正常膳食的间隔时间。

3）连续输注：与间歇重力滴注装置相同，通过重力滴注或输注泵连续 12 ~ 24 小时输注。除输注匀浆饮食者，目前多主张用此种投给方式，特别是用于危重患者及空肠造口患者。如果胃内连续输注，注入的体积、浓度与速率必须从低值逐渐调节至患者能耐受的程度，速率和浓度不可同时增加。如系小肠内连续输注，饮食的浓度不宜过高，速率由 40 ~ 60 ml/h 开始，以后增至 80 ml/h，待 3 ~ 5 天可在 100 ~ 125 ml/h。再逐渐增加浓度，直至达到能耐受并满足营养素需要的浓度、速率及体积，通常需要 7 ~ 10 天。

7. 肠内营养的并发症

1）与插管有关的并发症：长期经鼻插管可引起口、咽、鼻腔黏膜糜烂，压迫十二指肠或空肠导致穿孔，尤其多见于婴儿。因鼻饲管较细，意识不清患者易误入气管。经胃或肠插管可能引起导管周围瘘或感染，长期插管可引起原因不明的低热。

2）误吸：这是较常见与较严重的并发症，多见于胃内营养，常由于胃潴留，经食管反流而误吸。胃营养时，注入营养膳后数小时内宜头高位，当胃潴留液超过 150 ml 时不宜胃内营养，十二指肠或空肠内营养可避免其发生。

3）腹泻和便秘

（1）腹泻的原因及防治：①脂肪吸收不良，可采用供脂肪要素膳；②高渗溶液，肠腔内渗透负荷过重，改用等渗或稀释高渗溶液；③滴速太快，减慢速度或改用连续滴注；④乳糖不耐症，改用无乳糖膳。⑤抗生素治疗，服用乳酸菌制剂；⑥溶液被细菌或真菌污染，导致细菌性或真菌性肠炎，注意无菌配制及运送，悬挂时间不超过 8 小时；⑦低蛋白血症，输入血浆或白蛋白。

（2）便秘的原因及防治：水分摄入不足及膳食纤维不足。应补充足够水分、补加膳食纤维，每天 2 ~ 5 g。

4）肠道功能紊乱：包括肠痉挛、腹胀、恶心和呕吐。系由于输入速度太快、膳食浓度高、量大或气味不佳、溶液温度和胃排空延缓引起。应根据患者具体情况，减慢输入速度或降低浓度，加入调味剂等。

5）水、电解质平衡失调：脱水、高钠、高氮、高磷和氮质血症的原因主要是水的供给不足，高钠、高钾、高磷膳食而肾排泄功能不全引起。高渗营养液引起腹泻后会加重脱水、高血钠，严重者可出现发热、昏迷，甚至死亡。多数患者的高钠血症系缺水而非水过多引起，防治方法为供给无溶质水，加强患者的监护，观察血电解质变化及BUN 水平，严格记录患者出入量。肾功能不全者要改用低钾、低磷膳食。高钾血症时要行血液透析。

6）血糖紊乱：包括高血糖和低血糖。高血糖是因患者应激状态、用高糖膳及糖尿病所致。防治方法为监测尿糖与酮体，给予胰岛素，减慢灌注速度，改用高脂肪膳，增加水分。

（二）胃肠外营养

完全胃肠外营养（TPN）指患者所需全部热量与氮量完全由胃肠外供给，胃肠道功能是否有效是选择肠内或肠外营养的主要依据。

1. 适应证

1）不能从胃肠道正常进食，如高位肠瘘、食管胃肠先天性畸形，短肠综合征，癌肿患者在手术前后、放疗和化疗期间胃肠反应过重时也可应用。

2）严重烧伤和严重感染。

3）消化道需要休息和消化不良，如 UC、局限性回肠炎、长期腹泻等。

4）特殊病情，如坏死性胰腺炎、急性肾衰竭、肝衰竭等。

2. 肠外营养制剂

1）葡萄糖：葡萄糖是肠外营养的主要能源物质，具有利用率高、价格低廉、易得等优点，对于有糖尿病或糖耐量较差的患者，可以给予果糖或山梨醇。

葡萄糖输入的浓度为 20% ~ 25%，但急性肾功能不全患者可用 40% ~ 50% 的浓度输入。葡萄糖的用量一般应从每天 200 ~ 300 g 开始，以后每天增加 50 ~ 100 g，一般每天剂量为 600 g，于 24 小时内恒速输入。当有创伤、手术后休克、感染时，葡萄糖的利用率减少；当有隐性尿糖、合并胰腺疾病时，葡萄糖的利用率也降低。因而开始输入葡萄糖剂量不宜过高，应逐渐增加至需要剂量。高渗性葡萄糖的剂量、速度调节不当，可发生高渗性利尿、糖尿病非酮症高渗性昏迷、反应性低血糖。严重创伤、复杂手术后、严重感染、肝功能不全、老年人易发生糖尿病非酮症高渗性昏迷，应特别注意。

应用高渗性葡萄糖时，一般需用胰岛素，胰岛素的用量开始为 6 ~ 8 g 葡萄糖加 1 U 胰岛素。其后因内源性胰岛素分泌增加，可逐渐减少胰岛素的用量，并注意不能突然中断葡萄糖的补给，以防止发生低血糖。

2）脂肪乳剂：脂肪乳剂除了提供热量外，另一个问题是能预防必需脂肪酸缺乏症。亚油酸有 18 个碳原子和两个不饱和键的脂肪酸。这些脂肪酸只能从食物得到，所以称为必需脂肪酸。亚油酸是细胞膜的重要成分。亚油酸可以延长到 20 个碳原子和 4 个双键，为花生四烯酸，即前列腺素的前驱。有人认为每周给 500 ml 脂肪乳剂一次，可以预防必需脂肪酸缺乏。这个剂量可以抑制异常脂肪酸生成。另一研究说明，长期 TPN 支持的患者每天用 500 ml 10% 脂肪乳剂时，仍不能使红细胞磷脂中的必需脂肪酸完全正常。所以，每天 500 ml 10% 脂肪乳剂可能是最低的需要量。脂肪乳剂安全无毒，但需注意使用方法。单独输注时速度要慢，先以 1 ml/min 开始，500 ml 的输注需用 5 ~ 6 小时。输注太快可致胸闷、心悸或发热等反应。脂肪乳剂可按其脂肪酸碳链长度分为长链三酰甘油（LCT）及中链三酰甘油（MCT）两种。LCT 内包含人体的必需脂肪酸——亚油酸、亚麻酸及花生四烯酸，临床上应用很普遍。MCT 的主要脂肪酸是辛酸及癸酸。MCT 在体内代谢比 LCT 快，代谢过程不依赖卡尼汀，且极少沉积在器官、组织内。但 MCT 内不含必需脂肪酸，且大量输入后可致毒性反应。临床上对于特殊患者（例如肝功能不良）常选用兼含 LCT 及 MCT 的脂肪乳剂（两者重量比为 1:1）。

　　3）复方氨基酸溶液：是由人工合成的结晶左旋氨基酸配置的复方溶液。这种溶液纯度高、不含肽类、含氨低，可被充分用于蛋白质合成，不良反应少，是 TPN 的最佳供氮物质。复方氨基酸的配制模式按临床不同需要而定，可分为支持用的平衡氨基酸液及适用于创伤、肝衰竭、肾衰竭患者的特殊氨基酸液。平衡氨基酸液是按人乳、鸡蛋清内的氨基酸组成模式配制而成。在溶液中所含的氨基酸除含有必需氨基酸（占 40% ~ 50%）外，还有非必需氨基酸（占 50% ~60%）。较多地提供非必需氨基酸有利于机体合成蛋白质，谷氨酰胺还具有促进氮平衡的作用。

　　用于急性肾衰竭的营养液，其氨基酸系含有 8 种必需氨基酸和精氨酸、组氨酸组成的溶液；肝衰竭的氨基酸溶液含较高浓度支链氨基酸。支链氨基酸可与芳香族氨基酸竞争通过血脑屏障，具有治疗肝性脑病的作用。

　　4）电解质：肠外营养时需补充的电解质主要是钾、钠、氯、钙、镁和磷 6 种。相应的溶液有 10% 氯化钾、10% 氯化钠、10% 葡萄糖酸钙、25% 硫酸镁和 13.6% 磷酸二氢钾。

　　5）维生素及微量元素：较长期使用 TPN 的患者，可能有维生素及微量元素缺乏。但其缺乏症的表现往往没有特异性，不易被察觉。临床上则以预防性使用为原则。用于 TPN 的维生素和微量元素均分别制成复合液，每支含量恰为正常人的日推荐量。维生素制剂含水溶性和脂溶性维生素共 12 种。常用的微量元素复合液有锌、铜、锰、铬 4 种元素。

　　6）生长激素：基因重组的人生长激素具有明显的促合成代谢作用。对于特殊患者（高分解代谢状态、肠瘘等）同时应用生长激素能增强肠外营养的效果。但应严格掌握指征及疗程。

　　7）全营养混合液：将脂肪乳剂、氨基酸、碳水化合物、电解质、微量元素及维生素混合于一个口袋中，称为全营养混合液（TNA）。这种配置技术又称 "AIO"，是 "TIO" 的发展。这种 TNA 营养液既可经中心静脉又可经周围静脉输注，是目前医院内和家庭中进行 TPN 治疗的一种非常成功的方法。TNA 是在无菌环境下配制，使用过程中无须排气及更换输液瓶。全封闭的输注系统大大减少了污染的机会。TNA 的配制过程要符合规定的程序，由专人负责，以保证混合液中的脂肪乳剂的理化性质仍保持在正常状态。

　　在基本溶液中，根据病情及血生化检查，酌情添加各种电解质溶液。由于机体无水溶性维生素的贮备，因此，肠外营养液中均应补充复方水溶性维生素注射液。短期禁食患者不会产生脂溶性维生素或微量元素缺乏，因此，只需在禁食时间超过 3 周者才予以补充。溶液中可加正规胰岛素适量［胰岛素:葡萄糖 = 1U:（8 ~ 10）g］。

　　3. 输入途径

　　1）周围静脉：因周围静脉血流缓慢，如长时期或高浓度溶液输入易损伤静脉内膜，导致静脉炎，所以主要用于以中浓度（10%）葡萄糖组成 TPN 输入。但也不能长期输注，一般少于两周。

2）中心静脉插管：常经锁骨下静脉和颈内静脉置管。因深静脉直径大、血液流速快，输入的液体能被快速稀释而不易损伤静脉内膜，故可输入以高浓度（25% ~ 50%）葡萄糖作为主要能源的 TPN，可 24 小时连续滴注，并可较长期使用。

（1）锁骨下静脉穿刺置管法：穿刺技术要求高，穿刺时并发症发生率较高，进入上腔静脉路径长，但穿刺成功后易固定，维持时间长，患者活动不受限制，护理比较方便。

用物准备：①深静脉穿刺套管一套（内有特制穿刺针、空针、导丝、扩张器、留置管）；②穿刺包一个（内有 2 ~ 3 块纱布、无菌巾 1 块、剪刀、持针器、针、线、镊子）；③1% 利多卡因 5 ml；④肝素稀释液 1 瓶，1 mg/ml 浓度；⑤无菌手套；⑥碘酊、乙醇、棉签或棉球、镊子。

穿刺步骤：①患者取去枕平卧位，头偏向对侧，肩背部垫一小枕，有利于两肩后展。②颈、胸、肩部，常规消毒皮肤。③打开无菌穿刺包，铺无菌巾，戴手套。④抽取 1% 利多卡因 5 ml 做局部浸润麻醉。⑤取出深静脉穿刺套管，抽取肝素稀释液，注入留置管使其充盈。⑥选穿刺点，经锁骨上途径为胸锁乳突肌锁骨头外侧缘与锁骨形成的夹角平分线上 1 cm 处，方向指向胸锁关节下缘。经锁骨下途径为锁骨中点下缘下方约 1 cm，再偏内侧 1 cm 处，方向指向胸锁乳突肌胸骨头与锁骨形成的夹角平分线上 1 cm 处。⑦针刺入 3 ~ 4 cm 后抽回血，见回血置入导丝，退出穿刺针，用扩张器再扩张皮肤及皮下组织后退出，最后置入中心静脉留置管，深为 12 ~ 15 cm，局部进行固定，外表覆盖纱布封闭或用一次性贴膜封闭。

穿刺中注意点：①做好患者心理护理，以取得患者的合作；②物品准备齐全，避免穿刺过程中来回取物；③穿刺方法一定要准确，防止盲目乱穿出现并发症；④整个操作过程必须无菌，防止污染发生感染；⑤穿刺置管入上腔静脉后，必须关闭调节夹，防止空气进入形成气栓等。

（2）颈内静脉穿刺插管法：嘱患者平卧位，头部稍偏向对侧，取头低脚高位（15° ~ 20°）。术者站在患者头顶侧方。穿刺点消毒，局麻，穿刺点选择在胸锁乳突肌前缘大约颈外静脉横过处，此点相当于甲状软骨下缘平面。进针方向与患者身体纵轴平行。针体空间位置应与水平面呈 30°角，并使针尖朝向胸锁关节部位。进针时，术者用左手触摸颈动脉，在颈动脉外侧进针。注射器回血后进行插管，方法同前。

颈内静脉插管法与锁骨下静脉相比，有人认为本法并发症较少，但有效的固定和维护颈内静脉导管较困难。患者活动时容易损伤导管，感染的机会也可能较锁骨下静脉为大。

国外目前许多单位已采用穿刺射管法，即用一种特制的注射器，在穿刺后将硅胶导管射入静脉腔内。此法并发症较少。

4. 治疗中护理

1）保持导管输液通畅：要将插入深静脉的导管妥善固定，不得随意推进或拔出，严防打折、扭曲受压，防止脱出，不应由此管抽血、输血等，以免阻塞管腔。

2）防止感染：感染是深静脉插管的一种严重并发症。感染多因导管逆行感染或由输入液体不洁引起，故应严格无菌操作。加强预防措施为：①插管处皮肤用无菌纱布包扎固定，每天更换 1 次；②接头处用乙醇消毒，每天 2 次；③液体应现配现用；④严格无菌技术。

3）输液速度均匀：以糖为标准，每小时每千克体重输入不应超过 1.2 g。过快可引起高渗性昏迷，过慢则高营养的优越性不能发挥。故应根据每天的总液体量，计算每分钟的滴数，保持均匀稳定的滴速。

4）预防代谢性并发症发生：①观察患者的神志改变，有无水、钠潴留或脱水，有无低钾、低钙的表现，有无发热。准确记录 24 小时出入液量。②应力求均匀输入营养液，以防高血糖的发生；对需限制入水量者宜用输液泵，便于调节速度。当需要停用高渗葡萄糖营养液时，应缓慢减速或由外周静脉输入等渗葡萄糖营养液作为过渡，以防止发生延迟性低血糖。③测定氮平衡、血糖及电解质浓度，为 TPN 的配方提供依据。定期了解肝肾功能，做血气分析。

5）指导患者进行家庭胃肠外营养：随着 TPN 应用的日趋成熟，对于一些需长期胃肠外营养、病情允许的患者（如短肠综合征、肠道炎性疾病等），可以不必住院而在家庭内进行胃肠外营养。对这些患者应首先评估其自理能力，以便采取不同的护理系统满足其治疗性护理需要。帮助患者及家属理解 TPN 的程序，辅导和训练他们掌握最基本的无菌技术，自行完成营养液配制和导管护理等。

（谢寅库）

第八章　颅内压增高和脑疝

第一节　颅内压增高

颅内压又称脑脊液压、脑压，意指颅内容物对颅壁所产生的压力。颅内压主要由颅内容物（脑、血液和脑脊液）和颅腔容积所决定。在维持正常颅内压的过程中，颅腔充盈能力和持续性颅内血流量起着重要的作用。由于蛛网膜下隙与脑室相通，因此，可以通过测量侧脑室、小脑延髓池和腰池内的脑脊液压力来表示颅内压。1891 年，Quncke 第一个经腰椎穿刺（简称腰穿）测量颅内压报道后，一直沿用此法。正常成人侧卧位腰池压力为 $70 \sim 180$ mmH$_2$O。若所测压力高出此极限，并由此所引起相应的临床征象，称之为颅内压增高。

一、颅内压的调节

正常情况下，颅内压随着血压和呼吸的节律有小范围的波动，收缩期颅内压略有升高，舒张期稍下降；呼气或屏息时颅内压略高，吸气时略低。这种现象是由于血压和呼吸的节律性变化导致颅内三种内容物中血液含量的轻微增减所引起的，临床上行腰穿测压时可以观察到测压管中水柱液面的轻微波动。正常颅内压的自身调节机制是通过改变颅内容物中脑脊液和血液的体积来实现的，脑脊液量占颅内总容积的 10%，颅内压的代偿主要依靠脑脊液量的变化来完成。颅内压增高时，脑脊液分泌减少，吸收增加；颅内压降低时则发生相反的变化，以维持颅内压。一般认为，颅内容物增加的临界容积为 5%，超过这一限度，颅内压才开始增高；增加 8%～10% 则将产生严重的颅内压增高。

颅内压增高是神经外科常见的病理生理综合征，是许多颅内疾病的共同表现。由于某种病因使颅内容物体积增加超过正常颅内压的调节代偿范围，导致颅内压力持续超过 200 mmH$_2$O，从而引起一系列临床表现。

二、影响颅内压增高的因素

（一）年龄

婴幼儿颅缝未闭合或闭合未全，可以使颅缝张开延缓颅内压的增高；老年人由于脑萎缩使颅内代偿空间增多，颅内压增高出现晚。

（二）病变扩张的速度

急性的颅内容物增加会立即出现颅内压增高的表现，如颅脑损伤、脑血管意外和快速生长的恶性颅内肿瘤等；如果病变缓慢增长，如生长缓慢的良性颅内肿瘤，可以长期不出现颅内压增高的症状。

（三）病变部位

特殊部位的病变可以早期出现严重的颅内压增高。如位于中线或颅后窝的占位病变容易阻塞脑脊液循环通路；位于大静脉窦附近的病变早期引起颅内静脉回流障碍出现急性梗阻性脑积水。

（四）伴发脑水肿的程度

有些病变如恶性肿瘤和感染性病变等易伴发明显的脑水肿，早期出现颅内压增高。

三、颅内压增高的病因和发病机制

（一）脑脊液增多

脑脊液由两侧侧脑室脉络膜丛产生，由侧室经室间孔到达Ⅲ脑室，再经中脑导水管到达Ⅳ脑室，由Ⅳ脑室的侧孔和中间孔排出到小脑延髓池、基底池及枕大池而进入脑和脊髓的蛛网膜下隙，最后经上矢状窦的蛛网膜颗粒及脊髓蛛网膜绒毛而汇入静脉系统。

成人的脑脊液总量为 100～200 ml，每 24 小时中脑脊液全部更换 5～7 次，共产生脑脊液约 1 500 ml/d，并处于动态平衡中。

脑脊液增多的原因如下：

1. 脑脊液分泌过多

如单纯的分泌过多、脑膜炎、脉络膜丛病变等。

2. 脑脊液循环阻塞

如蛛网膜粘连、脑脊液通路受阻等。

3. 脑脊液吸收障碍

如蛛网膜下隙出血后蛛网膜颗粒阻塞等。

（二）颅内血容积增加

主要指静脉压的增高而影响了脑脊液的排出，从而发生颅内高压。

颅内静脉压的增高多见于静脉窦和颈内静脉的阻塞，如海绵窦血栓形成、上矢状窦血栓形成、乙状窦血栓形成等。

（三）颅内占位性病变

正常情况下，脑体积与颅腔容积之间的差别约为10%，因此，颅腔内只需存在大于10%的占位病变，即将引起颅内压升高。

常见的病变有：脑肿瘤、脑血肿、脑脓肿、脑粘连囊肿、脑内肉芽肿、脑内寄生虫等，上述占位性病变除本身体积可逐渐增大外，它所压迫的周围脑组织所产生的水肿更加重了颅内压的增高。

（四）脑水肿

动、静脉血压升高都可使颅内血管系统中血液容积增加而引起颅内压增高。如突然发生的动脉压升高或降低，可引起颅内压的相应变化，但逐渐升高的动脉压不影响颅内压，故特发性高血压病若无高血压脑病发生，则颅内压仍保持正常。颅内静脉阻塞，静脉压升高引起颅内压增高的机制主要是静脉淤血和大脑半球水肿。颅内血液容积增加引起颅内压增高的同时也导致脑实质液体增加，脑水肿形成。从脑水肿的发病机制和药理可分为以血管源性为主的细胞外水肿和以细胞毒性为主的细胞内水肿。引起脑水肿的原因很多，几乎导致颅内压增高的各种原因都能引起脑水肿，如炎症、外伤、中毒、代谢性疾病、缺氧及占位性病变等。但脑组织受损害后水肿发生的时间和程度因损害的原因而异。

四、病情评估

（一）临床表现

1. 头痛

头痛是颅内高压的最常见症状，由脑膜、血管或神经受牵扯或挤压所致。开始时为间歇性，以早晨清醒时及晚间头痛较重。部位多数在额部、枕后及两颞，颅后窝占位性病变常位于枕颈部并放射至眼眶。病程较短，头痛呈进行性加重。咳嗽、用力、打喷嚏、平卧、俯身、低头等活动时均可加剧。急性颅内压增高，头痛常很剧烈难忍，躁动不安，易进入昏迷状态。

2. 呕吐

呕吐由延脑中枢、前庭及迷走神经核团或其神经根受到刺激所引起。常出现于剧烈头痛时，多伴有恶心，表现为与饮食无关的喷射性呕吐。

3. 视盘水肿

视盘水肿是颅内压增高最客观的重要体征，颅内压增高早期，一般未出现视盘水肿，没有视觉障碍，视野检查可见生理盲点扩大，持续数周或数月以上视盘水肿可导致视神经萎缩，视盘逐渐变得苍白，视力逐渐减退，视野向心性缩小，最后导致失明。

以上 3 个表现是颅内压增高的典型征象，称为颅内高压的"三征"。但三征并不是缺一不可的，急性患者有时只在晚期才出现，也有的症状始终不出现。除了上述三征外，颅内压增高还可引起一侧或双侧展神经麻痹、复视、视力减退、情感淡漠、脉搏缓慢、血压升高、大小便失禁、烦躁不安、癫痫发作等现象。严重颅内压增高时，常伴有呼吸不规则、瞳孔改变、昏迷。

（二）实验室及其他检查

1. 头颅 X 线摄片

头颅 X 线摄片可见脑回压迹加深，蛛网膜颗粒压迹增大加深，蝶鞍鞍背脱钙吸收或局限性颅骨破坏吸收变薄，幼童可见颅缝分离。

2. CT 及 MRI 检查

CT 及 MRI 检查可见脑沟变浅，脑室、脑池缩小或脑结构变形、移位等影像，通常能显示病变的位置、大小和形态。

（三）诊断和鉴别诊断

诊断中要考虑起病的急缓，进展的快慢，可能的原因，结合当时的全身及神经系统检查，参考化验资料和必要的影像学检查，做出诊断及鉴别诊断。

五、处理

（一）治疗原则

颅内压增高是一种继发的临床综合征，其发病原因很多，原发病变及其合并的病理生理也很复杂。治疗最基本的原则是治疗患者，而不仅仅是治疗颅内压增高本身。在判断复杂的病因和颅内高压对病情的影响前，必先处理可能存在的危及生命的紧急情况。然后根据病因和病情选择降低颅内压的方式。治疗的最终目的是去除病因，恢复脑组织的功能。

（二）一般处理

1. 颅内压增高

发生脑衰竭时，由于意识障碍，往往有许多因素可以进一步促进颅内压增高，诱发或加重脑衰竭。常见原因有呼吸道不畅、血压不稳定、躁动不安、高热、尿潴留、便秘等。上述因素均应积极处理，以免进一步加重颅内压增高。

2. 控制输液量和补盐量

脑水肿患者输液和补盐量不宜过多，因为输液和补盐过多可加重脑水肿。在每天尿量不少于 500 ml 基础上，一般静脉输液量不超过 24 小时尿量加 500 ml 入水量。以 10% 葡萄糖液为主，缓慢静脉滴注，使患者保持轻度脱水状态。每天用盐量（氯化钠）不超过 5 g，氯化钾不超过 3 g。

（三）病因治疗

去除病因是救治成功的关键。脑水肿最常见的病因为颅内占位性病变，如颅内肿瘤、脓肿、血肿等。应给予有效足量的抗生素。

（四）降低颅内压疗法

1. 缩减脑体积

根据病情可选用以下药物：

1）20% 甘露醇：该药分子量大，静脉注射后血浆渗透压增高，从而使脑组织内液体渗入血内，降低了脑的容量而使颅内压下降。快速静脉滴注，半小时内滴完，每 4～6 小时 1 次。

2）高渗性葡萄糖：是应用最久的脱水降颅内压制剂。一般剂量为 50% 溶液 60～100 ml 静脉注射，于 3～5 分钟注完，每天 3～4 次。一般用药后数分钟内颅内压开始下降，但在用药后 40～60 分钟颅内压恢复到注射前的高度。其后少数患者出现压力反跳（超过用药前压力的 10%）。其机制为葡萄糖容易进入脑细胞内，待细胞外液的葡萄糖含量因代谢或经肾脏排出而减少后，血液的渗透压低于脑细胞内，水分又进入细胞内，使脑容积增加和颅内压增高。近年来，不少学者发现脑缺血后，高血糖动物的脑功能恢复较低血糖者差。其原因为在脑缺氧的情况下，若用葡萄糖治疗，增加了糖的无氧代谢，将导致乳酸增多，脑组织受损更严重。因此认为，对中风及其他缺血、缺氧性脑病，急性期出现的颅内压增高不适宜用高渗性葡萄糖。由于葡萄糖应用后出现压力反跳，对重症颅内压增高者有使病情恶化的危险，故近年来主张不单独用高渗性葡萄糖脱水治疗。有糖尿病者禁用葡萄糖。

3）30% 尿素：是一种强力的高渗脱水药，常用量为每次 0.5～1.5 μg/kg，静脉滴注，以每分钟 60～120 滴为宜，每天 1～2 次。尿素有明显反跳现象，且肾功能不良者禁用，故目前已极少为临床医师所采用。

4）10% 甘油：是较理想的高渗脱水剂，不良反应少，当达到同样抗水肿效果时，用甘油所排出的尿量较用甘露醇少 35%～40%，因此不会引起大量水分和电解质的丧失，且很少发生反跳现象。其脱水作用在甘露醇与葡萄糖之间，常用 10% 甘油盐水口服（加维生素 C 更好），1～2 g/（kg·d），分 3 次，静脉滴注应将 10% 甘油溶于 10%

葡萄糖液 500 ml 中，按 1.0 ~ 1.2 ml/kg 计算，缓慢滴入，3 ~ 6 小时滴完，每天 1 ~ 2次，浓度过高或滴速过快可引起溶血及血红蛋白尿。

5) 强力脱水剂：有人主张混合用药，使脱水作用加强。

(1) 30% 尿素 +10% 甘露醇混合剂，用药后 15 分钟颅内压下降，降颅内压率可为70% ~ 95%，维持 6 ~ 7 小时，无反跳作用。

(2) 尿素—甘露醇—利尿合剂：其含量为尿素 0.5 ~ 1 μg/kg，甘露醇 1 ~ 2 μg/kg，罂粟碱 10 ~ 20 mg，氨茶碱 0.5 g，咖啡因 0.5 g，维生素 C 1 g，普鲁卡因 500 mg，配成20% ~ 30% 的溶液，静脉滴注，可获较强的脱水利尿作用。

应用大剂量高渗脱水剂时的注意事项：①大剂量、快速、反复应用高渗脱水剂后，由于循环血量骤增，对心功能不全患者有可能诱发急性循环衰竭。②长期反复应用高渗脱水剂后，可能出现过度脱水，血容量过低，故应严格记录进入量，并合理补充液体。在脑水肿未解除前，水出入量应为负平衡，脑水肿已控制时，水出入量应维持平衡状态。③注意电解质平衡，尤其要防止低钾血症。

6) 利尿剂：应用利尿剂治疗颅内压增高的机制是通过增加肾小球的滤过率和减少肾小管的再吸收，使排出尿量增加而造成整个机体的脱水，从而间接地使脑组织脱水，降低颅内压。但其脱水功效不及高渗脱水剂。使用利尿剂降颅内压的先决条件是肾功能良好和血压不低，对全身浮肿伴颅内压增高者较适宜。

(1) 依他尼酸钠：主要是抑制肾小管对钠离子的重吸收而产生利尿作用。一般用药量为 25 ~ 50 mg，每次加入 5% ~ 10% 葡萄糖液 20 ml 内，静脉缓注，每天 2 次，一般在注射后 15 分钟见效，维持 6 ~ 8 小时，口服 25 ~ 50 mg/d，可维持 10 小时，治疗过程中应密切注意钾、钠、氯离子的变化。

(2) 呋塞米：作用机制同依他尼酸钠。成人一般用 20 ~ 40 mg，肌内注射或静脉注射，每天 2 ~ 4 次。有人用大剂量一次疗法，以 250 mg 呋塞米加于 500 ml 林格氏液中静脉滴入，1 小时内滴完，其利尿作用可持续 24 小时，降颅内压作用显著。治疗中亦应注意血电解质的紊乱并及时纠正之。

7) 地塞米松：通过降低毛细血管渗透性而减少脑脊液形成，有效地降低颅内压，每次 10 ~ 20 mg，每天 1 ~ 2 次静脉滴注，是降低颅内压的首选药物。

2. 减少脑脊液量

1) 脑室引流术：是救治脑疝的最重要方法之一，尤其是在持续脑室压力监护下联合应用，效果更明显。本法适用于：①脑室系统或颅后窝占位性病变；②脑室出血和脑出血破入脑室；③自发性蛛网膜下隙出血伴有严重颅内压增高；④化脓性、结核性或隐球菌性脑膜炎所致的严重颅内压增高。常用的方法有：①常规脑室穿刺引流术；②眶上穿刺术；③颅骨钻孔引流术；④囟门穿刺术。

2) 碳酸酐酶抑制剂：常用乙酰唑胺每次 250 mg，每天 3 次，口服。地高辛每次0.25 ~ 0.5 mg，每 8 小时 1 次，口服。

3. 减少脑血流量

1) 控制性过度换气：用人工呼吸器增加通气量。$PaCO_2$ 应维持在 25 ~ 35 mmHg。本法适用于外伤性颅内压增高。

2）巴比妥类药物：常有戊巴比妥和硫喷妥钠，首次用量 3 ~ 5 mg/kg，最大用量可为 15 ~ 20 mg/kg，维持用量每 1 ~ 2 小时 1 ~ 2 mg/kg，血压维持在 60 ~ 90 mmHg，颅内压小于 204 mmHg，若颅内压持续正常 36 小时，压力/容积反应正常即可缓慢停药。

4. 手术治疗

目的在于去除病灶，减少脑体积的扩大，减小颅内容积，从而降低颅内压。适用于颅内占位性病变和急性弥散性脑水肿内科治疗不佳者。常用手术方法：①手术切除占位性病变；②内减压切除额极或颞极；③外减压，分颞肌下减压和去骨瓣减压。

六、监护

1. 抬高床头 15° ~ 30°，以利于颅内静脉回流，减轻脑水肿。

2. 持续或间断吸氧，改善脑缺氧，使脑血管收缩，降低脑血流量。

3. 控制液体摄入量，不能进食者，成人每天补液量不超过 2 000 ml，保持每天尿量不少于 600 ml。神志清醒者，可予普通饮食，但需适当限盐，注意防止水、电解质紊乱。

4. 满足患者日常生活需要，适当保护患者，避免外伤。

5. 病情监护

1）加强对颅内压增高症状的观察：颅内压明显增高时，患者可出现剧烈头痛、喷射状呕吐、烦躁不安和意识状态的改变，通过观察患者对地点、时间、人物的辨认及定向能力，按时间的先后加以对比，对患者意识有无障碍及其程度做出判断。意识障碍程度加重，是颅内压增高、病情加重的主要症状之一。频繁剧烈的呕吐标志着颅内压急剧增高，是脑疝发生的先兆。

2）生命体征的动态观察：按时测量并记录血压、脉搏、呼吸和体温。如出现血压升高、脉搏慢而有力、呼吸不规则等，也是颅内压增高和即将发生脑疝的先兆征象，应予重视。重症患者应每 30 分钟测量血压、脉搏、呼吸 1 次，体温每 2 ~ 4 小时测量 1 次。

3）加强对瞳孔的观察：对比双侧瞳孔是否等大、等圆及对光反射的灵敏度并做记录，瞳孔的改变是小脑幕切迹疝的重要标志之一。当发生小脑幕切迹疝时，疝入的脑组织压迫脑干及动眼神经，动眼神经支配同侧瞳孔括约肌，故该侧瞳孔暂时缩小，对光反应迟钝，继之动眼神经麻痹引起病变侧瞳孔散大，对光反应消失。

4）面部和肢体运动功能的观察：观察患者面部及肢体活动情况，对清醒患者可让其露齿、鼓腮、皱额、闭眼，检测四肢肌力和肌张力，据此判断有无面肌和肢体瘫痪。

5）癫痫大发作预兆的观察：一过性意识不清或局部肢体抽搐是癫痫大发作的预兆。癫痫大发作可引起呼吸骤停，加重脑缺氧和脑水肿，也易引起脑疝。对有癫痫发作的患者应注意观察开始抽搐的部位、眼球和头部转动的方向及发作后有无一侧肢体活动障碍等，并详细记录。

6）颅内压监测：可较早发现颅内压增高，及时采取措施将颅内压控制在一定程度以内。若发现颅内压呈进行性升高表现，提示需手术治疗。经过多种治疗，颅内压仍持续在 530 mmH$_2$O 或更高，提示预后极差。

7）发现脑疝时应采取的措施

（1）遵医嘱立即快速静脉滴注 20% 甘露醇 250 ml，严重者可同时静脉或肌内注射呋塞米。

（2）迅速准备脑室穿刺物品，协助医师行脑室穿刺以降低颅内压。

（3）留置尿管，观察记录每小时尿量，了解脱水情况。

（4）密切观察意识、瞳孔、生命体征及肢体活动情况。做好紧急开颅准备。

（马宪存）

第二节　脑　疝

任何颅内占位病变引起颅内压增高时，均可推压脑组织由高压区向阻力最小的区域移位。其中某一部分被挤入颅内生理空间或裂隙，压迫脑干，产生相应的症状和体征，称为脑疝，它是颅内压增高最严重的后果。常见的有小脑幕切迹疝和枕骨大孔疝。

一、解剖学基础

颅腔被小脑幕分成幕上腔及幕下腔，幕下腔容纳脑桥、延髓及小脑。幕上腔又被大脑镰分隔成左右两分腔，容纳左右大脑半球。由于两侧幕上分腔借大脑镰下的镰下孔相通，所以两侧大脑半球活动度较大。中脑在小脑幕切迹裂孔中通过，其外侧面与颞叶的钩回、海马回相邻。发自大脑脚内侧的动眼神经越过小脑幕切迹走行在海绵窦的外侧壁直至眶上裂。颅腔与脊髓腔相连处的出口称为枕骨大孔。延髓下端通过此孔与脊髓相连。小脑蚓锥体下部两侧的小脑扁桃体位于延髓下端的背面，其下缘与枕骨大孔后缘相对。

二、病因及分类

常见病因有：①外伤所致各种颅内血肿，如硬脑膜外血肿、硬脑膜下血肿及脑内血肿；②颅内脓肿；③颅内肿瘤尤其是颅后窝、中线部位及大脑半球的肿瘤；④颅内寄生虫病及各种肉芽肿性病变；⑤医源性因素，对于颅内压增高患者，进行不适当的操作如腰穿，放出脑脊液过多过快，使各分腔间的压力差增大，则可促使脑疝形成。根据移位的脑组织及其通过的硬脑膜间隙和孔道，可将脑疝分为以下常见的三类：①小脑幕切迹疝，又称颞叶疝，为颞叶的海马回、钩回通过小脑幕切迹被推移至幕下；②枕骨大孔疝，又称小脑扁桃体疝，为小脑扁桃体及延髓经枕骨大孔推挤向椎管内；③大脑镰下疝，又称扣带回疝，一侧半球的扣带回经镰下孔被挤入对侧分腔。

三、病情评估

（一）临床表现

1. 小脑幕裂孔疝

1）剧烈头痛并伴有喷射性呕吐。

2）进行性瞳孔散大，先为病变侧瞳孔散大，随病情进展，对侧瞳孔也逐渐散大。

3）意识障碍突然加重。

4）出现对侧肢体瘫痪及锥体束征，先为病灶对侧肢体瘫痪，锥体束征阳性，随病情进展，同侧肢体也出现上述体征。

5）生命体征表现为两慢一高，即呼吸变慢、脉搏变慢、血压升高，但衰竭期血压下降，脉搏快而弱、呼吸浅而不规则。

2. 枕骨大孔疝

1）早期和局部表现为后颈部疼痛，颈硬及局部压痛，严重者可有后组脑神经功能障碍，如轻度吞咽困难、饮食呛咳及听力减退等。严重者可有血压升高、脉搏缓慢及呼吸深慢。

2）剧烈头痛、反复呕吐。

3）部分患者有眼球震颤及小脑体征。锥体束征常阳性。

4）神志改变表现为意识障碍出现较晚，而呼吸骤停发生较早。很少出现瞳孔改变。

5）常因咳嗽、呕吐、呼吸不畅、挣扎或气管插管、腰穿等诱因使脑疝加重。

（二）实验室及其他检查

由于脑疝发生后病情危重，迅速确定病因对有效治疗极为重要。CT 检查是目前临床定位及定性的最好的方法。MRI 因检查时间长，而非首选；脑超声波定位简要而迅速，但无 CT 精确；脑室造影、脑血管造影，均为有创伤性检查，所示病变为间接征象，因有一定危险性临床目前已少用。其他如 EEG、X 线等检查因定位不确切，而不能作为确诊性检查。

四、处理

（一）小脑幕裂孔疝的处理

脑疝是颅内压增高引起的严重情况，须紧急处理。先给予强力降颅内压药物，以暂时缓解病情，然后行必要的诊断性检查，明确病变的性质和部位，根据具体情况手术处理，去除病因。对暂时不能明确病因者，则可选择下列姑息性手术来缓解增高的颅内压。

1. 诊断明确后立即行开颅手术，去除病因，以达到缓解颅内高压目的。

2. 诊断不明确者应紧急做颞肌下减压术，去除骨瓣，敞开硬脑膜，必要时切除部分颞极部脑组织，内外同时减压。情况允许应将小脑幕裂孔边缘切开，促使脑疝复位。

3. 术后应采取的措施

1）防治脑水肿：可选用脱水剂、利尿剂、肾上腺皮质激素。

2）预防并发症

（1）预防和治疗感染：应用广谱抗生素或敏感抗生素。危重患者抵抗力低下，昏迷患者易并发坠积性肺炎，首选青霉素＋庆大霉素（二者有协同作用，但加入同一液体内则效价降低），价廉，效果确切。其次，先锋霉素 V ＋阿米卡星。若出现耐药或不敏感可选用头孢哌酮、头孢曲松钠或头孢他啶。

（2）防治消化道出血：常用西咪替丁或雷尼替丁静脉滴注，预防出血。剂量：西咪替丁每天 0.6 ~ 0.8 g，雷尼替丁每天 0.3 ~ 0.6 g，分次应用效果更好。一旦出现消化道出血征象，则可应用制酸剂，奥美拉唑 1 片，每天 1 次，口服或鼻饲。局部止血药：云南白药 2 g，6 小时 1 次，鼻饲。10% 孟氏液 20 ml ＋冰盐水 80 ml，经鼻胃管注入上消化道，6 小时 1 次；凝血酶 2 000 U，2 ~ 6 小时 1 次，鼻饲。肌内注射药物巴曲酶，1 U 肌内注射，每天 1 次或每 8 小时 1 次，出血量大时，可临时静脉滴注；静脉滴注氨甲苯酸、酚磺乙胺。出血量大时应及时补充全血或成分输血（血小板、浓缩红细胞）。

（3）健脑促醒：常用胞磷胆碱，静脉滴注，每天 1.0 ~ 2.0 g，椎管注入 0.25 g 隔天 1 次。脑活素每天 10 ~ 20 ml。氯脂醒片每次 0.1 ~ 0.2 g，每天 3 次；儿童每天 0.1 g，每天 3 次。细胞色素 C 肌内注射每天 15 mg，病重者每次 30 mg，每天 2 次，静脉注射每次 15 ~ 30 mg，每天 1 ~ 2 次。ATP 肌内注射每次 20 mg，每天 1 ~ 2 次，静脉注射 20 mg 溶于 5% 葡萄糖液 10 ~ 20 ml 中缓慢注射。辅酶 A 肌内注射，静脉滴注每次 50 U，每天 1 次或隔天 1 次。

（4）防治水电解质紊乱支持疗法：通过血气分析、电解质等检查手段指导用药。

（5）高压氧治疗：有条件患者情况允许尽早应用高压氧治疗，每天 1 次，每次 45 ~ 90 分钟，10 天 1 个疗程。若有效，1 周后第 2 个疗程开始，据病情决定疗程。急性期过后，颅内压不高，可椎管高压注氧每次 40 ~ 80 ml，每周 2 次，2 次 1 个疗程。

（二）枕骨大孔疝的处理

1. 积极治疗原发病，预防延髓危象发生

慢性型患者入院后各项检查均应迅速完成，同时尽量避免各种能引起颅内压骤然升高的因素，如便秘、用力咳嗽、腰穿放液等，应尽早解除病因。如颅后凹占位性病变，应尽早手术切除，避免延髓危象发生。

2. 积极抢救，缓解脑疝

急性型患者或慢性型患者突然呼吸停止，应紧急行脑室穿刺外引流术，缓慢放出脑脊液，使颅内压逐渐下降，同时做气管插管或气管切开，人工或呼吸机控制呼吸，静脉推注高渗脱水剂；若呼吸恢复，诊断明确者应立即行开颅手术，去除病因。病因不明者，应首先 CT 检查明确诊断，继而手术。无法确诊者可行颅后凹探查，先咬开枕骨大孔敞开硬脑膜，解除脑疝压迫，再探查病变部位，去除病因。若脑室穿刺外引流无效，可试用头低 15° ~ 30° 侧卧位，腰穿，快速注入生理盐水 20 ~ 40 ml。

3. 综合治疗，预防并发症，减少后遗症

枕骨大孔疝患者一旦呼吸停止，抢救多难奏效。抢救期间，除应用强力脱水剂、大剂量肾上腺皮质激素、促醒药物外，还应及时补充电解质，防止电解质紊乱；应用有效广谱抗生素，预防肺部坠积性肺炎的发生；应用制酸剂和止血剂，预防和治疗应激性溃疡所致消化道出血。病情一旦稳定或清醒，即应着手康复治疗，减少后遗症状，如健脑药物的应用、高压氧治疗、中药等。

五、监护

1. 遵医嘱立即快速静脉滴注 20% 甘露醇 250 ml，严重者可同时静脉或肌内注射呋塞米。

2. 迅速准备脑室穿刺物品，协助医师行脑室穿刺以降低颅内压。

3. 留置尿管，观察记录每小时尿量，了解脱水情况。

4. 密切观察意识、瞳孔、生命体征及肢体活动情况。做好紧急开颅准备。

（刘少壮）

第九章　颅脑损伤

第一节 概 述

颅脑损伤是一种常见的创伤，无论在和平时期或战争时期发生率都仅次于四肢，而致残率和病死率均高于其他各部位的创伤。随着现代化的交通工具和机构化生产的发展，颅脑损伤的发生率仍在继续上升。

一、分类

（一）按损伤组织层次分

①头皮损伤；②颅骨损伤；③脑损伤。受伤者可以仅有一种，也可以同时发生两种或全部损伤。

（二）按颅腔是否与外界沟通分

1. 开放性颅脑损伤

开放性颅脑损伤指头皮、颅骨和硬脑膜三层均已破损，颅腔与外界相沟通。

2. 闭合性颅脑损伤

闭合性颅脑损伤指硬脑膜仍完整，颅腔和外界没有直接相通。

（三）按脑组织损伤的类型分

1. 原发性颅脑损伤

原发性颅脑损伤指暴力作用头部时立即发生的脑损伤，主要有脑震荡、脑挫裂伤及原发性脑干损伤。

2. 继发性颅脑损伤

继发性颅脑损伤指受伤一定时间后出现的脑受损病变，如脑水肿和颅内血肿。

二、病因和发病机制

颅脑创伤多由暴力直接作用头部或通过躯体传递间接作用于头部引起。平时多为交通事故、高处坠落、挤压伤、刀刃伤、拳击伤等。战时多为火器伤或爆炸性武器引起的冲击波所致。颅脑损伤的方式和机制有下列几种：

（一）直接损伤

①加速性损伤：为运动中的物体撞击于静止的头部，使头部沿外力方向做加速运动发生的脑损伤；②减速性损伤：为运动的头部撞击于静止的物体而突然减速时发生的脑损伤；③挤压性脑损伤：为头部两侧同时受硬物体挤压所发生的脑损伤。一般加速性损伤常较轻，脑损伤通常仅发生在受力侧；而减速性损伤常较重，受力侧和对侧均可发生脑损伤，往往以对侧损伤较重。

（二）间接损伤

①传递性损伤：如坠落时臀部或双足着地，外力沿脊柱传递到头部所致；②挥鞭式

损伤：外力作用于躯体使之急骤运动时，静止的头部由于惯性被甩动致伤；③胸腹挤压伤：骤升的胸膜腔内压或腹内压沿血流冲击脑部致伤；④爆炸气浪伤。

（三）旋转损伤

外力使头部沿某一轴心做旋转运动时，除上面提到的一些因素外，高低不平的颅底、具有锐利游离缘的大脑镰和小脑镰，均对脑在颅内做旋转运动时产生障碍，并形成剪力（切应力），从而使脑的相应部位受摩擦、牵扯、撞击、切割等机械作用而受损。

关于颅脑损伤的病理生理的变化是多方面的、复杂的。早期对颅脑损伤的临床表现和病情发展机制的理解，是以外伤的局部机械作用的因素为基础的，随着对颅脑损伤患者的治疗和观察，发现患者多有脑缺氧的现象，继之出现脑水肿、脑肿胀等一系列症状，又提出了物理化学变化的理论。近年来，一些学者在临床工作和实验工作中，证明颅脑损伤的急性期或于危笃状态时，周围血流速度明显降低，脑血流有明显障碍，继之出现脑血管痉挛、脑水肿，故又提出了血流动力学理论和血管运动的理论。更有人注意到重症颅脑创伤患者，在出现意识、体温、呼吸、血压等明显改变的同时，心、肺、胃肠、泌尿系统等常发生严重并发症，认为这些变化是垂体下丘脑的功能紊乱，引起神经体液营养障碍的结果，故主张努力改善自主神经的功能，以降低颅脑损伤的病死率和提高其治愈率。

三、颅脑损伤的分级

分级的目的是为了便于制订诊疗常规、评价疗效和预后，并对伤情进行鉴定。

（一）伤情轻重分级

①轻型（Ⅰ级）：主要指单纯脑震荡，有或无颅骨骨折，昏迷在 20 分钟以内，有轻度头痛、头晕等自觉症状，神经系统和脑脊液检查无明显改变；②中型（Ⅱ级）：主要指轻度脑挫裂伤或颅内小血肿，有或无颅骨骨折及蛛网膜下隙出血，无脑受压征，昏迷在 6 小时以内，有轻度的神经系统阳性体征，有轻度生命体征改变；③重型（Ⅲ级）：主要指广泛颅骨骨折，广泛脑挫裂伤，脑干损伤或颅内血肿，昏迷在 6 小时以上，意识障碍逐渐加重或出现再昏迷，有明显的神经系统阳性体征，有明显生命体征改变。

（二）格拉斯哥昏迷计分法

GCS 法将意识障碍处于 13～15 分者定为轻度，9～12 分为中度，3～8 分为重度。具体评分方法见表 9-1。

表 9 - 1　格拉斯哥昏迷计分（GCS）

睁眼反应	计分	语言反应	计分	运动反应	计分
自动睁眼	4	回答正确	5	遵嘱活动	6
呼唤睁眼	3	回答错误	4	刺痛定位	5
刺痛睁眼	2	言语混乱	3	刺痛回缩	4
不能睁眼	1	只能发音	2	刺痛屈曲	3
		没有发音	1	刺痛过伸	2
				无反应	1

四、头部外伤预后的预测

（一）格拉斯哥昏迷计分

GCS 能基本反映颅脑损伤的严重程度、治疗前后动态变化，也有助于评价患者预后。入院时 GCS 为 3 ~ 5 分者，死亡率可在 80% 以上。随治疗后 GCS 升高，死亡率将下降；入院时 GCS 为 9 分以上者死亡率很低。此类患者的死亡原因多为未能及时清除血肿、高龄或并发症。

（二）脑干功能异常

原发性脑干损伤多伴有去大脑强直或屈曲反应，这本身即为预后不良的体征。单侧瞳孔扩大无光反应者死亡率为 50%；双侧瞳孔扩大无光反应者死亡率达 90%。但没有瞳孔及头眼反射异常也并不能保证完全恢复。

（三）年龄

年龄对预后影响较大。

（四）生命体征

主要是休克及乏氧的影响，血压低于 100 mmHg，$PaO_2 < 65$ mmHg 和 GCS ≤ 7 分者预后不良。颅内压 > 408 mmH_2O 死亡率几乎为 100%。

呼吸异常在脑外伤中较常见，虽处理复杂，但对预后判断价值不大。

徐脉（心率 < 50 次/分）者死亡及严重病残增加 4 倍。

（五）损伤类型

如初入院时神经系统症状相同，有占位病变需手术者较弥散性损伤不宜手术者预后不良。

（六）CT

中线移位超过 10 mm、CT 上见到深部挫伤，如深部灰质、胼胝体、内囊的出血，是预后不良的征象。此外，脑室缩小、消失以及基底池消失也是预后不良征象。

五、监护

(一) 一般护理

1. 卧位

休克或术后麻醉未清醒者应取平卧位。重症颅脑损伤如无休克，应取头高卧位，将床头抬高 15°~30°，以利静脉回流，减轻脑水肿。昏迷患者以侧卧位或侧俯卧位较好，便于口腔及鼻腔分泌物体位引流。经常予以翻身叩背，保持口腔清洁，防止误吸。

2. 饮食

患者意识清楚，可进食。但应限制饮水量及食盐量，预防脑水肿，每天总入量为 1 000~1 500 ml，保持尿量在 500~800 ml 即可。对呕吐频繁或昏迷者应禁食，由静脉输液维持营养和水、电解质平衡，总量不超过 2 000 ml 并尽量不给盐水且滴入速度要慢而均匀，每分钟 15~30 滴，以防脑水肿加重。对昏迷时间较长者可用鼻饲。每次鼻饲食物前，应先抽出胃内残存的食物，同时还可以观察胃管是否脱出，胃内是否出血。此外，应重视患者的营养，因为长期昏迷患者，如再有躁动和抽搐，机体消耗很大，可给予糖、牛奶、蛋汤、肉汤、麦乳精、果汁和部分营养药物。注入食物时，其温度不可过高或过低。

3. 保持呼吸道通畅

脑损伤患者都有不同程度意识障碍，丧失正常的咳嗽反射和吞咽功能，容易发生误咽误吸，或因下颌松弛导致舌根后坠等原因引起呼吸道梗阻。必须及时清除口咽部的血块和呕吐物，并注意吸痰；舌根后坠者放置口咽通气管，必要时气管插管或气管切开。气管切开者严格执行气管切开护理常规。保持有效地吸氧，呼吸通气量明显下降者，应采用机械辅助呼吸，监测血气分析，调整和维持正常的呼吸功能。

4. 降温

高热可使脑损害加重，危及患者生命，护理中要给予足够的重视。中枢性高热为丘脑下部体温中枢受累所致，体温可在 39℃ 以上，主要靠冬眠药物加物理降温，同时给予肾上腺皮质激素治疗。对于感染性发热，可用抗生素治疗，辅以物理降温。对于烦躁患者可加床档，防止坠床。

5. 输液速度

重型颅脑损伤在输液时，速度不宜过快，滴速控制在每分钟 40~60 滴，补液过快易引起肺水肿。高渗脱水剂要快速滴入，20% 甘露醇 250 ml 要求在 30 分钟内输入，治疗中要记录 24 小时出入量。

6. 皮肤护理

对长期卧床的患者都要加强皮肤护理，防止压疮的发生，如定时翻身、按摩受压部位、骨突出部位加软垫、经常更换床单、护理好大小便等。

7. 大小便护理

有尿失禁或尿潴留者可导尿，并留置尿管。为避免留置导尿时间过长，容易造成尿路感染，男性患者可采用阴茎套储尿排尿，但要注意不使阴茎套扭曲，以免尿液在套中潴留，侵蚀龟头，形成糜烂、溃疡。用橡皮膏固定时松紧要适度，避免造成龟头水肿。

也可采用塑料袋接尿的办法。女性患者留置导尿要经常冲洗膀胱和会阴部。此外，患者常有便秘，3 天无大便者，可给缓泻剂，如酚酞片等。因用力大小便可增加颅内压，不做大量液体灌肠，以免颅内压增高及水分被吸收而促成脑水肿。

8. 心理监护

帮助患者树立战胜疾病的信心，积极配合治疗。对植物人应加强基础护理和支持疗法的护理。防止各种并发症，注意饮食营养卫生。肢体瘫痪的患者应鼓励患者坚持运动由小到大，由弱到强，循序渐进，直到恢复。

9. 其他

眼睑不能闭合者，应涂眼膏保持角膜湿润。颅底骨折有脑脊液鼻漏、耳漏者，应保持耳道和鼻孔清洁，禁忌填塞、冲洗或滴入药液。口腔护理是针对患者不能进食，细菌易在口腔繁殖的特点，每天可用 1% 硼酸盐水擦拭，如出现霉菌性口腔炎，可配制苏打克霉唑混悬液（克霉唑 3 g 加 5% 苏打 100 ml）擦拭口腔。

（二）病情与症状监护

1. 病情观察和护理

1）观察意识、瞳孔、血压、脉搏、肢体活动、各种反射：每 5～10 分钟观察一次，并做好记录。根据病史，临床表现，结合辅助检查，对病情做出初步判断，做到心中有数，以便进行及时、有效的抢救。诊断不明确者更应严密观察病情变化，以利及早明确诊断。

（1）意识观察：伤后意识障碍的程度和持续时间是反映颅脑损伤轻重的一个重要标志，可以测知预后。

（2）瞳孔观察：观察瞳孔变化对于病情及预后的估计有很大价值。

（3）生命体征观察：颅脑损伤后通常有血压下降、脉搏细数、呼吸慢等。如患者血压持续升高、脉洪大、呼吸减慢常提示有颅内压增高，应提高警惕，预防脑疝的发生。

（4）肢体运动障碍的观察：伤后立即出现一侧肢体运动障碍，而且相对稳定，多系对侧原发性颅脑损伤。如伤后一段时间才出现一侧肢体运动障碍而且进行性加重，伴有意识障碍和瞳孔的变化，则考虑幕上血肿引起的小脑幕切迹疝，使锥体束受损。

2）准确记录出入量：颅脑损伤患者常有呕吐、高热、强直抽搐等，容易引起代谢紊乱，加上早期限制水钠的摄入与脱水利尿剂的利用，患者常有不同程度的脱水，所以要准确记录出入量，及时补充电解质。

3）其他情况观察：观察有无呕吐、呕吐物性质等。颅内高压引起的呕吐与进食无关，呈喷射状。脑脊液漏是颅底骨折的典型临床表现。重型颅脑损伤患者胃内容物或呕吐物呈咖啡样，或患者出现黑便，提示应激性溃疡。重型颅脑损伤患者出现血尿，应考虑并发泌尿系统损伤或甘露醇、磺胺嘧啶、苯妥英钠等药物损害肾脏所致。若颅脑损伤患者出现血性痰，应考虑肺损害。若颅内血肿清除术后头部引流袋内出现大量新鲜血，应考虑手术区域再出血。

4）对已发生脑疝患者，应立即抢救：颞叶沟回疝，即刻静脉输入脱水剂，降低颅内压力，使移位的脑组织复位；枕骨大孔疝呼吸停止者，应即刻行人工辅助呼吸，继而行气管插管，用呼吸机辅助呼吸。协助医师行脑室穿刺减压。必要时行腰穿，由蛛网膜下隙加压注入适量生理盐水，促使疝入枕骨大孔的小脑扁桃体复位，解除对脑干的压迫。凡经明确诊断者，脑疝复位后应立即行手术治疗，以免再次形成脑疝。

2. 症状监护

1）休克：开放性颅脑损伤可因失血而出现休克。应首先处理伤口，有效的止血，即刻输血，补充血容量。闭合性颅脑损伤合并休克时，很可能有胸腹内脏损伤或严重骨折。护理人员在观察中切勿忽略复合伤的临床表现。

2）中枢性高热：呼吸道、泌尿系及颅内感染均有体温升高，脑干或下丘脑损伤常引起中枢性高热，高热使机体代谢增高，加重脑组织缺氧，应及时处理。应采取降低室温、颈部和腋窝放冰袋，头部戴冰帽，遵医嘱给予解热剂等降温措施。物理降温无效或有寒战时，遵医嘱给予冬眠低温疗法。

3）头痛与呕吐：颅内压增高时，刺激、牵拉了颅内敏感结构（如脑膜、血管、神经等）而致头痛；刺激呕吐中枢、前庭系统而出现恶心、呕吐。可根据医嘱给镇痛药，行降颅内压治疗。临床上常用 20% 甘露醇 250～500 ml，以每分钟 12.5 ml 的滴速静脉滴入，使颅内压力降低，症状缓解。

4）躁动不安：烦躁患者要有专人护理。加用床档，以防坠床。排除引起烦躁的有关因素，如尿潴留、疼痛、卧位不适等。避免不加分析地应用镇静剂，以免抑制呼吸中枢，或抑制大脑皮质而影响病情观察。

5）消化道出血：重型颅脑损伤，尤其是丘脑下部损伤，易出现神经源性胃肠道出血。应及时用止血药，补充新鲜血液，补充血容量。

6）呃逆：重型颅脑损伤或较大颅脑手术后，常因病变累及脑干出现呃逆，影响患者的呼吸、饮食及患者的体力消耗，严重者可引起胃出血。

7）脑脊液外漏

（1）保持正确的体位：减少脑脊液流出，使漏口早日愈合。清醒患者可取半卧位，保持头部抬高，促进硬脑膜漏口的粘连而封闭漏口，一般头高位应维持到脑脊液漏出停止后 3～5 天，以免复发。意识不清或不配合者应将床头抬高 30°，头侧卧位，防止漏液流入呼吸道而造成误吸，禁止向健侧卧位，以免漏出液流入颅内引起感染。

（2）保持局部清洁：注意无菌操作，防止颅内感染，枕头上铺无菌巾。及时清除鼻前庭及外耳道内的血迹、结痂及污垢，用盐水棉球擦洗，用乙醇棉球消毒局部，每天 1～2 次。用无菌干棉球置耳、鼻孔处以吸附脑脊液，棉球饱和时要及时更换，棉球切勿严堵深塞，防止脑脊液流出不畅，发生逆流。

（3）禁做腰穿：凡脑脊液漏的患者，一般不做腰穿，以免引起颅内逆行性感染和颅内积气。

（4）病情观察：脑脊液外漏可推迟颅内压增高症状的出现，故应严密观察病情变化，及时发现脑挫裂伤、颅内血肿，以免延误抢救时机。

8）脑室引流：侧脑室引流可清除血性脑脊液，减轻头痛和脑膜刺激征，能及时了解颅内压情况，免去多次腰穿取液，可代替或减少脱水剂的应用。患者术后接无菌引流瓶悬挂床头，高度为 10～15 cm。放置过高引流不畅，达不到治疗目的；放置过低，大量脑脊液流出，使幕上压力突然下降，幕下压力相对高，使小脑中央叶被挤于小脑幕孔上，形成幕孔上疝，危及生命。一般引流 3～7 天，停止引流前先夹闭管 24 小时，观察患者有无头痛、呕吐等。如无头痛可在无菌条件下拔管，拔管后穿刺道要"U"字缝合结扎，以防脑脊液漏。

六、康复

1. 对存在失语、肢体功能障碍或生活不能自理的患者，当病情稳定后即开始康复锻炼。要耐心指导患者功能锻炼，制订经过努力容易达到的目标，一旦康复有进步，患者会产生成功感，树立起坚持锻炼和重新生活的信心。

2. 有外伤性癫痫的患者，应按时服药控制症状发作。在医师指导下逐渐减量直至停药。不做有危险的活动，以防发生意外。

3. 对重度残疾者的各种后遗症采取适当的治疗，应鼓励患者树立正确的人生观，指导其部分生活自理；并指导家属生活护理方法及注意事项。

（马宪存）

第二节 头皮损伤

颅脑损伤大多伴有头皮损伤，头皮损伤包括头皮擦伤、头皮血肿、头颅裂伤和头皮撕脱伤，损伤部位的检查与治疗有助于判断颅脑损伤的部位与性质。

一、头皮的解剖与生理

头皮是颅盖外的一层软组织，由表向里分为五层，即皮肤、皮下组织、帽状腱膜、腱膜下组织及颅骨外膜。前三层由纤维组织紧密地连接在一起，临床上常视为一层，主要的血管和神经都居于此层内，开颅术做皮瓣时将此三层一同翻起，外伤时可将此三层一同撕脱。皮下组织内有丰富的血管分布，这些血管受致密的结缔组织包绕，如被切断不易收缩而致大量出血。帽状腱膜的前部为额肌，后部为枕肌，两侧与颞浅肌膜相连，有一定的张力，裂伤时使创口错开，腱膜下层为疏松结缔组织，发生出血和感染时容易扩散。颅骨外膜易与颅骨剥离，但在骨缝处颅骨紧密黏着，所以骨膜下血肿不易超过骨缝，常限于该颅骨范围内。骨膜对颅骨的营养作用较小，大片骨膜剥离后可不致引起颅骨坏死。头皮的血液供应丰富，头皮损伤后出血多，但愈合也快。头皮的感染可引起颅骨骨髓炎和颅内感染。

二、伤情评估

（一）头皮擦伤和挫伤

擦伤系头皮表层损伤，可有表层脱落，少量出血或血清渗出。挫伤累及头皮全层，局部有肿胀、压痛、皮下淤血等。

（二）头皮血肿

血肿多为钝力直接损伤所致。可分为皮下血肿、帽状腱膜下血肿及骨膜下血肿 3 种，有时也可同时发生，混杂存在。

1. 皮下血肿

皮下层与表皮层和帽状腱膜层在组织结构上连接甚紧，使损伤后的出血受到限制，因此，血肿通常较局限，血肿一般不大，半球形，触之较硬，胀痛。触诊时中央有凹陷的感觉，容易误诊为颅骨凹陷性骨折，此时常需 X 线摄片方能断定是否合并有颅骨骨折。

2. 帽状腱膜下血肿

帽状腱膜下血肿常发生于轻度头部外伤后，儿童多见，新生儿称为产瘤。血液积聚于帽状腱膜与骨膜之间，可蔓延至全头部，血肿大者含血量可达数百毫升。触诊软、无压痛、有波动。

3. 骨膜下血肿

出血发生在某一颅骨的骨膜下，由于骨膜在骨的边缘是愈合的，所以血肿不超过该颅骨的范围。常见于有产伤史的新生儿，即所谓"头颅血肿"。

（三）头皮裂伤

裂伤发生在外力作用部。外力的形式不同，边缘亦异。锐性外力，创缘较整齐；钝性外力，创缘常有挫伤。裂伤的程度不等，如帽状腱膜横向（与其纤维垂直）断裂，由于两端肌肉收缩，伤口便开大。由于头皮血管丰富，出血很多，严重时可引起休克。

（四）头皮撕脱伤

头皮撕脱伤为头皮受到强烈的牵扯，如多因发辫卷入转动的机器中，使头皮从帽状腱膜下方部分或全部撕脱，伤者常因大量失血和创口疼痛发生休克。

三、治疗

（一）头皮擦伤和挫伤

擦伤和挫伤不需要特殊处理，予以局部清洁、消毒即可。

（二）头皮血肿

一般多采用非手术疗法。较小的血肿，早期加压包扎，24 小时后改用热敷，多数可自行吸收，较大的血肿，应在无菌操作下行穿刺术，抽出积血，然后加压包扎。如果遇到抽吸包扎后血肿在短期内又很快出现，则要考虑是否为较大的动脉破裂所致。可以用手指紧压相关的动脉（常为颞浅动脉），同时再穿刺抽吸。如抽吸后不再出现血肿，则要考虑手术结扎该血管；有时甚至要做切口或皮瓣严密止血。经上述一般处理无效的血肿，也可以用较粗的注射针头（如 18 号）插入帽状腱膜下腔，针头后端接以内径为 1.5 mm 的硅胶管进行引流，亦可直接在硅胶管经头皮小切口插入血肿腔内，硅胶管的后端接一无菌橡皮囊袋（如橡皮手套）或负压引流装置。待帽状腱膜下积血流出后再在头部加压包扎。头皮积液可按上述方法治疗。

（三）头皮裂伤

本病的临床症状主要为出血，故急诊治疗以止血为第一要旨。同时积极处理破裂伤口，防止继发感染，加速创口愈合。对于本病危象则以积极抢救生命为先。

1. 使用 TAT 中和游离毒素以预防破伤风的发生，一般用 1 500 万 U 的 TAT，肌内注射，用前需做皮肤过敏试验，若过敏，需脱敏后再进行注射。伤口较大的患者，可再重复注射一次。

2. 抗生素的应用

清创缝合术后，应及时选用抗生素防治伤口感染。一般可用青霉素肌内注射，每次 80 万 U，每天 2~3 次，用药前常规进行过敏试验。配合复方新诺明口服，每次 0.5~1 g，每天 2 次，首次加倍。必要时，亦可改用青霉素 320 万 U 静脉滴注，每天 2 次。

3. 抗失血性休克

详见"休克"节。

4. 手术疗法

新鲜创口应早做清创缝合术。

（四）头皮撕脱伤

本病的治疗重在早期及时止血、镇痛和防治休克，在此基础上，积极仔细修复创面，调整气血功能，促进创面完全愈合。

1. 防治失血性休克或疼痛性休克

详见"休克"节。

2. 抗生素的运用

早期用药，较小创面可用青霉素、红霉素、庆大霉素等药物肌内注射；较大创面或污染创面则应联合静脉应用足量抗生素。

3. 止血药物的运用

本病的止血治疗以局部止血为主，但也应配合药物注射止血的方法。临床上多用酚磺乙胺、抗血纤溶芳酸、6 - 氨基己酸及巴曲酶等药物肌内注射、静脉注射或静脉滴注。

4. 破伤风抗毒素注射

常规注射 TAT 以预防伤后破伤风。

5. 手术疗法

应及时施行清创缝合术，若撕脱的头皮有蒂连接时，可直接清创缝合；若头皮有缺损，面积直径不超过 5 cm 时，可做皮下松解术或转移皮瓣术。完全撕脱的头皮，可将撕脱的头皮剪去头发，消毒后缝回原处，条件允许者最好将断端较粗的动静脉进行吻合；或将撕脱头皮的皮下切除，做成全厚或中厚皮片植回，头皮挫伤严重或骨膜缺损较大者，可在颅骨上间隙密集钻孔，直达板障，从板障骨松质长出的肉芽覆盖全部裸露颅骨后，再在肉芽表面全层植皮。对于颅骨板裸露较大者，也可用大网膜移植暂时覆盖创面，待肉芽组织长出后再行植皮术。

（刘少壮）

第三节 颅骨骨折

颅骨骨折指颅骨受到暴力作用，引起颅骨的完整性和连续性中断。根据骨折部位分为颅顶骨折和颅底骨折；按骨折形态分为线形骨折、凹陷性骨折和粉碎性骨折；按骨折处是否与外界相通分为闭合性骨折和开放性骨折。骨折部位不同常有不同的临床表现。颞骨鳞部、颅底和额骨眶部骨质薄，较易发生骨折；颅顶骨硬脑膜与颅骨内板附着较松，易被剥离形成血肿；颅底部硬脑膜与颅骨内板紧密相连，颅底骨折时硬脑膜易被撕裂造成脑脊液漏；当骨折线波及气窦时，可发生颅内积气。

一、颅骨解剖

（一）颅骨组成

颅骨分为颅盖和颅底两部分，颅盖与颅底均有左右对称的骨质增厚部分，形成颅腔的坚强支架。

（二）颅盖解剖特点

颅盖坚实，外板厚，内板较薄，内外板之间为富含静脉网的板障。颅骨内有硬脑膜附着，两者之间有脑膜中动脉及静脉窦，颅骨骨折时易造成血管损伤而发生血肿。由于外板骨缝呈锯齿状，内板骨缝呈直线，在 X 线片中易将内板骨缝误认为骨折线。

（三）颅底解剖特点

颅底骨面凹凸不平，构成前、中、后三个颅窝。颅底有大小不等的骨孔和裂隙，是脑神经、脑血管出入的管道，颅底骨折时易受损伤。颅底的硬脑膜与颅骨黏附甚紧，骨折时常被撕裂而引起脑脊液漏。

（四）颅骨气窦

如额窦、筛窦、蝶窦及乳突气房等，均贴近颅底。气窦内壁与硬脑膜紧贴，颅底骨折通入气窦时，相邻硬脑膜常被撕裂，导致气颅和感染。

二、病因和病理

暴力直接或间接作用于头部时，均可造成颅骨骨折。颅骨分为颅盖和颅底两部分。颅盖骨由颞骨、顶骨、额骨、蝶骨和枕骨构成，内有硬脑膜附着，并有脑膜中动脉及硬脑膜内的静脉窦紧密依附。颅盖骨骨折时，附着的血管易受损伤而发生血肿。颅底骨由额骨、筛骨、蝶骨、颞骨、枕骨等颅骨构成，内面凹凸不平，前高后低，呈阶梯状，分为颅前窝、颅中窝和颅后窝。颅底又有许多形状不同、大小不等的骨孔，有脑神经和血管通过，颅底骨折时容易损伤这些结构。

三、伤情评估

外伤后患者出现头皮局部肿胀，或有擦伤、挫伤等，有时头皮肿胀，头颅变形易误诊为凹陷性骨折。

（一）颅盖骨折

以顶骨多见，其次为额部，通过两块颅骨者以颞顶部为最多，有线形骨折、凹陷性骨折、粉碎和穿入骨折等。

1. 线形骨折

线形骨折发生率最高，临床上不易查出，拍颅骨 X 线片方能确诊，但要注意与正常颅缝血管沟、板障静脉沟等鉴别。

2. 凹陷性骨折

凹陷性骨折多发生于额骨及顶骨，是较强的打击力垂直作用于颅骨的结果，多为全层凹陷，少数可只有内板凹陷。成人凹陷性骨折周边呈环形骨折线，多从骨折片中心向四周呈放射状裂开，成为凹陷碎性骨折。头颅 X 线片可以确诊，骨折局部切线位片可以了解凹陷深度。

3. 粉碎和穿入性骨折

骨折片多呈星形或不规则破裂。

（二）颅底骨折

除一般利器和火器直接损伤外，颅底骨折常为间接外力作用所致，且多为颅盖骨折延伸而来，几乎均属线形骨折。

1. 颅前窝骨折

颅前窝骨折可见有鼻出血或脑脊液鼻漏，多见于额窦后壁及筛板骨折。此外尚有嗅觉丧失、眶周皮下及球结膜下淤血，似熊猫样外观。视神经管受累时可引起视力丧失。

2. 颅中窝骨折

在咽部黏膜下和乳突部皮下出现淤斑。如鼓膜及脑脊膜均有破损时，血液、脑脊液可自耳道流出，成为脑脊液耳漏。合并面神经、听神经损伤时，引起周围性面瘫、听力障碍、耳鸣等症状。

3. 颅后窝骨折

乳突后、枕下区皮下可出现淤斑，偶有Ⅸ、Ⅹ、Ⅺ、Ⅻ对脑神经损伤而引起的症状。

4. 鞍区骨折

损伤颈内动脉或海绵窦时，血液经蝶窦流入鼻咽腔，出现口鼻剧烈出血，甚至血液因流入气管发生窒息。

颅底骨折时，因硬脑膜损伤，血液可流入蛛网膜下隙，引起头痛、烦躁、恶心、呕吐等症状。检查颈部有抵抗感，克氏征阳性；并发脑和脑干损伤时，可有意识障碍等脑损伤症状，病情危重。

头颅 X 线片或 CT 检查大部分可以发现颅骨骨折，少数在手术中才发现凹陷的深度、骨片刺入脑内或脑内游离骨片和其他异物。

四、治疗

（一）*颅骨单纯线形骨折*

一般不需特殊治疗，但须注意这种骨折可因损及脑膜中动脉或颅内静脉窦而继发颅内硬脑膜外血肿等。

（二）*颅骨凹陷性骨折*

下陷大于 1 cm，可造成脑受压或下陷的内板形成骨折片，造成硬脑膜或脑损伤；小儿凹陷性骨折，有脑损伤的可能；法律纠纷；有碍美容等。上述均为手术治疗指征，尤其伴有颅内组织损伤、出血或粉碎性骨折者应做紧急手术处理。对于矢状窦弯处凹陷性骨折，无症状者不必处理，否则应在充分准备大量输血的条件下慎重处理。

（三）*颅骨粉碎和穿入性骨折*

碎骨片无凹陷，不引起脑受压和颅内出血者不需手术；骨折片刺入脑内者应手术取出，且修补刺破的硬脑膜。

（四）*颅底骨折*

本身绝大多数无须治疗，重要的是治疗脑损伤和其他并发损伤，严防感染，使用破伤风抗毒血清。对耳、鼻出血或脑脊液漏者，不可堵塞或冲洗，以免增加颅内感染的机会。有脑脊液漏则严禁腰穿，如发现视神经管骨折，伤后出现急剧的视力障碍，应及时开颅行视神经管减压术。对脑脊液漏的处理，除严防感染外，常以头高位卧床，多可自然闭合治愈，对没有自愈可能的脑脊液漏者，应及时手术修补瘘口。

（马宪存）

第四节　颅内血肿

外伤性颅内血肿是严重的继发性颅脑损伤，常引起颅内压增高导致脑疝而威胁生命。血肿常与原发性颅脑损伤相伴发生，也可单独发生。按血肿的来源和部位可分为：硬脑膜外血肿、硬脑膜下血肿、脑内血肿。按伤后至血肿症状出现的时间可分为：急性血肿（3 天内）、亚急性血肿（3 天到 3 周）、慢性血肿（3 周以上），另外还有迟发性血肿。

一、病因和病理

颅内血肿是颅脑损伤的继发性病变，常与脑挫裂伤同时出现，但也有不合并脑挫裂伤者，如矢状窦破裂、脑膜血管断裂等均可形成颅内血肿。由于颅内血肿占据了颅内空间，可造成急性脑受压、颅内压增高及脑疝。但是，颅内出血量占正常颅腔容积的 8% ~15% 时，可不出现脑受压现象，此称为储备腔，脑的大小有个体差异。超过上述范围可出现脑受压症状。颅内出血开始时，颅腔内脑脊液被压向穹隆及脑底，最后被挤向脊髓蛛网膜下隙，这一过程被认为是颅内血肿的中间清醒期。此期的长短，与出血的速度和脑损伤的程度和部位等有关，如静脉出血则中间清醒期可长些，动脉出血合并重症脑挫裂伤或脑干损伤，有时可不出现中间清醒期，伤后直接陷入昏迷状态，且逐渐加重。

根据血肿发展的速度，颅内血肿可分为：①急性，3天内出现症状；②亚急性，3天至3周出现症状；③慢性，3周以上始出现症状。根据血肿的部位又可分为硬脑膜外、硬脑膜下及脑内血肿。由于血肿的范围和受压脑组织的部位不同，局部神经功能受损的症状和体征变化多端。有时一个发展迅速的小血肿可因位于后凹或累及脑脊液循环而致患者于死地，反之，一个发展缓慢的硬脑膜下巨大血肿，历经数月乃至数年，患者仍能适应。

二、伤情评估

（一）硬脑膜外血肿

1. 典型表现是伤后昏迷—清醒—昏迷，即出现中间清醒期或中间好转期，在中间清醒期，患者有头痛、烦躁、恶心、呕吐、反应迟钝、抽搐等症状。但如果患者原发性脑损伤轻，可无原发昏迷，表现为开始清醒，逐渐出现昏迷并加重；如果原发性颅脑损伤较重或血肿形成较快，可无中间清醒期，表现为伤后昏迷，逐渐加深。

2. 瞳孔改变为患侧瞳孔散大、对光反射迟钝或消失，为小脑幕切迹压迫动眼神经所致。

3. 血肿对侧肢体瘫痪、肌张力增高、腱反射亢进，病理反射阳性，为脑疝形成所致，如不及时治疗，进入脑疝晚期出现双瞳散大、病理性呼吸或去大脑强直等表现。

4. 硬脑膜外血肿多发生于运动区及其附近，可出现中枢性面瘫、运动性失语等，位于矢状窦旁血肿可出现下肢单瘫，颅后窝血肿可出现眼球震颤和共济失调等。

5. 生命体征改变常为进行性血压升高、心率减慢，颞区硬脑膜外血肿因先经历小脑幕切迹疝再出现枕骨大孔疝，故严重呼吸障碍发生稍晚。额区及枕区硬脑膜外血肿可直接发生枕骨大孔疝，可迅速发生瞳孔散大、呼吸骤停。

（二）硬脑膜下血肿

1. 意识障碍严重，昏迷进行性加重，因为大多数都存在脑挫裂伤和继发性脑水肿并存，致使原发性颅脑损伤的昏迷与继发性血肿所致脑疝昏迷相重叠，故无中间清醒期和好转期。单纯性或亚急性血肿少见，由于原发性颅脑损伤轻，则可有中间清醒期。

2. 颅内压增高症状明显，表现为呼吸减慢、脉搏缓慢而宏大有力，血压上升，由于患者处于昏迷中，常有喷射状呕吐和躁动。

3. 神经损害体征多见，脑挫裂伤及血肿压迫均可造成中枢性面瘫及偏瘫，有时发生局灶性癫痫，腱反射亢进，病理反射阳性。

4. 脑疝症状出现快，急性硬脑膜下血肿瞳孔一侧先有散大，光反射消失，很快两侧散大，出现去大脑强直或病理性呼吸。

5. 伴有蛛网膜下隙出血表现，常有发热、项强等。

（三）脑内血肿

脑内血肿常发生于脑挫伤的基础上，最常为急性型。

1. 伤后多呈现持续性昏迷或昏迷程度逐渐加重，中间清醒或好转期较少，血肿破入脑室者，意识障碍更加明显。

2. 颅内压增高症状。

3. 脑局灶性症状，位于运动区、语言区和其邻近的血肿，多有偏瘫、失语，有时产生局灶性癫痫。

脑内血肿与急性硬脑膜下血肿相似，单凭临床表现难以与其他血肿区别，头颅 CT 检查可确诊。

（四）颅后凹血肿

颅后凹血肿包括硬脑膜外、硬脑膜下及小脑内血肿等类型，见于枕部直接暴力伤。出血来源有横窦或乙状窦、脑膜后动脉及板障血管等。急性颅后凹硬脑膜外血肿病情凶险，又往往缺乏特征，易于误诊。提高对此病的警惕性，实为早期诊断的关键。

1. 多由枕部着力的外伤引起，常有枕骨骨折，造成的血肿以硬脑膜外者最多。

2. 呈急性发展，伤后持续昏迷，颅内压增高症状明显。

3. 可有脑干及小脑受压症状。

4. 易发生枕骨大孔疝。

（五）多发性颅内血肿

多发性颅内血肿可是同一部位不同类型（如颞部硬脑膜内、外血肿），不同部位同一类型（如两侧颞部硬脑膜外血肿）或不同部位不同类型（如左顶硬脑膜外血肿及右颞硬脑膜下血肿）。

1. 伤后持续昏迷，并常继续加深，少有中间清醒期。

2. 颅内压增高症状明显，病情发展快，脑疝出现早。

3. 常是撞击伤和对冲伤的结果，定位体征不能以单一部位的血肿来解释。

（六）头颅 X 线片

头颅 X 线片可显示骨折线，如骨折线经过脑膜中动脉沟或静脉窦沟时，其下的血管可能受伤，结合临床，要警惕和考虑骨折处可能发生硬脑膜外血肿。静脉窦损伤时，血肿可能发生在窦的一侧或两侧，至于硬脑膜下血肿或脑内血肿，局部可有骨折也可能没有骨折，或骨折在血肿的对侧。在一部分正常人身上，松果体可以钙化，在 X 线片上能够观察出来。当发生幕上血肿时，钙化的松果体可被挤向对侧，离开中线，这对诊断是很有价值的。

（七）脑血管造影

脑血管造影对诊断有很大价值。向疑有血肿的一侧颈总动脉注射造影剂，使该侧颅内血管显影，脑内有血肿时，由于血肿的推压，脑血管发生移位，各分支间正常关系被破坏。硬脑膜外及硬脑膜下血肿时，尚见颅骨下出现一无血管区，这一脑外血肿的典型征象在慢性硬脑膜下血肿时尤为突出，如一侧无血管区深度较大，而正位像大脑前动脉无侧移位或移位很轻，则提示对侧也有血肿，根据病情，可再做对侧脑血管造影，以便确诊。对于枕极和颅后凹血肿，颈动脉造影没有什么价值。由于造影需要时间和熟练的技术，并对脑组织有一定损害，所以在条件不具备时，尤其是患者病情危急时，不宜强求。

（八）CT 检查

有颅内血肿时，可以看到血肿和血肿引起脑室系统的移位。有确诊价值。

（九）颅脑超声波

颅脑超声波可见中线移位。

（十）腰椎穿刺

脑脊液压力增高，呈粉红色。但疑有脑疝者禁忌腰穿。

三、鉴别诊断

颅内血肿需与脑挫裂伤相鉴别，详见表 9-2。

表 9-2　颅内血肿与脑挫裂伤鉴别

项目	脑挫裂伤	颅内血肿
原发性昏迷	较重	轻或较重
中间清醒期	无	有
偏瘫及锥体束征	伤后即有	逐渐出现并加重
瞳孔	对称	单侧散大，光反应消失
脑脊液	压力正常，含血	压力常增高，清亮或含血
颅脑超声波	中线波居中	中线波向健侧移位
脑血管造影	无特征性改变	血管移位及无血管区
CT 检查	脑损伤影像	颅内血肿影像

四、治疗

颅内血肿诊断一经确立，应争分夺秒立即进行手术抢救，力求在脑疝形成前施行急诊手术，切忌做不必要的辅助检查。术后治疗基本同脑挫裂伤。

（一）颅内血肿的手术指征

①意识障碍程度逐渐加深；②颅内压的监测压力在 270 mmH$_2$O 以上，并呈进行性升高表现；③有局灶性脑损害体征；④CT 检查血肿较大（幕上者 >40 ml；幕下者 >10 ml），或血肿虽不大但中线结构移位明显（移位 >1 cm）、脑室或脑池受压明显；⑤在非手术治疗过程中病情恶化。

（二）术前准备

快速为患者剃光头，备血和留置导尿。已发生脑疝者快速静脉滴注脱水剂，同时做术前准备。对难以判定血肿位置者，也应快速静脉给予脱水剂，尔后观察瞳孔变化，如一侧瞳孔缩小，一侧仍散大，则散大侧有颅内血肿。对已濒危患者，也应在征得家属或单位同意后积极手术治疗。

（三）常用的手术方式

1. 开颅血肿清除术

术前经 CT 检查血肿部位已明确者，可直接开颅清除血肿。对硬脑膜外血肿，骨瓣应大于血肿范围，以便于止血和清除血肿。遇到脑膜中动脉主干出血，止血有困难时，可向颅中凹底寻找棘孔，用小棉球将棘孔堵塞而止血。术前已有明显脑疝征象或 CT 检查中线结构有明显移位者，尽管血肿清除后当时脑未膨起，也应将脑膜敞开并去骨瓣减压，以减轻术后脑水肿引起的颅内压增高。对硬脑膜下血肿，在打开硬脑膜后，可在脑压板协助下用生理盐水冲洗的方法将血块冲出，由于硬脑膜下血肿常合并脑挫裂伤和脑水肿，所以清除血肿后，也不缝合硬脑膜并去骨瓣减压。对脑内血肿，因多合并脑挫裂伤与脑水肿，所以清除血肿后，也不缝合硬脑膜并去骨瓣减压。对脑内血肿，因多合并脑挫裂伤与脑水肿，穿刺或切开皮质达血肿腔清除血肿后，以不缝合硬脑膜并去骨瓣减压为宜。

2. 钻孔探查术

已具备伤后意识障碍进行性加重或出现再昏迷等手术指征，因条件限制术前未能做 CT 检查，或就诊时脑疝已十分明显，已无时间做 CT 检查，钻孔探查术是有效的诊断和抢救措施。钻孔在瞳孔首先扩大的一侧开始，或根据神经系体征、头皮伤痕、颅骨骨折的部位来选择；多数钻孔探查需在两侧多处进行。通常先在颞前部（翼点）钻孔，如未发现血肿或疑其他部位还有血肿，则依次在额顶部、眉弓上方、颞后部以及枕下部分别钻孔。注意钻孔处有无骨折，如钻透颅骨后即见血凝块，为硬脑膜外血肿；如未见血肿则稍扩大骨孔，以便切开硬脑膜寻找硬脑膜下血肿，做脑穿刺或脑室穿刺，寻找脑内或脑室内血肿。发现血肿后即做较大的骨瓣或扩大骨孔以便清除血肿和止血；在大多数情况下，须敞开硬脑膜并去骨瓣减压，以减轻术后脑水肿引起的颅内压增高。

（李英强）

第五节　脑震荡

脑震荡是指暴力引起的一时性脑功能障碍，而无器质性改变，是原发性颅脑损伤中最轻的一种。

一、发生机制和病理

关于脑震荡的发生机制，至今尚有争议。一般认为脑震荡引起的意识障碍主要是脑干网状结构受损的结果。这种损害与颅脑损伤时脑脊液的冲击（脑脊液经脑室系统骤然移动）、外力打击瞬间产生的颅内压力变化、脑血管功能紊乱、脑干的机械性牵拉或扭曲等因素有一定关系。

传统观念认为，脑震荡仅是中枢神经系统暂时的功能障碍，并无可见的器质性损害。但近年来的研究发现，受力部位的神经元线粒体、轴突肿胀，间质水肿；脑脊液中乙酰胆碱和钾离子浓度升高，影响轴突传导或脑组织代谢的酶系统紊乱。临床资料也证实，有半数脑震荡患者的 BAEP 检查提示有器质性损害。

二、伤情评估

伤后立即出现短暂的意识丧失，常在数分钟内即可清醒，一般不超过30分钟。在意识丧失的同时，多伴有面色苍白，四肢松弛和生理反射消失。伤者清醒后，对受伤的经过及受伤前一段时间的事物不能记忆，而对于远事仍能回忆。此外，可有头痛、头晕，伤后数天内比较明显，以后逐渐减轻，并有恶心、呕吐，有时表现为失眠、耳鸣、心悸、情绪不稳、注意力不集中、记忆力减退等症状。

脑脊液检查阴性，头颅CT片无异常。

三、治疗

（一）支持及对症治疗

应卧床休息7～10天，伤后24～48小时，定时测量脉搏、呼吸、血压、体温，并注意观察意识、瞳孔、肢体活动的神经系统体征的变化，以及时发现颅内继发性病变。头痛、头晕、情绪紧张者，给予镇静、止痛剂，如地西泮片、止痛片等，但须谨慎，以免掩盖病情。

（二）中医治疗

1. 辨证施治

脑震荡为脑气受震，卒然气闭。闭结之气赖气血周流得以宣散，但气闭即血运受碍，血瘀难得化散，瘀阻气滞则升降失司，瘀阻于止，清阳不升，发为头晕头痛，浊气不降则呕吐、恶心。中医采用活血化瘀、调和升降的方法。

方药：柴胡、细辛、薄荷、黄连各3 g，当归、半夏、泽兰各9 g，地鳖虫、川芎各6 g。水煎服，每天1剂。恶心、呕吐较重，加玉枢丹2 g；头晕较重，加天麻3 g，钩藤9 g，珍珠母30 g，牛膝15 g；头痛明显者，加白芷、藁本各9 g。

2. 中成药

1）苏合香丸：昏迷未醒时可用本品1粒研化灌服。

2）归脾丸：每次1丸，每天2次。用于恢复期。

3）天王补心丹：每次1丸，每天2次。

（马宪存）

第六节　脑挫裂伤

脑挫裂伤指大脑皮质及脑干的损伤。致伤后昏迷程度深，持续时间长，脑组织有器质性损伤，有相应的神经系统体征。脑挫伤指脑组织遭受破坏较轻，软脑膜尚完整；脑裂伤指软脑膜、血管和脑组织同时有破裂，伴有外伤性蛛网膜下隙出血，两者常合称为脑挫裂伤。脑挫裂伤的继发性改变为脑水肿和血肿形成。

一、病理生理

脑挫裂伤可单发，也可多发，好发于额极、颞极及其基底。挫伤时软脑膜下有散在的点状或片状出血灶。脑挫裂伤后早期的脑水肿多属血管源性，随后因脑组织缺血、缺氧，脑细胞直接受损，钙离子大量逆流进入细胞，造成膜磷脂代谢障碍，ATP 生成减少及脑细胞膜脂质过氧化反应增强等，最终使脑细胞肿胀、崩解，引起细胞毒性脑水肿。外伤性脑水肿反应多在伤后 3~7 天，第 3~4 天为高峰。此期间易发生颅内压增高，甚至脑疝。伤情较轻者，脑水肿可逐渐消退，伤灶区日后可形成瘢痕、囊肿，并常与硬脑膜粘连，有发生外伤性癫痫的可能；如蛛网膜与软脑膜粘连可影响脑脊液循环，有形成外伤性脑积水的可能；广泛的脑缺氧及脑挫裂伤可导致弥散性或局限性的外伤性脑萎缩。

二、伤情评估

（一）意识障碍

表现为伤后立即昏迷，由于伤情不同，昏迷程度、昏迷时间常不同，可数小时、数天至长期持续昏迷，昏迷时间越长，提示伤情越重；少数局限的脑挫裂伤，可不出现意识障碍。

（二）局灶性症状与体征

若伤及脑皮质功能区，伤后可立即出现相应症状，如伤及运动中枢可出现偏瘫，伤及语言中枢可出现失语等；伤及大脑非重要功能区，如额极、颞极等所谓"哑区"可无局灶性体征。

（三）生命体征改变

损伤较重者可因继发脑水肿或颅内血肿而出现急性颅内压增高甚至脑疝的表现，如血压升高、心率下降、体温升高、瞳孔改变；下丘脑损伤可出现高热、昏迷、水电解质紊乱等。

（四）头痛与恶心、呕吐

头痛、恶心、呕吐可能与颅内压增高、自主神经功能紊乱或外伤性蛛网膜下隙出血有关，后者可出现颈项强直等脑膜刺激征。

三、诊断和鉴别诊断

对有神经系统阳性体征的，可根据定位体征及意识障碍程度，结合受伤史，来判断部位及程度；对没有神经系统阳性体征、多发性脑挫裂伤或脑深部损伤，临床定位常困难，必要的辅助检查可明确诊断。①CT 检查：不仅可清楚地显示脑挫裂伤的部位、程度和有无继发性损害，还可与脑震荡做鉴别诊断，对条件具备者，应列为首选检查手段；②MRI 检查：不作为首选，但对脑干、胼胝体及轴索损伤有独特优势；③腰穿：可了解有无蛛网膜下隙出血及颅内压增高，急性颅内压增高应慎用。

四、治疗

（一）急救

严密观察生命体征、意识、瞳孔的变化。休克患者，在积极进行抗休克治疗的同时，应详细检查有无胸腹脏器损伤和内出血，避免延误合并伤的治疗。对昏迷患者，应及时清除呼吸道内分泌物，保持呼吸道通畅。对呼吸困难者，行气管插管人工辅助呼吸，对呼吸道分泌物多，影响气体交换或估计昏迷久者，应早期行气管切开术。伤后数天内禁食或给予低盐易消化的半流质，静脉输液量成人每天应限制在 1 500 ml。昏迷过久者应予鼻饲，但脑脊液鼻漏者禁用。躁动不安时，可用地西泮或水合氯醛等药物控制，但禁用吗啡类药物，以免掩盖病情和抑制呼吸。

（二）防治脑水肿

防治脑水肿是治疗脑挫裂伤极为重要的环节。

1. 脱水剂

轻者用 50% 葡萄糖液等，重型患者需用 20% 甘露醇。

2. 限制液体摄入量

伤后 5~7 天为急性水肿期，每天液体入量不超过 2 000 ml。

3. 降温

高热必须查明原因并做出相应的处理，要使体温接近或保持正常。一般解热剂、物理降温、冰水灌肠、冰水洗胃等方法均可酌情使用。

4. 肾上腺皮质激素的应用

肾上腺皮质激素能稳定脑细胞内溶酶体膜。降低脑血管壁通透性，从而防止或减轻脑水肿。常用药物有地塞米松和氢化可的松，应用时间不宜过长，以免发生不良反应。

5. 吸氧疗法

应充分供氧，昏迷深、持续时间长的患者，应尽早行气管切开。

（三）给脑细胞活化剂及促醒药物

如脑活素 10 ml 静脉注射每天 1 次，尼可林 1 g 加入 10% 葡萄糖液 500 ml 静脉滴注，每天 1 次。吡硫醇 1 g 或吡拉西坦 10 g 加入 10% 葡萄糖液 500 ml 静脉滴注，每天 1 次。此外，尚有 ATP、辅酶 A、细胞色素 C、胞磷胆碱。

（四）冬眠低温疗法

对严重脑挫裂伤、脑干损伤患者，可用冬眠低温疗法，将体温保持在 33~35℃，以减低脑组织代谢和 VO_2，并可减少脑体积，降低颅内压。常用冬眠合剂 1 号（氯丙嗪 50 mg，异丙嗪 50 mg，哌替啶 100 mg），视患者体质及耐受程度而定。首次用量 1/2 至全量静脉滴注，肌肉给药时，宜从 1/3 或 1/2 量开始，用药后 20 分钟左右，皮肤无寒冷反应后，即开始用冰袋置于四肢大血管处，或同时用冰块擦拭。头部降温时，应防止浸渍伤口，冬眠药有效作用一般持续 4~6 小时，冬眠降温时间一般为 3~5 天，复温时切忌体温升高过快，以自然复温和维持于 37℃ 左右为宜，婴幼儿及高龄患者，循环功能明显紊乱者，不宜行人工冬眠低温疗法。

（五）防治感染

预防性使用抗生素，主要防治肺部感染。

（六）治疗各种并发症

如上消化道出血、肺水肿、肺炎、心跳缓慢、癫痫或抽搐。

（七）手术治疗

对创伤继续出血，或出现急性脑水肿，则很快形成危及生命的颅内压如脑疝。头颅CT 检查发现脑挫裂伤、脑水肿、颅内血肿增大，应尽早行开颅手术，摘除脑挫裂失活的血肿，清除脑组织，去骨瓣减压，脑室分流脑脊液等，以挽救患者生命。

（马宪存）

第七节　脑干损伤

脑干损伤分原发性和继发性两类。前者是指受伤当时直接发生的脑干损害；后者是由于颅内血肿或脑水肿引起的脑疝对脑干压迫造成的损害。这里仅介绍原发性脑干损伤。

原发性脑干损伤在颅脑损伤中占 2%，在重型颅脑损伤中占 5%~7%。有下列情况时易发生：①头部侧方着力，脑干为同侧小脑幕游离缘挫伤；前额部着力，与斜坡冲撞致伤；枕后着力，与枕骨大孔缘撞击受伤。②旋转性损伤中，脑干遭受牵拉和扭转而受伤。③在挥鞭样损伤中，延髓与颈段脊髓交界处受伤。④双足或臀部着地引起延髓损伤。

一、病理

脑干损伤的病理变化轻重不一。轻者仅在显微镜下可见点状出血和局限性水肿。重者可见脑干内神经结构断裂，局灶性或大片出血、水肿和软化。

二、伤情评估

1. 原发性脑干损伤患者，伤后常立即发生昏迷，昏迷为持续性，时间多较长，意识障碍的恢复比较缓慢，意识恢复后常有智力迟钝和精神症状。

2. 瞳孔和眼球位置异常，在脑干损伤患者中比较常见，如两侧瞳孔不等大，大小变化不定，有时变为卵圆形或不规则形，也可出现双侧瞳孔散大或缩小，对光反应消失，两眼同向偏斜或两侧眼球分离。如眼球位置固定，双侧瞳孔散大，对光反应消失，为病情危重的表现。

3. 典型的去大脑强直和肌张力增强是脑干损伤的重要体征。表现为头部后仰，两上肢过伸和内旋，两下肢过伸，躯体呈现角弓反张状态。去大脑强直是病情危重、预后不良征兆之一。

4. 呼吸循环紊乱，出现潮式呼吸、血压不升、脉搏频速等。患者还常表现出高热现象。

5. 肢体瘫痪、肌张力增高、腱反射亢进等锥体束征也是脑干损伤的重要体征。

6. 应激性溃疡，顽固性呃逆。

三、诊断

单纯的原发性脑干损伤少见，常常与脑挫裂伤或颅内血肿同时存在，症状交错，给诊断带来困难，就诊较晚者更难鉴别究竟是原发损害抑或继发损害。因此，除少数早期就诊，且伤后随即出现典型脑干症状者外，多数患者的诊断还需借助 CT、MRI 和 BAEP。

CT 可以发现脑干内灶状出血，表现为点片状高密度影，周围脑池狭窄或消失。MRI 在显示脑干内小出血灶和组织撕裂方面优于 CT。由于听觉传导通路在脑干中分布广泛，所以 BAEP 检查不仅能了解听功能，还能了解脑干功能。脑干损伤后，受损平面以上的各波显示异常或消失。

四、治疗

（一）急性期治疗

主要是维持脑干功能，控制脑水肿、去大脑强直发作、高热及维持呼吸循环功能。主要措施有：①早期施行冬眠低温治疗；②保持呼吸道通畅，应早期行气管切开；③控制脑水肿，应用脱水剂、地塞米松等；④应用改善脑组织代谢药物；⑤积极控制、防治各种并发症，如肺部感染、尿路感染、压疮等。

（二）恢复期治疗

在患者恢复意识后，重点在于促进脑干功能恢复、苏醒，增加营养，加强语言和肢体功能的训练，做好康复工作，防治各类并发症。

（马宪存）

第八节　开放性颅脑损伤

开放性颅脑损伤包括非火器性损伤和火器性损伤两大类。开放性颅脑损伤除前述颅脑损伤的特点外，尚有自身的特点：①脑损伤部位常与致伤物作用部位一致；②出血多，休克发生率高；③颅内常有异物存留，伤后感染发生率高，早期可有化脓性脑炎，晚期可形成脑脓肿；④癫痫发生率高，伤口愈合后脑常与脑膜形成瘢痕粘连；⑤火器性损伤，因伤道特殊性及全身多发伤发生率高，使得伤情复杂，死亡率高。

一、病因

引起开放性颅脑损伤的原因，在平时多为撞击或锐物刺入，战争时则多由火器所致。火器伤可分为非贯通伤、贯通伤和切线伤等类型。颅脑内脑组织创道中，常有异物存留，如碎骨片、金属片、泥土沙石等。切线伤是指投射物沿切线方向在颅外冲击头部，造成头皮破裂和颅骨的沟槽状损伤，多引起邻近脑组织的挫裂伤。

二、伤情评估

开放性颅脑损伤易于诊断，根据伤口有无脑脊液、脑组织外流可鉴别有无脑膜及脑组织损伤。

（一）创口

先剃去头发，注意创口的部位、大小、出血情况，有无脑脊液溢出，污染的程度，可见的异物等。检查不要轻易撬动骨折片或试图取除骨片或大的异物，以免引起大出血和脑损伤。

（二）全身情况

患者多有休克，血压下降，脉搏快而弱，呼吸稍快。但如颅内有血肿，脑挫伤脑水肿严重，颅内有较大骨片或异物时，颅内压增高，则血压上升，脉搏慢而有力，呼吸慢深。血压下降，脉搏快，潮式呼吸时，说明脑干严重受累。

（三）意识障碍

由锐器伤引起者，主要损伤脑的某一局限部分，很少引起脑震荡和弥散性脑损伤，伤后患者多不发生意识障碍，钝器伤引起者与闭合性损伤相似，伤后可出现不同程度意识障碍。

（四）脑的局部损伤严重

致伤物和碎骨片可直接损伤脑组织，伤后可发生脑脊液外流，脑组织外露，但全脑症状却不明显，脑水肿及颅内压增高症状较轻。

（五）脑局灶症状

重要功能区的创伤可出现明显的定位症状，如偏瘫、偏盲等。

有条件时，可做 X 线颅骨照片、颅脑超声波、CT 检查，对诊断有所帮助。

三、治疗

（一）急救

1. 保持呼吸道通畅

对患者首先应立即挖出或吸出口鼻内泥土、血块或分泌物，以保证呼吸道通畅。昏迷或舌后坠时，应将舌头拉出，必要时放置通气管。转送时让患者侧俯卧位，防止血液或分泌物再次堵塞呼吸道。

2. 制止头部的外出血

可给予包扎，如有脑膨出，可用绷带卷围于其四周，然后再包扎固定。清醒患者，可教其指压止血法。

3. 防治休克

由于出血多，患者有休克，要积极防治，同时注意有无胸膜腔内出血。

4. 预防感染

给予抗生素，同时注射 TAT。

（二）尽早行清创及减压手术

清洗和消毒后，从原伤口进入，并扩大骨窗和硬脑膜裂口，清除破损脑组织和血肿，去除异物，用电凝器完善止血，用甲硝唑及有效抗生素反复冲洗伤口，修补和严密缝合硬脑膜。不宜使用异体材料修补硬脑膜缺损，颅骨碎片消毒后置于硬脑膜外，不必固定，头皮完善修补缝合。术后不做伤口引流，同时积极进行抗感染、抗脑水肿，增加全身疗法，防止严重的并发症及减少后遗症，一般情况好转后，尽早进行系统的功能锻炼及偏瘫、失语的康复训练。

（马宪存）

第九节　颅脑损伤并发症和后遗症

颅脑损伤并发症和后遗症是指颅脑损伤后并发或遗留一定的病理变化并引起相应的症状而言。临床较常见的有各种感染、颅骨缺损、外伤性癫痫、脑萎缩、颅脑损伤后综合征及脑神经麻痹等。较少见的有头皮缺损、颅内低压综合征、外伤性脑脂肪栓塞综合征、外伤性颈动脉海绵窦瘘、外伤性去大脑皮质综合征和迁延性昏迷等。

一、颅骨骨髓炎

（一）病因

颅骨骨髓炎的感染途径大致有以下几方面：①继发于头部炎症者；②由头部外伤所致者；③头部手术后感染；④身体其他部位化脓性感染灶，其细菌借血行传播至颅骨；⑤极少数也可为隐源性者。

（二）临床表现

发病初，若为血行感染者，可有畏寒高热，体温可达 41℃；四肢骨关节酸痛，食欲缺乏，精神萎靡等。头外伤引起者多有开放性颅骨骨折病史，或头皮撕脱伤，或头皮缺损；头部手术感染引起者多在术后不久发生手术部位感染继而导致骨髓炎。

1. 局部症状

感染局部头皮红、肿、热、痛，骨膜下或帽状腱膜下可形成脓肿，脓肿破溃后可形成窦道，从窦中可有小块死骨排出。

2. 全身症状

血行感染者，体温可达 41℃；单纯性颅骨骨髓炎者，体温多在 38℃以下；若有颅内并发症者，体温多高于 38℃。

3. 颅内并发症状

颅骨骨髓炎可合并硬膜外脓肿、硬膜下脓肿、脑脓肿、脑膜炎、炎性海绵窦血栓形成等。脓肿位于骨髓炎下方，可出现昏迷、癫痫发作、失语、偏瘫及视盘水肿等。

（三）实验室及其他检查

1. 血常规

白细胞总数可在 $10 \times 10^9/L$ 以上。

2. 脑脊液

单纯性者多正常，伴有颅内并发症者可表现为蛋白增高，白细胞数增多，糖减少。

3. X 线检查

X 线检查为确诊性诊断，一般于颅骨感染后 3 周左右，X 线才能呈现改变。90% 表现为地图样骨质破坏，界线模糊，或为虫蚀样改变。慢性者在颅骨破坏四周也可有骨硬化带，界线较清，半数有游离死骨，死骨形状不整，大小不一，病灶可单发、多发或较弥散。

4. 放射性核素 ^{18}F、^{99m}Tc 骨扫描

骨髓炎处放射性核素吸收增多。

5. CT 检查

CT 检查可鉴别有无颅内脓肿等颅内并发症。

（四）治疗

1. 急性期以广谱抗生素治疗，局部冷敷，如局部已形成脓肿者，应切开引流。

2. 慢性期有死骨形成者，应取出死骨，吸出虫蚀样及硬化骨质，清除不健康肉芽组织，切除窦道。创口用抗生素液冲洗，每天换药。清创彻底后可留置引流管，缝合切口。

对由烧伤、电伤而致的暴露性骨髓炎，若仅侵及外板可每隔 0.5 cm 钻骨孔，深度只达板障，待板障长出肉芽组织全部覆盖颅骨后，再行游离植皮。为防止以后的植皮处再形成脓肿，也可将外板全部凿除，待全部长出新鲜肉芽组织后再行植皮。

由鼻窦炎所致的颅骨骨髓炎，为了根治，还应清除其原发病灶。

二、脑膜炎及脑膜脑炎

（一）病因

本病系穿透性损伤未及时彻底清创者，颅底骨折并发脑脊液鼻漏、耳漏者。

（二）临床表现

有颅脑外伤史。发热、头痛、呕吐，重时昏迷、抽搐，除有颈强等脑膜刺激征外，尚可有肢体瘫痪或脑神经受累等局灶症状。

（三）实验室检查

血象白细胞数增高。腰穿脑脊液压力增高，脑脊液变浊，白细胞增多，糖减低，蛋白增高，培养可有化脓菌生长。

（四）治疗

首先要注意预防。发生感染时，选用敏感的抗生素，静脉给药。可腰穿，放出炎性

脑脊液，并注入适当的抗生素。如清创不彻底，伤道有异物碎骨片时，在感染控制后再行处理。脑脊液漏引起脑膜炎时，漏的修补亦需待炎症控制后实施。

三、脑脊液漏

（一）病因

开放性颅骨骨折伴硬脑膜和蛛网膜破裂，脑脊液流出颅外，多见于颅底骨折，脑脊液经鼻腔或耳道流出。

（二）临床表现

有颅脑外伤史。常并发于闭合性颅脑损伤，颅底骨折。有水样或血性液自鼻腔或外耳道漏出，少数流入咽部。可出现颅内低压综合征（具体见"颅内低压综合征"部分）。也可有脑神经症状，如一侧或双侧嗅觉障碍、视神经与动眼神经功能障碍、面神经与听神经损害的症状。

（三）实验室及其他检查

X 线片可显示骨折线延至鼻旁窦或岩骨。

（四）治疗

1. 药物治疗

选用抗生素防止颅内感染。

2. 手术治疗

适应证：伤后大量漏液，常见于包括火器性损伤在内的开放性颅脑损伤，应在清创的同时修补瘘口；经久不愈的或间断性小量漏液，多采用开颅术，探查颅底骨折线找到漏口后，取筋膜片或肌片覆盖，缝合修补，一般可以治愈。脑脊液漏修补术后仍须继续进行抗感染治疗，并使颅内压保持在一个较低水平，以利于硬脑膜修补处的愈合。

四、颅内低压综合征

（一）病因和发病机制

该病发病机制尚未阐明，可能原因：脑脊液分泌量减少；脑脊液吸收过多，外伤后发生脑脊液外漏。

（二）临床表现

多有明确的颅脑损伤史。个别轻伤后也可出现临床症状。临床以头外伤后出现直立性头痛、恶心、眩晕等症状为特点；神经系统检查无异常。头痛在平卧时减轻或消失，直立时加重；应用脱水、利尿剂后头痛也加重。

（三）实验室及其他检查

腰穿及 CT 检查可帮助诊断。

（四）治疗

1. 体位

患者平卧，或头低足高位，部分患者症状可获得缓解。

2. 液体疗法

经口服或静脉摄入超过正常需要量 1 L 的液体。

3. 增加脑脊液分泌量

用药物刺激脉络丛增加脑脊液分泌量，药物有麻黄碱、毛果芸香碱、肾上腺素、右旋硫酸苯丙胺、咖啡因、肾上腺皮质激素等，但效果尚不肯定，可临床试用。

4. 扩张脑血管

通过扩张血管使脑血容量增加，从而使颅内容积增加，颅内压力升高。

5. 鞘内注入空气或液体

经腰穿注入过滤空气，一般每次 30 ml，也可根据病情适当增多。注入空气一方面可使压力升高，另外空气进入脑室可刺激脉络丛分泌脑脊液。鞘内也可注入生理盐水，方法同注入空气，效果不错。

五、脑膨出

（一）病因

其病因多发生在去骨瓣或骨切除减压术后，因为硬脑膜是敞开的，加上导致颅内压增高的原因，脑组织便会突出颅外。

（二）临床表现

在头皮创口裂开处，脑组织突出，其表面沟回隐约可见。脑膨出的基部，常有脓性分泌物。当颅骨缺损大时，膨出的脑组织有搏动。如缺损小，膨出的脑嵌顿于基茎部，便不见搏动。

（三）治疗

治疗清创要彻底，硬脑膜缺损应修补，防止感染，控制颅内压，这是预防的重要措施。对膨出的脑组织应注意保护。更换敷料时，拭于茎部脓性分泌物，勿使进入颅内，针对颅内压增高的原因进行治疗，如血肿的清除、脓肿的穿刺或切除等。对不需手术或已手术的患者，均应给以大量抗生素，腰穿放液减压，应用脱水剂，高渗盐水湿敷膨出的脑组织，促使炎症消退，颅内压降低，膨出的脑组织缩回。

六、颅骨缺损

（一）病因

常发生在去骨瓣或骨切除减压术后及开放性颅脑损伤的清创术后，少数发生在颅骨骨髓炎手术之后。

（二）临床表现

缺损小时，不易察觉。缺损大时，可见局部凹陷，颅形不对称。缺损处可见脑搏动。患者可有头痛、头晕、头沉、怕震、局部跳动或膨出感、不安全感。

（三）治疗

缺损直径超过 3 cm，有上述症状者，均可做颅骨修补术，但如颅内尚有异物、颅内压高或伤情仍处于严重状态时，均不宜手术。颞肌下或枕下减压的骨缺损，因有厚实肌肉保护，不需修补。修补颅骨的材料，多用有机玻璃，也用钽、钛及合金钢片。手术时间，对无感染的病例，在创口愈合 3 个月以后；有感染的病例，则在创口愈合半年以后。

七、外伤性癫痫

外伤性癫痫是比较常见的并发症，在穿透伤中发生率最高，占 15%～20%。临床上分早期与晚期两种。

（一）病因

早期癫痫大多发生于伤后 1 周之内，最早可于伤后数小时发病，多为脑挫伤、急性脑水肿、颅内血肿、凹陷性骨折等引起。儿童较多见。晚发癫痫较多见于成人，出现癫痫的时间多数是在伤后 1 年左右，有 25% 甚至可延迟至伤后 4 年以上。其原因可能是脑膜脑瘢痕、脑脓肿、慢性硬脑膜下血肿、假性囊肿或颅内异物等。此外，硬脑膜破裂及有局灶性神经功能障碍的病例均可有较高的晚发癫痫的发病率。

（二）临床表现

有颅脑外伤史。

早期、延期发作多为暂时性的，晚期发作常为持续性的。发作类型可为局灶型或大发作。

（三）实验室及其他检查

做颅骨 X 线照片以了解颅骨骨折和颅内有无异物等。气脑造影有助于了解有无脑萎缩及脑膜脑瘢痕牵引的情况。EEG 对于确定癫痫灶的部位有重要价值。

（四）治疗

首先应用药物控制癫痫。然后根据不同原因做不同处理。如脑水肿则脱水治疗，炎症则加强消炎，有脓肿、血肿、异物或脑膜脑瘢痕时，应手术治疗。

八、外伤性脑脂肪栓塞综合征

脂肪栓塞综合征（FES）是血管内脂肪滴栓塞所造成的一系列病理改变。常见于多发性损伤和长骨骨折后。FES 是外伤中常见而严重的并发症。脑脂肪栓塞是 FES 中的一部分。脂肪栓子形成的机制目前尚未完全阐明，主要有两个学说：血管外源学说（机械学说），即受伤时局部脂肪细胞破裂，由于局部组织压力高和静脉开放，导致血管外脂肪进入血管内形成栓子，发生栓塞。血管内源学说（生理化学学说）：外伤或其他疾病改变了血浆中脂肪的正常乳化状态，使乳糜微粒聚合成为大的脂肪滴，形成栓塞。

（一）临床表现

患者常见于多发性损伤和长骨骨折后。一般在外伤后 1～6 天出现症状，最常见于伤后 48～72 小时，急性暴发型者可于伤后数小时发病。FES 主要病变在肺部，其次为脑部。典型临床表现为伤后全身情况逐步稳定好转，于第 2 天或第 3 天突然出现面色苍白，心率加快（每分钟 120～140 次），呼吸急促（每分钟 30～40 次），体温高达 39℃，可出现发绀，有的因呼吸功能衰竭而死亡。若发生全身性脂肪栓塞则可累及脑、皮肤和肾脏。约 1/3 的脂肪栓塞患者发生脑栓塞，表现为头痛、躁动不安、谵妄、昏迷以及偏瘫、去大脑强直等体征。若累及生命中枢可致死亡。

（二）实验室及其他检查

眼底检查可能发现视网膜出血和水肿，并可伴有视力下降及盲点。约 60% 的患者可于伤后 2 ~ 3 天发生皮肤出血点，但短时间即消退。栓塞累及肾脏可出现少尿。胸部 X 线片早期多无阳性发现；中晚期可出现局限性或多灶性浸润表现；严重者可出现"暴风雪"样大片浸润表现。

（三）治疗

1. 肾上腺皮质激素

肾上腺皮质激素可减轻肺泡及脑细胞的炎性反应，降低血管通透性，减轻间质水肿。剂量为氢化可的松每天 1 ~ 2 g，分次静脉滴注，或地塞米松每天 400 ~ 800 mg，分次静脉滴注，3 天后停用，无须逐渐减量。

2. 肝素

小剂量肝素有清除脂肪血症功效，其抗凝作用有助于疏通微循环，剂量为 12 ~ 15 mg，静脉滴注，每 6 小时 1 次。该剂量不致引起出血，但肝素有增强脂肪酶的作用，可促使中性脂肪分解为游离脂肪酸，加重肺组织损害，是其不良反应。

3. 乙醇

乙醇可扩张血管和抑制脂肪酶的产生。用法：将乙醇溶于 5% 葡萄糖液中或做成 5% 葡萄糖—5% 乙醇溶液，在发病后 3 ~ 4 天每 12 小时静脉滴入 1 000 ml，此量可计入每天应补充的液量内，用药前要估计和了解患者对乙醇的耐受程度。

4. 低分子右旋糖酐

低分子右旋糖酐可改善微循环，减轻红细胞在血管内的凝聚，降低血液黏滞度，增加组织灌注，剂量为每 12 小时 500 ml。用药禁忌：肺水肿，充血性心力衰竭，肾衰竭，严重脱水，血小板减少，凝血障碍。

5. 一般治疗

1）及时有效地处理外伤：原则上首先处理致命的或相对较重的外伤。四肢骨折及时、正确地处理对预防脂肪栓塞尤为重要。在搬动患者前应就地固定伤肢，动作要轻柔，防止骨折端进一步损伤血管和软组织，以免脂肪滴更多地被挤入血管内。闭合性骨折的复位手术可在 72 小时后进行。

2）补充血容量：低血容量有利于脂肪滴进入血管，并加重组织缺氧。骨折后 24 ~ 72 小时大量血液和体液渗入伤部，使血容量急剧减少，常被忽视或低估。所以，伤后早期及时补足血容量也是预防脂肪栓塞的重要环节。

3）其他：保持呼吸道通畅，吸氧，补充营养，纠正水、电解质紊乱，抗感染等。

九、外伤性去大脑皮质综合征和迁延性昏迷

严重原发性或继发性脑干损伤或广泛重度脑挫裂伤，以及各种原因引起的呼吸、心搏骤停致脑组织较长时间处于缺血、缺氧状态，经积极抢救治疗，病情逐步稳定，但意识处于昏迷状态，丧失思维和对外界的正常反应，并出现去大脑皮质状态或类似植物生存状态。这些表现被称为去大脑皮质综合征。该状态持续 3 个月以上，则称为迁延性昏迷。

（一）临床表现

患者多有严重的脑干损伤或广泛脑挫裂伤病史，或有颅脑损伤后颅内血肿或严重脑水肿引起脑疝病史，经积极治疗后病情逐渐稳定，由于皮质、间脑和脑干受损程度不同，患者可出现程度不等，持续时间不等的意识障碍。如果损伤影响到前庭核与延髓网状结构的抑制区，失去了大脑皮质和皮质下中枢的抑制，则可出现去大脑强直现象，患者呈角弓反张状态。经治疗病情稳定或好转后可进入去大脑皮质综合征时期，其临床表现为意识和思维能力丧失，对外界各种刺激包括声、光等反应极差或消失，但皮质下和脑干功能逐渐恢复。患者呈昏迷状态，但能自动睁眼，并有似常人一样的睡眠和睁眼周期，貌似"清醒"，眼球可转动，偶有无意识动作。角膜、瞳孔、吞咽和咳嗽等反射逐渐恢复。肌张力增高，特别是上肢屈肌和大腿内收肌增高明显。因此，双上肢呈屈曲状，肘、腕、指三关节呈三屈曲状态。双下肢交叉样收缩，伸直和内旋、双足跖屈。这种昏迷又被称为睁眼昏迷、醒状昏迷或不动性缄默症。昏迷时间超过3个月则称为迁延性昏迷。

（二）治疗

目前对去大脑皮质综合征和迁延性昏迷尚无特效治疗方法，临床上以预防和综合治疗为主。

1. 防治脑水肿

伤后及时应用有效脱水剂，可减轻脑水肿所引起的继发性损害，临床上常首选甘露醇，心、肾功能不全的患者可选用呋塞米，也可短期内应用大剂量肾上腺皮质激素，以改善血脑屏障的通透性，减轻脑细胞水肿。

2. 防治各种并发症

尤以防治高热、癫痫及坠积性肺炎为重要。及时有效控制高热和癫痫，以免加重脑缺氧。体温高者可给予物理或药物降温，必要时可应用冰帽。对中枢性高热，物理和一般药物降温无效者，应尽早使用人工冬眠疗法。在防治外伤性癫痫时，抗癫痫药物用量要足，病情未稳定前不宜减量，更不能停药。

3. 应用神经营养药

生命体征稳定后，即可开始应用神经营养药物，常用的有甲氯芬酯、胞磷胆碱、脑活素、醋谷胺、吡硫醇、吡拉西坦、神经生长因子等。国内有报道应用中药、变构蛇神经毒素（MN-81）等药物治疗植物生存状态，效果不错。其他药物还有哌甲酯、丙咪嗪、地昔帕明、单胺氧化酶抑制剂、歧化酶、左旋多巴等。

4. 高压氧治疗

外伤后患者一旦伤情稳定、条件允许者应尽早进行高压氧治疗，国内多家大宗病例报道高压氧对于昏迷患者，尤其脑干损伤患者，可减轻或阻断继发损害。具有促醒作用，并可缩短病程，减轻或减少后遗症状。没有条件做高压氧治疗者，急性期过后，颅内压不高者，可施行椎管内高压注氧（具体方法见"脑疝"节）。也有人试用颈动脉内注入含氧血或人造氟碳血等，以改善脑血流含氧量。

5. 一般治疗

防治脑缺血、缺氧，避免或减轻脑干及皮质的进一步损害，防止症状继续加重。伤后早期应保持呼吸道通畅，避免窒息和胃内容物呕吐后反流入气管内，估计昏迷时间较长的患者，应早做气管切开术，有条件的可行血气监测，维持 PaO_2 在 70 mmHg 以上，$PaCO_2$ 维持在 25～35 mmHg，必要时可尽早使用人工 IMV。由于患者昏迷及长期卧床，所以护理工作十分繁重，在预防肺部、泌尿道、四肢僵直和压疮等并发症上，精心而细致的护理比治疗更为重要。

由于患者昏迷时间较长，需通过鼻饲管进食，在饮食结构上需要合理调配，保证足够的能量和营养。对昏迷 1 个月以上的患者，以胃造瘘代替鼻饲管对增进营养、减轻咽部刺激和防止胃内容物反流等不良反应有一定好处。

坚持不懈的治疗常可使一些患者获得意识和功能的恢复。一般认为，昏迷时间在 24 小时至 1 周的患者，治疗时间平均需要 6 个月，而意识丧失 2～7 周的患者则需 1 年，对伤势很重和昏迷 8 周以上的患者需 2 年的治疗时间。国内报道最长的 1 例昏迷时间长达 12 年，其他个别报道的有 1～2 年。据第二军医大学长征医院报道的一组 24 例长期昏迷患者分析：患者的预后与年龄关系密切，年龄越大，则恢复越差。

十、颅脑损伤后综合征

颅脑损伤后综合征是指在颅脑损伤后 3 个月以上，仍然有许多自主神经功能紊乱和癔症样症状，但神经系统检查并无明显客观体征的一种临床现象，又称为脑震荡后综合征或脑损伤后神经症，但都不确切。目前多数学者认为颅脑损伤后综合征较为合适。

（一）病因

本病多由于颅脑损伤后致脑组织点状出血、小软化灶、轻度而广泛的退行性变，引起皮质和皮质下自主神经中枢的功能失调。此外，颅脑损伤后蛛网膜下隙轻度积血，继而发生蛛网膜粘连，引起脑膜和神经根的刺激。约 70% 的蛛网膜下隙出血患者可出现颅脑损伤后综合征。颅脑损伤时，如果患者精神过分紧张，对伤情恐惧，为将来担忧，这样就可能使已产生的症状，在大脑皮质内形成优势灶而固定下来，甚至产生新的症状。

（二）临床表现

有颅脑损伤病史，急性损伤时伤情多不严重，甚至无昏迷史。

初诊时多诊为脑震荡，经常规对症、健脑治疗，症状改善不明显且持续 3 个月以上。临床特点：头痛、头昏、头晕、耳鸣、注意力不集中、记忆力减退、烦躁不安、易激怒、怕音响、失眠、心悸、多汗、手足发抖等。症状伤后即有，可好一段时间，遇到某些刺激因素时，症状又复出现甚至较前加重，或者还出现新的症状。临床检查没有可资解释的客观体征。

（三）实验室及其他检查

腰穿：脑脊液压力正常或偏低。CT 及 MRI：脑部正常或脑室轻度扩大。

（四）治疗

1. 对症治疗

对有精神症状者，可选用氯丙嗪或氯普噻吨；有自主神经功能紊乱者，可选用谷维素、吡硫醇、吡拉西坦、钙溴合剂、异丙嗪、东莨菪碱、苯巴比妥等药；头痛明显者，可选用索米痛片、镇脑宁及氟桂利嗪等药。

2. 心理治疗

要重视心理治疗，解除对颅脑损伤的重重顾虑，合理安排作息时间，使生活规律，配合适当的体育锻炼，如太极拳等。饮食宜清淡易于消化，体虚而进食滋腻之物不利脾胃消化，反致胃不能受纳。保持精神愉快，恬淡虚无，怡然自得。

（马宪存）

第十章　胸部损伤

第一节 概　述

胸部是指胸壁、胸膜及胸内各种脏器。胸壁是由胸椎、胸骨和肋骨组成的骨性胸廓及附在其外面的肌群、软组织和皮肤组成。胸膜分脏层和壁层。脏层覆盖肺表面，壁层紧贴于胸廓内面。两层之间有潜在的腔，称为胸膜腔。胸膜腔内有少量浆液，起到润滑胸膜、减少呼吸运动时两层之间摩擦的作用。正常胸膜腔内呈负压，$-10 \sim -8\ cmH_2O$，如负压消失，肺即萎缩，故在胸部损伤或开胸术后，保持胸膜腔内负压至关重要。

胸部损伤无论战时或平时均较常见。主要致伤原因：①平时以车祸、高处坠落、塌方挤压以及钝器击打为主，常为闭合性损伤；②战时由于火器弹片等贯穿胸壁所致，常为开放性损伤。

严重的胸部损伤包括肋骨或胸骨骨折、气胸、血胸、心包腔内出血、肺或支气管损伤，食管、横膈或胸导管的损伤等。

一、病因和发病机制

胸部损伤按致伤原因和伤情，主要分为闭合伤和开放伤两大类。胸部闭合伤是由暴力撞击或胸部挤压所致的胸部组织和脏器损伤，其严重程度主要取决于受伤组织和被累及脏器的数量和严重程度。单纯胸部损伤死亡率小于2%，如合并胸外创伤或腹内脏器破裂，死亡率分别为25%和50%。胸部开放伤以战时多见，平时以刀刃锐器致伤为主。凡伤及胸壁而未穿透胸膜或纵隔的损伤，称为非穿透伤，反之称为穿透伤，两者均可成为贯通伤或非贯通伤。

二、病理生理

胸部外伤时，呼吸系统和循环系统的结构和功能发生一系列程度不同的病理生理改变。

（一）部分胸壁软化的影响

多根多段肋骨骨折，使该处胸廓失去支撑作用而浮动，正常胸壁部分与浮动胸壁部分随呼吸动作的运动正好相反，出现矛盾运动（"反常呼吸""连枷胸"）。其危害如下：

1. 通气障碍

吸气时浮动部分的胸壁下陷压迫伤侧肺组织，影响空气进入肺内；同时因伤侧肺内压力相对高于健侧肺，而使伤侧肺内的残气经过气道进入到健侧肺内。呼气时正常部分胸壁下落，膈肌升高，胸腔容积缩小，压力升高，使浮动部分胸壁外凸，不能排出伤侧肺内的全部气体，而健侧肺内的气体却可通过气道压入伤侧肺内，胸壁反常运动可导致

TV 的降低。

2. 换气障碍

严重的胸外伤常伴有肺挫伤。强大的暴力作用于胸壁，使胸壁内陷，胸腔缩小，胸内压力骤增，导致肺实质水肿和出血，出现换气障碍甚至 ARDS。

当存在连枷胸的矛盾运动时，肺的原发性损伤会更加严重。研究发现，肋骨骨折数与呼吸窘迫现象并不经常成正相关。反常呼吸的程度主要取决于肺挫伤的程度。因为正常呼吸时，胸腔内平均负压为 $-6 \sim -3$ cmH$_2$O，能产生 $600 \sim 800$ ml 的 TV。肺挫伤后，因肺出血和水肿等引起呼吸功增加和肺顺应性减低，肺必须在平均 -15 cmH$_2$O 时才能维持 600 ml 的 TV，从而使反常呼吸更为明显，反过来又进一步加重了肺挫伤，如此形成恶性循环，最终导致换气障碍。

3. 排痰能力减弱

部分胸壁塌陷加之疼痛，可使咳嗽排痰能力减弱，由于痰液积聚，支气管阻塞和痉挛，出现肺不张，加重了通气和换气障碍。

（二）胸腔开放的影响

在正常情况下，胸腔是一个具有负压的密闭腔，其压力随着吸气和呼气在 $-12 \sim -3$ cmH$_2$O 浮动。

1. 开放性气胸—纵隔摆动

当胸膜腔的密闭性遭到破坏，形成开放性气胸时，空气经伤口随呼吸运动自由地出入胸腔。可导致下列情况发生：

1）伤侧胸腔负压消失，肺组织被压缩。

2）呼气时空气经开放性伤口进入胸腔，使伤侧胸腔变成正压，而健侧仍为负压，故纵隔向健侧推移，进而压迫健侧肺组织，使其也不能充分膨胀，减少了通气量和换气面积。

3）呼气时，伤侧胸腔内的空气经伤口逸出体外，纵隔便随之向伤侧移动，于是随呼吸运动而发生了纵隔的左右摆动，导致纵隔内大血管扭曲，影响回心血量和 CO，造成微循环系统功能紊乱，同时纵隔不断地摆动直接刺激神经，可导致休克。

4）开放性伤口越大，出现的紊乱便越重。当伤口大于声门（约 2.5 cm）时，如不及时抢救，可迅速导致死亡。

5）咳嗽无力，不能排出支气管内的分泌物或血液，使其堵塞呼吸道，即可导致肺不张，直接影响肺的通气和换气功能。

2. 张力性气胸—纵隔移位

胸壁穿透伤，肺、气管、支气管或食管的破口呈活瓣状，吸气时伤口敞开，空气进入胸腔；呼气时胸腔内压力增高，活瓣被压向伤口而使伤口闭合。随着反复呼吸，空气进入胸腔后不能完全排出体外，使伤侧胸腔内积气不断增多，压力不断升高，变成正压，导致下列情况发生：

1）伤侧胸腔正压，肺被完全压缩，肺泡内不通气。肺间质阻力增大，毛细血管受压，血流减少。

2）纵隔被明显推向健侧，气管、大血管和心脏均受不同程度的挤压，影响通气和回心血量及 CO。

3）纵隔移位压向健肺，使肺亦不能完全膨胀，从而更加重了通气和换气障碍。

（三）张力性纵隔气肿的影响

胸部损伤和食管、气管破损均可引起纵隔气肿，严重的张力性纵隔气肿可压迫气管、支气管、大血管和心脏，导致呼吸循环紊乱。尤其近年来临床上正压人工呼吸广泛应用，张力性纵隔气肿的发生率和死亡率不断增加。其主要病理生理改变为：

1. 张力性纵隔气肿影响呼吸功能

1）纵隔气肿后纵隔增宽和移位，直接压迫肺组织，使肺扩张受限。

2）张力性纵隔气肿的高压气体压迫上腔静脉，血液回心受阻，使颅内压升高，产生中枢性呼吸抑制。

3）纵隔内高压，可压迫气管引起阻塞性通气不足或窒息。

4）高压气体进入肺间质，对肺泡产生"夹板"作用，使小气道阻塞，也使肺充血、变硬，降低了肺顺应性。

5）高压气体扩散至胸壁和膈肌，使胸腔活动受限，肺顺应性下降。

6）胸壁软组织（肌间、皮下）气肿引起胸壁疼痛，限制了呼吸运动。

上述病理生理改变，最终导致 PaO_2 下降，肺内分流（Q_s/Q_t）增加。

2. 张力性纵隔气肿影响循环功能

动物实验和临床都观察到纵隔气肿对心脏、体循环和肺循环的影响。

1）对心脏的压迫，产生类似心脏压塞的作用，称之为"心包外心脏压塞征"。

2）对体循环的影响：张力性纵隔气肿可压迫腔静脉，导致回流受阻，回心血量减少，CO 也随之下降，如果纵隔气肿压力超过 CVP，静脉回流可停滞，即可出现心力衰竭或心搏骤停。

3）对肺循环的压迫：张力性纵隔气肿可压迫肺静脉，出现回心血量减少，肺小静脉和肺毛细血管受压，阻碍肺循环，引起肺水肿、充血。加之肺间质内的气体还可以沿血管鞘向心扩散而进入心包，导致心包气肿，出现心脏压塞。

4）对冠状循环的影响：由于高压气体压迫心脏和体循环造成 CO 下降，以及压迫冠状血管，使其血流亦减少，同时肺静脉系统受压使右心淤血，导致肺小静脉和冠状静脉窦回流受阻，冠状循环淤血，可导致心肌缺血或急性心肌梗死。此外，尚有人工通气呼吸并发纵隔气肿引起冠状动脉气栓的报告。

3. 张力性纵隔气肿并发症的危害

1）张力性气胸：由于高压气体穿破纵隔胸膜导致气胸，直接压迫肺组织和心脏大血管，加重了对呼吸和循环功能的影响。

2）沿颈部筋膜扩散到颈部，可产生皮下气肿或沿食管裂孔穿过膈肌进入腹膜后间隙。这虽然可以暂时缓解纵隔内压力，但张力性皮下气肿可影响呼吸功能，使 CVP 升高。

（四）胸腔出血和心包积血的影响

出血和积血是导致循环紊乱的直接原因，同时呼吸功能也受到干扰。

1. 血胸（含血气胸）

胸腔内血管丰富，外伤时除了开放性损伤可看到大量失血外，闭合性损伤时胸腔内可出现大出血，导致血胸或血气胸的发生。

1）大量失血，可引起失血性休克。

2）胸腔内压力升高，腔静脉和心脏受压，回心血量减少，CO 也相应减少，进一步引起血压下降。

3）胸腔内积血，压迫同侧肺组织，使其萎陷；同时积血也将纵隔向健侧推移，使对侧肺组织不同程度地被压缩，造成通气功能障碍。

4）肺泡被压迫、萎陷；肺间质压缩，毛细血管内血流阻力增大。结果是血流量减少或只有血流而没有通气，故换气功能也下降。

2. 心包积血

心脏刺伤，冠状血管损伤，心包内的升主动脉、肺动脉、肺静脉等损伤均可导致心包内积血和急性心脏压塞。

三、伤情评估

（一）胸痛

胸部损伤的主要症状是胸痛，常位于受损处，伴有压痛，呼吸时加剧。

（二）呼吸困难

胸部损伤后，疼痛可使胸廓活动受限、呼吸浅快。血液或分泌物堵塞气管、支气管；肺挫伤导致肺水肿、出血或淤血；气胸、血胸致肺膨胀不全等均致呼吸困难。多根多处肋骨骨折，胸壁软化引起胸廓反常呼吸运动更加重呼吸困难。

（三）咯血

大支气管损伤者，咯血量较多且出现较早。小支气管或肺泡破裂，出现肺水肿及毛细血管出血者，多咳出泡沫样血痰。

（四）休克

胸膜腔内大出血将引起血容量急剧下降；大量积气特别是张力性气胸，除影响肺功能外尚可阻碍静脉血液回流；心包腔内出血引起心脏压塞；疼痛及继发感染等均可致患者陷入休克状态。

局部体征因损伤性质和轻重而有所不同，可有胸壁挫裂伤、胸廓畸形、反常呼吸运动、皮下气肿、局部压痛、骨摩擦音、伤口出血和气管、心脏移位征象。胸部叩诊，积气呈鼓音、积血呈浊音。听诊呼吸音减低或消失。

四、诊断

根据外伤史结合上述临床表现，一般不难做出初步诊断。对疑有气胸、血胸、心包腔积血的患者，在危急情况下，应先做诊断性穿刺。胸膜腔穿刺或心包腔穿刺是一简便而又可靠的诊断方法。抽出积气或积血，既能明确诊断，又能缓解症状。

胸部 X 线检查，可以判定有无肋骨骨折、骨折部位和性质，确定胸膜腔内有无积气、积血和其容量，并明确肺有无萎陷和其他病变。

五、治疗

（一）非手术治疗

1. 首先保持呼吸道通畅，用导管清除呼吸道淤积物，必要时使用支气管镜吸出分泌物或施行气管切开术，气管切开既便于吸引，又可减少呼吸道无效腔改善呼吸。神志不清者，可行气管内插管。

2. 纠正休克，解除引起休克的原因，如出血应补充血容量。

3. 尽早闭合胸膜腔，如开放性气胸伤口应及时包扎封闭，对气、血胸应尽早施行穿刺排气排液和及时采用胸腔闭式引流术，早期闭合胸腔是防治并发症——脓胸的主要措施。

4. 维持胸廓的正常活动，如损伤造成的胸壁疼痛和浮动肋骨骨折，均可限制胸廓呼吸活动和发生反常的呼吸运动，严重影响呼吸道的通气功能，除给予适量的镇痛剂外，应按伤情采用肋间神经封闭、加压包扎或牵引固定浮动胸壁等处理。

5. 给氧和抗生素预防感染。

6. 严重合并伤如颅脑伤、胸腹腔内脏器破裂等是引起早期死亡的重要因素之一，应根据损伤的轻重缓解决定处理的次序。

（二）手术治疗

开放性胸部损伤，力争早期彻底清创并行一期缝合；胸腔内进行性出血应剖胸止血；胸内异物若体积较大、形状不规则、带有泥沙及碎布，或靠近心脏、大血管，宜开胸取出；支气管、食管破裂或广泛肺裂伤引起张力性气胸、严重纵隔气肿时应于胸骨切迹上切开皮肤、皮下及筋膜，紧急排气减压及胸膜腔引流，若不见好转，则开胸修补；血心包经穿刺排血后没有改善，须切开心包清除积血，胸腹联合伤可酌情剖腹、剖胸或胸腹联合探查。

六、监护

（一）一般监护

1. 根据病情，放置于复苏室或抢救室。

2. 半卧位，保持呼吸道通畅，及时清除呼吸道分泌物或异物。

3. 做好心理护理，安慰患者，使其消除紧张情绪，配合治疗。

4. 对有开放性创伤的患者，应配合医师及时处理伤口，注意无菌操作。对伤口污染或组织破坏较重的患者，可应用抗生素预防和控制感染，并肌内注射破伤风抗毒血清1 500 U；血胸的患者，如胸膜腔穿刺抽出血性混浊液或穿刺液细菌培养阳性，应按急性脓胸处理。

5. 如伤后患者不能进食，应给予 TPN 疗法。病情允许进饮食后，可选用清淡、易消化吸收的食物或要素饮食。

6. 根据医嘱应用镇痛、镇静药物，以尽量减轻患者的痛苦，使其能够得到安静休息和恢复生活起居。

7. 严重的损伤或有明显缺氧现象时，应给予氧气吸入。一般用鼻导管给氧，氧流量3～5 L/min，直至缺氧现象改善，生命体征平稳一段时间后方可停用。

（二）病情观察与监护

密切观察病情变化，做好相应的护理，胸部创伤的严重程度不仅在于伤口的大小，更重要的是在于脏器损伤的严重程度。胸部创伤病情多变，所以密切观察伤情变化对于每一个胸部损伤的患者均十分重要。

1. 对生命体征的观察

随时观察血压、呼吸、脉搏，一般每15～30分钟测一次，病情平稳后改为1～2小时测一次，第二天酌情改为4小时一次。

2. 对休克的观察

胸部损伤严重的患者，常由于急性大失血、剧烈的疼痛以及因胸膜和肺损伤，导致呼吸、循环功能障碍而发生休克。当发现患者烦躁不安，面色苍白，出冷汗，脉快细弱，脉压小，尿量减少，CVP降低并有不同程度的呼吸困难则可考虑为休克。应迅速建立静脉通路，补充血容量，给氧，应备好气管切开包、胸穿包，做好术前准备。

3. 对反常呼吸的观察

此种呼吸多发生于多根、多处肋骨骨折造成胸壁软化者。吸气时局部隆起，使患侧肺不能扩张，纵隔随呼吸摆动，若不及时发现，及早处理，可因此导致心肺功能衰竭甚至死亡。发现此种情况除给氧外应局部放置1～1.5 kg沙袋压迫或以厚敷料加压包扎，必要时可做牵引或手术固定。

4. 对张力性气胸的观察

当患者出现呼吸极度困难、发绀、出汗、休克等症状，伤侧胸部向外鼓出，叩诊呈高度鼓音，听诊呼吸音消失，伴有局部性或广泛性皮下气肿或纵隔气肿时，应考虑为张力性气胸，应立即在患者第2肋间锁骨中线处插针排气，做好闭式引流准备，并协助医师进行抢救。

5. 对咯血的观察

胸部损伤患者常因支气管和肺受损而引起咯血，要注意观察咯血的量及性质。痰中带血丝为轻度肺、支气管损伤，安静休息数天后可自愈。咯血或咳大量泡沫样血痰，常提示肺、支气管严重损伤。对这样的患者，首先要稳定情绪，鼓励咳出支气管内积血，以减少肺不张的发生。大量咯血时，行体位引流以防止窒息并做好剖胸探查的准备。

6. 对伤口和切口的观察

对清创前的伤口，除了观察有无渗血和漏气外，还需要观察伤道，了解伤道的径路和可能伤及的器官。例如，对心肌前区的细小伤口也需想到可能伤及心脏。要注意观察有无心脏压塞症状（如血压低、脉压小，颈静脉怒张，心音遥远，静脉压升高，心浊音界扩大等）。

7. 对皮下气肿的观察

皮下气肿在胸部损伤患者中较为多见，气体进入组织间隙中，逐渐向皮下蔓延，局部可有肿胀，压之有捻发音。一般单纯性皮下气肿首先出现于胸部外伤处，而后向四周扩散，患者仅有局部不适和压痛，无其他影响，要向患者做解释，免除顾虑，如能除去病因往往不需特殊治疗，一周内气体可自行吸收。如观察不细致，处理不及时，胸腹腔或纵隔的气体压迫血管，尤其是压迫肺静脉时，可引起患者肺水肿及循环障碍，甚至危及生命。

8. 对合并损伤的观察

胸部损伤的患者，多数经纠正呼吸循环障碍后，病情能较快地控制、好转。如经处理后病情仍未好转，又不能用胸部损伤解释者，要注意多发伤的存在。除严密观察生命体征外，应注意观察发现有无合并颅脑、腹、脊柱、四肢等部位的损伤。

（三）症状监护

1. 协助患者咳嗽排痰

手术后清醒的患者，应鼓励其咳嗽，做深呼吸，定时翻身拍背，协助排痰，并注意记录痰的色、质、量。辅助患者咳痰是胸部损伤的重要常规护理工作，对保持呼吸道通畅，促进肺膨胀，减少并发症有重要作用。如血压稳定，咳嗽时患者宜采用坐姿或半坐卧位，护士位于患者背后，用两手分别扶住手术切口前后部位，伸开手掌紧贴于切口上，略加压力，嘱患者咳嗽，这样能减轻咳嗽时伤口振动所引起的疼痛，从而使患者有效地咳出痰液。此外，饮些温开水也有助于咳嗽。术后 24 小时内，一般宜每隔 1~2 小时辅助患者咳嗽一次，以后 2~4 小时咳嗽一次，直至双肺呼吸音清晰为止。

2. 注意保持口腔清洁

患者未清醒前，可用棉签协助清洗口腔，清醒可给予开水含漱。

3. 根据伤情，鼓励患者早期活动

患者意识完全清醒，生命体征平稳，可先做上肢被动活动，以后随着病情的好转逐渐增加活动量及上、下肢和主动活动。一般情况下，患者拔除胸腔引流管后即可下床活动。全肺切除或心脏手术的患者，应根据情况延长卧床时间。

（四）胸腔闭式引流的监护

胸腔闭式引流又称水封闭式引流。胸腔内插入引流管，管的下方置于引流瓶水中，利用水的作用，维持引流单一方向，避免逆流，以重建胸膜腔负压。胸腔闭式引流的目的：排除胸腔内液体、气体，恢复和保持胸膜腔负压，维持纵隔的正常位置，促使术侧肺迅速膨胀，防止感染。故胸腔闭式引流的护理是否完善对于患者的病变是至关重要的。

1. 严格无菌操作，防止感染

①胸腔引流装置在术前应准备好并严格执行灭菌措施。②引流瓶及乳胶管应每天更换一次，严格无菌技术，接头处要消毒，瓶内装无菌盐水。③引流口处敷料应 1~2 天更换一次，如有脱落、污染或分泌物渗湿，则应及时更换。④始终保持引流瓶低于床沿，尤其在搬动患者时，更应注意引流瓶的高度决不允许高于引流管的胸腔出口平面。

2. 保持引流通畅

①检查引流管是否通畅，如观察到玻璃管内水柱随呼吸而升降，或水封瓶内不断有液体滴出，均说明引流管是通畅的。②患者取半卧位，水封瓶放置于较低的位置。引流管的内径及长度要适宜，上段固定在床沿，下段应保持垂直，勿使引流管扭曲或受挤压。③鼓励患者多变动体位及坐起咳嗽，做深呼吸运动，以利胸膜腔内积液排出，促进肺膨胀。④定时挤压引流管，可每隔 1~2 小时，在引流管近胸端用手反复挤压（从上

往下挤）以防引流管阻塞。

3. 注意观察引流瓶中引流物的量与性质

观察引流液量、性状。如出血已停止，引出胸液多呈暗红色；创伤后引流液较多，引流液呈鲜红色伴有血凝块，触之引流胸管温度高，考虑胸腔内有进行性出血，应当立即通知医师并准备剖胸手术。

4. 胸腔引流管的拔除及注意事项

24 小时引流液小于 50 ml，脓液小于 10 ml，无气体溢出，患者无呼吸困难，听诊呼吸音恢复，X 线检查肺膨胀良好，可去除胸管。方法：安排患者坐在床沿或躺向健侧，嘱患者深吸一口气后屏气拔管，迅速用凡士林纱布覆盖，再盖上纱布、胶布固定。对于引流管放置时间长、放置粗引流管者，拔管前留置缝合线，去管后结扎封闭引流管口。拔管后最初几小时观察患者有无胸闷、呼吸困难、引流管口处渗液、漏气、管口周围皮下气肿等，并给予处理。

（五）健康教育

1. 胸部损伤患者常需要做胸膜穿刺、胸腔闭式引流，操作前向患者或家属说明治疗的目的、意义，以取得配合。

2. 向患者说明深呼吸、有效咳嗽的意义，鼓励患者在胸痛的情况下积极配合治疗。

3. 告知患者肋骨骨折愈合后，损伤恢复期间胸部仍有轻微疼痛，活动不适时疼痛可能会加重，但不影响患侧肩关节锻炼及活动。

4. 胸部损伤后出现肺容积显著减少或严重肺纤维化的患者，活动后可能出现气短症状，应嘱患者戒烟并减少或避免刺激物的吸入。

5. 心肺损伤严重者定期来院复诊。

（李芸）

第二节　肋骨骨折

肋骨骨折在胸部损伤中最为常见。一般由直接暴力、间接暴力和病理性原因引起。可为单根单处、单根多处、多根单处及多根多处肋骨骨折。肋骨骨折可以是闭合性的，即骨折断端未暴露在胸部皮肤外；也可以是开放性的，即骨折断端暴露在胸部皮肤之外，可同时伴壁层胸膜破裂。肋骨骨折可以发生在一侧胸部，也可以同时发生在两侧胸部。儿童的肋骨富有弹性不易骨折。成人和老年人由于骨质疏松，脆性较大，容易发生骨折。第 1～3 肋骨较短，并且有锁骨、肩胛骨和肌肉的保护，骨折较少。第 4～7 肋骨长而固定，最易骨折。第 8～10 肋骨，其前端连接于较长的肋软骨上，弹性较大，不易骨折。第 11～12 肋骨，前端游离，活动度较大，更不易骨折。

一、病因

1. 肋骨骨折一般由外来暴力所致，直接暴力作用于胸部时，肋骨骨折常发生于受打击部位，骨折端向内折断，同时胸内脏器造成损伤。

2. 间接暴力作用于胸部时，如胸部受挤压的暴力，肋骨骨折发生于暴力作用点以外的部位，骨折端向外，容易损伤胸壁软组织，产生胸部血肿。

3. 开放性骨折多见于火器或锐器直接损伤。

4. 当肋骨有病理性改变如骨质疏松、骨质软化，或在原发性和转移性肋骨肿瘤的基础上，也容易发生病理性肋骨骨折。

二、伤情评估

1. 局部疼痛是肋骨骨折最明显的症状，且随咳嗽、深呼吸或身体转动等运动而加重，有时患者可自己听到骨摩擦音，或感觉到骨摩擦感。

2. 疼痛以及胸廓稳定性受破坏，可使呼吸动度受限，呼吸浅快和肺泡通气减少，患者不敢咳嗽，导致痰潴留，从而引起下呼吸道分泌物梗阻，肺实变或肺不张，这在老弱患者或原有肺部疾患的患者尤应予以重视。

3. 当患者出现两根以上相邻肋骨各自发生两处或以上骨折（又称连枷胸），吸气时，胸腔负压增加，软化部分胸壁向内凹陷；呼气时，胸腔压力增高，损伤的胸壁浮动凸出，这与其他胸壁的运动相反，称为反常呼吸运动，反常呼吸运动可使两侧胸腔压力不平衡，纵隔随呼吸而向左右来回移动，称为纵隔摆动，影响血液回流，造成循环功能紊乱，是导致和加重休克的重要因素之一。

X线不但可以了解骨折的情况，而且可以了解胸内并发症，如气胸、血胸、肺损伤后不张，纵隔是否增宽，创伤性膈疝等情况。在X线检查时应注意，肋骨青枝骨折及肋软骨骨折，肋骨完全断裂在没有移位的情况下，有时不易发现骨折，但在4周后再摄片一次，骨折处可发现骨痂形成而明确骨折。

三、诊断

根据外伤病史及上述临床表现，可做出初步诊断。胸部X线检查是诊断肋骨骨折的最可靠的方法，它不仅可明确有无肋骨骨折，还可确定肋骨骨折部位、数量、程度和有无并发血胸、气胸。

四、治疗

处理的原则是镇痛、清理呼吸道分泌物、固定胸廓和防治并发症。镇痛的方法甚多，可酌情使用肠内或肠外给药的镇痛剂和镇静剂，或使用患者自控止痛装置、肋间神经阻滞，甚至硬膜外置管镇痛。鼓励患者咳嗽排痰，早期下床活动，减少呼吸系统的并发症。固定胸廓的方法因肋骨骨折的损伤程度与范围不同而异。

（一）闭合性单处肋骨骨折

骨折的断端因有上、下完整的肋骨和肋间肌支撑而较少有错位、重叠，多能自行愈合。治疗的重点是止痛、固定胸廓和防治并发症。单根或 2~3 根肋骨单处骨折，尤其位于背侧者，一般以大号伤膏药贴敷在局部胸壁或用胶布条固定胸廓，可收到止痛、固定效果，同时需口服吲哚美辛、布洛芬、地西泮、可待因、曲马多、吗啡等镇痛、镇静药物，或中药三七片、云南白药。亦可用 1% 普鲁卡因溶液行肋间神经阻滞或封闭骨折处。此外，需鼓励患者咳嗽排痰，以减少呼吸系统的并发症。

传统胶布固定胸壁的方法：患者取坐位或侧卧位。伤侧胸壁剃毛，涂苯甲酸酊以增加胶布的黏性，减少皮肤刺激反应。患者上肢外展，手掌按在头顶。将宽 7~8 cm 的胶布条，于患者深呼气后屏气时，紧贴胸壁，后端起自健侧脊柱旁，前端越过胸骨。从胸廓下缘开始，依次向上粘贴到腋窝，上、下胶布条重叠，呈屋瓦状。胶布紧贴胸壁有时可引起表皮水疱，在暑天肥胖者中尤易发生，且有限制呼吸的弊端。

（二）多根多处肋骨骨折的治疗

多根多处肋骨骨折，除缓解疼痛外，必须迅速消除反常呼吸运动。常用外固定和内固定，具体方法有：①于软化区置厚棉垫覆盖，外用胸带或绷带加压包扎，作为临时应急处理；②局部麻醉下用无菌巾钳经胸壁夹住中心处游离段肋骨，使浮动胸壁复位，将肋骨牵引固定 1~2 周；③错位较大者用不锈钢丝做内固定；④清除呼吸道分泌物，保证呼吸道通畅。

（三）开放性肋骨骨折

争取伤后 12 小时内清创，剪除尖锐的骨折端，酌情以不锈钢丝固定断端，并用抗生素控制感染。

五、监护

1. 做好心理护理，安慰患者，使患者消除紧张情绪。局部疼痛可给予止痛药口服或肌内注射，疼痛剧烈者可用 1% 普鲁卡因做局封，阻滞骨折处肋间神经，必要时要用胶布条固定胸壁，取阔约 6 cm 的胶布条自下而上，如屋瓦式重叠 2~3 cm，在患者深呼气末自后向前，自下向上做固定，胶布两端应超越中线。如患者皮肤对胶布过敏或有破损者，用多头胸带包扎胸部。

2. 多根多处肋骨骨折患者要严密观察呼吸，缺氧明显时给氧气吸入，鼓励患者有效咳嗽排痰，超声雾化吸入每天 2 次，可预防肺部感染并发症。如痰不能自行咳出者，做气管内吸痰，必要时做气管切开。应用抗生素，防治感染。

（李芸）

第三节　胸骨骨折

胸骨骨折罕见，常因暴力直接作用于胸骨区或挤压所致。骨折常发生在靠近胸骨体与胸骨柄连接的胸骨体部，骨折线多为横形，如有移位，下折片向前方移位，其上端重叠在上胸骨片下端，胸骨后的骨膜常保持完整。临床表现为胸骨肿胀、疼痛，可伴有呼吸、循环功能障碍。单纯无移位者以卧床休息、止痛为主，有移位者以手法或手术复位为主。

一、病因

多因前胸直接或间接暴力冲击，钝性击伤或挤压伤所致。

二、伤情评估

有明显的外伤史。胸骨局部可出现凹陷性畸形及软组织挫伤。胸骨骨折多伴有肋骨骨折发生。胸骨骨折时应注意有无心脏及大血管的损伤。

摄 X 线胸骨侧位片，可明确诊断。

三、治疗

1. 骨折无移位，胸壁、胸内无并发症者，局部采用1%普鲁卡因封闭以镇痛，胸带固定2~3周。

2. 骨折移位者可选用下述方法：①牵引复位法，用力钳夹住断骨上段，患者后仰，胸椎过伸，用力拉出下陷胸骨，用牵引保持复位状态；②切开复位，在胸骨骨折部位纵向切口，用钢丝2~3条穿过断端拧紧固定。术中注意不要伤及胸骨后纵隔内重要脏器。如无并发症，一般两个月左右骨折即能愈合。纵隔炎较为常见，应积极预防和治疗。胸骨骨折常合并肋骨骨折，最大的危险是发生纵隔气肿、张力性气胸、大出血及反常呼吸，此类并发症应及时处理，以免造成严重的不良后果。

四、监护

（一）骨折患者最首要的是保持其生命体征的平稳

1. 密切观察神志、生命体征的变化。

2. 保持呼吸道通畅，需要时给予吸氧。

3. 输血输液，补充有效血容量。

4. 观察胸腹部有无异常体征。

5. 准确记录出入量。

（二）骨折部位的处理

1. 妥善固定骨折部位于功能位，绷带加压包扎止血。

2. 注意伤口有无活动性出血和使用抗生素预防伤口感染的加重。

3. 如使用止血带则应注意1~2小时放松3~5分钟，注意患肢血循环。

4. TAT 测试，使用 TAT。

5. 镇痛以稳定患者情绪，并且避免过多移动患肢。

6. 清洁伤口周围皮肤，肢体肿胀较剧烈时应剪开衣袖或裤管，一切操作都要谨慎轻柔。

7. 患者要以最佳状态接受手术：告诉患者和家属手术的必要性以及如何配合手术；

剪开污染的衣裤，换上清洁衣裤；取下义齿、眼镜等；给予术前药。

8. 患者如意识清醒应配合抢救及治疗：避免各种管道的脱落，避免躁动；有异常不适及时告诉护士；及时告诉护士疼痛性质及部位；避免绷带或止血带脱落。

（李芸）

第四节 气 胸

气胸是指气体进入胸膜腔，造成积气状态。多因肺部疾病或外力影响使肺组织和脏层胸膜破裂，或靠近肺表面的细微气肿泡破裂，肺和支气管内空气逸入胸膜腔。因胸壁或肺部创伤引起者称为创伤性气胸；因疾病致肺组织自行破裂引起者称自发性气胸，如因治疗或诊断所需人为地将空气注入胸膜腔称人工气胸。气胸又可分为闭合性气胸、开放性气胸及张力性气胸。自发性气胸多见于男性青壮年或患有慢性支气管炎、肺气肿、肺结核者。本病属肺科急症之一，严重者可危及生命，及时处理可治愈。

一、病因

诱发气胸的因素为剧烈运动，咳嗽，提重物或上臂高举，举重运动，用力解大便和钝器伤等。当剧烈咳嗽或用力解大便时，肺泡内压力升高，致使原有病损或缺陷的肺组织破裂引起气胸。使用人工呼吸器，若送气压力太高，就可能发生气胸。

（一）原发性气胸

原发性气胸又称特发性气胸。它是指肺部常规 X 线检查未能发现明显病变的健康者所发生的气胸，好发于青年人，特别是男性瘦长者。吸烟为原发性气胸的最主要致病因素，气胸发生率与吸烟量呈明显的剂量反应关系。

（二）继发性气胸

其产生机制是在其他肺部疾病的基础上，形成肺大疱或直接损伤胸膜所致。常为慢性阻塞性肺气肿或炎症后纤维病灶（如硅肺、慢性肺结核、弥漫性肺间质纤维化、囊性肺纤维化等）的基础上，细支气管狭窄、扭曲，产生活瓣机制而形成肺大疱。肿大的气肿泡因营养、循环障碍而致退行性变性。COPD 是继发性气胸的最常见病因，约57% 的继发性气胸由 COPD 所致。随着 COPD 程度的加重，发生气胸的危险性也随之增加。

（三）特殊类型的气胸

1. 月经性气胸

月经性气胸即与月经周期有关的反复发作的气胸。

2. 妊娠合并气胸

以生育期年轻女性为多。本病患者因每次妊娠而发生气胸。根据气胸出现的时间，可分为早期（妊娠 3~5 个月）和后期（妊娠 8 个月以上）两种。

3. 老年人自发性气胸

60 岁以上的人发生自发性气胸称为老年人自发性气胸。近年来，本病发病率有增高趋势。男性较女性多。大多数继发于慢性肺部疾患（占 90% 以上），其中 COPD 占首位。

4. 创伤性气胸

创伤性气胸多由于肺被肋骨骨折断端刺破，亦可由于暴力作用引起支气管或肺组织挫裂伤，或因气道内压力急剧升高而引起的支气管或肺破裂。锐器伤或火器伤穿通胸壁，伤及肺、支气管和气管或食管，亦可引起气胸，且多为血气胸或脓气胸。偶尔在闭合性或穿透性膈肌破裂时伴有胃破裂而引起脓气胸。

二、伤情评估

（一）气胸

症状的轻重取决于起病快慢、肺压缩程度和肺部原发疾病的情况。典型症状为突发性胸痛，继之有胸闷和呼吸困难，并可有刺激性咳嗽。这种胸痛常为针刺样或刀割样，持续时间很短暂。刺激性干咳因气体刺激胸膜所致。大多数起病急骤，气胸量大，或伴肺部原有病变者，则气促明显。部分患者在气胸发生前有剧烈咳嗽、用力屏气、用力大便或提重物等的诱因，但不少患者在正常活动或安静休息时发病。年轻健康人的中等量气胸很少有不适，有时患者仅在体格检查或常规胸部透视时才被发现；而有肺气肿的老年人，即使肺压缩不到 10%，亦可产生明显的呼吸困难。

（二）张力性气胸

患者常表现为精神高度紧张、恐惧、烦躁不安、气促、窒息感、发绀、出汗，并有脉搏细弱而快、血压下降、皮肤湿冷等休克状态，甚至出现意识不清、昏迷，若不及时抢救，往往引起死亡。气胸患者一般无发热，白细胞计数升高或红细胞沉降率（简称血沉）增快，若有这些表现，常提示原有肺部感染，如结核性或化脓性炎症或发生了并发症，如渗出性胸膜炎或脓胸。

（三）双侧性气胸

少数患者可发生双侧性气胸，以呼吸困难为突出表现，其次为胸痛和咳嗽。同时发现双侧异时性自发性气胸，即先发生一侧继之成为双侧性气胸，较双侧同时发生自发性气胸的可能性高，达到 83.9%。

（四）部分气胸

患者伴有纵隔气肿，则呼吸困难更加严重，常有明显的发绀。更少见的情况是于气胸发生时胸膜粘连带或胸膜血管撕裂而产生血气胸，若出血量多，可表现为面色苍白、冷汗、脉搏细弱、血压下降等休克征象。但大多数患者仅为小量出血。

（五）哮喘并发气胸

患者呈哮喘持续状态时，若经积极治疗而病情继续恶化，应考虑是否并发了气胸；反之，气胸患者有时呈哮喘样表现，气急严重，甚至两肺满布哮鸣音，此种患者一经胸膜腔抽气减压，气急和哮鸣音即消失。

继发性气胸与基础肺疾病相关，其症状较多较重，并发症亦较多，易致张力性气胸。透视或拍片可见肺被压缩的阴影，张力性气胸者肺完全萎陷，胸内大量积气，纵隔向健侧移位，纵隔和皮下气肿可见气体影，胸内伴有出血者可见到气液平面。X 线检查可证实临床诊断，但非绝对必要，注意不要因 X 线检查而延误抢救时机。

三、治疗

（一）闭合性气胸

治疗决定于气胸的量、肺萎缩的程度、呼吸症状的严重性及有无合并伤等。如积气少，症状不明显，气胸引起 25％ 以下肺萎缩者，一般可等待空气自行吸收，除使患者卧床休息并继续观察外，不需要特殊治疗，气体逐渐吸收，萎陷肺随之复张，胸膜腔内的压力亦逐渐恢复正常。中量和大量闭合性气胸则应特别注意，随时注意张力性气胸的发生，特别是老年人尤应注意。至于这类患者是否采用胸腔穿刺治疗或行胸腔闭式引流，意见不一。

（二）开放性气胸

开放性气胸病情危重需要急救处理，首先用无菌凡士林纱布加棉垫封盖伤口，变开放性气胸为闭合性气胸，然后按闭合性气胸依次处理：胸腔穿刺或闭式引流。同时给予吸氧、补液、输血、纠正休克。待患者一般情况平稳后再进行彻底清创缝合，必要时可行胸内探查。鼓励或协助患者咳痰。应用抗生素，预防感染。

（三）张力性气胸

张力性气胸是可迅速致死的危急重症。入院前或院内急救需迅速使用粗针头穿刺胸膜腔减压，并外接单向活瓣装置；在紧急时可在针柄部外接剪有小口的柔软塑料袋、气球或避孕套等，使胸腔内高压气体易于排出，而外界空气不能进入胸腔。进一步处理应安置闭式胸腔引流，使用抗生素预防感染。闭式引流装置与外界相通的排气孔外接可适当调节恒定负压的吸引装置，以利加快气体排除，促使肺膨胀。待漏气停止 24 小时后，X 线检查证实肺已膨胀，方可拔除插管。持续漏气而肺难以膨胀时需考虑开胸探查手术。

四、监护

1. 急性期应绝对卧床休息。
2. 保持情绪稳定，要将自己的内心感受告知给医师、护士。
3. 根据您的病情，医师决定是否进行胸腔穿刺、排气或闭式引流，这是治疗自发性气胸的一项有效的治疗措施，要了解其目的，消除紧张情绪，配合治疗。
4. 在治疗过程中，如出现呼吸困难加重情形，请立即通知医师或护士。
5. 饮食上进食蔬菜、水果等易消化食物，避免便秘的发生。
6. 进行胸腔闭式引流时，不要自行挤压、扭曲引流管，同时在床上活动时，避免牵拉引流管，要防止扭曲移位或脱落。
7. 在闭式引流过程中，如必须离开病床进行检查或允许范围内的室内活动时，请与护士联系，在护士的协助及处置后再行离床活动。
8. 在气胸痊愈的一个月内，不要剧烈运动，如打球、跑步。

（李芸）

第五节 血 胸

血胸是指全血积存在胸腔内，又称胸膜腔积血、胸腔积血。最常见的原因是创伤或外科手术。内科常见于脓胸和结核感染，还有胸膜或肺内肿瘤、凝血机制障碍等。血胸的临床表现因胸腔内积血的量、速度、患者的体质而有所不同，急性失血可出现面色苍白、脉搏细速、呼吸急促、血压逐步下降等低血容量休克症状。

一、病因和病理生理

利器损伤胸部或肋骨断端均可刺破肺、心脏和大血管或胸壁血管而引起胸膜腔积血。肺组织裂伤出血，由于循环压力低，一般出血量少而缓慢，可自行停止；若肋间血管、胸廓内血管损伤出血或伤及压力较高的动脉，出血量多，不易自行停止；心脏和大血管受损破裂，出血量多而急，可致有效循环血容量减少而导致循环障碍，甚至在短期内因失血性休克而死亡。

胸膜腔内积血时，随着血液的积聚和压力的增高，迫使肺萎陷，并将纵隔推向健侧，因而严重影响呼吸和循环功能。由于心、肺和膈肌的运动有去纤维蛋白的作用，故胸膜腔内的积血不易凝固。但若短期内大量积血，去纤维蛋白的作用不完善，即可凝固成血块。血块机化后形成纤维组织，束缚肺和胸廓，限制呼吸运动和影响呼吸功能。从伤口或肺破裂处进入的细菌，在积血中很快滋生繁殖，容易并发感染，形成脓胸。

二、伤情评估

少量血胸（胸内积血在 500 ml 以下，胸片仅见肋膈角消失，液面不超过膈顶平面）患者可无症状。中等量血胸（胸内积血 500～1500 ml，胸片见液面达肺门水平）患者有内出血及胸膜腔内压增高症状。大量血胸（胸内积血在 1 500 ml 以上，胸片见液面上界达上肺野，有纵隔移位）患者出现休克。中等量和大量血胸发生休克可有脉搏加快、血压下降等表现。胸膜腔内压增高、胸腔积液表现为呼吸困难、肋间饱满，气管向健侧移位、伤侧胸部叩诊呈浊音、呼吸音减弱或消失。单纯血胸较少见，多数为血气胸并存，故多数 X 线片显示液气平面。经胸腔穿刺抽出血液，可以确诊，抽出的血液一般不凝固。

进行性血胸的临床表现：①休克进行性加重；②经输血补液后，休克不能纠正；③血红蛋白、红细胞计数和血细胞比容进行性下降；④胸腔穿刺可因凝固性血胸抽不出血液，但连续胸部 X 线片显示胸腔阴影继续增大；⑤胸腔闭式引流后引流血量连续 3 小时每小时超过 200 ml 或 24 小时内超过 1 000 ml。

血胸并发感染的临床表现：①出现寒战、高热、出汗、脉快、白细胞计数升高等中毒症状；②胸腔穿刺抽出血液做涂片检查，红细胞与白细胞比值降至 100∶1（正常

500:1）；③穿刺或引流的胸腔液体涂片或细菌培养为阳性。

三、治疗

1. 应加强支持和抗感染。单纯血胸和血气胸，量少者不必特殊处理，可让其自行吸收。

2. 大量血胸应尽快放置胸腔引流管做水封瓶引流，不仅可排净血、气，改善呼吸功能，防止并发症（纤维胸及脓胸），而且还可动态观察是否为进行性血胸及单位时间出血量。如开始引流出 1 000 ~ 1 500 ml 或随后每小时引流量为 200 ~ 300 ml，均应认为系进行性血胸，是手术开胸探查的指征，术后仍须放置引流管。

3. 如患者伴有休克，应先治疗休克，进行补液、输血、给氧。

4. 已形成凝固性血胸的患者，全身情况允许时，应尽早手术清除血凝块，并去除肺表面的纤维组织。术后可对胸腔引流管进行负压吸引，促进肺复张。

5. 对机化性血胸宜在伤后 4 ~ 6 周行纤维膜剥脱术。血胸并发感染按脓胸处理。

四、监护

（一）保持呼吸道通畅

清除口腔及咽喉部分泌物及呕吐物，保持呼吸道通畅，对休克或昏迷患者应取平卧位，头偏向一侧，以防血液、呕吐物或分泌物堵塞气道引起窒息。

（二）迅速纠正呼吸及循环系统障碍

立即协助做好胸腔闭式引流或胸腔穿刺术，引出积气、积血，减轻对肺及纵隔的压迫；张力性气胸可在锁骨中线第 2 肋间插入一针头，以暂时减轻胸腔内压力，争取抢救时间。如有多发性肋骨骨折胸壁软化及出现反常呼吸者，应当立即协助行加垫胸带固定或行胸壁悬牵术。给有效的高浓度吸氧，必须在通气功能及呼吸困难得到充分改善，完全纠正缺氧时方可停止。建立静脉通路，抢救休克，严密观察病情变化，根据病情掌握输液速度。

（三）其他

立即脱去衣服用凡士林纱布加棉垫封闭伤口，变开放性气胸为闭合性气胸。

（李芸）

第六节　气管、支气管损伤

穿透性创伤、锐器伤和钝性创伤可以造成气管、支气管损伤。穿透性气管损伤伤口一般在颈部，气管在胸腔内位于中央，易受枪击或其他原因引起的穿透伤、各种钝性创伤均可以损伤气管。在颈部，一个较有力的外界打击就足以引起气管的损伤甚至可造成严重后果。胸部闭合性创伤可引起胸内气管的损伤，一般发生率较低，90% 的撕裂口在距隆突 2.5 cm 以内，首先破裂点在主支气管软骨和膜状部联合处，右侧多数在主支气管纵隔胸膜包被点和上叶支气管开口之间，左侧多数在主支气管主动脉弓下缘水平。典型的撕裂是环形和不完全的，罕见的撕裂是沿气管膜部与软骨环连接线垂直的撕裂。支气管完全离断常见，而气管离断极少见。Bertelsen 和 Howitz 报道 1 178 例因胸部闭合性创伤而死亡的患者中，只有 33 例合并气管损伤。

一、病因

气管、支气管损伤可由穿通伤和闭合伤引起。战时的穿通伤如子弹、爆炸的弹片、刺伤，常合并心脏或大血管损伤，多死于现场。平时则由支气管镜检查、气管内锐性异物所致。闭合伤多见于交通事故、塌方、高压坠落等。这种损伤常合并胸、腹部其他脏器损伤，但也有不少病例为单纯的气管、支气管损伤。

二、伤情评估

（一）早期表现

1. 呼吸困难

气管、支气管破裂早期，呼吸道血液及分泌物堵塞、一侧或双侧气胸造成的肺不张、肺挫伤引起的肺间质水肿均可造成严重的缺氧，表现为呼吸困难、气急、发绀、烦躁不安等。

2. 咳嗽及血痰

由于损伤出血，使呼吸道积存大量血液，加上支气管分泌物不能顺利排出使呼吸道阻塞，纵隔气肿的压迫和刺激，患者可发生剧烈咳嗽、咳痰、痰中带血或血块。

3. 体征

气管、支气管破裂引起纵隔气肿并迅速向颈、胸、面部扩散，形成广泛的皮下气肿，检查可触及握雪感或捻发感，纵隔胸膜破裂后出现一侧或两侧气胸，可呈张力性气胸表现，导致气管、纵隔移位，胸部叩诊呈鼓音，听诊呼吸音减低或消失。同时可伴有不同程度的血胸表现。特别是安放胸腔闭式引流后，气体持续不断排出而呼吸功能仍不能改善，就要考虑气管、支气管破裂的可能。

（二）晚期表现

有的患者可因血块堵塞裂口，气管裂伤未被及时发现，急性期过后，气管逐渐纤维化，形成瘢痕性狭窄，甚至完全阻塞，使远端通气障碍，造成部分或完全肺不张。气体交换面积减少、患肺的低氧血进入体循环等，可产生胸闷、气短、发绀等。如继发感染，则出现发热、患侧叩诊呈浊音、呼吸音减低或消失。部分阻塞比完全阻塞更容易发生感染，引起肺脓肿、支气管扩张。如支气管完全断裂，两端由肉芽组织、上皮组织愈合，因远端肺组织不与近端气管相通，几个月乃至几年也不发生感染，给支气管重建提供了条件。

急性损伤的患者，不便于进行更多的检查，应当以急救为主。待病情较稳定后，可进行支气管碘油造影，明确断裂部位及裂口的大小。纤维支气管镜检查对确定诊断及了解病情均有帮助。

三、治疗

对急性期患者，首先做胸腔闭式引流，以解除张力性气胸对患者生命的威胁。为了减低气管内阻力，改进呼吸功能和进行辅助呼吸，有时须同时做或先做气管切开。待患者情况稳定，争取早期开胸做气管修补，支气管横断应在彻底清创后做对端吻合。对于晚期的完全性或非完全性断裂，都可以做对端吻合。若肺内已有不可复原的感染，则须做肺切除手术。

（李芸）

第七节　肺爆震伤

由于高压锅炉、化学药品或瓦斯爆炸，烈性炸药或核爆炸，瞬间释放出巨大的能量，使爆炸中心处的压力和温度急剧增高，从而形成一种超声速的高压波，即冲击波。空气冲击波或水下冲击波的连续超压—负压，作用于人体，使胸腹部急剧地压缩和扩张，发生一系列血流动力学变化，造成心、肺和血管损伤；体内气体在超压—负压作用下产生内爆效应，使含气组织（如肺泡）发生损伤；压力波透过不同密度组织时在界面上发生反射引起碎裂效应，造成损伤；以及密度不同组织受相同的压力波作用后，因惯性作用不同而使速度发生差异，在连接部位发生撕裂和出血。

一、病因和病理生理

冲击波本身直接作用于人体所造成的损伤称为爆震伤。同时，冲击波的动压（高速气流冲击力）将人体抛掷和撞击以及作用于其他物体后再对人体造成间接损伤。冲击波的高温可引起体表或呼吸道烧伤。冲击波可使人体所有组织器官损伤，其中含气器官尤易损伤。组织器官损伤的程度取决于压力峰值的大小、正压作用时间长短以及压力上升速度快慢。冲击伤的临床特点：①多处损伤，常为多发伤或复合伤，伤情复杂；②外轻内重，体表可完好无损，但有明显的症状和严重内脏损伤；③迅速发展，多在伤后6小时内，也可在伤后1~2天发展到高峰，一旦机体代偿功能失调，伤情可急转直下，难以救治。在理论上，冲击伤既包括冲击波的超压—负压引起的直接损伤即爆震伤，还包括动压引起的损伤和烧伤，但在临床上，冲击伤与爆震伤常混为一谈。

肺是冲击波作用的"靶器官"，较之其他脏器损伤机会多、程度重，且有其不同的特点。肺爆震伤的主要病理改变是肺泡破裂和肺泡内出血，其次是肺水肿和气肿，有时伴肺破裂。肺出血可由斑点状至弥漫性不等，重者可见相当于肋间隙下的相互平行条状的肺实质出血。肺实质内血管破裂可形成血肿，甚至可出现血凝块堵塞气管而迅速致死。肺水肿轻者为间质性或肺泡腔内含有少量积液，重者可见大量的水肿液溢至支气管、气管内，常混有血液，呈血性泡沫液。肺出血和水肿可致肺不张。肺气肿可为间质性或肺泡性，重者在胸膜下出现含有血和气的肺大疱，发生肺破裂时可引起血胸或血气胸。

肺爆震伤的受伤机制是爆炸产生的高压气浪冲击胸部使胸壁撞击肺组织，紧随高压后的负压波使肺脏碰撞胸壁而产生肺挫伤，肺毛细血管出血，小支气管和肺泡破裂，肺组织广泛性渗出、肺水肿，严重者可有血气胸，危及生命。因此，伤后患者迅速出现呼吸困难和低氧血症，火药爆炸等原因所致的肺爆震伤多数复合重度烧伤、骨折等，构成严重的复合伤。

二、伤情评估

以胸痛、胸闷、咳嗽、咯血、气促为主要症状，严重者因低氧血症而出现呼吸衰竭。脑气栓者可有神经系统症状，甚至出现抽搐、昏迷。体检中常发现呼吸音减弱，管状呼吸音和较广泛的湿性啰音。胸部 X 线检查可见肺纹理增粗、散在斑点状或片状阴影，严重者可出现大片密度增高的阴影。

三、治疗

保持半坐位，避免剧烈活动，减轻心、肺负担，防止加重出血。镇静止痛，可行肋间封闭或肌内注射哌替啶。吸氧。应反复清除呼吸道分泌物，保持呼吸道通畅，有上呼吸道梗阻或有窒息危险者，应及时做气管切开。严重缺氧、呼吸窘迫者，应采用机械辅助呼吸。合并气胸、血胸者，应及时行胸腔闭式引流。合理应用抗生素，预防肺部感染。补液、输血应特别谨慎，以免加重肺水肿或导致心力衰竭。应用强心药、利尿剂，治疗肺水肿。其他器官的损伤，应及时予以相应处理。

四、监护

如对于烧伤的患者，积极控制感染，防止肺部感染的发生，对需要上肺呼吸机的患者，应遵循呼吸机"早上机，早撤机，个性化"的原则，且应争取早日脱机，避免呼吸机依赖，对怀疑有呼吸道阻塞危险的患者，可提早进行气管切开。

（李芸）

第八节　心脏穿通伤

心脏损伤的结果大致为两类：一为大量出血，迅速死亡，但也有部分患者能够到达医院而获得救治。另一类为心脏伤口太大，特别是心包伤口很小，血流至心包内不易排出，压迫心脏，血液回流受阻，CO 明显减少而引起一系列心脏压塞症状。

一、病因和病理

心脏穿通伤是由刀、剪、匕首等锐器刺伤以及子弹、爆炸的弹片损伤所致。心导管检查也有可能使心脏穿孔。枪弹伤患者多因大出血死于现场，但也有部分患者能够到达医院而获得救治。穿通伤常见于心室，右心室多于左心室。小而浅的刺伤，因心室肌肉厚，收缩力强，伤口可立即闭合，而心房的损伤，由于壁薄，出血难以自止。严重的损伤，即刻造成大出血休克。出血主要来源于心腔，其次为冠状血管及心肌。

二、伤情评估

穿透性心脏损伤的病理生理及临床表现取决于心包、心脏损伤程度和心包引流情况。致伤物和致伤动能较小时，心包与心脏裂口较小，心包裂口易被血凝块阻塞而引流不畅，出血滞留于心包腔导致心脏压塞，临床表现为静脉压升高、心音遥远、心搏微弱、脉压小、动脉压降低的 Beck 三联征，迅速解除心脏压塞并控制心脏出血能成功地挽救患者生命。致伤物和致伤动能较大时，心包和心脏裂口较大，心包裂口不易被血凝块阻塞，血液大部分流入胸腔，临床表现主要为失血性休克，即使解除心脏压塞，控制出血，也难以迅速纠正失血性休克，抢救成功率相对较低。少数穿透性心脏病患者或心包积血速度较缓慢者，伤后早期可缺乏症状与体征，仅有胸部损伤史与胸部较小的伤口，易延误诊断而失去宝贵的抢救时机。

三、诊断

诊断要点：①胸部伤口位于心脏体表投影区域或其附近。②伤后时间短。③Beck三联征、失血性休克和大量血胸的体征。穿透性心脏伤的病情进展迅速，胸部 X 线、心电图、超声波、超声心动图，甚至心包穿刺术对明确诊断都是耗时、准确性不高的方法。抢救成功的关键是尽早开胸手术，手术前不应采用其他任何治疗措施而延误手术时间。

四、治疗

（一）抗休克

1. 吸氧

立即大量给氧，保持呼吸道通畅，必要时行气管内插管，加压供氧。

2. 补充血容量

迅速输血、补液，建立两条以上静脉通道。最好行中心静脉插管，既可快速补液，又可监测 CVP 变化。要适量补给 5% 碳酸氢钠并进行抗休克治疗。

（二）心包穿刺

心脏压塞症状明显者，应做心包穿刺和积极准备手术探查。穿刺时患者取半卧位。局麻下用 18 号针头由剑突下和左肋弓交接角向后上方慢慢刺入，边穿刺边抽吸。针头进入心包腔内即有血液抽出，即使排出少量血液，患者情况亦可得到立即好转，对心包穿刺后症状未见改善者，近年来多倾向手术治疗，紧急开胸，缝合心脏裂口。

（三）开胸探查

手术清除心包内血液及血凝块，缝合心脏伤口，是最根本的治疗手段。这样可彻底止血，解除对心脏的压迫，并防止日后形成缩窄性心包炎及其他并发症。

（四）心包切除术

度过危险期，日后因心包内血液机化形成缩窄性心包炎的患者，应充分进行术前准备，行心包切除术。

（五）抗感染

给予足量抗生素防治感染。

（李芸）

第九节　胸腹联合伤

本病伤情复杂，休克发生率高，在60%以上，严重危及生命，死亡率可在25% ~ 30%。此种损伤，除胸部及膈肌破裂外，常合并胸腹内多器官同时损伤，患者不仅有呼吸循环衰竭，而且还有胸腹脏器破裂、大出血、消化道穿孔等。

一、病因

多因火器伤、刺伤、子弹穿通伤、挤压及高处坠落伤所致。

二、伤情评估

穿透性损伤可以根据胸部或腹部伤口的部位，子弹和弹片进入体内的方向，弹道入口和出口情况来诊断有无膈肌损伤。闭合性损伤，多见于下胸部受到严重的挤压和碰击者。

因胸腹部多脏器损伤，临床表现复杂，可有胸痛、严重呼吸困难、发绀、咯血、呕血、血尿、休克等。检查可有气胸、血胸、腹膜炎表现，也可有肋骨骨折、纵隔移位、皮下纵隔气肿等。经胸部伤口见到粪便、胆汁、胃肠内容物、大网膜等即可确诊。

三、实验室及其他检查

X线检查可发现血气胸、肋骨骨折、膈下游离气体、腹腔脏器疝入胸腔。病情允许可服造影剂或钡灌肠造影。B超可发现突入胸内的肝脏。

四、诊断

伤后凡有腹壁压痛、腹肌紧张或腹部膨胀、肝浊音上界升高、腹部转移性浊音等体征，经腹腔穿刺抽出血液或浑浊液者即可明确诊断。此外，X线检查如示膈下积气，可做出腹腔内空腔脏器破裂的诊断；如胸膜腔内显示胃泡或肠腔，或肝阴影，则提示合并有膈肌破裂，引起膈疝。

五、治疗

首先是抢救休克，输血、输液同时纠正呼吸循环功能障碍。待患者情况改善后，多数患者需施行手术治疗。手术目的为止血、处理肺裂伤、缝合胃肠穿孔和修补膈肌裂口等。手术切口经胸部或腹部，应根据具体情况决定，一般说来，左侧胸腹联合伤应经胸手术，因为胸、腹内脏均可经胸切口显露。右侧胸腹联合伤，如胸腹部均需手术，因有肝脏遮盖影响腹部内脏显露，应在胸、腹部分别做肝切口。开胸术毕安放胸腔闭式引流，并常规给予抗感染治疗。

（李芸）

第十一章　腹部损伤

第一节 概 论

腹部损伤是指腹壁及腹腔脏器（包括肝、胆、胰、脾、胃、肠、膀胱等）的损伤。在平时和战时都较常见，其发病率在平时占各种损伤的 0.4% ~1.8% 。多数腹部损伤因涉及内脏损伤而伤情严重，死亡率可在 10% ~20% 。

腹部损伤像其他软组织损伤一样，分为开放性和闭合性两大类，前者多系利器或火器所致，后者则常发生于挤压、碰撞等钝性暴力之后。开放性损伤有腹膜破损者为穿透伤（多伴内脏损伤），无腹膜破损者为非穿透伤（偶伴内脏损伤），其中投射物有入口、出口者为贯通伤，有入口无出口者为非贯通伤。闭合性损伤可能仅局限于腹壁，也可同时兼有内脏损伤。此外，各种穿刺、内镜、钡灌肠、扩宫等诊治措施可导致一些医源性损伤。综观各类腹部损伤，闭合性损伤具有更为重要的临床意义，因为体表无伤口，要确定有无内脏损伤，有时是很困难的；而开放性损伤即使涉及内脏，其诊断也常较明确。

一、病因和分类

腹部损伤可分为闭合性损伤及开放性损伤，在平时多为闭合性损伤，在战时多为开放性损伤。损伤的严重程度一般与外界暴力的大小有关，但亦与腹腔内脏器解剖特点有关。闭合性腹伤的暴力为直接冲击、减速、旋力与剪力。直接冲击可造成明显冲击、减速、旋力与剪力。直接冲击可造成明显损伤，其严重程度与暴力大小、冲击过程及接触范围密切相关。突然减速多为车祸及高空坠落，身体已停止而内脏仍继续向前运动，因此其较为固定处的血管与组织可撕裂。旋力易造成撕裂伤，剪力往往产生脱手套型损伤，多有大片组织丢失，皮肤与皮下组织丧失来自其下方肌肉的血供。开放性损伤的致伤原因有刀戳与枪弹伤两种。刀戳伤除直接伤及大血管与生命器官外，很少有致命性结局及严重并发症。枪弹伤则常造成腹内严重破坏，其破坏程度与速度及距离有关。

在诸多致伤因素中，以机械性损伤最多见。平时以坠落伤、撞击伤、挤压伤、压砸伤等多见，且多引起闭合性腹部损伤；战争时则主要为锐器伤和火器伤，多为开放性损伤或多发性复合性损伤。

腹部损伤又可按损伤脏器分为实质性脏器损伤及空腔脏器损伤。实质性脏器损伤可引起腹腔内出血或腹膜后血肿，空腔脏器损伤内容物外溢可引起腹膜炎。因此，对腹部损伤的患者，应当及早做出诊断，积极治疗。

二、伤情评估

患者有外伤史，应注意详细询问，如受伤情况、受伤部位、受伤至就诊时间以及受伤后至就诊时的病情变化。

（一）症状

1. 腹痛

腹部损伤后的最主要症状即是腹痛。伤后早期，患者指出的疼痛最重部位往往是脏器损伤部位，但早期无剧烈腹痛者并不能排除内脏损伤的可能。如脾破裂患者，有时疼痛并不显著，而以失血性休克为主要症状。

2. 恶心、呕吐

空腔脏器、实质性脏器损伤均可刺激腹膜，引起反射性恶心、呕吐，腹膜炎引起麻痹性肠梗阻，多发生持续性呕吐。

3. 腹胀

腹胀多在伤后晚期出现，为腹膜炎造成的肠麻痹所致，多呈持续性，且常伴有肠鸣音减弱或消失。一旦出现水、电解质平衡紊乱，可出现腹胀。

4. 胃肠道出血

胃、十二指肠损伤常表现为呕血，多混有胃液、胆汁和食物残渣。如在伤后出现上腹部绞痛，随之出现呕血多半是胆道损伤。伤后大便有鲜血，说明结肠或直肠有损伤。

5. 血尿

血尿提示肾脏、输尿管、膀胱和后尿道可能有损伤。

6. 肩部疼痛

肝、脾损伤后，刺激膈肌可发生放射性肩部疼痛。左肩疼痛表示可能为脾脏损伤；右肩疼痛表示可能为肝脏损伤。

7. 右侧大腿放射性疼痛

腹膜后十二指肠损伤，十二指肠液流入腹膜后间隙，刺激右侧腰神经，可引起右侧大腿放射性疼痛。

（二）体征

1. 伤口与淤斑

开放性腹部损伤者见腹壁伤口，腹壁挫伤有皮下淤斑或伴大小不等的腹壁内血肿。

2. 腹膜刺激征

腹部压痛、肌紧张及反跳痛是急性腹膜炎的主要体征。压痛、肌紧张最明显处也往往是损伤病灶处。实质性脏器破裂出血，腹膜刺激征程度一般较空腔脏器破裂为轻。

3. 腹部移动性浊音

腹腔内有 500 ml 的积血或渗液，当患者体位由平卧转为侧卧时，叩诊检查有移动性浊音，对确定腹内脏器损伤较有价值。

4. 肝浊音界改变

胃肠破裂，尤以胃十二指肠、结肠破裂，胃肠内气体溢至腹腔，可致肝浊音界缩小或消失。肝脾破裂时因其周围有凝血块积存，故肝浊音界可增宽。

5. 肠鸣音减弱或消失

判断应以频率、音调、音响三方面来分析，听诊时间应在 3~5 分钟。腹腔内出血、腹膜炎及肠麻痹都可引起肠鸣音减弱、稀疏或消失。

（三）实验室检查

腹部创伤实验室检查项目的选择必须注意"必要性"和"合理性"，常需做下列几项化验检查：

1. 血常规、血细胞比容

观察红细胞计数及血细胞比容是否下降，对腹内出血者的诊断有重要价值。必要时应连续检查对比。

2. 尿常规检查

如有肉眼血尿和显微镜血尿，有助于泌尿系损伤的诊断。

3. 血清胰淀粉酶测定

在胰腺创伤后 12～24 小时，血清胰淀粉酶正常，以后逐渐增高，有助于胰腺损伤的诊断。若淀粉酶持续升高超过 6 天，提示有假性胰腺囊肿形成。在严重胰腺创伤中，胰腺组织大量毁损，血清胰淀粉酶也可在正常范围。因此，血清胰淀粉酶正常者不能排除胰腺损伤。

（四）X 线检查

凡腹内脏器伤诊断已经确定，尤其是伴有休克者，应抓紧时间处理，不必再行 X 线检查，以免加重病情，延误治疗。但如伤情允许，有选择的 X 线检查还是有帮助的。例如，胸腹部 X 线检查可发现膈下游离气体、腹内积液以及某些脏器的大小、形态位置的改变、是否合并胸部损伤等。此外，对于诊断不能肯定而病情尚稳定的腹部损伤患者，必要时可行选择性腹腔动脉或肠系膜上动脉造影，这对确定实质性脏器（如肝、脾）及腹膜后脏器损伤颇有帮助。钡餐检查对胃的移动和十二指肠壁血肿有诊断价值。钡剂灌肠在腹部损伤的评估上罕有帮助。如疑有结肠穿孔，则钡剂灌肠是禁忌。

（五）B 超检查

B 超检查可发现腹腔内有无积液，脏器外形是否增大。

（六）CT 检查

对于腹部损伤，特别是某些实质性器官（如肝、脾、胰、肾）损伤包括腹膜后血肿，CT 检查相当可靠，比选择性血管造影操作简便安全。

（七）腹腔穿刺

如抽出不凝固血液为实质性脏器损伤，抽出炎性渗液为空腔脏器损伤。

（八）腹腔灌洗

一般在脐下中线处做小切口或直接用套管针进行穿刺，将一多孔塑料管或腹膜透析管插入腹腔 20～30 cm。如能引流出血性物即可决定手术。如无液体可抽得，则注入生理盐水 1 000 ml（10～20 ml/kg），放低导管另一端并连接无菌瓶，令液体借助虹吸作用缓缓流出。有下列情况之一即为阳性：①肉眼血性液（25 ml 血可染红 1 000 ml 灌洗液）；②有胆汁或肠内容物；③红细胞计数超过 100×10^9/L 或白细胞计数超过 0.5×10^9/L；④淀粉酶测定超过 100 苏氏单位。腹腔灌洗早期诊断阳性率比腹腔穿刺高，还能进行连续观察，而不必多处反复穿刺。

三、诊断和鉴别诊断

（一）诊断

①详细了解外伤史，包括受伤方式、致伤物重量、形状、硬度、暴力大小、着力部位、作用方向，伤前状况及伤后出现症状等。②观察全身情况，如脉搏、血压和呼吸变化，判断有无休克或急性内出血。③检查腹部，尤其是有无腹膜刺激征、移动性浊音等体征。此外，应行直肠指诊。④如发现下列情况应考虑有内脏损伤：早期出现休克征象，特别是出血性休克；持续性腹痛、恶心、呕吐；呕血、便血或血尿；有明显的腹部压痛、肌紧张和反跳痛；有移动性浊音；直肠指检在直肠前壁有触痛、波动感或指套染血；腹部及全身症状较受伤初期明显加重者。⑤注意其他部位的合并伤。⑥对于一时难以确诊的内脏损伤，可选择相关的辅助检查。

（二）鉴别诊断

主要是实质脏器损伤与空腔脏器损伤的鉴别。

四、治疗

腹部损伤的治疗效果如何，关键在于准确地处理威胁患者生命的紧急情况，如腹腔内大出血可对生命构成直接威胁，消化道穿孔又会引起腹腔感染造成不良后果。因此，正确选择和尽早进行确定性治疗，对腹部损伤的预后好坏关系极大。

（一）非手术治疗

适应证：①通过上述各项检查，一时不能确定有无内脏损伤者。对于这些病例，在进行非手术治疗的同时，应进行严密的病情观察。观察期间要反复检查伤情的变化，并根据这些变化，不断综合分析，以便尽早做出结论性诊断，及时抓住手术治疗的时机。②诊断已明确，为轻度的单纯实质性脏器损伤，生命体征稳定或仅轻度变化。

观察内容包括：①每 15～30 分钟测定一次呼吸、脉率和血压；②腹部体征检查，每半小时进行一次，注意有无腹膜炎的体征及其程度和范围的改变；③每 30～60 分钟检查一次血常规，了解红细胞数、血红蛋白、血细胞比容和白细胞计数的变化；④每 30～60 分钟做一次 B 超检查；⑤必要时可重复进行诊断性腹腔穿刺术或灌洗术，或进行 CT、血管造影等检查。

观察期间需要特别注意的是：①不要随便搬动伤者，以免加重伤情；②不注射止痛剂（诊断明确者例外），以免掩盖伤情。

观察期间患者应禁食，输液、补充血容量，要防治休克。给予广谱抗生素，防治腹内感染，置胃肠减压减轻腹胀及减少肠液外漏。预防与治疗休克是处理腹部闭合性损伤重要的一环。必要时需留置导尿管，测定 CVP。

（二）手术治疗

有下列情况者应考虑剖腹探查：有明确的腹膜刺激征；有腹腔游离气体；腹腔穿刺或灌洗阳性；胃肠道出血；积极抗休克治疗病情不见好转，反而恶化，并且已排除了内科原因；红细胞计数及血细胞比容进行性下降者。一旦决定手术，就应尽快完成手术术前准备；建立通畅的输液通道，交叉配血，安放鼻胃管及尿管。如有休克，应首先快速输入生理盐水或乳酸钠林格液，对于循环血容量严重不足的危重病例，速度可以快到15 分钟内输入 1 000 ~ 2 000 ml。反复测定 CVP，可对补液的数量和速度提供极有价值的指导。合理补充有效血容量，会使大多数患者情况好转，此时进行手术，安全性较大，手术死亡率和并发症发生率都会低得多。但如患者有腹腔内活动大出血，上述复苏措施便不会有稳定的疗效，应在积极输血的同时行剖腹检查。不能拘泥于血压上升到90 mmHg 以上方能手术，以免延误手术时机。

腹部损伤患者往往面临休克的威胁，因此一般不宜选择椎管内麻醉。气管内麻醉比较理想，既能保证麻醉效果，又能根据需要供氧，并防止手术中发生误吸。

剖腹探查时一般采取上腹正中切口，开腹后立即吸尽积血，清除凝血块，迅速查明来源，加以控制。首先探查术前最可疑损伤的脏器；凝血块集中处一般是出血的部位，如出血迅猛，可用手指压迫止血，再给有效措施止血。空腔脏器破裂，应进行全面探查，自膈向胆道、胃、十二指肠、小肠、结肠、膀胱检查，绝不能找到一二处损伤而满足。更应探查后腹膜，脏器处理完毕后，应彻底清除腹内异物、食物残渣和粪便等。对腹腔污染严重者，应放置有效的引流管。对腹膜后血肿无继续扩大或搏动者，则不应切开后腹膜。

五、监护

（一）急救

腹部损伤可并发多发性损伤，在急救护理时应分清主次和轻重缓急，积极配合医师抢救患者。①首先处理危及患者生命的表现，如心搏呼吸骤停、窒息、大出血、张力性气胸等；②对已发生休克者应迅速建立通畅的静脉通路，及时补液，必要时输血；③对开放性腹部损伤，应妥善处理伤口，及时止血，包扎固定，如伤口有少量肠管脱出，急救时应覆盖保护好，暂不要还纳，以免污染腹腔；较大伤口大量肠管脱出，应先回纳入腹腔，暂行包扎，以免加重休克。

（二）一般监护

1. 休息与体位

绝对卧床休息，大、小便不离床；若病情稳定，可取半卧位。

2. 输液和饮食

禁食期间需补充足量的液体，防治水、电解质及酸碱平衡失调。待肠功能恢复后，可开始进流质饮食。

3. 应用抗生素

腹部损伤后应用广谱抗生素防治腹腔感染。

4. 心理护理

关心患者，加强交流，向患者解释腹部损伤后可能出现的并发症、相关的医疗和护理，使患者解除焦虑和恐惧，稳定情绪，积极配合各项治疗和护理。

5. 完善术前准备

一旦决定手术，应尽快完成手术前准备，除常规准备外，还应包括：①交叉配血，有实质性脏器损伤时，配血量要充足；②留置胃管、尿管；③补充血容量，血容量严重不足的患者，在严密监测 CVP 的前提下，可在 5 分钟内输入液体 1 000 ~ 2 000 ml。

（三）症状监护

几乎所有的腹部损伤（除腹壁软组织挫伤外）均需手术治疗。故腹部损伤患者的手术前后护理十分重要。其次肠瘘是其重要并发症，其专科性较强，也是腹部损伤的护理重点之一。

1. 腹部损伤的术前准备

1）心理护理：向患者及家属做好解释工作，说明手术的必要性以取得合作，消除患者的紧张和恐惧心理。

2）做好输血、补液准备：尽早采血送检、配血，用同一针头快速输入平衡液。最好选用上肢静脉补液，因为腹部损伤患者可能有下腔静脉系统的血管损伤，用下肢静脉补液有增加出血的可能。

3）留置鼻胃管，抽出胃内容物，观察有无出血，并持续引流，以防急性胃扩张和吸入性肺炎。

4）一般行剖腹探查术的患者，均宜留置导尿管，有助于了解有无泌尿系器官损伤，有利手术中、术后观察补液情况和预防尿潴留。

5）备皮：按常规备皮。

2. 腹部损伤的术后监护

目的是观察伤情，预防、发现和处理并发症，尽量减少患者痛苦，促进功能恢复。

1）术后监护：接患者回病房后，要平稳和细心地将患者移上病床，尽量减少震动，以免引起血压突然下降。要保护好手术部位和输液肢体，并注意防止体内引流管脱出，了解手术方式进行护理。

2）加强生命体征的观察：患者在术后 1 ~ 3 天体温皆略有升高，通常较少超过 38.5℃（术前腹膜炎严重者除外），并逐步降至正常，此为术后反应，不需特殊处理。如术后第三天体温不降反而升高，应考虑术后感染。脉搏如在每分钟 100 次以上，且与体温不成比例，血压有下降趋势，应结合全身情况考虑血容量不足或有内出血的可能。应进一步检查和处理。注意 RR 及有无呼吸困难，必要时给予吸氧。

3）术后应禁食，经静脉输液，维持营养和水、电解质平衡。准备记录每天出入量。一般禁食 48 ~ 72 小时，待胃肠道功能恢复，腹胀消失，排气或排便后，开始少量流质饮食，逐天加重，6 天后酌情改为半流质饮食。

4）做好各种引流管的护理：腹部损伤重的患者引流管较多，如胃肠减压管、腹腔引流管、胃肠造瘘管、留置导尿管、输液管、胸腔闭式引流管、T 形引流管等。能否保持这些管道的通畅，关系到患者的预后及生命安全。因此，加强各种管道的护理，是腹部损伤护理的重点之一。

（1）胃肠减压：必须持续吸引至肠蠕动功能恢复为止。对胃肠减压护理要注意以下几点：①胃管与玻璃接管大小要适宜，保持胃管通畅，防止内容物阻塞。②使用胃肠减压器前应检查减压装置有无漏气、是否通畅和吸引力的大小要调整适宜。③插管深度要适宜（成人一般 50 ~ 55 cm），固定要稳妥，连接要正确。④保持减压管通畅，如有引流不畅现象，应及时处理，确保其通畅，每天用生理盐水冲洗胃管，每次 30 ~ 50 ml。

⑤观察并记录引流液的量与性质，一般胃肠手术后 24 小时内，胃液多呈暗红色，2 天后渐变浅。如有鲜红胃液吸出，说明有术后出血，应停止胃肠减压，及时与医师联系并协助处理。⑥减压期间禁饮食，必须经口服药时，应将药物研碎，以温开水调成液状经胃管注入，然后夹管 30 分钟，以免将药物吸出，影响疗效。

（2）T 形管引流：用于胆管手术后。①引流管要固定牢，严防脱出。导管的长度要合适，在患者翻身起床时，嘱其注意引流管，不要牵拉，以防脱出。②保持引流管通畅，如分泌物过稠或砂石堵塞引流管，应立即报告医师，必要时可用生理盐水冲洗；但压力不可过大。严格执行无菌操作，以免引起逆行性感染或胆汁外溢扩散感染。③观察并记录胆汁量，包括性质（色泽、浊度）。同时应注意观察患者皮肤、巩膜有无黄染，大便色泽是否正常，以了解胆汁是否已流入肠道。④每天更换引流管及引流瓶，并更换引流口处的敷料，防止引流口感染。⑤T 形管一般留置两周左右，当引流管排出的胆汁逐天减少，清晰，呈黄色，大便颜色正常，皮肤、巩膜无黄染时，经造影证实胆管远端通畅，可试行夹管观察，48 小时后未出现发热、恶心、上腹胀痛、黄疸等，则可拔管。

（3）腹腔引流：常用的有烟卷引流、管状引流及双套管引流。①烟卷引流：换药时纱布上可见有分泌物，否则可能是引流不畅，应通知医师，做相应处理，使引流发挥作用。②管状引流（乳胶管引流）：应接无菌瓶，必要时接受负压吸，引流不多时也可不接床边瓶，将引流管剪短后以厚敷料包扎即可。③双套管引流：多用于有大量持续渗液或漏液时的引流。如高位肠瘘、胆瘘、胰腺脓肿引流等。一般均需接负压吸引装置。应注意观察各管道是否通畅，保护好腹壁皮肤，使创面干燥。如在负压吸引期间仍有液体自管周溢出，或引流液突然减少，患者出现腹痛、腹胀、发热等征象时，则说明引流管放置不当，或内导管没有发挥应有的作用，应及时采取措施。若吸出血性渗液，可能为组织糜烂致小血管破裂出血或吸力太大造成，须及时查明原因，进行处理。④腹腔引流物的拔除：应根据分泌物的多少而定。一般术后 48 小时如无渗液即可拔除。结肠损伤引流物多在术后 3 ~ 5 天逐渐取出，腹膜后间隙引流保留时间宜稍长，烟卷引流如需超过 5 天，应更换新的或其他引流物。止血用的填塞物可在 5 天后，每天抽出一小段，10 ~ 12 天完全取出。

5）密切观察伤情变化

（1）对伤口的观察：随时观察患者伤口有无出血、渗出，包扎是否严密，敷料有无脱落和移动，局部皮肤有无发红、坏死，伤口疼痛程度等，如有异常情况时应酌情给予处理。手术后 2 ~ 3 天切口疼痛逐渐减轻、加重或一度减轻后又加重，体温、白细胞计数增高，则可能有切口感染，应检查切口情况。如已有早期炎症现象，应尽早使用广谱抗生素和局部理疗等。对于健康情况较差，组织愈合能力差或切口感染的患者，在其咳嗽、呕吐、喷嚏时，应特别注意防止腹压突然增加，可用双手扶持切口两侧腹壁，预防切口裂开，同时也可减轻疼痛，有利于咳嗽。

（2）对腹部症状、体征的观察：主要观察腹痛、腹胀、腹膜刺激征、肠鸣音恢复及肛门排气等情况。当麻醉作用消失后，患者开始感觉切口疼痛。手术后 24 小时内最为剧烈。为了减轻患者痛苦，术后 1 ~ 2 天应给予镇痛剂及镇静剂。腹部手术后患者常有不同程度的腹胀。但随着胃肠的蠕动恢复，肛门排气后即可缓解。如术后数天仍未有肛门排气，腹胀明显，肠鸣音消失，可能是腹膜炎或其他原因所致的肠麻痹。后期出现阵发性腹痛、腹胀、排便及排气停止，应考虑为粘连性肠梗阻。大便次数多，体温高，下腹胀痛，要考虑盆腔脓肿。应密切观察、记录并及时报告医师及时采取措施。

6）鼓励患者早期活动：可增加呼吸深度，扩大肺活量，促进呼吸道分泌物排出，预防肺部并发症，可促进胃肠道功能恢复，减少腹胀增进食欲，预防肠粘连；可促进血液循环，减少静脉淤血，预防下肢静脉血栓形成影响伤口愈合。还可防止尿潴留及便秘等。所以护理上要做到以下几点：①当患者麻醉清醒后即开始鼓励其做深呼吸，协助其咳嗽、翻身和活动四肢。②除有禁忌者外，一般于手术后 2～3 天开始在床上活动四肢，注意保暖，拔除胃管后，可酌情下地活动（在护理人员协助下）。活动量及活动范围要逐步增加，不可过分活动。

7）加强口腔及皮肤的护理，防止口腔炎和压疮的发生。

3. 肠瘘的护理

肠瘘的护理工作量大，除了病情观察，基础护理外，还要防止压疮及瘘口局部的护理工作，是腹部损伤护理重点之一。

1）高位肠外瘘的护理：①发生瘘的初期，由于炎症、水肿的存在，治疗上应充分引流，及时吸除消化液，使炎症、水肿迅速消退。保证瘘管通畅，必要可用生理盐水冲洗。吸引力不宜过大，以免损伤组织，详细记录冲洗液和引流液的量及性质。②经吸引后，已形成完整的瘘管，但未愈合或已形成唇状瘘，为了减少肠液的流失，可进行"堵"。常用的是硅胶片，将其从瘘口放入肠腔将瘘口堵住，使肠内容物不外漏，达到缩小瘘口，维持营养的目的。注意观察其效果，及早防治营养不良。

2）肠造瘘术后的护理：①结肠造瘘口的局部护理，造瘘口开放后初期，一般粪便稀，次数多，易刺激皮肤而致湿疹。应以油纱布外翻的肠黏膜覆盖，四周皮肤涂氧化锌软膏保护。瘘口敷料需及时更换。保持局部及床铺的整洁。待 3～5 天黏膜水肿消退、大便变稠即可用清水洗净皮肤后使用肛门袋收集粪便。肛袋宜间断使用，否则可致造瘘口黏膜受损。②对瘘口周围伤口很大，不易固定粪袋的患者，应加强局部吸引。③注意饮食调节，术后肠鸣音恢复即可给予流质饮食，能量不足部分可由静脉补充。以后酌情改为半流质至普通饮食。

（四）健康教育

1. 加强宣传劳动保护、安全生产、安全行车、遵守交通规则的知识，避免意外损伤的发生。

2. 普及各种急救知识，在发生意外事故时，能进行简单的急救或自救。

3. 一旦发生腹部损伤，无论轻重，都应经专业医务人员检查，以免贻误诊治。

4. 出院后要适当休息，加强锻炼，增加营养，促进康复。若有腹痛、腹胀、肛门停止排气排便等不适，应及时到医院就医。

（薛娟）

第二节　十二指肠损伤

十二指肠损伤是一种严重的腹内伤，占腹内脏器伤的 3% ~ 5%。十二指肠与肝、胆、胰及大血管毗邻，因此，十二指肠损伤常合并一个或多个脏器损伤。十二指肠破裂后，多数患者立即出现剧烈的腹痛和腹膜刺激征。

一、病因

十二指肠损伤分为穿透性、钝性和医源性损伤三种。钝性损伤引起十二指肠破裂的机制包括：直接暴力将十二指肠挤向脊柱；暴力而致幽门和十二指肠空肠曲突然关闭，使十二指肠形成闭袢性肠段，腔内压力骤增，以致发生破裂，引起腹膜后严重感染。损伤部位以十二指肠第二、三部最为多见，倘若十二指肠损伤只限于黏膜下层的血管破裂则形成十二指肠壁内血肿，比较罕见。

二、伤情评估

患者有上腹、下胸和腰背部外伤史。

（一）十二指肠壁血肿

较罕见。多发生于儿童。伤后仅有上腹部不适或轻微腹痛，病程长。因血肿压迫可造成十二指肠部分梗阻。胃扩张、胃壁肥厚，呕吐，上腹部深压痛，但无肌紧张。右上腹常可扪及肿块，亦可发生迟发性穿孔。X 线钡餐检查可见十二指肠黏膜组织皱褶、粗糙、增厚、肠腔狭窄、部分钡剂通过。B 超检查有助于诊断。

（二）十二指肠破裂或断裂

1. 腹腔内十二指肠破裂

十二指肠内容物流入腹腔，腹膜炎症状明显，表现为剧烈腹痛、腹肌紧张、腹部压痛、反跳痛。X 线检查可见膈下游离气体，腹腔内液平面。腹腔穿刺出血性液体，腹腔检查胰淀粉酶增高。

2. 腹膜后十二指肠破裂

十二指肠内容物流入腹膜后间隙，表现为上腹部及腰背部疼痛，上腹部压痛，但无全腹压痛和反跳痛。若无合并伤者，腹腔穿刺阴性，甚至在剖腹探查中见到腹膜后巨大血肿，缺乏经验的外科医师未切开腹膜，亦可漏诊，以致术后发生腹膜后十二指肠瘘，腹膜后间隙严重感染，死亡率极高。根据病史、临床表现、腹部 X 线片检查，可见肾周积气，或腰大肌阴影模糊，有助于诊断。口服水溶性造影剂，可见其自破裂处漏出。

3. 十二指肠胰腺合并伤

根据十二指肠损伤部位在腹膜后或在腹腔内，合并胰腺挫伤或有无胰管破裂，其临床表现不同，若腹膜后十二指肠损伤合并胰腺挫伤，则表现为上腹部和腰背部痛为主。

如十二指肠损伤合并胰管破裂或胰腺破裂，胰液、肠液及血液流出腹腔，则表现为腹膜炎体征，腹腔液中胰淀粉酶增高。

三、治疗

十二指肠具有血运差，位置固定，腔内有胆汁、胰液浸泡及压力高，肠壁裸区无浆膜保护等特点，伤后手术处理需酌情而定。

（一）手术基本原则

手术基本原则是：①早期手术探查；②良好手术野显露；③找到肠管破裂口；④仔细修补与有效十二指肠减压；⑤防止遗漏同时合并的其他脏器损伤；⑥腹腔有效引流。

（二）手术探查

术前即应保持良好的静脉通道以备需要时快速输血，还应安置鼻胃管抽吸以防止胃液由十二指肠破口处流入腹腔。对开放性腹部损伤患者应立即注射广谱抗生素。手术探查必须仔细全面。手术时先做上腹正中切口，需要时再向下延长。进腹后应迅速将内脏搬出以便能检视后腹膜，腹内的血块与积血应迅速清除，任何非致命性出血均暂时用纱垫填塞，以免遗漏主要的出血源。大血管损伤常为主要的致死原因，必须首先予以控制。如发现十二指肠附近腹膜后有血肿、组织被胆汁染黄或在横结肠系膜根部有捻发音，应怀疑有十二指肠腹膜后破裂的可能。此时应切开十二指肠外侧后腹膜或横结肠系膜根部后腹膜，探查十二指肠横部和降部。

（三）手术处理

在处理十二指肠损伤时一般均遵循下列原则：

1. 术中对十二指肠损伤的诊断与处理应让位于其他的出血性合并伤，例如肝、脾破裂造成的大出血。

2. 绝大多数的十二指肠损伤可用单纯清创缝合处理，但若伴有组织缺损、大片十二指肠无血供需行切除或伴有 2/3 周径以上的肠壁挫伤时，则无恒定的修复方式，需根据伤口大小、部位、形状及合并伤等情况随机应变，灵活考虑。如裂口较大，不能直接缝合时，可游离一小段带蒂肠管，剖开后覆盖于破裂处。十二指肠第三、四段严重挫伤，不宜缝合修补时，可将该段肠管切除行端端吻合。如果张力过大而无法缝合时，可关闭远端，近端与肠腔吻合或关闭两个断端，做十二指肠空肠侧侧吻合。十二指肠第一、二段严重损伤，可做十二指肠造瘘及胃肠吻合，以达到十二指肠旷置的目的。同样，如十二指肠第二段严重碎裂殃及胰头，无法修复者，可行胰头十二指肠切除术，但手术创伤大，死亡率高。

3. 无论施行上述何种手术，均需做腹腔外引流。

（四）术后处理与并发症

应留置鼻胃管减压以避免刺激十二指肠及胰腺分泌。术后继续补液，无肠麻痹及感染等并发症的患者，静脉高营养可维持至术后 4~5 天。

术后 5~7 天的患者，如情况良好，肠麻痹已消失时，可拔除胃管，逐渐试以少量的口服饮食，如能耐受，可逐渐增加，直至恢复正常饮食。届时腹腔引流大致也可拔除。但若仍有分泌物，引流可保持 2 周，甚至更长。

十二指肠损伤手术后严重并发症是十二指肠瘘、十二指肠狭窄，其次是腹膜后间隙感染、胰腺瘘、腹腔及膈下脓肿等。在十二指肠损伤手术方式选择上考虑减少并发症的发生。术后有效的十二指肠减压和腹腔引流，以及加强营养是减少或避免发生这些并发症的基本方法。一旦发生胰外瘘，应彻底引流，后期可自引流管注入高渗糖，促进瘘口愈合。局部小剂量放疗亦可加速胰瘘愈合。

四、监护

（一）戒烟

吸烟者比不吸烟者溃疡病发生率高 2 倍，吸烟影响溃疡愈合和可促进溃疡复发，其可能机制：

1. 吸烟可以促使胃酸和胃蛋白酶原分泌增多。

2. 吸烟可能抑制胰腺分泌碳酸氢盐，从而削弱中和球部内酸性液体的能力。

3. 吸烟可影响幽门括约肌关闭功能而导致胆汁反流，破坏胃黏膜屏障；吸烟可使胃排空延缓和影响胃十二指肠运动功能。

4. 吸烟可影响胃十二指肠黏膜内前列腺素合成，减少黏液量和黏膜血流量，从而降低黏膜的防御功能。

（二）饮食控制

酒、咖啡、浓茶、可口可乐等饮料能刺激胃酸分泌增多，易诱发溃疡病。吃精制低纤维素食物者比吃高纤维素者溃疡发病率高。有人认为多渣食物或许有促进表皮生长因子或前列腺素释放增多的作用。

（三）精神因素

长期精神紧张、焦虑或情绪波动的人易患十二指肠溃疡。人在应激状态时，可能促进胃的分泌和运动功能增强，胃酸分泌增多和加速胃的排空，同时由于交感神经兴奋使胃十二指肠血管收缩，黏膜血流量下降，削弱了黏膜自身防御功能。

（薛娟）

第三节 小肠损伤

小肠在腹腔内占据的位置最大、分布面广、相对表浅、缺少骨骼的保护容易受到损伤。在开放性损伤中，小肠损伤率占 25% ～30% ，在闭合性损伤中占 15% ～20% 。患者可表现为剧烈的腹痛，伴有恶心、呕吐。查体可见患者面色苍白、皮肤湿冷、脉搏微弱、呼吸急促、血压下降。可有全腹压痛、反跳痛、腹肌紧张等。

一、病因

小肠损伤可分为闭合性肠损伤、开放性肠损伤和医源性肠损伤。

（一）闭合性肠损伤

1. 直接暴力致伤

直接暴力作用于腹壁并向腰骶椎方向传导使小肠或包括系膜受到伤害。

2. 侧方暴力致伤

外力也可以沿体轴斜切的方向作用于腹部，使肠管连同系膜向一侧迅速移动，造成肠管自附着处的撕裂。

3. 间接暴力致伤

当患者由高处坠落、跌伤、骤停时肠管或系膜抗御不了这种位置突然改变所施与的压力，通过传导造成小肠断裂或撕裂。

4. 自身肌肉强烈收缩致伤

腹部肌肉强烈收缩，腹内压力升高导致小肠或系膜撕裂，也有的是腹肌收缩对抗了肠管正常的运动所致。

（二）开放性肠损伤

开放性肠损伤主要为锐器伤，常可造成多发的肠破裂或复合性损伤。

（三）医源性肠损伤

手术分离粘连时无意间损伤肠管，内镜操作的意外损伤等。

二、伤情评估

肠壁挫伤或血肿一般在受伤初期可有轻度或局限性腹膜刺激症状，患者全身无明显改变，随着血肿的吸收或挫伤炎症的修复，腹部体征可以消失，但也可因病理变化加重而造成肠壁坏死、穿孔引起腹膜炎。

肠破裂、穿孔时，肠内容物外溢，腹膜受消化液的刺激，患者可表现为剧烈的腹痛，伴有恶心、呕吐。查体可见患者面色苍白、皮肤湿冷、脉搏微弱、呼吸急促、血压下降。可有全腹压痛、反跳痛、腹肌紧张、移动性浊音阳性及肠鸣音消失，随着时间的推移，感染中毒症状加重。

小肠损伤可合并有腹内实质性脏器破裂，造成出血及休克，也可合并多器官和组织损伤，应认真了解伤情，做出明确诊断。

白细胞计数升高。X线检查可见膈下游离气体。

三、诊断

①有钝性暴力或锐性暴力损伤史；②损伤后即有腹痛，并很快呈全腹性剧烈疼痛伴恶心、呕吐；③损伤早期即可产生腹膜体征，也可叩出移动性浊音；④X线检查可发现膈下有游离气体，腹腔穿刺可抽出肠内容物。

四、治疗

小肠破裂的诊断一旦确定，应立即进行手术治疗。手术方式以简单修补为主。一般采用间断横向缝合以防修补后肠腔发生狭窄。有以下情况时，则应采用部分小肠切除吻合术：①裂口较大或裂口边缘部肠壁组织挫伤严重者；②小段肠管有多处破裂者；③肠管大部分或完全断裂者；④肠系膜损伤影响肠管血液循环者。

五、监护

1. 保护小肠可吃如挂面、烩面片、馄饨、嫩菜叶、鱼、虾、蛋及豆类制品，以使肠道得到休息。

2. 少吃辛辣刺激食物以及不容易消化和过黏的东西，比如粽子、黏糕这些，以免其黏附在肠壁。

3. 饮食要尽量以清淡为主，而且要细嚼慢咽，吃东西的时候要嚼烂咬烂，因为现在的小肠比较脆弱还不能大口吃，尽量用口腔代替胃的一些消化功能。

4. 术后饮食尽量少吃多餐，每次进餐都不要太多，从流质、半流质到最后的普通饮食可能时间会比较长，但是要细心照顾好。

5. 平时一定要注意自己的个人卫生，居住的环境也不要过于潮湿和阴暗。

（薛娟）

第四节 结肠损伤

结肠损伤的诊断和处理相对复杂。结肠壁薄，血供较差，愈合不好；结肠内积存大量细菌和粪便，容易发生感染；结肠的蠕动、收缩强，肠腔内压力大，肠内容物易通过损伤部位或吻合口漏入腹腔；升结肠和降结肠属腹膜间位器官，相对固定，后方无腹膜，腹膜外部分结肠损伤可引起腹膜后的严重广泛感染，且不易早期诊断发现；结肠破裂后，肠内容物对腹膜的刺激性不及小肠内容物，早期症状可不明显，但感染、中毒严重。结肠损伤多发生在横结肠，其次是盲肠、升结肠和降结肠。结肠损伤的危险性在于伤后肠内容物流入腹腔引起严重的腹腔感染和全身中毒症状。

一、病因

开放性损伤多为锐器刺伤、火器伤等。闭合性损伤多为外力直接撞伤、碾轧、挤压、坠落、跌打、爆震等。手术器械伤为下腹部或盆腔手术的误伤、各种结肠镜检查所致损伤、灌肠损伤、放置肛管及结肠息肉电灼等治疗操作不当的损伤。

二、伤情评估

有典型的腹部损伤史。对任何腹部损伤的患者均应考虑到结肠损伤的可能性。如病情允许，应详细了解损伤当时的情况、暴力性质、武器种类以及患者当时所处的位置等。大肠损伤有合并伤时可表现为内出血体征及血、粪刺激所引起的腹膜炎。如腹内粪便污染严重，伤后数小时即可出现侵袭性感染的症状与体征，如发热、腹痛、白细胞增多及腹膜刺激征。故手术必须及早施行，应赶在感染出现以前控制粪便污染。如粪便污染轻微，早期可能缺乏结肠穿孔的一些体征，诊断时可能已有腹内广泛感染。开放性腹伤应采用迅速剖腹的治疗方案，以便早期发现结肠损伤，防止漏诊。闭合性结肠损伤有时诊断常有困难与延误，如出现明显的腹膜炎征象则应立即探查，术前应积极检查。

无论开放性或闭合性结肠损伤，都禁忌做钡灌肠检查。高度怀疑结肠损伤时，剖腹探查本身也是一项诊断措施。X 线检查膈下有游离气体或腹膜后有气肿。腹腔穿刺可抽出粪臭味混浊渗液。

三、治疗

（一）术前准备

应给予静脉输液，安置鼻胃管与尿管、配血等。给予大剂量广谱抗生素如林可霉素600 mg 静脉注射每 6 小时 1 次，庆大霉素 80 mg 肌内注射每 8 小时 1 次，也可配伍甲硝唑静脉滴注。术前无法给予肠道准备，灌肠与口服泻药均属禁忌。

（二）手术探查

采用正中切口。除优先控制合并伤发生的大出血外，应先暂时地控制粪便溢出处。腹内肉眼可见的粪便应予除去，并予冲洗。然后仔细探查腹腔，查清所有损伤后按计划处理。大肠探查时应有系统地进行，一般从近端到远端。检查右半结肠时应将小肠移至左侧；检查左半结肠时则将小肠移向右侧。但右肠曲胀气影响探查时，宁可将全部小肠提出腹腔，以利显露。直肠位置深，检查时应将小肠全部提出腹腔。必要时尚需借助头低位，牵引乙状结肠以利暴露。腹内直肠的前壁与后侧壁可完全暴露，但却无法发现后壁穿孔。后壁穿孔需游离直肠后才能发现伤口，如遗留后壁穿孔则为致死性失误。但也不能轻率地决定游离直肠，因游离直肠可损伤自主神经，影响男性射精功能。因此应将术中发现与术前检查结合起来慎重考虑后再做决定。游离直肠的方法为在髂总动脉下，右输尿管内侧处切开腹膜反折，进入骶前间隙。在骶骨处钝性剥离直肠，侧韧带可以切断。但切断侧韧带有可能影响血供，因此只在必要时才予切断。

（三）手术方法

手术方法的选择应根据术中发现的结肠、直肠损伤情况而定，如伤口数目、累及的肠段、伤口位于系膜侧还是肠系膜对侧、穿孔大小、周围的结肠壁有无血肿与挫伤以及粪便污染的严重程度等。火器伤造成的伤口往往严重，合并伤的多少及其严重程度，腹内出血量的多少也为重要因素。此外，在选择手术时尚应考虑年龄、有无基础病（如糖尿病、心脏病等）、结肠穿孔距手术时间、来院时有无休克及其程度等一系列问题后，再做抉择。

1. 盲、升结肠

盲肠单纯刺伤可置入胶管后内翻缝合。升结肠裂口不大，边缘整齐的也可一期缝合，必要时加做盲肠置管减压；裂伤严重，污染不严重的，可做右半结肠切除、回肠横结肠吻合；污染重的，切除后分别做回肠及横结肠造口。

2. 横结肠

主要根据损伤的范围和程度，参考其他条件，选用一期修补、切除吻合或外置术。

3. 降结肠

除非裂口小且其他条件也好，一般不做一期修补，而做修补加近端转流性造口。成段肠管严重损伤者，切除后两端造口，不做切除吻合或外置术。

4. 乙状结肠

裂口不大的平时伤，偶尔可一期缝合。创伤严重者，应做切除，两端拉出造口。若远端过短不能拉出，可予缝闭，将近端拉出造口。不做一期切除吻合加近端转流造口。

结肠有几段位于腹膜后，伤后不易察觉，常被遗漏，延误治疗而引起不良后果。Weil 等认为，腹内肠管的非对称性穿孔，腹膜后血肿，腰部伤口，靠近结肠肝、脾区的肾损伤，以及进出伤口在结肠腹膜反折以下者，是结直肠腹膜后探查的适应证。由于腹膜后间隙是松弛的结缔组织，一旦感染则极易扩散是导致死亡的重要原因之一。这种损伤常导致腹膜后间隙同时损伤，故探查必须仔细，若伤口位于腰背部，尤其是有肾损伤时，则必须探查结肠"裸区"及弯曲部。若发现升结肠或降结肠前壁有撕裂伤时，应检查其后壁，以免漏诊。

所有结肠损伤，处理后都要彻底清除腹腔内粪便，并用大量盐水冲洗，放置有效引流物防止形成残余脓肿。此外，应常规注射 TAT。

（薛娟）

第五节　脾损伤

脾脏是一个血供丰富而质脆的实质性器官，被与其包膜相连的诸韧带固定在左上腹的后方，有下胸壁、腹壁和膈肌的保护。外伤暴力很容易使其破裂引起内出血。脾是腹部内脏中最容易受损伤的器官，发生率占各种腹部损伤的 20% ~ 40%，已有病理改变（门脉高压症、血吸虫病、疟疾、淋巴瘤等）的脾脏更容易损伤破裂。脾破裂分为外伤性破裂和自发性破裂。脾损伤分级：Ⅰ级为脾被膜下破裂或被膜及实质轻度损伤，术中见脾裂伤长度≤5.0 cm，深度≤1.0 cm；Ⅱ级为脾裂伤长度 >5.0 cm，深度 >1.0 cm，但脾门未累及，或脾段血管受累；Ⅲ级为脾破裂伤及脾门部或脾部分离断，或脾叶血管受累；Ⅳ级为脾广泛破裂，或脾蒂、脾动静脉主干受累。

一、病因

外伤性破裂，由外界暴力的作用引起。自发性破裂是病理性肿大的脾脏因剧烈咳嗽、打喷嚏或突然体位改变等原因引起。

二、伤情评估

脾破裂的临床表现以内出血及血液对腹膜引起的刺激为主，病情与出血量和出血速度密切相关。出血量大而速度快的很快就出现低血容量性休克，伤情危急；出血量少且慢者症状轻微，除左上腹轻度疼痛外，无其他明显体征，不易诊断。随时间的推移，出血量越来越多，出现休克前期表现，继而发生休克。血液对腹膜的刺激出现腹痛，始于左上腹，慢慢涉及全腹，仍以左上腹明显，同时腹部有压痛、反跳痛和腹肌紧张。有时因血液刺激左侧膈肌而出现左肩牵涉痛，深呼吸时疼痛加重，此即 Kehr 征。实验室检查发现红细胞、血红蛋白和血细胞比容进行性降低，提示有内出血。

如行胸、腹 X 线检查发现有肋骨骨折、左胸积液、横膈升高、胃气泡移位、脾区阴影增大及肠曲间积液时对诊断有所帮助。目前用得最多的超声、CT 及动脉造影，均能找到实质性缺损及腹腔内游离液体。

三、诊断和鉴别诊断

（一）诊断

①有左上腹或左下胸部外伤史，尤其是合并有左侧肋骨骨折者；②轻者左季肋部疼痛，若脾包膜下积血过多，则在左季肋下可触及包块，且左季肋部疼痛加剧；③重者腹痛较剧，伤后短时间内即出现失血性休克征象；④体征：腹膜刺激征阳性，尤以左上腹为主，移动性浊音阳性，肠鸣音减弱；⑤辅助检查：左下腹腹腔穿刺可抽出不凝固血液，实验室检查有进行性贫血征，X 线片可见左膈抬高，脾影扩大且模糊。

（二）鉴别诊断

应与肝破裂鉴别，肝破裂患者多有右侧胸腹部外伤史；右季肋部及右上腹呈持续性剧烈腹痛；腹膜刺激征阳性，初期阶段则以右上腹明显；腹部 X 线提示右膈肌升高，活动受限，肝脏阴影增大或不规则；B 超以及 CT 检查可发现液暗区，肝脏移位、变形、缺损。

四、治疗

脾损伤的部位、程度，术前多难估计。目前对怀疑有脾损伤者，除无明显腹膜刺激征、病情较轻的患者可暂时保守治疗和严密观察外，均需积极手术探查。实践证明，手术探查并不能增加死亡率，反而可减少并发症，提高治愈率。手术中可以根据不同的损伤而采取不同的治疗措施，尽可能施行保留脾脏手术。对严重的脾脏损伤已无法保留脾或多发性损伤病情严重者，可采取全脾切除术。术中可同时施行自体脾移植手术。

（一）非手术治疗

1. 对血压、脉搏稳定，无明显内出血征象的患者，经对症治疗及严密观察后，病情好转无特殊变化者，10 天后，即可出院休养，但仍应注意脾包膜下延迟性出血。

2. 经详细检查，诊断仍未肯定的患者，可暂时继续观察，包括反复测量血压、脉搏，检查腹部情况，如发现血压下降、脉搏增快、腹部压痛加剧范围扩大时，则以外科手术探查为宜。

（二）手术探查

手术打开腹腔后，应注意下列情况：①腹腔内积血量的多少，出血来源是否为脾脏；②脾脏损伤程度和范围，活动性出血较多者，术者应先用手捏住脾蒂，压迫脾动脉止血；③仔细探查是否有多脏器同时损伤，防止遗漏。

探查脾脏时，若扪及明显裂伤、破碎的脾组织，或者虽未扪及明显的裂伤处，但脾周围有较多的血块，则可确定为脾脏损伤。若无明显的脾脏破裂，应回顾受伤史，对腹内其他脏器进行仔细探查。

（三）手术方法选择

手术的基本方法是切除破裂的脾脏，但近年来人们逐渐注意到脾切除术后的患者，主要是婴幼儿，对感染的抵抗力减弱，可发生以肺炎球菌为主要病原的暴发性感染而致死。脾损伤处理总的原则已从一律切除转变为尽量保脾。成人与儿童均适用于这一原则，但小于 5 岁的儿童更应尽量保脾。为了保留脾脏，可根据伤情行脾脏修补术或部分切除术，或脾动脉结扎术，只要掌握得当，这些方法是行之有效的。修补术适用于累及脾门的裂伤。清除血块及失活组织后，裂口用肠线或丝线间断缝合，缝线应距创缘 1 cm以上，越过裂口底部，必要时可填入网膜或吸收性明胶海绵再拉紧结扎，或用网膜衬盖创口进行缝合。部分脾组织（上极或下极）破裂严重者，可做部分切除，断面止血后用网膜包裹缝合。脾脏中心部碎裂，脾门撕裂，或有大量失活组织者，应行脾切除术。为防止小儿日后发生以肺炎球菌为主要病原的暴发性感染，可将 1/3 脾组织切成薄片或小块埋入网膜袋中进行自体移植，成人则无此必要。总之，手术的首要目的是止血，其次才是考虑保脾。此外，在野战条件下，原则上都应行脾切除术以确保安全。原已呈病理性肿大的脾脏（疟疾脾、充血性脾大等）发生破裂，也应切除。

脾修补术与脾部分切除术后主要的并发症为术后继续出血，应特别注意。因此，保脾者应卧床制动 3 周，以减少术后出血与血肿形成的机会，怀疑有出血时，最好用 CT或 B 超作为诊断。有时也可行动脉造影。无脾脏的患者要注意术后早期的并发症，如伤口感染、膈下脓肿与血栓性并发症等。

五、监护

1. 保持心情舒畅，有乐观、豁达的精神，加强战胜疾病的信心。
2. 注意保持充足的睡眠，避免过度劳累，避免剧烈运动，注意生活的规律性。
3. 合理饮食，忌辛辣刺激性食物。

（薛娟）

第六节　肝损伤

肝损伤是腹部创伤中的常见病，右肝破裂较左肝为多。肝位于右侧膈下和季肋深面，容易受到外来暴力或锐器刺伤而引起破裂出血。在肝脏因病变而肿大时，受外力作用时更易受伤。肝损伤后常有严重的出血性休克，并因胆汁漏入腹腔，引起胆汁性腹膜炎和继发感染。

一、病因和病理

肝脏损伤多由于直接和间接暴力作用于右下胸部或右上腹部所致。开放伤多由于武器如刀戳伤等所致；闭合伤可因摩托、机动车突然减速及高空坠落时的剪力与直接冲击肝脏而引起。此外，右侧下位 6 根肋骨有骨折时，肝可被压破或被尖锐的肋骨断端刺伤。

二、伤情评估

开放性肝损伤有胸、腹背部伤口，根据受伤性质不难诊断。右下胸部、上腹部的外伤史，右侧第 6 肋骨以下骨折或胸部挫伤体征，脉搏增快，血压下降者都要考虑肝损伤的可能。

根据受伤部位和内出血表现，肝脏开放性损伤较易诊断。但闭合性损伤，尤其是多部位损伤，骨折、昏迷时，易延误诊断，亦是造成死亡的主要原因之一。故应该指出，凡有右上腹或下胸部挫伤史，继之出现腹膜炎及内出血症状时，应考虑肝闭合伤。患者多有低血容量休克表现（即低血压、尿少、CVP 低等），腹部有压痛、反跳痛，叩诊有移动性浊音。应注意是否有合并空腔脏器穿孔。单纯出血性腹膜炎，腹膜刺激症状并不明显。因失血快，化验检查可不贫血。有时胸膜透视可见肝影增大，右膈升高，肋骨骨折等间接性征象。

腹腔穿刺可早期发现腹内出血。实践证明腹腔内出血 100～200 ml 即可穿刺抽出血液。尤其是多部位穿刺阳性时更有利于诊断。为避免假阳性，可进行诊断性腹腔灌洗。即在脐下腹白线处用套针穿刺，注入生理盐水 10～20 ml/kg，接引流瓶收集液体做检查。一般腹腔内 25～50 ml 血液即能染红液体。如每升灌洗液中红细胞数大于 100×10^9 万即可诊断腹腔出血。本法特别适用于有外伤史而无大出血表现者。

B 超检查可用于诊断肝内血肿或破裂出血，并可用于随诊观察病情动态变化。

病情严重，应紧急抢救，不宜做 X 线检查。病情稳定并有下列情况时：临床症状不典型，需要鉴别诊断者；右下肋骨骨折需排除肝破裂者；上腹钝挫伤后，肝逐渐增大，需估计肝破裂出血范围和类型者；肝破裂后需观察并发症情况者。①完全性肝破裂：X 线显示肝影模糊、消失或腹腔内出血现象。②肝内血肿：X 线显示肝影可稍大，轮廓清。血肿位于右肝上方，可使膈肌局限性升高，肝下方可见肝缘局限性隆起。③肝损伤继发感染：X 线肝显示区具有液面透光区；右膈升高固定，肋膈角少量积液改变。

肝动脉造影：①肝破裂，除肝破裂处有造影剂漏出外，形态不一，视肝部破裂部位、血管损伤程度而异。②肝内血肿，肝血管分支受肝内血肿压迫有移位改变，实质区显示血肿充盈缺损。③肝包膜下血肿，显示肝实质与包膜分离，实质期出现肝缘受压变平浅或内凹。

CT 检查对诊断极有帮助，有条件或病情需要时可采用，但较为费时。

三、诊断

1. 有外伤史。

2. 临床主要为腹腔内出血、休克和腹膜刺激征。

3. 肝脏不同程度损伤时有不同程度的临床表现和体征。

4. 体检除失血性休克表现外，尚有肝区叩击痛、腹部不同程度和范围的腹膜刺激症候群，出血量大时腹腔可有移动性浊音，肛诊直肠前壁有饱满隆起感觉。

5. 血白细胞计数增高，红细胞计数和血细胞比容、血红蛋白呈进行性降低。

6. X 线检查可见肝阴影扩大，右膈肌抬高，运动减弱、消失，结肠肝曲下移。

7. B 超对肝包膜下血肿和中央型挫裂伤及腹腔内积血有诊断价值。

8. 腹腔穿刺对腹腔内出血诊断安全、简单、有效。

9. 选择性动脉造影、放射性核素扫描及 CT 等检查有助诊断。

四、治疗

应根据患者全身情况，肝外伤有无并发伤及休克来决定保守或手术治疗。手术治疗的原则为止血、清创、肝切除、缝合及引流。

（一）止血

临时紧急止血。开腹后如见裂伤创面出血多，渗血量大、快，可用指压法、乳胶管阻断肝门；止血后可进行肝创面清创，每隔 20 分钟松开止血乳胶管 1 次。

（二）清创术

肝脏钝性伤、有肝组织粉碎、创缘不整齐、失活组织多，原则上应切除、清除已失活的肝组织碎片，修齐创缘，经创缘结扎、缝扎肝内断裂血管、胆管，清除血凝块；但应尽可能保留健康的肝组织，彻底止血。

肝叶切除术可应用于以下情况：①局限于肝脏一叶、一段、半肝的严重撕脱伤或毁损伤；②肝叶、肝段的肝动脉、门静脉、胆管完全断裂。

（三）缝合

清创、止血、肝内分支胆管结扎后，创面渗血可用止血纱布压敷或大网膜覆盖后，用 1 号肠线或丝线做间断"8"字形缝合或交叉垂直褥式缝合。

（四）引流

在肝下间隙放置烟卷引流或双套管引流，术后持续吸引双套管，以免胆漏引起胆汁性腹膜炎。

（五）术后处理

术后早期处理包括仔细测定心血管功能，如排尿量、末梢灌注等。维持血容量以保持充分的内脏及门静脉的血流量非常重要，术后应立即测定血细胞比容，病情不稳定时应每小时测定 1 次。术后有任何问题，例如肝组织存活可疑、止血不彻底或引流不满意时，为安全考虑，均应毫不犹豫地再次剖腹探查。因肝下、膈下积血，肝段失活均会导致感染而容易死亡。肝切除的患者也应测定血糖。每 24 小时应给予 10% 的葡萄糖液 1 ~ 2 L。严重肝损伤患者往往有呼吸困难，因此术后 24 ~ 36 小时应维持插管与正压通气。如有呼吸进行性恶化，尚需要使用 PEEP，直至恢复。此外，血小板计数及其功能、凝血酶原时间、部分凝血酶时间每天应测数次，上述指标的任何不足均应输注血小板及新鲜血。开放性损伤伴有休克及合并空腔脏器损伤的患者于手术室内即应开始使用广谱抗生素治疗，术后继续使用48小时。伤口引流物每2~3天即应培养1次。如有发热时，应预防性应用抗酸剂或西咪替丁，以防止应激性溃疡与胃肠道出血。如不能饮食，4~5天应给予静脉高营养。

（薛娟）

第七节　胰腺损伤

胰腺损伤可分开放性穿透伤、闭合性钝器伤以及医源性手术误伤。其中闭合性钝器伤不易诊断，容易出现漏诊及误诊。胰腺损伤的主要临床表现是内出血及胰液性腹膜炎。治疗胰腺损伤的主要原则是彻底止血，处理合并的脏器伤，切除失活的胰腺组织和充分引流。

一、病因

胰腺损伤分开放性穿透伤，闭合性钝器伤以及医源性手术误伤。开放性穿透伤为异物贯穿胰腺所致，常见于火器伤（如子弹）、穿刺伤（如匕首）等。医源性手术误伤，常见于腹部手术，如脾切除术等，这种损伤通常可以经过认真细致的手术操作而避免。闭合性钝器伤为胰腺受到来自暴力和脊柱之间的挤压所致，如车祸所致。

二、伤情评估

胰腺损伤患者一般需经过8~12小时才出现症状，其主要的临床表现是胰液性腹膜炎及内出血，尤其见于严重胰腺损伤或主胰管破裂时。胰液外溢刺激腹膜出现腹上区疼痛是早期症状，随着病情发展，患者可出现进行性腹胀，上腹疼痛加剧，并放射至肩背部，可同时伴恶心、呕吐等。体征主要与腹膜炎相关，表现为腹部压痛、反跳痛和肌紧张等，以及肠鸣音减弱或消失。另外，患者可因内出血和体液大量丢失而出现休克。脐周皮肤变色。

（一）早期诊断困难

胰腺属于腹膜后位器官，前有肋弓后有脊柱的保护，发生率低。即使在手术中探查也因其前面有小网膜和胃的覆盖，容易忽视胰腺的损伤。

（二）胰腺损伤早期

出血和胰液外溢被胰腺包膜和后腹膜包裹，患者症状和体征较轻微，且不典型。另外，胰腺损伤常合并其他脏器损伤（如肝脏、脾脏、胃、肠等），这类患者病情急，其他脏器损伤的症状和体征较明显，往往会掩盖胰腺损伤的症状和体征。

血和尿淀粉酶可升高。腹腔穿刺可抽出血性液体，淀粉酶含量高。手术探查胰腺附近有血肿者需切开检查出血来源。

三、诊断和鉴别诊断

（一）诊断

①有上腹部穿透伤或严重挤压伤史。②轻度胰腺损伤，早期多无特殊临床症状与体征，或遗留上腹部不适、肩背放射痛、低热等症状。较重胰腺损伤，伤后即出现上腹部剧烈疼痛、呕吐，甚至休克。③较重的胰腺损伤腹膜刺激征可为阳性，肠鸣音减弱或消失。④血清淀粉酶增高，腹腔穿刺液或灌洗液淀粉酶升高。

（二）鉴别诊断

1. 脾破裂

伤者多有左上腹部外伤史；轻者有左季肋部疼痛，重者腹痛较剧且呈持续性；短时间内即出现失血性休克征象；左下腹腹腔穿刺可抽出不凝固血液，穿刺液及血清实验室检查淀粉酶无明显升高；X线检查示左膈抬高，脾影扩大且模糊。

2. 十二指肠损伤

十二指肠腹腔内破裂可引起剧烈的腹膜刺激征象；患者表现为右上腹剧烈刀割样疼痛，伴恶心、呕吐，疼痛可向右肩胛、会阴及大腿内侧放射；全腹或上腹部压痛、反跳痛、腹肌僵硬呈板状腹，肝浊音界消失；X线透视可见膈下游离气体。

四、治疗

1. 对腹膜刺激征较轻的患者可保守治疗。

2. 对有明显腹膜刺激征者，需积极地进行手术探查。

1）单纯胰腺挫伤，部分破裂而主胰管未断者，可做丝线褥式缝合修补及引流。

2）胰尾部断裂者，切除胰尾，结扎头侧胰管断端并缝合其断面。

3）胰腺头部断裂时，结扎头侧主胰管断端和缝合腺体，尾侧断端与空肠行 Y 式吻合。

4）手术后用双套管作持续负压吸引 7～10 天。

五、监护

（一）急救

胰腺损伤可合并多脏器损伤，抢救时要分清轻重缓急。首先处理危及生命的情况，如开放性伤口、大出血等，要妥善处理伤口、及时止血和包扎固定。若有肠管脱出，清洗后应及时送回腹腔，腹壁伤口可用灭菌敷料加压包扎，以免肠管受压、缺血而坏死，绝对卧床休息，不要随意搬动伤者，以免加重病情。对已发生休克者应迅速建立静脉双通道，及时补液，必要时输血。同时给予氧气吸入，保证重要脏器氧供给。

（二）严密观察腹膜炎或内出血征象

胰腺破损或断裂后，外渗的胰液进入腹膜腔后，可很快出现弥漫性腹膜炎，如压痛、反跳痛、肌紧张等腹膜刺激征和体温升高等。胰腺损伤可合并邻近大血管的损伤。故应每30分钟测量1次血压、脉搏、呼吸，观察有无血压下降、脉搏加快、面色苍白等内出血征象，及时发现异常情况并通告医师处理。

（三）应用抗生素及破伤风抗毒素

静脉滴注或肌内注射广谱抗生素，预防腹腔感染，开放性伤口者，常规注射 TAT。

（四）心理护理

关心、安慰患者，消除紧张恐惧心理，向患者解释胰腺损伤后给予的治疗和护理及有可能出现的并发症，使患者积极配合治疗。

（五）做好术前准备

患者要禁食、水，留置胃管、尿管，行交叉配血等。

（薛娟）

第八节　腹膜后血肿

外伤性腹膜后血肿多系高处坠落、挤压、车祸等所致腹膜后脏器（胰、肾、十二指肠）损伤、骨盆或下段脊柱骨折和腹膜后血管损伤引起的。出血后，血液可在腹膜后间隙广泛扩散形成巨大血肿，并可渗入肠系膜间。巨大血肿的失血量为 3 000 ~ 4 000 ml，可引起严重的失血性休克。

一、病因

腹膜后血肿的病因以车祸居多，其余为高空坠落、挤压伤、枪伤等。腹部大血管（腹主动脉和下腔静脉）损伤几乎全由穿透伤引起。由于迅猛的出血，患者多半在现场死亡，少数能存活送达医院者也往往处于濒死状态。

二、伤情评估

患者有下胸及上腹部、腰、下腹部损伤史。患者可有轻微腹痛、腰背痛、腹胀、肠鸣稀少和 X 线片上腰大肌影模糊。少数患者因腹膜后血肿剥离至腰胁部，可出现腰胁部淤斑（Grey – Turner 征），但此征需与腰胁部挫伤相鉴别。有伤口存在时，应探查伤口，并判断伤道内径。盆腔巨大血肿，直肠指诊有时可摸到柔软的触痛性包块，但腹部能摸到包块的机会很少。总之，腹膜后血肿一般难以诊断，多是探查术中发现。

白细胞计数升高。X 线片上腰大肌影模糊。有条件者可行 CT 直接观察腹膜后血肿，极具诊断价值。

三、治疗

骨盆骨折引起的腹膜后血肿，出血一般会自行停止，极少为此开腹探查。若是术中发现，只要血肿主要局限于盆腔并不再扩大，也不必切开，以免引起更多的、难以控制的出血。对血肿不断扩大且生命体征不稳定或腹膜已有裂口持续出血者，或腹部火器伤者，则应切开探查止血。若无法查清出血点或出血广泛无法控制，宜结扎双侧髂内动脉。疑有脏器破裂、腹腔穿刺或灌洗阳性，造影发现大血管损伤、腹膜刺激征象以及虽经积极输血而未能使血流动力学稳定者，均应是剖腹探查的指征。术中发现的上腹部或升、降结肠旁的腹膜后血肿，必须切开探查以除外各有关脏器的损伤。

大血管损伤的处理有赖于良好的显露。常用的方法是切开右结肠外侧及小肠系膜根部下缘的腹膜，在腹膜后钝性游离，将右半结肠连同十二指肠和胰头向内上方翻转。如受伤的是胰腺后方或上方的腹主动脉，则可切开降结肠外侧腹膜，沿左肾前方游离，将脾、胰、胃及结肠脾曲一并向右方翻转，必要时尚可改为胸腹联合切口，以使显露更好。彻底查明伤情后，在破损处的近、远端阻断血流，并由助手用手指压迫两侧腰动脉或腰静脉，便可进行修补。穿透伤常同时伤及前后壁，则先通过前壁裂口修补后壁，然后修补前壁。如血管壁有缺损不能直接缝合，可用自体大隐静脉或髂内动脉做补片修复。尽量避免使用人造材料，因很易引起感染。大部或全部断裂的血管，争取修整后断端吻合。

凡疑有腹膜后血肿者，输血、输液均不应在下肢进行，CVP 应在上腔静脉插管处测定。

四、监护

（一）及时治疗

临床上治疗腹膜后血肿最常用的方式是手术以及服用药物。在手术中，医师需要及时准确地找到损伤的部位，并立马结扎止血。辅助治疗的药物有多巴胺、肾上腺素、生理盐水和血浆。这些药物的作用不同，比如多巴胺可以提高血管张力，促进血液内循环。肾上腺素可以降低毛细血管的通透性，改善心肌功能。

（二）术后护理

在术后，患者应禁止下床走动，防止腹部再次出血。护理人员需要每天记录患者的引流量，出现异常数值时需要及时告知医师。在服药的过程中，如患者出现恶心、呕吐、眩晕、心律失常等药物副作用，应及时联系医师调整用药。出院后，患者每两个月进行腹部 B 超检查，判断出血部位是否恢复。

（三）保护腹部

患者在日常的生活中应当注意时刻保护腹部，避免外力碰撞，必要时佩戴收腹带，有利于保护腹部。其中，部分有血液性疾病的患者，需要积极调控血压以及血脂，并且更要积极配合治疗，不能随意停药，否则会引发更严重的凝血功能障碍。

综上所述，腹膜后血肿作为一种危害患者生命的疾病，必须尽早治疗，才能拯救患者的生命。患者在接受手术治疗之外，应当保护好自己的腹部，尽量不要到人多的地方玩耍，不要进行竞技性的体育活动。患者除了减少运动和保持充足休息之外，不要做对血管有危害的事情，比如抽烟、喝酒等。

（薛娟）

第十二章　骨科损伤

第一节　创　伤

人体受到各种致伤因子的作用，可发生各种损伤。例如高温可造成烧伤，低温可造成冷冻伤，放射线可造成放射伤等。创伤是指机械性致伤因子所造成的损伤，为动力作用造成的组织连续性破坏和功能障碍。例如皮肤损伤而失其屏障作用，血管破裂而出血，关节脱位而不能正常活动。创伤在平日和战时都相当多见，已受到社会的广泛重视；医务人员应更加重视，并准备随时担任患者救治工作。

一、创伤分类

临床上有多种分类法。

（一）按致伤原因分类

利于评估伤后的病理变化。如锐器可致刺伤、切割伤、穿透伤等；钝性动力可致挫伤、挤压伤等；切线动力可致擦伤、撕裂伤等；枪弹可致火器伤等。

（二）按解剖部位分类

利于判断伤处重要脏器的损害和功能紊乱。常以局部解剖部位分为颅脑、胸腔、腹腔、盆腔、肢体伤等，这利于进一步判断该处可能发生的软组织、骨骼、内脏创伤的具体部位。若同时发生多部位或脏器创伤，则称为多发性创伤。

（三）按皮肤完整性分类

利于了解创伤后有无污染。分两类，皮肤黏膜尚保持完整者为闭合性创伤；有破损者为开放性创伤。

（四）按受伤程度分类

利于评估对生命和全身的影响。如头颅、胸内、腹内脏器受伤，可致神经、呼吸、循环等功能障碍，应属重型、严重型创伤。现代创伤学已制定多种评分法，依据呼吸、血压、微血管充盈度及神志、语言、运动反应等项，予以计分量化，进行创伤分度，以供临床参考。

二、创伤分度

根据创伤对组织损害的程度，将创伤的严重程度分为三度。

（一）轻度创伤

组织损伤微小，引起的反应轻微而短暂，一般不需特殊治疗，可以自行修复。

（二）中度创伤

致伤因素的强度较大，组织创伤较大，机体对创伤的反应较重，需经及时治疗后，组织器官功能才能恢复。

（三）重度创伤

创伤强度大，对组织损伤程度严重，常合并多种并发症，必须经过积极而正确地处理，才能挽救患者的生命，恢复组织器官的功能，有时虽然患者的生命得到保障，但组织器官的功能却难以恢复。

三、伤情评估

（一）临床表现

1. 局部症状

1）疼痛：为局部神经末梢受刺激及组织肿胀压迫所致。一般多在伤后2～3天逐渐减轻。若伤处并发感染则疼痛加剧。

2）肿胀与淤斑：肿胀是由出血和组织水肿引起，淤斑则为皮下组织出血。发生在组织松弛与血管丰富的部位，如头面、颈、踝部的创伤，往往肿胀、淤斑较为明显；而组织致密的手掌或足底则不明显。深部血肿不易被发现。一般肿胀于伤后2～3天达高峰，以后逐渐吸收消退，若不见消退或反而加重则提示局部有活动性出血或感染的可能。

3）伤口与出血：损伤后皮肤、黏膜或深层组织连续性遭受破坏而造成伤口。不同类型的损伤，其伤口大小、形状和深度各异。利器伤口整齐，出血可较多，周围组织损伤较轻，若伤及深部大血管或内脏，可危及生命。钝器伤的伤口不整齐，周围组织损伤较广泛而严重，出血常较少；有时虽无伤口，但可致内脏破裂或内出血。火器伤或撕裂伤所造成的组织损伤多较严重，常合并神经、血管和脏器等多处损伤，伤口内可带入异物，较易发生感染。

4）功能障碍：主要是局部组织、器官破坏或疼痛所引起的保护性反应。若合并骨、关节损伤（如骨折、脱位）或神经损伤，则其功能障碍更为显著。

2. 全身症状

1）体温升高：局部出血或组织坏死分解的产物被吸收所致，故称吸收热（应激性低热）。体温一般在38℃左右。若有继发感染，则体温更高。脑损伤可引起持续性、中枢性高热。

2）创伤性休克：创伤性休克是严重损伤常见的并发症。主要是由于组织严重损害，大量失血、失液所致。表现为面色苍白、四肢湿冷、脉搏细弱、血压下降、脉压缩小等。为损伤急性期死亡的主要原因之一。

3）尿量减少：多见于严重挤压伤、大面积烧伤和损伤性休克。其发生原因往往兼有肾缺血和肾中毒，抗利尿激素和醛固酮分泌增多，肾血流量减少。尿量少于50 ml/d或无尿，表示有急性肾衰竭，常伴有呃逆、恶心、呕吐、肌肉疼痛、昏沉，随即出现代谢性酸中毒、高钾血症、氮质血症等并发症。

4）脏器功能不全：如肺活量减少，支气管分泌物增加；消化道功能减退，肠道吸收能力差；肝功能损害等。表现为呼吸加速、食欲减退、腹胀、全身乏力、嗜睡或失眠、体重减轻等。临床上可表现为 ARDS，应激性消化道溃疡，甚至多器官功能衰竭（MOF）等。

（二）体格检查和辅助检查

创伤检查首先要观察患者生命体征，其次检查受伤部位和其他方面的变化，做出诊断，尽快着手抢救。

1. 闭合性创伤

此类创伤比开放性创伤诊断要困难得多。因闭合性创伤不能通过伤口探查内部组织的改变，而内脏器官的损伤正好是诊断的重点，所以要根据不同症状、体征结合一系列检查才能诊断。①试验性穿刺：了解体腔改变，如血胸、气胸、血腹、腹膜炎等以判断内脏器官有无损伤。如穿刺出血液或气体，一般表示内脏有破裂。②X线透视或拍片：以诊断骨折、胸腹部异物存留等。③超声波检查：排除胸腔积液，肝脾损伤。④导管术检查：导尿诊查尿道膀胱损伤；气胸、血胸行闭式引流。⑤内镜检查：探查气管、食管、直肠、膀胱等器官创伤。⑥血管造影：主要诊断血管损伤或外伤性动脉瘤、动脉瘘。⑦CT检查：颅脑外伤，能显示颅内血肿、肝脾胰实质损伤。⑧探查手术：是闭合性创伤的一种重要的诊断方法和急救措施，为了抢救患者生命，不得不施行探查术，探查一般应在有条件的医院进行。

2. 开放性创伤检查

开放性创伤必须检查伤口，但伤口应先做临时性处理，如压迫止血、堵塞开放性气胸的伤口、覆盖保护腹部脱出的肠管。伤口检查要点：①通过伤口污染情况判断创伤污染程度；②通过查看伤口出血情况、外露组织等确定处理方法；③通过探查伤口内异物存留部位及深浅，以确定取出和处理方法，一般在伤情稳定时检查，对危重患者非必要时不做或缓做探查术。

3. 全身症状检查

主要是全身常规检查，如体温、脉搏、呼吸、血压、血常规、尿、便检查，有条件可做血生理、X线等一系列检查以衡量创伤后对机体的影响。

四、处理

（一）现场救护与转运

1. 病史与体检

有经验的医护人员通常能依据受伤史预测潜在的伤害，因此，应详细询问病史，初步估计病情。着重注意致伤力的性质、程度、作用方式和患者姿势以及患者原有主要疾病。应先行抢救心血管损伤或呼吸障碍的患者。体格检查按系统或按解剖区域进行，现场体检要求较正确地估计损伤和复苏时需要的监护。

2. 损伤的处理次序

现场急救的首要目的是抢救生命，其次是恢复功能。有时由于患者伤情太重或精神紧张而不能合作、不能精确判别伤情，应从最坏处着想，以抢救生命为中心。现场急救的重点分为三类：

1）最优先处理的损伤：①颈椎损伤；②呼吸功能减弱；③心血管功能不全；④严重外出血。

2）较优先处理的损伤：①腹腔内损伤；②腹膜后损伤；③脑和脊髓损伤；④严重

烧伤和广泛软组织损伤。

3）次要处理的损伤：①低位泌尿生殖道损伤；②周围血管、神经和肌腱损伤；③骨折、脱位；④面部和软组织损伤。

3. 现场急救

创伤发生后，急救越快越好。首先是现场急救，如发生窒息、大出血、呼吸困难等症状，必须立即着手抢救，没条件也要就地取材进行救治，否则患者短时间内就可死亡。即使心搏呼吸停止，只要可以抢救，就应立即施行复苏术以挽救患者生命。

1）一般急救措施：创伤发生后，要迅速进行伤口止血、包扎、固定，尽快将患者送往医院。这阶段主要是保护性措施，有下列注意事项：①伤口止血有多种方法，应根据出血性质和伤口形状选择。常用填塞压迫止血，四肢可用止血带止血，但应注明时间，20分钟要进行松放一次，防止止血肢体远端因缺氧而坏死。②现场急救，包扎伤口要用无菌敷料，缺少敷料时选用清洁织物。包扎伤口要适当，防止移位，对伤口脱出的肠管等，原则上不应在现场还纳，先覆盖或包扎好，待清创时处理。③创面部位的制动，骨折和其他创伤常需要固定，这样可减轻疼痛刺激，防止再出血损伤。可选用夹板、健肢、担架等进行固定。④对严重创伤患者，特别是大出血、多处创伤、断肢等，应从现场直接进入手术室，迅速抢救处理。断离肢体应回收并送往医院，进行再植。

2）循环功能的维护：循环功能的维护主要是制止出血、补充血容量、调整心血管功能。①大出血必须抓紧时间制止，保血就是保命。对开放性创伤体腔内大出血患者应立即手术。手术中先用手指和无损伤器械控制大血管血流，视血管损伤情况给予缝合、吻合或移植修复。闭合性创伤后体腔内出血，先做穿刺，置管引流以估计出血量和出血速度，需要时应立即开胸开腹进行手术。②扩充血容量一般先输入等渗盐水或平衡液，需要时可再输晶体、白蛋白、血浆。③创伤性休克有时需血管活性药如多巴胺类，这类药应在血容量基本充足时使用，否则有加重微循环障碍的作用。④明显的酸中毒（血pH值低于7.2）或碱中毒（pH值高于7.6）可加重或引起心血管功能失常，故应纠正，心功能不全者可用速效的强心苷。

3）呼吸功能的维护：若创伤后呼吸功能受到阻塞或困难时应首先清除呼吸道阻塞物，保障呼吸道畅通，维护肺的换气功能。昏迷患者应置入导管或气管切开，无自主呼吸者使用人工呼吸机。外伤性气胸，若属开放性的，应在现场堵塞胸壁伤口，使之变为闭合性气胸，随即清创缝合伤口，穿刺排气，需要时可做闭式引流。多处多根肋骨骨折，可引起纵隔左右摆动，造成明显呼吸循环障碍，可先用加垫包扎法固定部分胸壁活动，再进行肋骨固定术。外伤性膈疝时腹腔器官进入胸腔，若呼吸困难，先插气管导管施行人工呼吸，再行手术整复。

4）CPR：当严重创伤或大出血引起心搏、呼吸停止时，需立即进行复苏术。主要措施：①胸外心脏按压，心腔内药物注射；②清理口腔咽喉，口对口人工呼吸；③迅速输入平衡液等；④插入气管内囊导管，接呼吸机人工呼吸；⑤开胸行心脏按压；⑥若出现心室颤动，施行电除颤，配合药物注射。

（二）治疗

1. 伤口处理

对清洁伤口，可直接缝合达到一期愈合；第二类是污染伤口，有一定数量细菌进入伤口，但尚未造成感染，可能感染，也可能为轻度炎症达到一期愈合。手术时应特别注意清创。第三类感染伤口，一般要经引流，直至肉芽形成，逐步达到瘢痕愈合。伤后已感染的伤口能否顺利愈合，取决于伤口自然因素和治疗是否适宜。①受伤至伤口处理时间是选择清创术的 1 个指示，曾定为 6 小时、8 小时、12 小时或更长时间。事实上，有的清创术在受伤后 24 小时进行，伤口愈合仍很顺利，伤口清创一般规律是愈快愈少污染。②对清创术，顾名思义，清除伤口细菌异物和失活组织是关键步骤，特别是污染创口要彻底清创。③伤口止血要彻底，以免术后继续出血，又形成血肿影响愈合。④清创术的后阶段工作是修复伤口。各种器官修复方法不一：骨折用钢丝、钢板、钢针固定；血管损伤则用吻合式修补方法，修补时应注意分清组织层次，所缝组织有一定的张力和强度，缝合组织不应残留无效腔。⑤为预防和减轻感染，一部分清创术完成时可施行伤口缝合加引流或延期缝合。

2. 抗生素的应用

抗生素的应用应和临床清创术结合起来，任何抗生素也不能代替清创处理，单纯用抗生素而忽视伤口处理，并不能防止感染发生。应用抗生素的目的是预防感染，对污染较重或有可能感染的伤口及创伤，应给予较为适宜的抗生素预防感染；二是在创伤感染的情况下，对症应用抗生素消灭病原菌。给予抗生素应注意药量要足，服药时间要控制。有条件时，可做药敏试验，有针对性地应用。

3. 水、电解质和酸碱度的调整

创伤后脱水多系等渗性，表现为口渴、尿少等，有的可有血液浓缩。一般给予等渗盐水、平衡液、葡萄糖液等便可使脱水缓解。失血过多的给予血浆、全血静脉输液，输液时应注意监测血清钠、氯等。伤后血清钾浓度常有高低波动，血清中增多的钾可能来自细胞内或来自输血，如肾功能好，这类高血钾持续时间不会过长。高血钾持续时间过长可能引起心搏骤停。血钾浓度过低可出现肌无力、腹胀、腱反射减弱等，应及时补钾。伤后酸碱失衡有多方面原因，过度换气可引起呼吸性碱中毒，通气或换气不良可引起呼吸性酸中毒。对于较重的创伤，一般酸中毒比碱中毒常见或持续时间较长，因为低灌流缺氧、分解代谢加速等，加以临床上常用平衡液加碳酸氢钠调整创伤后体液酸碱度。应当维持正常的呼吸循环功能和胃功能，另一方面应适当应用碱性或酸性药物。

4. 营养供给

一般较轻创伤者应较早恢复饮食，进食易消化有营养食物。严重创伤者的分解代谢加速且肠胃功能低下，营养补给更应注意。

5. 休克和器官衰竭的预防

伤后休克是创伤常见的并发症之一，创伤后可发生急性肾衰竭、应激性反应、成人呼吸窘迫综合征。器官衰竭与死亡率有着密切的关系。创伤性休克与创伤刺激和失血相关，后期继发病多为脓毒症。休克的治疗主要是解除致病原因，如减少伤后刺激，及时止血和补充血容量，解除呼吸道堵塞，使用镇痛药。

五、监护

（一）一般监护

1. 适当的体位和制动

一般应平卧，体位变化宜缓慢，防止体位性低血压。采取的体位应利于呼吸和静脉回流。伤处应用夹板、支架和石膏制动。

2. 预防感染

选用抗生素，开放性创伤应予 TAT 预防注射。

3. 禁饮食

若有胃潴留或疑有急性胃扩张，应置鼻胃管减压，胃内容物送检。

4. 维持体液平衡和营养

据病情和血生化随时调整输液，严重腹部创伤等尽早使用静脉营养。

5. 镇静止痛

观察期应慎用。已确诊或准备急诊手术者可在监视下给麻醉止痛剂。多发性创伤和循环功能不稳定时，一般不给止痛剂，特别是虚弱的老年人。

6. 病室要保持清洁、舒适

一般温度在 20℃ 左右，湿度在 60%。做好基础护理。

7. 防止压疮

每隔 3～4 小时应翻身或调整体位 1 次，骨突出处适当加以按摩并垫海绵、纱布等软物加以保护。同时做好口腔、大小便的护理，预防感染，减少肺部并发症的发生。

（二）病情观察与监护

1. 现场救护时应根据不同的伤情，将患者分为轻、中、重、危，并对受伤部位做出鲜明的标志，途中应严密观察体温、脉搏、呼吸、血压、尿量、神志、末梢循环及缺氧情况等变化。对大出血、呼吸道阻塞、内脏穿孔、骨折等危及生命的伤情，应在运送患者前紧急处理，以保证安全转送到医院。颅脑损伤及昏迷患者，应将头转向一侧，防止舌后坠及分泌物阻塞气道，必要时将舌牵出，恶心、呕吐者，应取侧卧位，防止误吸。使用止血带的患者，应每隔 1～2 小时松解 1 次，每次 5～10 分钟，松解止血带时可用力按压住出血的伤口，以防发生大出血。带有输液管、气管插管及引流管的患者，还须专人观察及保护，保证管道通畅。为防止压伤和压疮发生，每隔 3～4 小时翻身或调整体位 1 次，骨突出处适当加以按摩并垫海绵、纱布等软物加以保护。注意防雨、防暑、防寒等。

2. 患者入院后，护士应和医师一起问病查体，了解伤情。正确记录出入量，保持出入液体平衡，并准确、恰当、系统、内容完整地做好监护记录，以利分析伤情，同时也为护理工作的总结提供珍贵的资料。此外，要遵医嘱掌握正确的给药时间和方法，了解各种药物的配伍禁忌、作用、不良反应，观察各种用药的疗效及反应。

3. 遵医嘱及时采集标本送检，如血、尿、粪常规，肝、肾功能，电解质等，并及时了解结果。

4. 对危重患者，要做好心电、CVP、呼吸、尿量等监测，发现异常及时报告医师处理。

5. 对重症患者放置的各种引流管，如导尿管、胃管、胸腔引流管等，要保持通畅，并注意观察引流液有无质、量、颜色的改变。

6. 保持呼吸道通畅，防止窒息及缺氧。如固定好人工气管插管，注意位置深浅，以保证充足的通气量。及时清除气道内分泌物，定期气道内湿化。气管切开者，还应定时消毒、更换气管套管。

（三）心理监护

给患者、家属以精神和心理支持。对突发性的意外创伤，不论伤情轻重及可能需立即手术或预测会发生死亡的患者，应给家属精神支持的机会。患者入手术室或 ICU 监护前，应陪同患者并提供完整的书面记录，包括与家属谈话的情况和他们所了解的有关资料。若有必要，代为保管患者的衣服和贵重物品，存单上要有两人以上的签名。可能与违法犯罪有关的物品应妥善保存并记录。帮助清醒患者增强战胜伤痛的信心。

六、健康教育

治疗创伤不仅要求修复损伤的组织器官，而且要尽可能恢复其生理功能。因此，在促进组织修复的前提下，应积极进行身体各部位功能锻炼，防止因制动引起关节僵硬、肌肉萎缩等并发症。向患者讲解创伤的病理、伤口修复的影响因素、各项治疗措施的必要性，鼓励其加强营养，以积极的心态配合治疗，促进康复。

（孙庆燕）

第二节　骨关节损伤

骨的完整性或连续性中断称为骨折。由直接暴力、间接暴力、肌肉牵拉和积累性劳损等原因造成的骨折称为创伤性骨折；由骨骼疾病（如骨髓炎、骨肿瘤等）造成骨质破坏，受轻微外力即发生的骨折称为病理性骨折。

一、病因

（一）直接暴力

暴力直接作用的部位发生骨折，骨折处常伴有不同程度的软组织损伤。如车轮撞击小腿引起胫腓骨骨折。

（二）间接暴力

暴力通过传导、杠杆、旋转和肌收缩等作用使受伤部位远处发生骨折。如跌倒时手掌撑地，外力经传导可导致桡骨远端骨折或肱骨髁上骨折。骤然跪倒时，股四头肌剧烈收缩，可致髌骨骨折。

（三）积累性损伤

长期、反复轻微的直接或间接损伤可积累在某一部位发生疲劳性骨折，如远距离的行军易导致第二、三跖骨及腓骨下 1/3 骨干骨折。

（四）骨骼病变

骨骼在原有病损的基础上，因轻微的外力，或正常活动中发生骨折，成为病理性骨折。如骨髓炎、骨肿瘤、骨结核并发的骨折。

二、分类

（一）按骨折处是否与外界相通分类

1. 闭合性骨折

骨折处皮肤或黏膜完整，与外界不相通。

2. 开放性骨折

骨折处皮肤或黏膜破损，与外界相通。骨折处通过脏器与外界相通的骨折也属于开放性骨折。

（二）按骨折程度和形态分类

1. 完全性骨折

骨的完整性和连续性完全中断。按其形态又分为：

1）横形骨折：骨折线几乎与骨纵轴垂直。

2）斜形骨折：骨折线与骨纵轴斜交。

3）螺旋形骨折：骨折线呈螺旋形。

4）粉碎性骨折：骨碎裂成三块或三块以上。

5）嵌插骨折：长管状骨骨干的密质骨嵌插入骨骺端的松质骨内。

6）压缩性骨折：骨质因压缩而变形，多见于松质骨。

7）凹陷性骨折：骨折块局部下陷，如颅骨骨折。

8）骨骺分离：通过骨骺的骨折，骨骺的断面可带有数量不等的骨组织。

2. 不完全骨折

骨的完整性或连续性部分中断。按其形态又分为：

1）裂缝骨折：骨质发生裂缝，像瓷器上的裂纹。

2）青枝骨折：多见于儿童。因儿童骨质较柔韧，骨未完全断裂，如同被折的青嫩树枝。

（三）按骨折的稳定程度分类

1. 稳定性骨折

骨折端不易移位或复位固定后不易再移位的骨折，如横形骨折、嵌插骨折、裂缝骨折和青枝骨折等。

2. 不稳定性骨折

骨折端易移位或复位固定后易再移位的骨折，如斜形骨折、螺旋形骨折和粉碎性骨折。

三、伤情评估

（一）病史

详细询问受伤的经过，明确外力的大小、性质和作用方向，了解受伤的急救处理经过。

（二）全身表现

1. 休克

骨折所致休克的主要原因是出血，特别是骨盆骨折、股骨骨折和多发性骨折。严重的开放性骨折或并发重要内脏器官损伤时可导致休克。

2. 发热

骨折后体温一般正常，可在骨折后有大量内出血、血肿吸收时出现低热，但一般不超过38℃。开放性骨折出现高热时，应考虑感染的可能。

（三）局部症状

1. 骨折特有体征

1）畸形：骨折移位可使患肢外形发生改变，主要表现为缩短、成角或旋转畸形。

2）异常活动：正常情况下，肢体不能活动的部位，骨折后出现不正常的假关节样活动。

3）骨擦音或骨擦感：骨折端相互摩擦而产生的骨擦音或骨擦感。

具有以上三个特有体征之一者，即可确诊。但是裂缝骨折、嵌插骨折等不出现骨折特有体征。

2. 一般体征

1）疼痛和压痛：骨折处均感疼痛，移动伤肢时疼痛加剧伴明显压痛，固定后疼痛可减轻。叩击患肢远端，可诱发骨折部位疼痛。

2）局部肿胀与淤斑：局部软组织损伤后毛细血管破裂出血，组织水肿导致局部肿胀。由于血红蛋白的分解，受伤1天后，皮下淤斑可变为紫色、青色或黄色。

3）功能障碍：骨折后肢体支架断裂和疼痛，使肢体丧失部分或全部活动功能。

（四）影像学检查

1. X线检查

X线检查是骨折诊断的重要手段之一。它不仅能对骨折存在与否予以确认，也能显示骨折的类型、移位的方向及程度等。

2. CT检查

一些结构复杂的骨与关节损伤，常规的X线片上难以显示那些隐蔽的骨折，或难以真实反映骨折的移位程度及周围重要结构的关系，此时，需使用CT检查。如对于常规X线片上难以显示的椎体及附件的纵裂骨折、突入椎管内的椎体骨片等，在CT片上可清晰显示；骨盆骨折在CT片上可清晰显示骨折的移位情况及是否有骶髂关节的脱位或半脱位。

四、处理

骨折急救的目的在于用简单而有效的方法抢救生命，保护患肢，安全而迅速地将患者运送至附近医院，以获得全面而有效的治疗。

（一）一般处理

首先是抢救生命。应迅速了解患者的呼吸、循环和意识情况，若患者处于休克状态，应以抗休克治疗为主要任务。注意保暖，有条件时应立即输血、输液。对颅脑损伤处于昏迷的患者，应注意保持呼吸道通畅。不必脱去闭合性损伤患者的衣服、鞋、袜等，以免过于搬动患者，增加疼痛。若患肢肿胀较剧，可剪开患者衣袖或裤管，闭合性骨折有穿破皮肤、损伤血管和神经的危险时，先用夹板固定小心搬运患者，防止骨折移位。

（二）止血包扎

伤口出血时应用毒菌敷料或当时认为最清洁的布料包扎，大多数的伤口出血经加压包扎后即可止血。用止血带阻断大血管的出血，但必须记录开始用止血带的时间并按时放松，防止由于使用止血带时间过长而导致肢体远端缺血坏死。露出伤口的骨折端不应回纳，以免将污物带进伤口深处。

（三）妥善固定

妥善固定是骨折急救处理最重要的一项。固定采用专用夹板为佳，亦可就地取材，用木板、树枝等制成夹板，若无可取之物，可将受伤的上肢绑在胸部，将受伤的下肢同健肢绑在一起。目的是避免骨折端在搬运时移动而更多地损伤软组织、血管、神经和内脏，有利于防止休克，减轻疼痛。

（四）迅速转送

四肢骨折患者固定后，可用普通担架运送，脊柱骨折患者必须平卧于硬板上，固定颈部迅速平稳运送。运送途中注意观察全身情况及伤口出血情况，及时处理危及生命的情况。

（五）骨折的治疗原则

治疗骨折有三大原则，即复位、固定和功能锻炼。

1. 复位

复位是治疗骨折的首要步骤，也是骨折固定和功能锻炼的基础。根据骨折情况，选用手法复位、牵引或切开复位。

2. 固定

1）外固定

（1）夹板固定：夹板适应于四肢长骨骨折，尤其是前臂骨折、肱骨骨折、稳定的小腿骨折，结合牵引，也用于股骨骨折和其他不稳定骨折。使用夹板前，患肢应使用一层薄衬垫并放置不同类型的纸垫和分骨垫，选用与肢体外形相仿的4块小夹板，用4~5支布带固定，固定的布带应能上、下移动1 cm。

（2）石膏固定：不适用于小夹板固定者，脊柱骨折、开放性骨折伤口尚未愈合或局部肿胀严重，应暂用石膏固定，以利消肿。

复位固定后 X 线透视或摄片复查，不断观察肢体的血液循环状况，及时予以调整。

2）牵引复位固定：主要用于手法复位困难、外固定不稳定的股骨干或胫骨斜形骨折以及开放性骨折需要换药者。持续牵引，一靠对抗肌力来纠正短缩移位；二靠被拉紧肌肉的侧向作用力来纠正侧方移位；三靠牵引力线维持骨折段于力线上，故能起到复位与固定的双重作用。

3）切开复位内固定

（1）适应证：骨折断端有软组织嵌入，手法复位失败者；陈旧性或畸形愈合的骨折；肌肉收缩所致的移位性骨折，如髌骨、尺骨鹰嘴骨折；骨折合并血管神经损伤；要求解剖复位的关节内骨折，如股骨颈骨折；多处骨折，为便于护理，可选择适当部位切开复位内固定。

（2）内固定的材料和方法：包括髓内钉、螺丝钉钢板、不锈钢针等内固定。固定方法和材料需根据骨折部位和类型选择。多数内固定手术后尚需外固定。内固定可通过切开整复或在 X 线透视下闭合整复进行。由于切开复位和内固定手术时，软组织和骨膜受到损伤，影响骨折愈合且增加感染机会，并需二次手术取出内固定，应严格掌握适应证。

3. 功能锻炼

功能锻炼是通过肢体自身的运动来防治骨伤科疾病，促使肢体功能得到锻炼，从而加速骨伤疾病康复的一种治疗方法。

五、监护

（一）一般监护

1. 执行外科一般护理常规。

2. 脊柱及四肢骨折、骨牵引、石膏固定者均应卧硬板床，床板中央开洞，以便排便。褥垫可分头中尾 3 片，排便时将中片拉开，便盆置于木板下面，对准洞口。臀部垫一塑料单自洞口下垂至便盆，以保持周围清洁。

3. 四肢骨折患者应注意抬高肢体 20°～30°，颈椎骨折抬高床头 15°～20°，下肢骨折抬高床尾 15°～20°，以利静脉回流，减轻肿胀。观察患者末梢循环情况，注意患肢颜色与温度。

4. 各种骨折，尤其是脊柱骨折、高位截瘫患者，要按时翻身，翻身时头、颈、躯干成一直线，避免推、拉、屈曲、扭曲，以免椎体错位，加重脊髓损伤。做好皮肤护理，预防发生压疮。

5. 供给患者富含营养的易消化普食，应多吃水果蔬菜，以防便秘。长期卧床易发生骨质脱钙，应多饮水，预防泌尿系结石和感染。

6. 长期卧床或使用外固定的患者，应注意保持肢体功能位置。如肩关节应外展 45°、前屈 30°、外旋 20°、前臂中立位；肘关节应屈 70°～90°，前臂中立位；腕关节应背伸 30°左右；掌指及指间关节应拇指对掌，且各指成半握拳状；髋关节应外展 10°～20°，前屈 15°，外旋 5°；踝关节应屈曲 10°～15°；膝关节应在中立位置，即足与小腿成 90°角。尤其是截瘫患者，一般在足部使用石膏托或支架以防垂足畸形。

7. 据病情需要选用按摩、被动关节活动、热敷、擦浴、红外线及超短波理疗等，有利于促进局部血液循环及炎症吸收，利于肢体功能恢复。

8. 做好患者的心理护理。骨科患者常因行动困难、治疗时间长或手术后感染长期不愈等，思想负担较重。应关心和安慰患者，使其放下思想包袱，保持精神愉快。热情鼓励和帮助患者进行适当的活动，使患者尽早和最大限度地恢复功能。

（二）骨科患者手术前后监护

除外科围术期一般护理和骨科患者一般护理外，应重点注意以下问题及工作：

1. 重视术前皮肤准备的特殊方法和术后伤口护理。

2. 为患者提供安全和舒适措施，防止跌倒意外或病理性骨折。

3. 术后密切观察患肢远端感觉、运动及血液循环情况，发现异常应查明原因，及时处理。

4. 指导患者术后合理的功能锻炼。

（三）骨科外固定患者的监护

1. 小夹板固定患者的护理

1）根据骨折部位选择相应规格的小夹板，准备衬垫物及固定垫。

2）夹板外捆扎的布带，松紧应适度，一般应使捆扎带的带结能向远、近端方向各移动 1 cm。如果捆扎过松会致固定作用失效，捆扎太紧可能造成肢体软组织或血管、神经等受压致伤。

3）小夹板固定前后均应注意观察患肢远端有无感觉、运动及血液循环障碍情况，以防发生骨筋膜室综合征。

4）抬高患肢：有利于肢体血液、淋巴液回流，减轻疼痛与肿胀。

5）功能锻炼：被动活动，按摩舒筋，手法需轻、柔、稳。主动活动，鼓励患者主动活动，要循序渐进，从肌肉的收缩开始，逐步过渡到关节的伸屈活动。

2. 石膏绷带固定患者的护理

医用石膏为白色粉末状的熟石膏，它是天然生石膏加热脱水而成，熟石膏遇到水分后，可重新结晶而硬化，临床上利用该特点来制作骨科患者所需要的石膏及模型。达到固定骨折、矫正畸形、炎症时的局部制动和矫形术后的固定等作用，其使用范围很广泛。

1）抬高患者，有利于肢体远端血液回流，减轻肿胀。

2）48 小时内注意观察肢体远端血运、感觉、运动情况，了解有无管型石膏局部压迫现象，如有疼痛、麻木、活动障碍等异常表现，应及时通知医师，管型石膏内肢体组织出现疼痛时，勿填塞棉花敷料，勿使用止痛药，必要时须"开窗"检查或打开石膏型。

3）保持管型石膏清洁，避免受潮：经常检查管型石膏有无松脱或断裂而失去固定作用。

4）指导患者功能锻炼：学会做管型石膏内肌肉的舒缩活动。附近未固定关节的运动锻炼适当增强，防止肌萎缩及关节僵硬等。

5）拆除石膏后，温水清洗皮肤，涂搽皮肤保护剂：指导患者继续进行去除固定后的功能锻炼，尽快恢复患肢各关节正常活动。

3. 牵引患者护理

1）向患者讲清牵引的目的及程序，消除恐惧和顾虑。

2）皮肤牵引患者应询问有无胶布过敏史。

3）患者卧硬板床，患侧床脚抬高，以做反牵引，肢体置于功能位。

4）密切观察患肢血液循环及功能：观察肢端皮肤颜色，毛细血管充盈情况，触摸远端动脉搏动和针刺皮肤感觉，高度警惕肢体缺血性挛缩的发生，如出现青紫、肿胀、发冷、疼痛麻木、运动障碍、脉搏弱或消失等要及时处理。

5）经常检查皮肤牵引绷带有无松动、滑脱，及时处理。注意皮肤有无炎症或水疱等。

6）牵引的重量依病情而定，不能任意加减甚至暂停牵引。

7）保证牵引重量准确有效，牵引重物要悬空。

8）保持牵引力方向准确，作用力线良好，防止发生骨折部位成角畸形。

9）骨牵引患者要保持针眼处清洁、干燥、不受触碰。注意牵引针是否滑向一侧，严禁把牵引针在骨骼内来回推移，以防感染。如发现牵引歪斜，针眼处皮肤受压而破溃，应及时通知医师。

10）注意预防垂足畸形：要认真倾听患者主诉，观察患者足背伸屈活动，尤其对老年人，更应注意检查和预防。

11）加强基础护理，防止呼吸、泌尿系统并发症及压疮的发生，鼓励患者利用拉手架抬起上身及臀部，促进血液循环并注意患肢保暖。

12）功能锻炼：患肢应及早开始肌肉的收缩运动，如下肢牵引，应逐渐进行屈膝以及踝部、足部、髌骨活动等。

六、健康教育

1. 注意安全、加强体育锻炼、合理安排饮食、提高身体的协调性、防止骨质疏松，无疑会减少骨折发生的可能。

2. 骨折治疗周期长，患者情绪波动大，应在整个治疗进程中根据患者的心态，用美好的语言，切实的医疗护理知识，愉快的情绪，友善的态度，对患者进行精神上的安慰、支持、疏导等，使患者保持身心健康。

3. 辅导患者逐步地自己按计划进行功能锻炼，并告知患者，功能锻炼与肌肉萎缩、关节僵硬等并发症的关系，使其长期坚持并指导提高自我护理、自我照顾的能力。

4. 带石膏回家继续治疗的患者，应向患者和家属详细说明有关石膏的护理知识，诸如石膏的保护、石膏的清洁、功能锻炼的方法、肢体抬高应高于心脏水平等以及可能发生的问题。如有肢体肿胀或疼痛明显加重，骨折远端肢体感觉麻木、肢端发凉，石膏变软或松动等，应立即回医院复查。

（孙庆燕）

第三节　创伤性休克

创伤性休克多见于各种严重创伤，如大血管破裂、大范围组织挫伤，大面积撕脱伤、挤压伤、骨折或大手术等。体内血液和血浆同时丢失，加上损伤处炎性肿胀和体液渗出，导致低血容量性休克。临床除出现与失血性休克类似的表现外，严重损伤还可刺激神经系统，引起疼痛和一系列神经内分泌反应，影响心血管功能。另外，损伤组织的坏死和分解可产生毒素，并发感染。

一、病因和发病机制

机体受严重创伤后，发生血容量减少的常见原因是：①机体重要的实质性脏器或大血管的损伤，引起大量失血或血浆外渗。②肢体损伤后，软组织血管内的血浆大量外渗到组织间隙。③DIC 造成血流障碍，使回心血量及左心排血量减少，属于相对性的血容量减少。

二、病理

创伤性休克的病理机制较为复杂，关系到血流动力学、免疫功能和组织代谢等多个领域，受累器官包括心、肺、肝、肾、胰腺、脑和胃肠道等。

（一）循环系统的变化

1. 血容量减少

在创伤伴有大出血或同时伴有血浆丢失时发生，如大血管破裂、脾破裂、大面积撕脱伤等。有效循环血容量急剧减少，引起神经内分泌系统的反应，发生一系列代偿性变化。

2. 血管床容量扩大

正常毛细血管是交替开放的，大部分处于关闭状态，休克时由于组织长期缺血、缺氧、酸中毒和组胺及一氧化氮等活性物质的释放，造成血浆张力低下，加上白细胞、血小板在微静脉端黏附造成微循环血液淤滞，毛细血管开放数增加，导致有效循环血量锐减。

3. 心泵功能障碍

心肌收缩力增强，心率增加，加之周围血管阻力增加，使心肌耗氧增大，缺氧亦相应加重，导致心脏功能障碍。胸廓损伤可发生心脏压塞、血气胸使胸膜腔内压增高、心肌原发损伤等，可直接导致心泵功能障碍。

4. 微循环障碍

休克是一个以急性微循环障碍为主的综合征，分三期：

1）微循环收缩期，是休克代偿期。

2）微循环舒张期，是休克抑制期。

3）微循环衰竭期，是休克失代偿期。

（二）免疫功能改变

机体免疫系统具有防止休克恶化的作用。休克时血供减少，免疫球蛋白和补体合成减少，消耗增加，中性粒细胞活性降低，引起不同程度的免疫功能抑制。免疫功能抑制的程度和持续时间与休克严重的程度成正比。

（三）组织代谢改变

主要表现为细胞代谢障碍和酸碱平衡紊乱。由于细胞膜钠—钾泵作用失效，细胞外液中 Na^+ 和水因而进入细胞内，造成细胞肿胀；细胞内 K^+ 外移，可使血 K^+ 升高，引起心肌损害；而 Ca^{2+} 减低，细胞内 Ca^{2+} 升高，抑制线粒体膜，使 ATP 的利用更加受阻。细胞功能障碍还表现为线粒体膜肿胀变形，高尔基复合体和内胞质网状结构膜受损，溶酶体膜破裂，释放大量溶酶体酶，可使多种无活性激肽活化，形成恶性循环。

此外，休克时组织缺氧，无氧酵解加强，乳酸不能很好地在体内代谢，高乳酸血症是代谢性酸中毒的主要原因。严重的酸中毒（血 pH 值 <7.2）会影响心血管功能，不利于休克的逆转。休克患者可有过度换气，造成呼吸性碱中毒；输血过多，枸橼酸盐代谢后形成碳酸氢钠；尿中钾过多引起低钾血症，均可引起代谢性碱中毒。严重的碱中毒（血 pH 值 >7.6）可促使脑血管发生痉挛，对患者极为不利。

（四）主要器官的改变

休克时可发生多器官功能障碍，若救治措施不及时，可导致不可逆性损伤，其发生机制主要是由于低灌流、缺氧和内毒素引起，死亡率很高。

1. 肾脏

肾脏为最易受休克影响的主要器官之一。休克时低血压和体内儿茶酚胺的增加，使肾小球前微动脉痉挛，肾血流量减少。肾内血流发生重分布，近髓循环的短路大量开放，使肾皮质外层血流大减，结果是肾皮质内肾小管上皮变性坏死，导致急性肾衰竭。

2. 肺脏

肺微循环功能紊乱，血管可致肺水肿、肺出血、肺泡萎缩和肺不张，使通气和血液灌注比例失调，低氧血症持续加重，呼吸困难，可进而发生 ARDS，亦称休克肺。

3. 心脏

休克失代偿期，低血压、心肌内微循环灌流量不足，心肌因缺氧而受损害，可导致心力衰竭。

4. 肝脏及胃肠

休克时内脏血管痉挛，肝血供减少，引起缺血、缺氧、血液淤滞，肝血管窦和中央静脉内微血栓形成，引起肝小叶中心坏死，肝脏代谢和解毒功能不全，导致肝功能衰竭。胃肠道缺血、缺氧，引起黏膜糜烂出血。

5. 脑

脑对缺氧最敏感，缺氧5分钟即可发生不可逆损害。持续性低血压引起脑血液灌流不足，使毛细血管周围胶质细胞肿胀，毛细血管通透性增高，引起脑水肿，甚至发生脑疝。

三、伤情评估

（一）临床表现

1. 神志变化

早期多表现为烦躁不安，呼吸浅快，随病情发展，休克的中、晚期可出现表情淡漠、意识模糊、反应迟钝甚至昏迷。

2. 末梢循环及温度

观察末梢微循环的部位有口唇和甲床。口唇皮肤苍白或淤血、青紫、毛细血管充盈时间延长。肢端皮温降低与躯体皮温之间的温差加大也是末梢循环障碍的重要体征之一。

3. 血压与脉搏的变化

收缩压降低是休克诊断的明确指标，但在休克代偿期，因外周血管收缩，阻力增高，收缩压可维持在正常范围内，但同时有脉搏的增快。就应用休克指数来诊断。休克指数=脉率/收缩压（以 mmHg 计算，下同），正常为 0.5 左右，为 1 时表示血容量丧失 20%~30%，为 1~2 时表示血容量丧失 30%~50%。

4. 尿量的变化

平均每小时尿量少于 30 ml 时，也说明血流量减少。

（二）检查方法

1. 一般监测

一般监测包括神志、表情、面色、肢体的温度、色泽、汗液、呼吸情况以及损伤局部情况等。通过对患者一般监测，常可有助于判断休克是否存在及其演变情况。

2. 测量血压

应定期测量血压和进行比较。休克代偿期，因血管代偿性的收缩，可使血压保持或接近正常，若血压逐渐下降，收缩压低于 90 mmHg，脉压小于 20 mmHg 是休克存在的依据。血压回升，脉压增大，表明休克有好转。

3. 测量脉搏

脉细数常出现在血压下降之前，有时血压虽然仍低，但脉搏清楚，手足温暖，往往表示休克趋于好转。休克指数可以帮助判定有无休克及其程度。指数为 0.5，一般表示无休克，超过 1.0，表示存在休克，在 2.0 以上，表示休克严重。

4. 中心静脉压

CVP 是了解血容量多少的最理想的方法。切开上肢头静脉或颈外静脉或经锁骨下静脉穿刺，将塑胶管置于上腔静脉内，可测定 CVP。CVP 的正常值为 6~12 cmH$_2$O。如低于 6 cmH$_2$O 时，表示血容量不足；如超过 15 cmH$_2$O 时，常表示有心功能不全，静脉血管床过度收缩或肺循环阻力增加；在 20 cmH$_2$O 以上时，提示有充血性心力衰竭。如因条件不能测 CVP 时，可观察颈外静脉，如有萎陷，亦说明血容量不足。

（三）诊断

创伤性休克与损伤部位、损伤程度和出血量密切相关，急诊时必须根据伤情迅速得出初步判断，危重患者初诊时，切不可只注意开放而忽略有价值的创伤体征。

诊断标准：

1. 导致休克的外伤、失血等原因。

2. 临床症状和体征

脉搏、血压、尿量及 CVP 和 PAWP 的测定具有重要意义。

1）脉搏：增快是早期诊断的依据。由于周围血管收缩、皮肤血流减少，四肢冰冷。

2）血压：休克指数正常为 0.5 左右。如指数 = 1 表示血容量丧失 20%～30%；如果指数在 1～2 时，表示血容量丧失 30%～50%。

3）尿量：正常人尿量约 50 ml/h。休克时肾脏血流不良，尿的滤过量下降，尿量减少是观察休克的重要指标。可采用留置导尿，持续监测尿量、比重、电解质、蛋白和 pH 值。

4）CVP：CVP 的正常值为 5～10 cmH₂O。在输液过程中，除非 CVP 明显升高，否则应继续输液至血压、脉搏和尿量达正常水平，然后减速维持。如 CVP 高于 10 cmH₂O，血压低、尿少，除某些病理因素外，一般表示心功能有明显不良，如继续输液，会加重心脏负担，故应采用强心药以改善心搏功能。

5）PAWP 测定：其正常值为 6～12 mmHg，能正确反映肺循环的扩张或充血压力。此外，PAWP 与左心房平均压有密切关系，PAWP 比 CVP 更能准确地反映左心房舒张压的变化和整个循环功能。

3. 实验室及其他检查

1）实验室检查

（1）血红蛋白及血细胞比容测定：二项指标升高，常提示血液浓缩，血容量不足。

（2）尿常规、比重和酸碱度测定：可反映肾脏功能情况，必要时可进一步做 CO₂CP 及 NPN 的测定。

（3）电解质测定：可发现钾、钠及其他电解质丢失情况，由于细胞损伤累及胞膜，可出现高钾低钠血症。

（4）血小板计数、凝血酶原时间和纤维蛋白原含量测定：如三项全部异常则说明休克可能已进入 DIC 阶段。

（5）血儿茶酚胺和乳酸浓度测定：休克时其浓度均可升高，指标越高，预后越差。

（6）血气分析：PaO₂ 降低至 30 mmHg 时，组织进入无氧状态。另外，PaCO₂、静脉血气和 pH 值的测定与动脉血相对照，可表明组织对氧的利用情况。

2）心电图：休克时常因心肌缺氧而导致心律失常，严重缺氧时可出现局灶性心肌梗死，常表现为 QRS 波异常、ST 段降低和 T 波倒置。

（四）鉴别诊断

1. 感染性休克

有感染性病灶，出现中毒性临床表现，如寒战、高热等。白细胞计数和中性粒细胞显著增高，血培养、细菌培养有助于诊断。

2. 心源性休克

有急性 CO 减低的综合表现，如四肢厥冷、大汗淋漓、脸色苍白或发绀、呼吸困难、脉细数等；有心肌梗死、严重心肌炎、严重心律失常、心肌疾病等因素，体检可发现心脏异常体征。

四、处理

创伤性休克的救治原则为消除创伤的不利影响，弥补由于创伤而造成的机体代谢紊乱，调整机体的反应，动员机体的潜在功能以对抗休克。在治疗时要将危及生命的创伤置于首位，如头、胸、腹腔脏器损伤等。一些骨折和软组织撕裂都可暂时包扎固定，待休克基本恢复后再行处理。

（一）一般性治疗

一般取平卧或低斜坡卧位，去枕或稍抬高下肢，神志障碍者头后仰或转向一侧。如有心力衰竭、肺水肿取半卧位；保持呼吸道通畅，吸氧流量 5 ~ 6 L/min；现场救治时可用抗休克裤，以增加静脉回心血量；立即开通静脉通道，适当应用镇静和镇痛剂；保持环境安静，保暖，夏季高温应降温通风等。

（二）病因治疗

及时找出发生休克的原因，积极处理。创伤性休克最重要的原因是活动性大出血和重要脏器损伤所致的生理功能紊乱。

1. 一般的开放性创口，可用加压包扎止血或钳夹止血，若出血点不明，也可短时间应用止血带。

2. 有大出血时应在积极采取抗休克措施的同时立即行手术止血。

（三）抗休克裤的应用

抗休克裤是近来抢救创伤失血性休克的有效方法，主要用于下肢和腹部创伤并发休克时。其作用机制可分为以下 3 个方面：

1. 止血

加压后（40 mmHg）。局部血管内外压力差减少，血管壁裂口可减小。再加上凝血机制，能减慢出血的速度或止血。

2. 抗休克

抗休克裤充气后，受压的腹部及下肢的静脉萎陷可挤出 750 ~ 1 000 ml 血液回流心脏。同时外周阻力增加可使血压上升，从而保证心肺脑的血供。但抗休克裤不能用于上半部躯体创伤或原有心肺病变的患者。

3. 骨折固定

充气后的抗休克裤，紧贴包绕肢体起到良好的制动固定及止痛作用。

抗休克裤的不良反应是加重下半身的软组织缺氧，加重乳酸血症并使腹内压增高妨碍呼吸。停用时，应在充分扩容和准备手术的条件下，自上而下逐步缓慢排气。否则易导致血压急骤下降。

（四）补充血容量

创伤性休克早期为单纯性失血性休克。因此，及时快速地补足血容量是治疗这类休克的主要措施。一般应在 CVP 的监测下进行，应尽早使组织供血得到恢复。全血是治疗创伤性休克最为理想的胶体溶液，但在急性出血时，尚需一定的配合时间，往往不能应急。故临床上一般先输右旋糖酐或平衡盐液。低分子右旋糖酐为一种血浆增量剂，能提高血浆渗透压，扩充血容量，在成人，每天总量不宜超过 1 000ml。近年来，临床上趋向使用低分子 706 羧甲淀粉，该药性能稳定，具有较好的扩容和减低血液黏稠度的效果。

1. 平衡盐溶液

平衡盐溶液即乳酸林格液，其电解质浓度、pH 值、渗透压及 BB 均与细胞外液相近，是目前国内外治疗创伤性休克时的首选液体。主要作用是扩张细胞外液，对维持有效循环、降低血液黏滞度、改善微循环、预防和纠正酸中毒等都有重要作用。

2. 氯化钠溶液

0.9% 的氯化钠溶液是抢救创伤性休克的常用溶液，但实际上 0.9% 的氯化钠溶液中钠、氯的浓度均高于正常的细胞外液。尤其是氯的浓度。若合并有肾功能障碍时，会导致严重的高氯血症。同时，0.9% 的氯化钠溶液的 pH 值为 5.0，大量输入可加重酸中毒。高渗氯化钠溶液（7.5% 氯化钠）是近年来在治疗创伤失血性休克中使用越来越多的液体。其作用机制是提高血浆渗透压，从而能把组织间隙及肿胀细胞内的水分吸出，达到扩容的目的。同时也可提高碱的储备，纠正酸中毒。有人认为 7.5% 氯化钠溶液 250 ml，相当于等渗液 2 000 ml，在野战条件或现场急救中，短时少量地使用高渗氯化钠溶液，能抢救或支持许多严重患者的生命。

3. 葡萄糖液

葡萄糖分子可以进入细胞内，随之输入的水分也只有 1/2 留在血液。因此，大量输入葡萄糖液可致细胞水肿、肺水肿和脑水肿等水中毒症状，故一般不使用大量葡萄糖液输入扩容。

4. 胶体液

一般情况下，输入一定量（1 000～2 000 ml）的晶体液后，应考虑补充胶体液。胶体液有全血、血浆、白蛋白和血浆代用品等，创伤失血性休克当以输全血为最好，如不能及时输血，可暂时用血浆代用品补充。

1）全血：有携氧能力，严重创伤失血性休克需要大量补充全血，输血量可以血细胞比容测定作为依据，一般将血细胞比容维持在 35%～45% 为宜。冷天输入库存血应注意加热至接近体温，要尽量争取输新鲜血液。

2）血浆或白蛋白：无携氧能力，能扩张血容量并能提供凝血因子。但在休克早期使用并无必要，在创伤休克后期或脂肪栓塞综合征患者，血浆蛋白偏低时可以适当补充。

3）右旋糖酐：是临床上应用较广的血浆代用品，由于低分子右旋糖酐的黏度和排泄速度较为适中，故为临床上所常用，具有扩充血容量，防止红细胞凝集，改善微循环的作用。在成人每天总量不宜超过 1 000 ml。近些年临床上用低分子右旋糖酐偶有引起过敏反应而趋向使用低分子 706 羧甲淀粉，该药性能稳定，无毒，无抗原性，过敏反应发生率低，具有较好的扩容和减低血液黏稠度的效果。

4）高渗盐水右旋糖酐液：为高渗盐水与中分子右旋糖酐的复合液，用于创伤失血性休克，其扩容效果明显优于单纯高渗盐水，且扩容的时间也增长，还能改善血流动力学及抗血栓的作用。

输入血液和液体的量与速度，可根据休克的轻重程度与临床表现以及尿量等客观指标随时进行调整。必要时，应测定 CVP，根据其变化来调节补液量。

（五）血管活性药物的应用

补充血容量后，如血压仍不稳定，可使用血管活性药，以调整血管舒缩功能，改善微循环。

1. 血管收缩剂

血管收缩剂是一组具有收缩血管作用的药物，可以增加外周循环阻力，增加回心血量，使血压升高。在休克早期，由于血压骤降，可一边扩容，一边应用小剂量血管收缩剂维持血压，以保证心脏血液供应。但缩血管药物应用后，可加重组织的血液灌注不足，使其缺氧加重，对机体重要的内脏器官，尤其是肾脏易产生不良作用，因此不能反复使用。

常用的血管收缩剂有去甲肾上腺素和间羟胺。去甲肾上腺素的剂量为 2~8 mg 加入 5% 葡萄糖液 500 ml 内静脉滴注，注意防止药液漏出血管外，以免引起组织坏死。间羟胺的剂量为 10~20 mg 加入 5% 葡萄糖液 100 ml 内静脉滴注。

2. 血管扩张剂

血管扩张剂是一组对微血管有明显扩张作用的药物，扩张微血管，改善微循环，提高组织器官的血液灌注量，使血压回升。血管扩张剂必须在没有大血管出血，补足有效血容量的基础上使用，否则将会加剧循环血量的不足，使休克恶化。常用的血管扩张剂有：

1）α 受体阻滞剂

（1）苄胺唑啉：作用快而短暂。一般用 5~10 mg 加入 5% 等渗盐水或葡萄糖液 100~250 ml 内静脉滴注。

（2）酚苄明：剂量为 0.5~10 mg/kg，加入 5% 葡萄糖液 100~250 ml 静脉滴注，40~60 分钟滴完，作用可持续 48 小时。

2）β 受体激动剂

（1）异丙肾上腺素：常用量为 1 mg，加入右旋糖酐或其他溶液 250~500 ml 内静脉滴注。本药可引起心率增快和心律不齐，应予注意。

（2）多巴胺：用量为 20 mg 加入 5% 葡萄糖液 500 ml 内静脉滴注，每分钟约 20 滴。本药不宜大量使用，因可导致心律失常。

3）抗胆碱药

（1）阿托品：每次 1~3 mg 加入 5~10 ml 葡萄糖液中静脉推注，根据病情可每 15~30 分钟一次。

（2）山莨菪碱：每次 10~20 mg，每 15~30 分钟静脉推注一次。

（六）纠正电解质和酸碱平衡的紊乱

由于休克引起组织缺氧必然导致代谢性酸中毒，而酸中毒可加重休克和阻碍其他治疗，故纠正电解质和酸碱平衡的紊乱是治疗休克的主要方法之一。纠正酸中毒及高钾血症应根据化验检查结果，适量应用碱性缓冲液及保钠排钾药物（如碳酸氢钠等）。

（七）肾上腺皮质激素

抢救休克，是否常规应用肾上腺皮质激素，尚无统一意见。但主张用于感染性休克、过敏性休克等。

（八）防治并发症

休克的并发症往往是死亡的原因。主要的并发症是心功能不全、急性肾衰竭和呼吸衰竭，应及时识别，早期处理。

1. 心功能的维护

1）改善心率，增强心肌收缩力：在足够补液和应用血管扩张剂后，CVP 高而动脉压低时，可考虑使用洋地黄制剂，如毛花苷 C 等。

2）纠正心律失常：由于心肌缺氧，酸中毒或高、低钾血症等导致心律失常，应根据心电图做出诊断，消除病因，保证充分通气给氧，给予不同的处理。

2. 肺功能的维护

在休克治疗过程中，注意保持呼吸道通畅，及时清除分泌物，吸氧。如有呼吸急促、发绀、意识障碍等进行性低氧血症出现，则应及早采用辅助呼吸。

3. 肾功能的维护

休克患者皆应置入导尿管，记录每小时尿量，不断改善肾血流，若 CO 及血压正常后，尿量仍少，应考虑使用利尿剂，若仍不能使尿量增加，则表明有肾功能衰竭发生，应及时处理。

4. 胃肠道功能的维护

近年来，研究发现，胃肠道功能障碍在创伤后危重病患者中相当常见，胃肠道是人体内的重要防护屏障，是重要的免疫和内分泌器官。创伤性休克后机体发生缺血—再灌注损伤，毛细血管微循环障碍，组织缺血、缺氧，而胃肠道是最易受累的器官之一。正常人对胃肠道菌移位有很强的抵抗力，创伤性休克后肠道微生态、屏障功能和通透性均有改变，从而增加了机体对感染的易感性，促使细菌移位至血液中，细菌及其内毒素随血流扩散至全身可致脓毒血症。因此，保护胃肠道黏膜屏障功能，防止肠腔内菌群平衡失调至关重要，应合理早期使用抗生素。在可能情况下，尽早肠饲或经口饮食，减少感染发生率。近年来，研究结果发现，中药大黄对创伤性休克后胃肠功能障碍的治疗有显著的疗效，可减少多器官功能障碍综合征（MODS）的发生率和病死率。具体的用法是生大黄粉制剂，剂量为 3 g 鼻饲，每 8 小时 1 次，出现胃肠功能障碍即开始应用，并在以后的治疗过程中调整大黄剂量至每天大便 1～3 次。

5. 补充高能量

如 ATP、辅酶 A、细胞色素 C、葡萄糖加胰岛素，可纠正细胞代谢障碍，改善组织缺氧。

五、监护

（一）一般监护和病情观察与监护

同第三章休克的一般监护和病情观察与护理。

（二）用药监护

根据医嘱给药。因休克时用药较多，须注意配伍禁忌；由于循环不良，吸收障碍，为保证疗效及防止药物蓄积中毒，一般不宜采用肌内及皮下注射，而采用静脉给药法；及时记录输入药物的名称、输入通路、滴速及患者的情况。

1. 血管活性药物

使用时从小剂量、慢滴速开始；准确记录给药时间、剂量、速度、浓度及血压变化；保证液体的均匀输入，停药时要逐步减量，不可骤停以防血压波动过大；患者平卧，每15分钟观察一次血压、脉搏、呼吸，据此调整滴速；使用血管收缩剂时要防止药物外渗，以免引起局部组织坏死，尽量选择大静脉给药，外周给药时应经常更换静脉，一旦发生外渗，可用盐酸普鲁卡因或扩血管药物局部封闭。

2. 强心苷类药物

使用前了解患者近2周内是否有强心苷类药物服用史；准确把握药物剂量；密切观察心率和心律的变化；严防低血钾发生。

3. 抗生素

抗生素的选用须考虑对肾功能的影响；青霉素类药物使用前要询问过敏史并做过敏试验；严格按给药方法使用，保证药物在血液中的有效浓度以充分发挥疗效；注意观察使用过程中的不良反应。

（孙庆燕）

第四节　脊柱骨折

脊柱骨折又称脊椎骨折，占全身各类骨折的 5% ~ 6%。脊柱骨折可以并发脊髓或马尾神经损伤，特别是颈椎骨折—脱位合并有脊髓损伤时能严重致残甚至丧失生命。

脊柱分成前、中、后三柱。中柱和后柱包裹了脊髓和马尾神经，该区的损伤可以累及神经系统，特别是中柱损伤，碎骨片和髓核组织可以突入椎管的前半部而损伤脊髓。胸腰段脊柱（T_{10} ~ L_2）处于两个生理弧度的交汇处，是应力集中之处，也是常见骨折之处。

一、病因

主要原因是暴力，多数由间接暴力引起，少数因直接暴力所致。当从高处坠落时，头、肩、臀或足部着地，地面对身体的阻挡，使身体猛烈屈曲，所产生的垂直分力可导致椎体压缩性骨折，水平分力较大时则可同时发生脊椎脱位。直接暴力所致的脊椎骨折，多见于战伤、爆炸伤、直接撞伤等。

二、分类

（一）根据受伤的暴力作用方向分类

①屈曲型损伤，最常见。如单纯椎体压缩性骨折，骨折合并椎体向前脱位，多数发生在胸腰段脊柱。②伸直型损伤，极少见。椎体横行裂开，棘突互相挤压而断裂，或椎体向后脱位。③屈曲旋转型损伤，可发生椎间小关节脱位。④垂直压缩型，可发生胸、腰椎粉碎压缩性骨折或寰椎裂开性骨折。

（二）根据损伤程度和部位分类

1. 胸、腰椎骨折与脱位

①椎体单纯压缩性骨折；②椎体粉碎压缩性骨折；③椎体骨折脱位。

2. 颈椎骨折与脱位

①颈椎半脱位；②椎体骨折；③椎体骨折脱位；④寰椎骨折与脱位。

3. 附件骨折

附件骨折常与椎体压缩性骨折合并发生，如关节突骨折，椎弓根、横突、棘突骨折等。

（三）根据骨折的稳定程度分类

1. 稳定性骨折

椎体压缩不超过 1/2，无附件骨折，伤后搬动或脊柱活动不发生移位者。

2. 非稳定性骨折

椎体压缩 1/2 以上，伴有附件骨折，脊柱的稳定因素受到破坏，在伤后搬运或活动脊柱时，易造成脱位、损伤脊髓或马尾神经。

3. 伴有脊髓损伤型

在其损伤平面下，呈完全性或不完全性瘫痪。

三、伤情评估

详细了解患者受伤的时间、原因和部位，受伤时的体位、症状和体征，搬运方式、现场及急诊室急救的情况。有无昏迷史和其他部位的合并伤。

（一）全身

①生命体征与意识：评估患者的呼吸、血压、脉搏、体温及意识情况。包括呼吸形态、节律、频率、深浅、呼吸道是否通畅，患者能否有效咳嗽和排除分泌物；有无心动过缓和低血压；有无出汗，患者皮肤的颜色、温度；有无体温调节障碍。对伴有颅脑损伤的患者，可用 GCS 量表评估患者的意识情况。②排尿和排便情况：了解患者有无尿潴留或充盈性尿失禁；尿液颜色、量和比重；有无便秘或大便失禁。

（二）局部

①评估受伤部位有无皮肤组织破损、局部肤色和温度、有无活动性出血及其他复合性损伤的迹象。②感觉和运动情况：患者的痛、温、触及位置觉的丧失平面及程度；肢体感觉、活动和肌力的变化，双侧有无差异。③有无腹胀和麻痹性肠梗阻征象。

（三）辅助检查

评估患者的影像学检查和实验室检查结果有无异常，以助判断病情和预后。

四、处理

（一）治疗原则

脊柱损伤的治疗应在不加重损伤的前提下积极恢复脊柱正常解剖关系，不排除必要适时的整复及手术，但更应重视患者自身利用体位姿势及练功活动而达到逐渐复位及功能恢复。治疗的着眼点是解剖与功能并重，稳定与活动兼治，正确处理好局部与全身，骨与软组织的关系。在临床工作中，必须认真检查，明确诊断，细心搬运，稳妥处理，以防在搬运及检查治疗过程中加重损伤。

（二）治疗方法

1. 急救搬运

用木板或门板搬运。先使患者两下肢伸直，两上肢也伸直放身旁。将木板放在患者一侧，2~3人扶患者躯干，使成一体滚动移至木板上，注意不要使躯干扭转，对颈椎损伤的患者，要有专人托扶头部，沿纵轴向上略加牵引。使头、颈随躯干一同滚动，躺到木板上后，用沙袋或折好的衣物放在颈部两侧加以固定。

2. 颈椎损伤的治疗

颈椎活动性大，单纯压缩性骨折少见，常为骨折脱位，单纯脱位或半脱位。

1）寰椎骨折：无神经症状时，颈部用 Minerva 石膏固定 3 个月。当伴有神经症状时，先用头颅环牵引数周后，再改用 Minerva 石膏固定。如果存在颈椎不稳定应行手术治疗。术中使用移植骨块和钢丝将第 1、2 颈椎棘突或椎突或椎板相融合。术后在围领或支具保护下卧床 2~4 周。围领和支具使用至融合部位骨性愈合。

2）齿状突骨折：齿状突骨折合并寰椎向前脱位，用颅骨牵引使之复位后，于颈过伸位维持牵引，6 周后改用颈轻度后伸位石膏固定 6~8 周。合并寰椎向后脱位，可颅骨牵引下使颈椎屈曲，复位后维持牵引 6 周，换用石膏固定。对移位明显或有神经症状者，经以上治疗无效，可在牵引下早期行手术复位及枕颈融合术，后期若神经症状加重，应行枕颈融合术。

3）第 2 颈椎骨折：保持颈椎中立位常可以使骨折复位，复位后 Minerva 石膏或头颅环固定 3 个月，牵引时可产生过牵，导致骨折不愈合和韧带不稳。

4）第 3 颈椎、第 7 颈椎骨折和骨折脱位

（1）单纯压缩性骨折：无神经损伤者，颈椎后伸位石膏固定 3 个月，有神经症状者，多因椎间盘破裂，压迫神经根或脊髓，应行前路颈椎手术。

（2）颈椎棘突骨折：在排除颈椎其他严重损伤后，使用颈部围领制动 3~6 周即可。

（3）颈椎过屈型骨折脱位：行头颅环牵引，当骨折脱位完全复位后，患者病情平稳行后路棘突植骨融合术或前路椎体间植骨融合术。术后围领制动半年至 1 年。

（4）颈椎关节半脱位：颈椎置于伸展位，使半脱位复位，石膏固定 2~3 个月。

（5）颈椎关节脱位：于颈微屈位行颅骨牵引，牵引重量酌情渐增至 10 kg，每隔半

小时摄 X 线片复查一次，当跳跃的关节被牵开后，在肩下垫薄枕，使颈部逐渐后伸以达复位，复位后牵引重量减至 2~3 kg 维持，6~8 周改用石膏固定。颈椎不稳定者可行融合术。牵引复位失败及伴神经症状者，可行手术切开复位钢丝内固定植骨融合术。

（6）颈部扭伤：避免颈部活动，用颈托保护 3~4 周。

（7）颈椎过伸损伤：保持颈椎直线方向或稍前屈位行颅骨牵引，4~6 周改用颈托固定。

3. 胸腰椎骨折的治疗

1）单纯胸腰椎压缩性骨折，可仰卧于硬板床上，在骨折部垫厚枕，使脊柱过伸，同时嘱患者于 1 或 2 天后逐渐进行背伸锻炼，使脊柱过伸，可使压缩的椎体自行复位。

2）椎体后部有压缩，椎板、关节突有骨折者，宜用双踝悬吊法复位。

3）骨折脱位有关节交锁者可在局麻下切开复位，无截瘫者做后侧植骨融合术，有截瘫者做内固定。

4. 脊柱骨折合并截瘫的治疗

伤后要尽快整复骨折脱位，以恢复椎管内径，解除脊髓及马尾神经受压。损伤早期，脊髓及马尾神经充血水肿，可应用肾上腺皮质激素及脱水剂，并配合高压氧治疗，以利于神经功能恢复。此外，应加强护理，积极防治压疮、肺部及泌尿系感染等。

对于 X 线检查或 CT、MRI 显示椎管内有骨片、椎间盘等物压迫脊髓或马尾神经，应根据情况，选择前方、侧方或后方减压，神经断裂后可予吻合，并酌情复位、内固定及植骨融合。

5. 功能锻炼

功能锻炼包括医疗体育、物理治疗、矫形术、职业训练等。因此，截瘫患者的康复治疗是长期的，多方面的。他们虽然失去下半身的自主能力，但他们有健康的上肢和智力。经过治疗和训练，使之能对社会有所贡献。

五、康复护理

1. 执行骨外科一般康复护理。

2. 患者应取平卧位，安置在木板床上，颈椎骨折应防止头部活动，以保护脊髓不再受损伤，并测量血压、脉搏、呼吸。

3. 给予高热量、高蛋白、富含维生素、富含粗纤维饮食。协助患者进食，按时喂饭、喂水等。应注意避免呛咳，以防加重伤情或发生并发症。特别是颈椎骨折者，因为在损伤早期，任何活动头颈部的动作，均可引起血肿扩散，有压迫延髓而突然死亡的危险。

4. 注意保暖，勿使患者着凉，以避免打喷嚏、咳嗽等剧烈活动。

5. 加强心理护理，尤其对生活不能自理、截瘫的患者，生活上需特别照顾。精神上比较苦闷，易产生悲观失望情绪。医护人员应及时了解其思想情况，给予关心及安慰，消除悲观失望等不良情绪，积极配合治疗。

6. 对长期卧床的患者，瘫痪肢体应给予按摩及被动运动，防止肌肉挛缩及关节强直。

7. 注意观察体温、脉搏、呼吸、血压情况，有休克者应按休克护理，及时输血、输液、补充血容量，保持呼吸道通畅，呼吸困难者立即吸痰。如不能改善，需配合医师行气管切开，同时给予氧气吸入。

8. 患者剧烈头痛者需给予吗啡或其他止痛药物。合并胸部、颅脑损伤昏迷者不宜使用吗啡、哌替啶，以免抑制呼吸、增加颅内压等。

9. 鼓励和协助患者进行功能锻炼。压缩性脊柱骨折伤后早期，按医嘱进行躯干和肢体锻炼。先以伤椎为中心，背部垫以薄枕，逐天增高，使被压缩的椎体逐渐复原。单纯压缩性骨折，于伤后 2~3 天病情稳定、疼痛减轻时，即可开始仰卧位功能练习。

1）五点支撑练功法：仰卧位，以头、两肘及两足支撑，抬起腰部。如此反复进行锻炼。

2）三点支撑练功法：伤后一周，在五点支撑练功的基础上，改为头及两足支撑，双臂环抱在胸前，抬前腰部进行练功。

3）俯卧位练功法：受伤 2 周以后，改为俯卧位练功。俯卧，两手放在背后，腰背肌肉用力使头颈、胸部和下肢同时翘起离开床面，躯体呈弓形，又称"飞燕式功能练习"。

4）被动练功法：截瘫患者自动练功有困难，可在医护人员或家属的协助下，进行被动练功。按摩肌肉、活动关节，以促进血液循环，防止肌肉挛缩、关节僵硬或强直。

10. 健康教育

1）不断向患者和家属宣传医学知识，介绍有关治疗、护理和康复的方法和意义，以取得配合。

2）截瘫患者的病程长，甚至伴随人的一生，遗留形态、能力、社会适应力等方面的缺陷或下降。

3）患者出院时必须确认患者的自理能力，便于在回归家庭、回归社会前，做相适应的康复指导。

4）继续功能锻炼，使残存的功能得以最大限度的发挥，培养日常生活动作的自我能力，预防并发症的发生。

5）定期返院检查，以获得功能康复、心理康复、社会能力恢复的指导。

（郝欣）

第五节　骨盆骨折

骨盆骨折是现代创伤骨科中较为严重，同时也是较为重要的骨折，随着社会的发展，现代的高能量损伤越来越多，骨盆骨折的发生概率也逐年提高，其中交通伤、重物的砸伤和高处的坠落伤是主要的原因。往往骨盆骨折合并较为严重的内脏并发症和出血，危及患者的生命。

一、应用解剖

骨盆是由骶骨、尾骨及两侧髋骨（耻骨、坐骨和髂骨）构成。两侧髂骨与骶骨构成骶髂关节，并借腰骶关节与脊柱相连；两侧髋臼与股骨头构成髋关节，与双下肢相连。因此，骨盆是脊柱与下肢间的桥梁，具有将躯干重力传达到下肢，将下肢的震荡上传到脊柱的重要作用。骨盆的两侧耻骨在前方借纤维软骨连接构成耻骨联合，因此，骨盆呈一环状，其前半部（耻、坐骨支）称为前环；后半部（骶骨、髂骨、髋臼和坐骨结节）称为后环。骨盆的负重支持作用在后环部，故后环骨折较前环更为重要；但前环是骨盆结构最薄弱处，故前环骨折较后环多。骨盆对盆腔内脏器，如泌尿和生殖器官、肠管、神经和血管等，有重要保护作用。但当骨折发生时，也容易损伤这些器官。盆腔内有骶神经丛，盆腔的血管主要是髂内动脉，在骶髂关节前方由髂总动脉分出，静脉分为壁静脉与脏静脉，前者与同名动脉伴行，后者构成静脉丛，最后都注入髂内静脉。由于盆腔内血管丰富，骨折时易造成血管破裂而出血。

二、病因

骨盆骨折多由强大的直接暴力所致，如车辆碾扎、坑道或房屋倒塌、机械挤压等。此外，坐位跌倒可发生骶尾骨骨折；肌肉强烈收缩可引起髂前上棘或坐骨结节撕脱骨折。

暴力可来自骨盆的侧方、前方或后方，骨折既可发生在直接受力部位，也可通过骨盆环传导而发生在他处。将骨盆骨折的稳定性作为判断适应证和治疗方法的依据。

三、分类

分类方法较多，命名不一，但均分别依据骨盆骨折的部位、损伤暴力的方向及骨盆环的稳定性而进行分类。目前较常用的分类方法有如下几种：

（一）按骨折部位与数量分类

1. 骨盆边缘撕脱性骨折

其发生于肌猛烈收缩而造成骨盆边缘肌附着点撕脱性骨折，骨盆环不受影响。

2. 骶尾骨骨折

①骶骨骨折：可以分成三个区，Ⅰ区在骶骨翼部，Ⅱ区在骶孔处，Ⅲ区在正中骶管区。Ⅱ区与Ⅲ区损伤分别会引起骶神经根与马尾神经终端的损伤。②尾骨骨折：往往连带骶骨末端一起骨折，一般移位不明显。

3. 骨盆环单处骨折

此类骨折一般不会引起骨盆环的变形，包括：①髂骨骨折；②闭孔处骨折；③轻度耻骨联合分离；④轻度骶髂关节分离。

4. 骨盆环双处骨折

此类骨折为较大暴力（如交通事故）所致，导致骨盆变形，骨盆环失去稳定性。包括：①双侧耻骨上、下支骨折；②一侧耻骨上、下支骨折合并耻骨联合分离；③耻骨上、下支骨折合并骶髂关节脱位；④耻骨上、下支骨折合并髂骨骨折；⑤髂骨骨折合并骶髂关节脱位；⑥耻骨联合分离合并骶髂关节脱位。

（二）按损伤暴力的方向分类（Young 分类）

1. 暴力来自侧方的骨折（LC 骨折）

侧方的挤压力量可以使骨盆的前后部结构及骨盆底部韧带发生一系列损伤。此类骨折包括：①LC – Ⅰ型，耻骨支横形骨折，同侧骶骨翼部压缩性骨折；②LC – Ⅱ型，耻骨支横形骨折，同侧骶骨翼部压缩性骨折及髂骨骨折；③LC – Ⅲ型，耻骨支横形骨折，同侧骶骨翼部压缩性骨折，髂骨骨折，对侧耻骨骨折，骶结节和骶棘韧带断裂以及对侧骶髂关节轻度分离。

2. 暴力来自前后方（APC 骨折）

可分为三型：①APC – Ⅰ型，耻骨联合分离；②APC – Ⅱ型，耻骨联合分离，骶结节和骶棘韧带断裂，骶髂关节间隙增宽，前方韧带已断，后方韧带仍保持完整；③APC – Ⅲ型，耻骨联合分离，骶结节和骶棘韧带断裂，骶髂关节前、后方韧带都断裂，骶髂关节分离，但半侧骨盆很少向上移位。

3. 暴力来自垂直方向的剪力（VS 骨折）

通常暴力较大。在前方可发生耻骨联合分离或耻骨支垂直性骨折，骶结节和骶棘韧带均断裂，骶髂关节完全性脱位，半侧骨盆可向前上方或后上方移位。

4. 暴力来自混合方向（CM 骨折）

CM 骨折通常为混合性骨折，如 LC/VS 或 LC/APC。各类骨折中以Ⅲ型骨折与 VS 骨折最为严重。

（三）按骨盆环的稳定性分类（Tile 分类）

Tile 分类分为 A、B、C 三型，每型又分为若干亚型。

1. A 型

稳定性骨折，轻度移位。①A_1 型：骨盆边缘骨折，不累及骨盆环；②A_2 型：骨盆环有骨折或有轻度移位，但不影响骨盆环的稳定；③A_3 型：骶骨和尾骨的横形骨折，不波及骨盆环。

2. B 型

这类损伤的骨盆后侧张力带和骨盆底仍然保持完整无损伤。髋骨旋转不稳定，但无垂直不稳定。①B_1 型：骨盆翻书样损伤，为外旋损伤。②B_2 型：骨盆侧方挤压损伤或髋骨内旋损伤，这种损伤又可分为两个亚型，即 B_{2-1} 型，骨盆侧方挤压损伤（单侧型）。B_{2-2} 型，骨盆侧方挤压损伤，对侧型（桶柄样）。③B_3 型：双侧 B 型损伤。

3. C 型

不稳定性骨折，骨盆在旋转和垂直方向均不稳定。①C_1 型：为骨盆单侧损伤。骨盆后部的损伤可能是髂骨骨折，骶髂关节无损伤（C_{1-1} 型）；也可能是骶髂关节骨折脱位或单纯脱位（C_{1-2} 型），或骶骨骨折（C_{1-3} 型），半侧骨盆向上移位。②C_2 型：骨盆双侧不稳定，多为侧方挤压损伤。③C_3 型：为骨盆两侧损伤。

四、伤情评估

需从 3 个方面来观察，即骨盆骨折本身、骨盆骨折的并发伤与同时发生的腹腔脏器伤，后者更为重要。因此有局部症状及全身症状。

（一）骨盆骨折本身（局部）症状

1. 骨盆边缘骨折

有外伤史。骨折部疼痛、肿胀，局部压痛明显。患侧下肢活动受限。

2. 骨盆环单弓断裂无移位骨折

有外伤史。骨盆前侧或后侧疼痛，活动受限。患者不能站立及行走。

3. 骨盆环双弓断裂移位骨折

有外伤史。骨盆前侧或后侧疼痛。活动受限。患者不能站立及行走。

4. 稳定性骨折

单纯耻骨支骨折（单侧或双侧）疼痛在腹股沟及阴部，可伴内收肌痛。髂前部撕脱性骨折常有皮下溢血及伸屈髋关节时疼痛。骶骨、髂骨的局部骨折表现为局部肿痛。

5. 不稳定性骨折

耻骨联合分离时，可触到耻骨联合处的间隙加大及压痛。在骶髂关节及其邻近的纵形损伤，多伴有前环损伤，骨盆失去稳定，症状重，除疼痛外，翻身困难甚至不能，后环损伤侧的下肢在床上移动困难。由于骨盆至股骨上部的肌肉（如髂腰肌、臀肌等）收缩时，必牵动稳定性遭到破坏的骨盆环，使脱位或骨折处疼痛，致该下肢移动困难。在分离型损伤中，由于髂翼外翻，使髋臼处于外旋位，即该下肢呈外旋畸形。

（二）骨盆骨折重要体征

1. 骨盆边缘骨折

有时可触及骨折异常活动及骨擦音。

2. 骨盆环单弓断裂无移位骨折

骨折部压痛明显，骨盆分离或挤压试验阳性。

3. 骨盆环双弓断裂移位骨折

骨折部压痛明显或挤压试验阳性。

4. 脐棘距

由肚脐至髂前上棘的距离。正常两侧相等，在压缩型骨盆后环损伤，伤侧髂翼内翻（内旋或向对侧扭转），其脐棘距变短，短于对侧。在分离型，伤侧髂骨外翻（外旋或向同侧扭转），其脐棘距增大，长于对侧。

5. 髂后上棘高度

患者平卧，检查者双手插入患者臀后，触摸对比两侧髂后上棘的突出程度及压痛，除髂翼后部直线骨折对髂后上棘无影响外，对于压缩型，由于髂骨内翻，伤侧髂后上棘更为突出且压痛。对于分离型，髂翼外翻，伤侧髂后上棘较对侧为低平，亦有压痛。如有明显向上移位，可感到髂后上棘位置高于对侧。

其他一些检查例如 4 字试验、扭转骨盆、骨盆分离试验等。急性严重骨盆骨折病例，由于疼痛均不便应用。

（三）并发症

骨盆骨折常伴有严重并发症，而且常较骨折本身更为严重，应引起重视。

1. 休克

骨盆由松质骨组成，骨折后出血较多，加以盆壁静脉丛多无静脉瓣阻挡回流，且不稳定性骨折可加重活动性出血，出血量常在 500～5 000 ml，在腹膜后形成较大的血肿，患者可表现为不同程度休克以及因腹膜后血肿而产生的腹胀、腹痛、腹肌紧张等症状。因此，对骨盆骨折患者，要先检查生命体征的变化，以便及时发现及救治休克。

2. 尿道或膀胱损伤

尿道或膀胱损伤为常见并发症。尿道损伤远较膀胱损伤为多见。当有双侧耻骨支骨折以及耻骨联合分离时，尿道损伤的发生率较高，患者排尿困难，尿道口可有血流出。膀胱损伤可出现尿外渗而产生腹膜刺激征及会阴部肿胀，注水试验可明确诊断。

3. 直肠损伤

多为骶骨的骨折直接刺伤所致，少数可因骶骨、坐骨骨折移位使之撕裂。表现为肛门出血，下腹部疼痛和里急后重感，肛门的指诊可以发现手套上的血迹或可以触及刺入直肠的骨折端，腹膜外破裂常发生肛周感染，腹膜内破裂常在早期就出现弥漫性腹膜刺激征。处理不当者死亡率高，应当急诊手术治疗，修补裂口，常规结肠造瘘，直肠周围引流，使用有效的抗生素。

4. 神经损伤

骨盆骨折并发神经损伤并不少见，但是早期容易被骨折的症状掩盖，而不能得到及时的诊断。损伤多为神经走行部位的骨折脱位牵拉、挫伤或者是血肿机化压迫所致。临床表现为该神经支配区不完全的感觉和运动的障碍，男性可以有阳痿。一般的症状比较轻微，可以自行恢复，少数遗留永久的症状。以处理骨折脱位，消除神经的压迫为主。

5. 女性生殖道损伤

女性骨盆内脏器拥挤而固定，子宫及阴道位置隐蔽，只有在严重骨盆骨折移位时才能造成子宫阴道及周围脏器联合损伤。主要表现为下腹部会阴区疼痛、非月经期阴道流血、阴道指诊触痛明显、触及骨折端及阴道破裂伤口等。治疗上应及时有效控制出血，手术探查修复破裂的子宫和阴道。

（四）诊断

患者有明确的外伤史，伤后局部有疼痛、肿胀、淤斑，不能起坐、站立和翻身，下肢活动困难。损伤局部压痛明显，骨盆挤压（术者两手掌置两侧髂前上棘外侧向内对向挤压）和分离试验（术者在两侧髂前上棘处向外推压）阳性，若尾骨有压痛可进行肛门指诊检查。

X 线骨盆正、侧位像可明确骨折部位和类型。髂骨翼内旋时，其宽度变小，耻骨联合向对侧移位或耻骨支发生架叠，闭孔变大；髂骨翼外旋时，其宽度增加，闭孔变小，耻骨联合向同侧移位或耻骨支骨折端发生分离。必要时可摄骶尾椎正侧位或骶髂关节斜位片。

五、治疗

骨盆骨折常为高能量损伤，可伴有严重的合并伤，死亡率相当高。对患者的急诊评估必须包括可能即刻威胁生命的并发症。例如患者合并脑外伤、胸部外伤、腹部外伤以及更加严重的腹膜后血管损伤。询问受伤史可了解能量来源和强度以及可能存在的并发症，低能量损伤并发症少见，但高能量损伤常合并严重并发症。有学者报道：75%的患者有出血，12%合并尿道损伤，8%合并腰骶丛损伤，高能量骨盆骨折合并其他部位骨折常见。严重骨盆骨折死亡率为15%～25%。对于这类损伤，最好由多科医师进行抢救。骨科医师参与初次抢救并尽可能早期恢复骨盆骨折的稳定性，根据骨折不稳定类型，在急诊室以最快速度予以外固定支架固定。应立刻监测循环系统，对于低血容量休克马上进行抗休克治疗，应尽快选择上肢或颈外静脉穿刺（因为下肢静脉通路可能存在盆腔静脉损伤而造成输液无效），建立2条通畅静脉快速补液通道，扩容抗休克，首选平衡液。可根据失血1 ml补充3 ml晶体液的原则给予补液，20分钟内至少补充2 L的晶体液，然后立即输血。

（一）并发症的治疗

1. 有休克者应立即抢救，如果是腹膜后大出血所致，经积极的非手术治疗无好转者，应在抗休克的同时，行髂内动脉结扎或栓塞术。

2. 尿道断裂者，应先放置导尿管，防止尿液外渗。导尿管插入困难者，可行耻骨上膀胱造瘘及尿道会师术。

3. 膀胱破裂者应及时行手术修补。

4. 直肠破裂者应立即剖腹探查，修补裂口，近端造瘘。

（二）骨折的处理

1. 髂骨翼骨折

骨折多无明显移位，患者仰卧于床上休息4～6周，即可逐渐离床活动。

2. 一侧耻骨单支骨折

骨折移位不多，骶髂关节的位置也没有改变。不需特殊治疗，卧床休息2～3周，即可开始起床和下床活动。

3. 髂前上、下棘和坐骨结节的撕脱性骨折

骨折有不同程度的向下移位。髂前上、下棘撕脱性骨折，患者屈髋、屈膝位卧床休息3～4周；坐骨结节撕脱性骨折，伸髋、伸膝位卧床休息3～4周，即可下地练习活动。两个月后即可恢复功能。

4. 骶骨横形骨折

骨折片无移位者，可用气圈保护卧床休息4～5周，即可逐渐起床活动，如骨折远端向前移位明显，可用手指从肛内向后方推挤，使其复位。

5. 尾骨骨折脱位

骨折端无移位者，不需特殊治疗，仅卧床休息2～3周即可。休息期间注意避免大便秘结，坐位时垫气圈1～2个月。有移位者，可用肛诊手法整复，把骨折远端或脱位向后推挤，使其复位。经治疗"尾骨痛"仍不减轻者，可考虑手术切除尾骨。

6. 盆弓1处或2处断裂的骨折

对于单纯的耻骨联合分离，可用骨盆悬吊或骨盆兜夹板复位、固定；骨折片移位明显或因骶髂关节分离移位造成一侧上移短缩，可在硬脊膜外隙阻滞下手法复位或采用骨牵引复位；错位严重造成畸形和功能损害者，待伤情稳定后行切开复位和内固定术。

7. 髋臼骨折合并股骨头中心性脱位

大多数可用闭合整复治疗。复位的主要目的是恢复髋臼穹隆部与股骨头负重部位的正常关系。在硬脊膜外隙阻滞下，于股骨大转子和股骨髁上各行一骨牵引。股骨大转子牵引方向与股骨颈长轴一致，重 7～10 kg；股骨髁上牵引重 15～18 kg。1～2 天摄片检查，如复位不满意可适当增加牵引重量，直至满意后可逐步减少牵引重量。当髋臼在 X 线片显示复位良好时，大转子牵引维持 4～6 周，髁上牵引维持 6～8 周。在 X 线片显示骨折线愈合前不宜过早负重行走。髋臼骨折的切开复位因手术范围较大，粉碎性骨折又不易做到良好的内固定，故切开整复要慎重。

骨盆骨折的损伤机制有一定的特殊性，治疗首先应处理其并发症，如骨盆骨折合并大出血、尿道损伤、膀胱损伤、直肠损伤及并存的其他损伤，这些并发症常致患者死亡或发生严重后果。即使在良好条件下，有时也能做到早期活动。对骨盆的生物力学有更多了解，改进固定方法，缩短卧床时间，早期功能锻炼，应该成为今后骨盆骨折的研究方向。

六、监护

1. 将患者安置于木板床上，平卧，减少不必要的搬动与检查，防止骨折移位而使骨折端更多地刺伤软组织、血管、神经等引起大出血和剧烈疼痛。

2. 应首先抢救休克及对内脏损伤进行手术治疗，而骨盆损伤待休克症状解除后再行处理。

3. 调节饮食，加强营养，保持大便通畅。

4. 对于长期卧床的患者，应做好皮肤护理，防止压疮发生。

5. 单纯骨盆骨折的患者，骨折无移位者，一般只需卧床 2～3 周即可持拐杖下床活动。

6. 加强心理康复治疗，需长期卧床的患者，生活不能自理，易产生悲观失望情绪，医护人员应给予安慰及鼓励，消除悲观等不良情绪，积极配合治疗。

7. 病情观察

1) 血管损伤，出血性休克

(1) 密切动态观察血压、脉搏变化，要定时复查血红蛋白，及时发现大出血，早期处理。

(2) 迅速建立静脉通路，快速输入平衡盐溶液等，并立即合血、输血等。

(3) 备好各种抢救物品及药物。做好手术的准备工作。

2) 腹膜后血肿

(1) 动态观察血压、脉搏及临床表现。

(2) 随时观察腹部肿块大小，注意有无扩大，有无腹膜刺激症状。

(3) 腹胀严重行肛管排气，轻度按摩腹部以协助排气。

(4) 必要时禁食，留置胃管行胃肠减压。

3) 泌尿系统损伤

(1) 观察排尿情况，注意有无排尿困难、血尿或尿道口流血。

（2）膀胱胀满，耻骨上、会阴部及下腹部压痛等均应给予留置尿管，定期开放。

（3）观察下腹部及腹股沟、会阴部皮下有无肿胀，及时发现膀胱破裂，及时处理。

4）直肠损伤

（1）观察肛门，注意有无血液流出。

（2）了解患者有无直肠刺激症状，必要时做肛门指诊。

（3）做好随时手术的准备工作。

5）神经损伤：注意观察有无神经感觉障碍和运动障碍，如足下垂等。

8. 对于牵引患者

应按牵引常规康复治疗，防止长期卧床引起的肺部、泌尿系统及压疮三大并发症。如有肌力减弱和足下垂等情况出现，应指导患者做抗阻力肌肉锻炼，踝关节应用软枕衬垫支撑，保持踝关节功能位，防止跟腱挛缩、踝跖屈畸形。

9. 康复

1）卧床期间，可在床上做上肢伸展运动、下肢的肌肉等长收缩和足踝活动。

2）1～2周可进行半卧位及坐位练习，同时可做双下肢、髋关节、膝关节的伸屈运动。

3）骨盆环完整的骨折患者，3～4周可下床缓慢行走，4周后就可练习正常行走及下蹲。骨盆环完整受影响的骨折患者，6～8周拔除牵引，扶拐行走，12周后逐渐弃拐负重行走。

10. 健康教育

1）帮助患者及家属了解疾病的有关知识，介绍有关治疗、护理和康复的方法和意义，以积极配合治疗。

2）因治疗周期长，患者情绪波动大，应在整个治疗进程中根据患者的心态，用美好的语言，切实的医疗护理知识，友善的态度，对患者进行精神上安慰、支持、疏导等。

3）辅导患者逐步地按计划进行康复并指导患者提高自我护理、自我照顾的能力。

（孙庆燕）

第六节 脊髓损伤

脊髓损伤为脊柱骨折或脱位的严重并发症。随着交通事故逐渐增加，脊髓损伤者日渐增多。因此，对脊髓损伤的急救显得更为重要。

脊髓损伤常由脊柱的震荡、压缩致椎体后部的畸形或附件碎片压迫、挫裂、穿刺或切割而引起。损伤的结构各有不同，损伤的程度轻重不一。按照不同的损伤结构，可有损伤节段以下的躯干和肢体的感觉、运动、反射和交感神经的功能障碍。胸段或腰段脊髓损伤者可有躯干和下肢的神经功能障碍，称为截瘫；颈段脊髓损伤者则引起上下肢和躯干的神经功能障碍，称为四肢瘫痪；圆锥体或马尾损伤，则仅有会阴部的感觉障碍和大小便失禁。

一、病因和分类

脊髓损伤有开放性与闭合性之分。开放性脊髓损伤多由战时火器外伤所致；闭合性脊髓损伤多见于高处坠下、重物压砸、翻车撞车等工矿、交通事故或地震灾害。其是脊椎骨折脱位的严重并发症。

（一）根据其功能障碍程度分类

此分类分为暂时性、不完全性和完全性三种。

（二）根据脊髓损伤平面的高低分类

此分类分为高位与低位两种。损伤在颈膨大或其以上者，则出现高位截瘫；损伤在颈膨大以下者，不论损伤平面在上胸段或腰段，则仅出现下肢瘫痪，称低位截瘫。高位截瘫上肢和下肢均瘫痪。

（三）根据其由轻到重的程度和临床表现分类

1. 脊髓震荡

脊髓震荡是指脊髓的功能性损害，无器质性改变。脊髓实质在电镜下无明显改变或有少许渗出甚至点状出血。损伤后早期表现为完全或不完全截瘫，24 小时内开始恢复且在 3~6 周可完全恢复，不留后遗症。其早期表现与脊髓实质损伤相似，均称为弛缓性瘫痪，两者的鉴别点为：脊髓震荡导致的瘫痪为不完全性，在数小时内可逐渐恢复；若损伤后经过一段时间，感觉和运动完全消失，则可能为脊髓实质损伤或脊髓完全断裂。如疑有脊髓断裂，可在 24 小时后做阴茎反射及肛门反射试验，其中之一恢复者，提示为不完全损伤。

2. 脊髓受压

脊柱骨折或脱位合并脊髓损伤的部分患者，其脊髓在受到挫裂伤的同时，还可被碎骨片、脱出的椎间盘组织、血肿、椎体或椎板及紧张的硬膜所压迫。这些压迫因素都存在于脊髓之外，故称之为外在的压迫因素。若脊髓内部发生出血坏死，或因伤后水肿，脊髓增援，使软脊膜内压力增高，软脊膜紧张，为内在的压迫因素。外在和内在的压迫因素，均可导致受损伤的脊髓组织进一步缺血、缺氧，最后使残余的神经组织进一步坏死、液化，导致瘢痕组织的形成。

3. 脊髓挫裂伤

脊髓挫裂伤可分为完全和不完全挫裂伤，一般是由于脊柱骨折或脱位所致。若系钝性损伤，则损伤范围较广泛，所引起的截瘫也较严重。挫裂伤可导致硬膜、脊髓和脊髓血管发生病理改变。病变的轻重与暴力的大小有直接关系，暴力强大者可导致局部脊髓完全被挫裂伤，上下相邻数节的脊髓组织也可能因牵拉、水肿、压迫或血运障碍而受到不同程度的损伤。根据脊髓内部损伤的部位不同，可将脊髓不全挫裂伤分为以下几种情况：

1）脊髓前角损伤综合征：前角损伤是因前角内出血或空洞形成所致，可为单侧或双侧，可累及多个节段。临床表现为受累肌群呈弛缓性瘫痪。

2）脊髓前部损伤综合征：脊髓前部损伤多累及脊髓侧角、前角、侧束和前束，甚至可损伤部分后束。临床表现为损伤平面以下痛觉、温度觉、运动、大小便功能、血管舒缩功能部分或完全丧失，但后束功能大部分或全部正常。

3）脊髓半横贯损伤综合征：多发生于颈段脊髓或上段胸段脊髓。临床表现为损伤侧平面以下神经元瘫痪及各种感觉丧失，对侧痛、温度觉丧失。

4）脊髓中央损伤综合征：脊髓灰质血供丰富，对损伤敏感，因而脊髓挫伤后易发生中央出血性坏死，临床常见于颈段脊髓损伤，其特点为上肢瘫痪较重，而下肢瘫痪较轻。

4. 马尾神经损伤

第2腰椎以下的脊柱骨折或脱位，可损伤马尾神经，脊髓损伤较少见。部分或全部马尾神经可被挫伤、撕裂、撕脱或横断，硬脊膜也常同时受损。表现为损伤平面以下的感觉、运动和反射均消失，大小便及性功能也可能障碍。不全损伤患者可合并持久的神经痛。若为半侧损伤，则损伤侧运动和感觉功能多同时丧失。

各种较重的脊髓损伤后，均可立即发生损伤平面以下弛缓性瘫痪，这是失去高级中枢控制的一种现象，为脊髓休克。2~4周后，发生损伤平面以下程度不同的痉挛性瘫痪。脊髓休克与脊髓震荡是完全不同的两个概念。

二、伤情评估

患者常有部分遭受外力或高处跌坠史。

（一）脊髓震荡

脊髓震荡与颅脑损伤中的脑震荡相似，也是各类脊髓损伤时都可能有的早期症状。表现为损伤平面以下脊髓功能，包括运动、感觉和反射等完全消失伴有大小便潴留，数小时或数天后即可恢复正常。如脊髓实质性损伤，持续时间则较长，一般3~4周。

（二）脊髓损伤程度

在脊髓损伤度过无反射期后，则转入反射增强期，出现肌张力增高，反射亢进和锥体束征阳性，此时才出现典型的脊髓损伤的临床表现。脊髓损伤可分为完全性和部分性损伤两种：

1. 完全性损伤

完全性损伤呈脊髓横断综合征，损伤平面以下的运动、感觉功能完全丧失，永不恢复。伤后早期出现肛门反射（刺激会阴部出现肛门括约肌收缩）及阴茎反射（刺激阴茎头引起阴茎球海绵体肌收缩）和跖伸反射，可作为脊髓完全性横断的依据。

2. 部分性损伤

部分性损伤按脊髓横断面损伤的部位不同有：

1）脊髓半横断综合征：常出现在锐器直接刺伤某一侧的一半脊髓所致。表现伤后出现同侧运动和深感觉障碍，对侧痛觉和温度觉障碍。

2）脊髓中央损伤综合征：表现为痛觉和温度觉消失而触觉保存的浅感觉分离，如发生在颈段脊髓，出现四肢瘫，以上肢为重，下肢较轻，伴括约肌功能障碍。

3）脊髓前部损伤综合征：表现为损伤平面以下完全性瘫痪及浅感觉（痛温觉）迟

钝或消失，但因后索完整，故深感觉尚保存。有括约肌障碍。

4）脊髓后部损伤综合征：以深感觉障碍为主，痛觉、温度觉仍存在。

5）脊髓内出血：产生节段性症状，受伤节段分布区痛温觉消失、触觉基本正常的分离性感觉障碍。肌肉呈下运动神经元瘫痪，与脊髓空洞症的神经损害症状相似。

（三）脊髓压迫

早期常由碎骨片、移位椎体、异物、椎间盘突出、硬脑膜外血肿和硬脑膜下血肿等引起，晚期可由硬脊膜增厚、慢性血肿等所致。脊髓各节段受压损伤的症状亦有所不同。

（四）脊髓各节段损伤的特点

1. 颈段和上胸段损伤

1）高颈段（C_{1-4}）损伤：部分病例也可能合并脑干损伤。C_{1-2} 段损伤患者可立即死亡。C_{2-4} 段因有膈神经中枢，无论直接挫伤或下部挫伤，水肿向上扩延，可使膈肌和其他呼吸肌瘫痪，患者呼吸困难，但也很快致命。损伤水平以下四肢瘫均为痉挛性瘫痪。括约肌功能和性功能也完全丧失。感觉障碍方面，由于三叉神经脊髓束损伤，面部感觉丧失，而口唇和其周围、鼻尖、鼻翼的感觉保留（此部感觉纤维终于延髓下端的三叉神经脊束核，故不受损），呈"洋葱皮型"感觉障碍（Dejerine 型脊髓损伤综合征）。此外，自主神经功能障碍明显，由于排汗和血管运动功能障碍而出现高热 Guttmann 征（鼻腔因黏膜血管扩张、水肿而出现鼻塞），由丘脑下部下降至睫状脊髓中枢（C_8 ~ 胸外侧角）的自主神经纤维受损，出现单侧或双侧的 Horner 征。

2）颈膨大（C_5 ~ T_1）损伤：此部损伤可引起肋间神经麻痹，严重地影响呼吸，四肢瘫痪。两上肢表现为弛缓性瘫痪，两下肢呈痉挛性瘫痪。损伤平面以下感觉消失。如 C_{5-7} 节尚未受损时，上肢运动功能仍有部分保存，肘关节能屈曲，此时应争取手术，可能挽回 1 ~ 2 个神经根，使四肢瘫痪在某种程度上转化为截瘫。括约肌功能和自主神经功能障碍与高颈段脊髓损伤相同。

所有颈髓损伤的患者，在度过脊髓休克期后可出现集合（或总体）反射，表现为刺激下肢时立即出现肌肉痉挛，即引起膝和髋关节屈曲，踝部跖屈，两下肢内收，腹肌强力收缩，反射性排尿（或伴直肠排空），阴茎勃起甚至射精，并有出汗立毛反射。一般在损伤后 7 ~ 8 周可建立反射性膀胱。

2. 胸中下段（T_{3-12}）损伤

除有下肢截瘫及损伤平面以下感觉消失外，可因肋间神经部分麻痹致呼吸功能不全。脊髓休克期度过后可有集合反射，并出现反射性膀胱、阴茎勃起及射精等症状。T_6 节段以上（包括颈段脊髓）的损伤，在脊髓休克期中可出现交感神经阻滞综合征，表现为血管张力丧失、血压下降、脉搏徐缓、体温随外界的温度而变化，并可呈嗜睡状态。在晚期也可出现自主神经反射过度综合征，表现为严重头痛、头晕、心悸、恶心，偶有呼吸困难。

3. 腰膨大（L_2 ~ d_2）损伤

第 10 胸椎与第 1 腰椎髓节相对应，此部以下损伤的特征为下肢呈弛缓性瘫痪，提睾、膝腱反射均可消失，腹壁反射存在，而跟腱反射保留甚至可能增强并出现踝阵挛。

此部损伤时须注意腰神经有无损伤，保留腰神经就可以保留髋和膝关节的运动，有利于患者站立及步行。

4. 脊髓圆锥（d_{3-5}）及马尾损伤

正常人脊髓终止于第1腰椎体的下缘，因此，第1腰椎骨折可发生脊髓圆锥损伤。脊髓圆锥内有脊髓排尿中枢，损伤后不能建立反射性膀胱，只能形成自律性膀胱，出现大小便失禁，并有阳痿、直肠括约肌松弛及臀肌萎缩，会阴部皮肤鞍状感觉缺失。膝腱和跟腱反射存在，肛门和阴茎反射消失。如果损伤仅在圆锥部可无肢体瘫痪。第2腰椎以下的椎骨骨折及脱位，仅能损伤马尾神经，且多为不完全性损伤。表现为平面以下下肢弛缓性瘫痪，腱反射消失，感觉障碍不规则，括约肌和性功能障碍明显，没有病理性锥体束征。

三、脊髓损伤的检查方法

（一）全身检查

要注意有无其他脏器复合伤存在。做任何检查及搬动患者时，注意勿加重脊髓损伤。

（二）局部检查

清醒患者在脊髓损伤的局部有压痛、肿胀、畸形及棘突分离等现象。

（三）神经系统检查

脊髓损伤患者的神经系统检查所见一般与相应部位的脊髓肿瘤相同，只在病理改变及其临床经过有不同而已。

（四）X线检查

骨X线摄片检查可以判断脊柱损伤的部位、类型、程度、移位方向以及有无骨片刺入椎管等，可根据X线片估计脊髓损伤平面及其程度。骨X线检查需拍摄标准前后位、侧位和双斜位片，尤其是颈椎损伤。若结合临床神经系统检查结果，可以进一步判断脊髓和神经损伤的程度和平面。

损伤时的骨折或脱位的移位情况，有时不一定在X线片中正确显示，因为外力作用消失之后，移位的骨折端有时可自行复位，"所谓瞬间脱位"，同样引起神经损伤。此外，也可因患者在被搬运过程中出现骨折端的移位增加或部分获得纠正，甚至完全复位。如颈椎高位瞬间脱位，引起严重的脊髓损伤，但在X线片中却不存在骨折或脱位，反之有的在侧位像上显示明显椎体移位，可能没有脊髓神经完全横断症状，只表现为部分损伤。这种情况多发生在下腰部，由于该部位椎管直径较大，相对马尾神经较细，神经不易被压迫。因此X线检查必须与临床检查相结合，才能做出正确的诊断。

（五）CT检查

CT检查可以了解骨折部位、移位情况以及椎间盘、黄韧带对硬膜、脊髓及神经根的压迫情况，对治疗方案的选择也有一定的参考价值。

（六）MRI检查

MRI能较好地显示椎管内及神经根内软组织的成像。能通过冠状面和矢状面的成像，并根据硬脊膜外或神经根周围脂肪的减少、消失等差异来判断硬脊膜或神经根是否受压，尤其对椎管侧隐窝狭窄，较 CT 成像更清晰。MRI 的优势在于显示椎管内病变分辨力强。对神经根、硬脊膜压迫程度，对椎间盘突出物的形成和它对后纵韧带骨化类型以及椎管狭窄程度和脊髓是否受到压迫，都比 CT 检查显示得完整。在观察脊髓和椎管损伤以及确定其部位和脊髓损伤的性质是水肿、血肿、压迫或萎缩等方面也优于 CT。

（七）电生理检查

最主要的目的是确定截瘫程度。完全性脊髓损伤时 SEP 无 EP 波形出现，不完全损伤时，则可出现 EP，但波幅降低及（或）潜伏期延长，其中尤以波幅降低意义更大。

（八）腰椎穿刺及压迫颈静脉试验

观察椎管是否阻塞，脑脊液是否含血等，对进一步诊断处理有帮助。但必须注意患者体位，防止加重骨折脱位造成的症状。

四、鉴别诊断

（一）脊椎结核

脊椎结核可引起截瘫，但无明显外伤史，病程进展缓慢，可见椎体破坏，椎间隙变窄，且有椎旁脓肿，并伴有低烧、消瘦、血沉增快等临床表现。

（二）脊椎肿瘤

脊椎肿瘤可引起截瘫，无外伤史，病程缓慢，椎体有破坏，但椎间隙一般不变窄，无椎旁脓肿，伴有恶病质表现。

（三）颈椎病

颈椎病可引起截瘫，多见于中老年人，无明显外伤史，椎体前后缘及小关节均有增生，钩椎关节变尖，椎间隙可变窄等。

五、治疗

（一）正确的急救与运送

必须采用防止脊柱脊髓损伤加重的搬运方法和器具，最好快速直达有相应救治条件的医院。瘫痪发生率的高低与有无急救训练及运送工具有显著关系，故应加强宣传教育，提高全民急救防瘫的意识和能力。

（二）早期治疗

脊髓损伤发生后，局部将出现由出血→水肿→细胞变性→脊髓坏死的一系列进行性的病理变化，只有在脊髓发生坏死之前进行有效治疗，才能对保存脊髓结构的完整和促进功能的恢复发挥作用。脊髓损伤后 6～10 小时是治疗的黄金时期，如伤后入院已超过 24 小时，也应积极创造条件尽早手术。

（三）手术治疗

手术处理包括脊柱骨折处的减压、不稳定性骨折的内固定以及应用大网膜脊髓血运重建等。

1. 手术指征

①符合脊柱骨折的手术指征者，如损及中柱或后柱的不稳定性骨折，以及脊柱骨折脱位；②不完全性脊髓损伤，或脊髓恢复过程突然中止，需做脊髓探查者；③影像学证

实有椎间盘突出、椎体或椎板突入椎管压迫脊髓者。对完全截瘫及患者条件甚差以及局部有感染者，不宜手术或宜慎重考虑。

2. 手术入路

常选用后路减压探查并同时经椎弓根行复位固定；亦有人提倡用经前路切除后凸的椎体，同时植骨融合，并行椎体钢板固定；亦可对胸腰椎骨折经侧前方切除部分椎板及椎弓根，并行环形或半环形减压。手术入路应根据病情及部位而定，颈椎椎体爆裂骨折或骨折脱位，可经前路椎间盘及椎体切除，植骨融合。

3. 脊髓探查

软膜对脊髓有较大约束力，脊髓肿胀出血时，需切开软膜才能使脊髓得到减压。有肿胀感或囊肿感者，可切开硬膜，并经后中线切开软膜减压；有囊肿或血肿表现者，可在后中线避开血管，以利刀刃沿后中线切开脊髓，引流出血液及坏死组织，利于改善局部血液循环，保护白质不受损伤。

（四）药物治疗

药物治疗脊髓损伤的作用在于停止或逆转损伤后病理生理改变，包括防止神经组织进一步破坏，减轻病变周围的水肿和炎症，抑制胶质屏障形成和胶原瘢痕组织，刺激纤维再生并穿过病变部位，构成完整的突触，以恢复正常的功能。实验证明，一些药物对脊髓损伤有明显的治疗作用。

1. 脱水剂

各种急性脊髓损害中，组织的水肿反应是一种重要的病理改变，由于软脊膜的包裹，使脊髓组织受压而发生坏死，易导致不可恢复的瘫痪，故积极处理病变组织的水肿，有相当重要的作用。由于有些患者因条件限制不能立即手术，因此选用较强的脱水剂，如尿素、甘露醇、甘油等，可减轻脊髓水肿，达到一定治疗效果，但脱水剂使用时间不宜过长，否则有引起低血钾和肌无力症等潜在危险。在治疗时要密切观察肾功能情况。此外，脱水剂仅能减轻脊髓病变的水肿，但不能阻止缺血或出血和防止瘫痪进展。

2. 肾上腺皮质激素

地塞米松 5～10 mg 或氢化可的松 100 mg，静脉滴注。脱水药和肾上腺皮质激素一般使用 1 周左右。此外，甲泼尼龙可增加脊髓血流量，减少脊髓类脂质过氧化和组织变性，促进脊髓冲动的产生。Mean 报告脊髓损伤后 1 小时使用大剂量甲泼尼龙可保持脊髓微血管灌注，明显增强脊髓伤后功能的恢复。

3. 甲状腺素

文献报道，在动物和患者脊髓损伤后均有甲状腺功能受抑制。国外有人用实验证明，甲状腺素能促进脊髓损伤的功能恢复。机理推测可能是增加了脊髓的血流。

4. 纳洛酮

脊髓损伤后可释出内啡肽使自动调节丧失，从而引起局部血流降低，纳洛酮可阻断内啡肽的这种病理生理反应，增加局部血流，减轻脊髓损伤。实验证明纳洛酮对脊髓损伤早期（伤后 1 小时）和后期（伤后 4 小时）均有治疗作用，功能恢复比对照组明显。

5. α-甲基酪氨酸

研究认为，脊髓伤后去甲肾上腺素含量增加，是灰质出血坏死的直接因素。α-甲基酪氨酸是去甲肾上腺素的抑制剂，可减少病变处去甲肾上腺素的堆积。在损伤后15分钟给药，可防止出血性坏死。

6. 胰蛋白酶

机理可能与胰蛋白酶有助于脊髓神经再生抗炎和减少胶原、结缔组织瘢痕有关。苏联学者用胰蛋白酶和弹性蛋白酶的实验观察，同对照组比较，显示出酶治疗的效果，且以两种酶合用者为著。

7. 可乐定

可乐定是一种 α_2 受体激动剂，对中枢神经系统的 α_2 受体有高度选择性，并能影响在脊髓回路中相互密切联系的 5 - 羟色胺能及多巴胺能神经元，故被试用于脊髓损伤而取得显著效果。有人报告脊髓损伤（胸段）后用可乐定处理者，原已消失的皮质感觉 EP 均重新出现，肢体的感觉运动及自主神经功能均完全恢复，即使伤后数周才用药也一样出现功能恢复，但以伤后立即进行治疗效果为好。

8. 二甲亚砜

二甲亚砜（DMSO）是一种特殊的化学药品，兼有脂溶性和水溶性，易透过血脑屏障，许多实验显示 DMSO 以脊髓损伤的疗效较肾上腺素为高，恢复运动功能更为迅速。机制相当复杂，归纳起来有稳定溶酶体膜，保护细胞膜和神经组织的作用，增加中枢神经系统的血流，可能同抑制血小板聚集，防止产生血栓及阻塞血管有关。此外还可增加组织的氧代谢、利尿以减轻或消除水肿，包括消除脊髓水肿，抗炎和抑菌作用。

9. 其他

文献报道氨茶碱、α - 甲基多巴、6 - 羟基多巴胺、双硫醒、异丙肾上腺素、胍乙啶及溴苄胺等均有减轻脊髓病变的作用。

（五）高压氧治疗

高压氧可提高脊髓损伤段的氧张力及弥散率，改善其缺氧，从而保存脊髓白质神经纤维，免于退变坏死而使截瘫恢复。

对完全性脊髓损伤与较重不完全性脊髓损伤患者，只要全身情况许可，应于伤后6~8 小时进行，每次高压氧治疗用 2 个大气压①，2 小时治疗，一天行 2~3 次，两次间隔 6 个小时，共进行 1~3 天。

（六）预防和治疗并发症

除上颈段脊髓损伤可致患者很快死亡外，脊髓损伤后呼吸肌麻痹，呼吸道及泌尿系感染、压疮等，都是截瘫早期的常见并发症和死亡的主要原因。因长期截瘫导致的心肺肾功能不全、慢性消耗营养不良等则是截瘫后期的主要死因。从受伤发生截瘫的急救运送之时起，直至其恢复期中，都应积极预防及治疗并发症，尤其强调预防重于治疗的积极作用，才能使患者顺利康复。

（七）康复

功能锻炼可促进全身气血流通，加强新陈代谢，提高机体抵抗力，防止肺部感染、压疮和尿路感染等并发症。早期功能锻炼，应在保护脊柱稳定性的同时，鼓励患者对未

---

① 1 个大气压 = 0.1 MPa。

受累的肌肉和肢体进行主动锻炼，以防止肌肉萎缩，并可为功能重建打下基础。患者应在医护人员的指导下每天定时锻炼，主动锻炼，重点是颈部、上肢和腰脊部的锻炼。也可以借助器械进行锻炼，如扩胸器和握力器等，以增强上肢肌肉和胸大肌的肌力。对瘫痪的下肢，亦应在医护人员的指导下进行被动活动，防止肌肉萎缩和关节僵直。活动由足趾开始，循序锻炼踝、膝、髋关节的屈伸运动，预防爪形趾及足下垂的发生。3 个月后可练习抓住床上支架坐起，或坐轮椅活动，然后练习站立位所需的平衡动作。站立时，应注意保护膝部，防止摔倒，亦可采用靠墙手推双膝法，或用下肢支架保护，在双杠扶手中学习站立。站稳后，再练习前进和后退步行动作。最后练习扶双拐行走，达到生活自理，到户外活动的目的。

在整个功能活动期间，可配合针灸、理序和按摩。针灸和理疗可提高瘫痪肌肉的肌力，帮助肢体功能重建。早期按摩可以预防肌肉萎缩和关节僵直。

功能锻炼期间，应根据截瘫的平面和功能恢复情况，做好职业训练，如写字和画图等，使患者学会技术和专业知识，以增强战胜疾患的信心。

六、康复护理

1. 截瘫患者由于突然失去了独立生活的能力，对个人生活、婚姻、工作、前途等会有许多顾虑，表现为抑郁、愤怒、内疚。针对患者的心理情况应做好精神护理，给予安慰与鼓励，帮助患者树立战胜疾病的信心，积极配合治疗。

2. 脊髓损伤平面以下截瘫，痛觉失去，可在椎体骨折部位仍有疼痛感觉存在。为此，必须保持局部的稳定，方可止痛。翻身时勿扭转躯干，搬运颈椎骨折的患者，应注意保持颈椎的生理曲度，颈椎双侧可置沙袋固定，防止头部转动。

3. 反复多次地由远端至近端地测定感觉平面，并做好记录，可明确病情变化和治疗的效果。若感觉平面逐渐上升，应考虑椎管内出血、血肿压迫，应及时手术探查。同时也要检查肢体的活动范围，不能自主活动的部位应给予按摩及被动活动，能自主活动的部分，必须指导功能活动，防止关节畸形。

4. 截瘫患者易发生呼吸道梗阻及感染，也是截瘫患者早期死亡的主要原因，因此，应鼓励、帮助患者排出呼吸道的分泌物，如拍打胸背部、定时翻身、体位引流，通过运动促进肺部的血液循环，帮助痰液排出。痰液不易排出时，可给予超声雾化吸入，如用糜蛋白酶、庆大霉素等药，使痰液稀释、松动易于咳出。高位截瘫患者出现呼吸困难时可行气管插管并用呼吸机辅助呼吸，而气管切开对改善呼吸困难无多大意义。此外，应适当应用抗生素，防治肺部感染。

5. 瘫痪患者泌尿系统可出现多见的三种并发症：感染、结石、尿失禁。护理应注意以下几点：

1）尿潴留应留置导尿，操作注意无菌，引流瓶每天更换，尿管每周更换。

2）为防残留尿引起感染、结石，应用呋喃西林液（1∶6 000）或生理盐水冲洗膀胱，鼓励患者多饮水，每天在 1 500 ml 以上为宜，以便冲出尿中沉渣，预防结石。

3）保持尿道口清洁，每天用新洁尔灭棉球擦洗尿道口 2 次。

4）伤后 6 周可以训练排尿功能，管道夹闭定时开放，每次放尿后用双手挤压耻骨联合上端以排出残余尿。一旦反射性膀胱建立，可拔除尿管。

6. 患者体温常高达40℃，要注意以下几点：调节室温、保持通风；鼓励患者多饮水；物理降温，可采用冷敷、擦浴等方法。

7. 截瘫患者皮肤失去感觉，自主神经功能紊乱，局部缺血，容易发生压疮，好发部位为骨突起处。间歇性解除压迫是有效预防压疮的关键，在早期应每2～3小时翻身一次，分别采用仰卧、左右侧卧，有条件的可使用特制翻身床、小床垫、明胶床垫、分区域充气床垫、波纹气垫等。特别要注意保护骨突部位，可使用气垫或棉圈等，使骨突部位悬空，每次翻身对受压的骨突部位进行按摩。压疮的早期征象是受压皮肤呈暗红色，弹性降低，继而出现水泡。此时，如能加强护理，使局部不再受压，将水泡抽空，保持皮肤干燥，并在周围轻轻按摩，可望恢复。对面积较大，组织坏死较深的压疮，则应按外科原则处理创面。

8. 患者的饮食及消化道护理

1）截瘫患者消化功能紊乱，多有食欲缺乏和便秘。伤后一周内为避免腹胀可适当限制食量，用输液等方式补充营养。2～3周病情稳定后，消化功能逐步恢复，应给高热量、高蛋白、高脂肪、高维生素饮食，多食新鲜水果。及时了解患者进餐及消化的情况。

2）鼓励患者自行排便，便秘者按医嘱服用液状石蜡等润肠缓泻药物，必要时用灌肠或手法清除粪块。

3）如有肠管胀气，可行腹部按摩、胃肠减压、肛管排气或灌肠等。

9. 肢体护理

1）早期被动活动关节，防止萎缩，按摩肌肉每天4次，每次按摩要有顺序，捏起要有力，同时要注意手法。

2）急性期2个月后，视病情让患者由轻到重，由坐到起，由近到远，循序渐进地进行功能锻炼，疗效比较好。

10. 健康教育

1）不断向患者和家属宣传医学知识，介绍有关治疗、护理和康复的方法和意义，以取得配合。

2）截瘫患者的病程长，甚至伴随人的一生，遗留形态、能力、社会适应力等方面的缺陷或下降。

3）患者出院时必须确认患者的自理能力，便于在回归家庭、回归社会前，作相适应的康复指导。

4）继续功能锻炼，使残存的功能得以最大限度的发挥，培养日常生活动作的自我能力，预防并发症的发生。

5）定期返院检查，以获得功能康复、心理康复、社会能力恢复的指导。

（郝欣）

第十三章　肛肠科急重症

第一节　肠梗阻

概　述

肠内容物不能正常运行、顺利通过肠道，称为肠梗阻，是外科常见的急腹症之一。肠梗阻不但可以引起肠管本身解剖与功能的改变，更重要的是可引起全身性生理紊乱。重症肠梗阻病情变化快，发展迅速，可在短期内出现休克，死亡率较高。

一、病因和分类

（一）按肠梗阻发生的基本原因分类

1. 机械性肠梗阻

最常见。由各种原因引起肠腔变窄、肠内容物通过障碍。常见的原因有：①肠腔堵塞，如寄生虫、粪块、结石、异物等。②肠管受压，如粘连带压迫、肠扭转、嵌顿疝或受肿瘤压迫等。③肠壁病变，如先天性肠道闭锁、狭窄、炎症、肿瘤等。

2. 动力性肠梗阻

较少见。无器质性的肠腔狭窄。由于神经反射或毒素刺激引起肠壁肌功能紊乱，使肠蠕动丧失或肠管痉挛，以致肠内容物不能正常运行。可分为麻痹性肠梗阻与痉挛性肠梗阻两类。前者常见于急性弥漫性腹膜炎、腹部大手术、腹膜后血肿或感染等，为肠管丧失蠕动功能所致。后者少见，见于肠道功能紊乱、慢性铅中毒等。

3. 血运性肠梗阻

由于肠系膜栓塞或血栓形成，使肠管血运障碍，继而发生肠麻痹，肠内容物不能通过。随着人口老龄化，此类疾病有增多趋势。

（二）按肠壁血运有无障碍分类

1. 单纯性肠梗阻

仅有肠内容物通过受阻，无肠管血运障碍。

2. 绞窄性肠梗阻

肠内容物通过受阻的同时伴有肠管血运障碍。

除此以外，按肠梗阻发生的部位还可分为高位（空肠上段）和低位（回肠末段和结肠）肠梗阻；按肠梗阻的程度可分为完全性和不完全性肠梗阻；按肠梗阻发生的缓急可分为急性和慢性肠梗阻。若一段肠襻两端完全阻塞，如肠扭转，则称为闭襻性肠梗阻，此类梗阻时，肠腔高度膨胀，容易发生肠壁坏死和穿孔。

肠梗阻在不断变化的病理过程中，上述各种类型的肠梗阻在一定条件下可以互相转化。

二、病理生理

（一）局部病理生理变化

1. 肠蠕动增强

梗阻部位以上肠蠕动增强，以克服肠内容物通过障碍。

2. 肠管膨胀

由肠腔积气积液造成。肠腔内70%的气体来自咽下的气体，30%是血液弥散和消化过程产生的气体。积聚的液体主要是消化液，如胆汁、胰液、胃液、肠液等。梗阻部位愈低、时间愈长，肠腔膨胀愈明显；梗阻部位以下肠管则瘪陷、空虚或仅存少量粪便。

3. 肠壁血运障碍

肠管膨胀，肠腔内压力继续增高，肠壁变薄，静脉血回流受阻，肠壁淤血水肿，呈暗红色。由于组织缺氧，毛细血管通透性增加，肠壁上有出血点，并有渗出液渗入肠腔和腹腔。随着血运障碍的发展，出现动脉血运受阻，静脉血栓形成，最后肠管可因缺血坏死而穿孔。

（二）全身性病理生理变化

1. 电解质紊乱与酸碱平衡失调

大量体液丢失及由此引起的水、电解质紊乱与酸碱失衡，是肠梗阻重要的病理生理改变。正常消化道每天分泌消化液约8 000 ml，大部分被重吸收，少量经粪便排出。高位肠梗阻时，频繁呕吐，胃肠液大量丢失，也导致水分及电解质的大量丢失。低位肠梗阻时，消化道分泌的液体不能被吸收而潴留在肠腔内，等于丢失体外。若为绞窄性肠梗阻，更有大量血液丢失。

2. 感染和中毒

梗阻部位以上的肠腔内细菌大量繁殖，并产生多种毒素，同时因肠壁通透性的增加，肠内细菌和毒素进入腹腔，并经腹膜再吸收，可引起严重腹膜炎和中毒。

3. 休克

严重的体液丢失，使血液浓缩、血容量减少、电解质紊乱、酸碱平衡失调，同时细菌的感染和中毒，可引起严重休克。

4. 呼吸和循环功能障碍

肠腔膨胀使腹内压增高、膈肌上升、腹式呼吸减弱，影响肺内气体交换，同时下腔静脉血液回流受阻，导致循环、呼吸功能障碍。

三、病情评估

（一）临床表现

1. 症状

尽管肠梗阻有不同的原因、部位、病变程度、发病急缓，但都有一个共同点，即肠内容物不能顺利通过肠腔，因此，不同类型肠梗阻的临床表现也有共性。

1）腹痛：机械性肠梗阻时一般表现为阵发性绞痛，多位于脐周，也可偏于梗阻所在的部位。发作时可伴有肠鸣，自觉有"气块"在腹部窜动，并受阻于某一部位，此时腹痛最为强烈，然后又暂时缓解。有时可见肠型和肠蠕动波。如果发作间期不断缩短，逐渐成为持续性腹痛，则应警惕绞窄性肠梗阻的可能。

2）呕吐：肠梗阻早期常为反射性呕吐，后期呕吐为反流性。高位肠梗阻时呕吐出现早而频繁，吐出物主要为胃及十二指肠内容物；低位肠梗阻时，呕吐出现迟而少，吐出物可呈粪样。结肠梗阻时，到晚期才出现呕吐。呕吐物呈棕褐色或血性，提示肠管血运障碍。麻痹性肠梗阻时，呕吐多呈溢出性。

3）腹胀：高位肠梗阻因呕吐频繁，腹胀不明显，但有时可见胃型。低位肠梗阻及麻痹性肠梗阻则呈全腹膨胀。结肠梗阻时，如果回盲瓣关闭良好，梗阻以上结肠可成闭袢，则脐周膨胀显著。腹部隆起不均匀对称是肠扭转等闭袢肠梗阻的特征。

4）停止排气排便：完全性肠梗阻发生后多数患者不再排气排便。高位梗阻，梗阻以下部位的气体或粪便可自行或在灌肠后排出。若发生肠绞窄可有血便。

2. 体征

1）一般情况：单纯性肠梗阻早期，患者全身情况无明显变化，体温、脉率、白细胞计数常为正常，脉象多弦、滑、紧，舌苔多白薄。梗阻晚期，可表现唇干口燥、眼窝内陷、皮肤弹性消失、尿少或无尿等明显缺水征，脉细数无力，苔黄燥或舌质红绛。严重缺水或绞窄性肠梗阻患者，可出现脉细数、血压下降、面色苍白、四肢发凉等休克征象。

2）腹部检查：腹部检查时应注意有无腹外疝。机械性肠梗阻可见肠型和蠕动波，肠扭转时腹胀多不对称。绞窄性肠梗阻时有固定的压痛和腹膜刺激征，且可叩出移动性浊音，还可闻及肠鸣音亢进。麻痹性肠梗阻时，肠鸣音减弱或消失。

3）直肠指检：如触及肿块，常为直肠肿瘤或低位肠外肿物；如指套染有血迹，提示有肠绞窄或肠套叠。

（二）实验室及其他检查

1. 化验检查

1）血象检查：单纯性肠梗阻早期变化不明显。晚期由于失水和血液浓缩，白细胞计数、血红蛋白、血细胞比容都有增加。绞窄性肠梗阻早期即有白细胞计数增高，中性粒细胞也增多并伴有核左移现象。

2）血液化学：血 K^+、Na^+、Cl^- 早期多无变化，以后由于体内自身代谢的调节，体内的内生水代偿细胞外液的减少，血内各种电解质浓度逐渐降低，但当有代谢性酸中毒、肠绞窄坏死穿孔致腹膜炎时，尿少，血 K^+ 升高。pH 值及 CO_2CP 降低。

3）血清磷测定：对鉴别绞窄性与单纯性肠梗阻有一定意义。因此，血清无机磷的测定是诊断绞窄性肠梗阻的一个简单而可靠的方法。

4）血清肌酸激酶（CK）及其同工酶 CKMM、CKMB 测定：对绞窄性肠梗阻有肠坏死时，有一定诊断意义。

5）尿液检查：单纯性肠梗阻，尿无明显变化；绞窄性肠梗阻可出现蛋白尿。有些学者认为蛋白尿是诊断绞窄性肠梗阻的一项简单而重要的指标，阳性率在 65%。在应激状态下，肽类物质和其他毒素可以使肾小球漏出的蛋白增加，因而产生蛋白尿。腹腔穿刺在怀疑有绞窄性肠梗阻时很有诊断意义，可能抽出血性渗出液，镜检可见红细胞、白细胞，由于有感染，还可有脓细胞。

2. X 线检查

一般在肠梗阻发生 4~6 小时，X 线检查即显示出肠腔内有气体；立位或侧卧位透视或摄片，可见气胀肠袢和液平面。由于肠梗阻的部位不同，X 线表现也各有其特点，空肠黏膜的环状皱襞在肠腔充气时呈鱼骨刺状；回肠扩张的肠袢多，可见阶梯状的液平面；结肠胀气位于腹部周边，显示结肠袋形。钡灌肠可用于疑有结肠梗阻的患者，它可显示肠梗阻的部位与性质。但在小肠梗阻时忌用胃肠造影的方法，以免加重病情。

（三）诊断

在诊断过程中必须明确以下几个问题：

1. 是否肠梗阻

典型肠梗阻具有以下特点：

1）有腹痛、呕吐、腹胀、停止自肛门排气排便这四大症状。

2）腹部检查可见肠型或蠕动波、腹部压痛、肠鸣音亢进或消失等体征。

3）腹部 X 线透视或拍片可见气胀肠袢及多个液平面。

但某些病例并不完全具备这些典型表现，特别是某些绞窄性肠梗阻早期，可能与急性坏死性胰腺炎、输尿管结石、卵巢囊肿蒂扭转等疾病混淆，甚至误诊为一般肠痉挛，尤应注意。肠梗阻的原因需根据年龄、病史、症状、体征、X 线检查等综合分析而做出判断，新生儿肠梗阻以先天性肠道畸形多见；3 岁以下幼儿，肠套叠多见；儿童可有蛔虫性肠梗阻；青中年患者的常见原因是肠粘连、嵌顿性疝、肠扭转；老年人则以结肠癌或粪块堵塞多见。临床上粘连性肠梗阻最常见，多发生于有腹部手术、外伤或感染史者；而有心脏病者，应考虑肠系膜血管栓塞。

2. 单纯性肠梗阻和绞窄性肠梗阻的鉴别

绞窄性肠梗阻预后严重，必须及早手术治疗，应首先明确或排除。有下列表现者应怀疑为绞窄性肠梗阻。

1）腹痛发作急骤，起始即呈持续性剧痛，可有阵发性加重，或由阵发性绞痛转为持续性腹痛，或出现腰背痛。

2）呕吐出现早且频繁，呕吐物为血性或肛门排出血性液体或腹腔穿刺抽出血性液体。

3）腹胀不对称，可触及压痛的肠袢或有腹膜刺激征，肠鸣音可不亢进。

4）全身情况急剧恶化，毒血症表现明显，早期出现休克。

5）X 线检查见孤立、固定胀大的肠袢，可见扩张的肠管充满液体，状若肿瘤或显示肠间隙增宽，提示有腹水。

6）经积极非手术治疗而症状、体征无明显改善。

3. 机械性肠梗阻和动力性肠梗阻的鉴别

前者多须手术，后者常不必手术，故鉴别十分重要。首先分析病史有无机械性肠梗阻因素或引起肠动力紊乱的原发病。机械性肠梗阻的特点是阵发性腹绞痛，腹胀早期可不显著，肠鸣音亢进，X 线检查见胀气限于梗阻以上的肠管，即使晚期并发肠麻痹和绞窄，结肠也不会全部胀气。麻痹性肠梗阻特征为无绞痛、肠鸣音减弱或消失、腹胀显著，X 线检查见全部小肠和结肠都均匀胀气。痉挛性肠梗阻时腹痛突然发作和消失，间歇不规则，肠鸣音减弱而不消失，无腹胀，X 线检查肠亦无明显胀气。

4. 高位肠梗阻和低位肠梗阻的鉴别

高位小肠梗阻，呕吐出现早而频繁，腹胀不明显；低位小肠梗阻和结肠梗阻则反之。后两者可通过 X 线检查鉴别：低位小肠梗阻，扩张的肠管多在腹中部，液平较多，而结肠内无积气。结肠梗阻时扩张的肠管分布在腹周围，胀气的结肠在梗阻处突然中断，小肠内积气则不明显。

5. 完全性肠梗阻和部分性肠梗阻的鉴别

完全性梗阻多为急性发作，症状体征明显且典型。部分性梗阻多为慢性梗阻，症状不明显，可反复发作，可有排气排便。X 线检查，完全性梗阻者肠祥充气、扩张明显，梗阻以下结肠内无气体；部分性梗阻则否。

（四）鉴别诊断

应与其他急腹症和急性胃和十二指肠溃疡穿孔、急性阑尾炎、急性胰腺炎、急性胆囊炎、卵巢囊肿蒂扭转、胆道蛔虫病、泌尿系结石相鉴别，在确定疾病为急性肠梗阻后，进一步分析判断是机械性肠梗阻还是动力性肠梗阻；是单纯性肠梗阻还是绞窄性肠梗阻；是高位肠梗阻还是低位肠梗阻；是完全性肠梗阻还是不完全性肠梗阻，以便进行正确的治疗。考虑病因时应详询病史并结合检查所见进行分析。例如，有腹部手术史或腹部手术切口瘢痕应考虑有粘连性肠梗阻。腹部外伤史如为过去史应考虑有腹腔内出血引起的粘连，如为现病史应考虑有麻痹性肠梗阻可能。如有结核病灶，考虑为肠结核或腹腔结核引起的肠粘连。长期腹泻史应考虑有节段性肠炎合并肠狭窄，近期腹泻应考虑有痉挛性肠梗阻，便秘、饱餐后劳动考虑有肠扭转。如有心血管疾病如心房颤动应考虑有肠系膜血管栓塞。腹部检查应包括腹股沟部以除外嵌顿疝，直肠指诊应注意有无粪便填充、肿痛，指套带新鲜血迹应考虑肠套叠。从年龄也可推测病因诊断，新生儿多为先天性胃肠道畸形，幼儿多考虑为肠套叠，儿童多考虑为蛔虫性肠堵塞，老年人多考虑为肿瘤、肠扭转、粪便堵塞等。

四、治疗

肠梗阻的治疗原则是矫正肠梗阻引起的全身生理紊乱和解除梗阻。具体方法要根据肠梗阻的类型、部位和患者的全身情况而定。

（一）保守治疗

1. 胃肠减压

通过胃肠减压，可减轻腹胀，改善肠壁血液循环，减少肠麻痹机会，有利于局部和全身情况的好转。一般采用较短的单腔胃管。但低位肠梗阻时可用较长的双腔管，其下端带有气囊，借肠蠕动推动气囊将导管带到梗阻部位，减压效果较好。

2. 矫正水、电解质紊乱和酸碱失衡

最常用的是输注葡萄糖等渗盐水。根据尿量可适当补钾。单纯性肠梗阻晚期和绞窄性肠梗阻，还需补充血浆或全血。

3. 防治感染和中毒

单纯性梗阻早期可不用抗生素，但对单纯性肠梗阻晚期，特别是绞窄性肠梗阻以及手术患者，应选用对肠道细菌（包括厌氧菌）敏感的抗生素。

4. 其他非手术疗法

包括中医中药治疗、口服或胃肠道灌注生植物油、针刺疗法，以及根据不同病因采用低压气钡灌肠，经乙状结肠插管，腹部按摩及颠簸疗法等各种复位法。

（二）手术治疗

非手术治疗出现下列情况时需立即手术治疗。

1. 病情发展迅速，早期出现休克而抗休克治疗后改善不显著者。

2. 有明确腹膜炎体征，体温、脉搏、血白细胞计数及中性粒细胞百分比逐渐上升。

3. 呕吐物、胃肠减压抽出液、肛门排出物为血性，或腹腔穿刺为血性者。

4. 经胃肠减压后腹胀减轻，但腹痛无明显减轻，经补液后脱水和血液浓缩改善不明显者。

5. 腹胀不对称，腹部触及有压痛的肿块。

6. 腹部 X 线片示孤立突出胀大的肠袢，不因时间而改变位置者。

7. 腹痛发作急骤，持续性剧痛或阵发性加重之间仍有持续性疼痛；呕吐出现早，剧烈且为持续性。

手术方式因不同病因的梗阻而异，有松解、复位及切除等。手术时切口应够大，暴露更好。进腹腔后应首先吸净腹腔积液，探查梗阻原因，尽快解除梗阻因素，恢复肠管血循环。小肠扭转时，应从十二指肠、空肠交界处开始向下理顺空肠、回肠直至回盲部，暴露出肠系膜根部，证实无扭转才证明真正复位。在没有搞清肠系膜解剖时，不应随便钳夹切断嵌住肠管的系带。对于小肠绞窄，如在解除梗阻后，有下列表现者说明肠管已失去生机：肠壁呈黑色或紫色而无好转者；肠壁已失去张力及蠕动能力，对刺激无收缩反应；相应的肠系膜终端动脉搏动消失。如有可疑，应以等渗盐水纱布热敷，或用 0.5% 普鲁卡因溶液做肠系膜根部封闭等。若观察 10～30 分钟仍无好转，说明肠已坏死，有肠切除指征。在切除粘连性肠梗阻的坏死肠管时，要充分分离粘连的两端，使之在正常肠管处无张力情况下吻合。术中减压时，传统的减压方法有 3 种，各有弊端：套管针减压法引流较慢且易堵塞；开口减压法易污染手术野；手挤排便法会促使毒素吸收且易损伤肠浆膜，招致手术后肠粘连。有人主张切除坏死闭袢后将近侧端拉至切口旁开放减压，使肠内容物流至无菌盆内。梗阻远端则可用手轻轻把肠内容物排出体外。若需切口减压时，不管切口大小，一定要常规全层缝合外加内翻缝合，切忌一层"8"字缝合。对于结肠绞窄，由于回盲瓣的作用，肠内容物不能倒流。结肠梗阻多形成闭袢性梗阻，肠腔内压力较小肠高得多，加之结肠的血供比小肠差，容易引起血供障碍，而且结肠内细菌数量多，所以一期切除吻合常不易顺利愈合。如肠壁无坏死，一般采用近侧结肠造口术解除梗阻。若肠壁无坏死，应切除坏死肠段，并将断端外置造口，3～6 个月施行恢复结肠通道手术。若为癌肿应根据患者的全身及局部情况实施肠切除或断端造口术，亦可行一期肠切除端端吻合近端结肠造口术。

五、监护

（一）一般监护

1. 患者入院后应给予禁食，持续胃肠减压，同时应做好术前准备。禁用止痛剂，以防掩盖症状。禁止灌肠，防止肠穿孔。

2. 胃肠减压管应妥善固定，告诉患者不能随意拔除胃管，因胃肠减压是治疗肠梗阻有效措施之一。

3. 对全身衰弱患者，应注意其水、电解质及酸碱平衡情况，及时抽血查钾、钠、氯、钙、BUN、血气分析等。如有异常，迅速补充及纠正，给机体创造条件接受手术。

（二）病情监护

密切观察病情变化，包括血压、体温、脉搏、腹痛情况，腹胀、腹部压痛、腹肌紧张、肠鸣音，有无排便排气，小便量，呕吐物性质及量等。如经各项治疗后患者腹痛、腹胀减轻，胃肠吸出物逐渐减少，肠鸣音恢复正常，并开始肛门排气，全身情况亦随之改善，说明肠梗阻正在缓解，应继续治疗加以巩固。对出现肠绞窄征象时，应及时报告医师处理。

（三）手术前、后监护

1. 术前准备

1）要注意血压、脉搏、体温变化。如血压平稳取半卧位。出现血压低，脉搏快，立即通知医师。

2）禁食并行胃肠减压，观察并记录引流液的性质及量。

3）详细观察腹痛的部位及性质，腹胀的程度，呕吐的性质、次数及量，以及有无排气或排便。

4）静脉输液要保持通畅，按医嘱给予每天所需液体量，维持水、电解质及酸碱平衡。对有严重脱水、酸中毒的患者要根据尿量、比重、pH 值调节输液速度。

2. 术后监护

1）体位：硬脊膜外隙阻滞后 6 小时，待血压稳定后应取半卧位。

2）肠功能恢复之前应予禁食、补液，肛门排气后可开始给患者流质饮食，不足液体量应从静脉补充。

3）观察生命体征变化，检查患者腹部状况及肠鸣音情况。有无腹痛、腹胀、呕吐及肛门排气，以观察梗阻是否解除。

4）术后可视腹痛情况给予哌替啶 50～75 mg 肌内注射，两次用药时间间隔不少于 6 小时。

5）加强口腔及呼吸道的护理，特别是胃管拔除前鼓励并协助患者咳嗽、咳痰。

6）离床活动前鼓励患者床上活动双下肢，以防血栓形成。

（四）健康教育

1. 帮助患者了解本病的有关知识，及时治疗痔疮和肛裂，纠正习惯性便秘。进行腹部手术时操作应轻柔，完善止血，预防和控制腹腔内感染，避免肠管过久暴露于腹腔外及肠壁浆膜的损伤，以减少肠粘连的发生。

2. 告诫患者及家属胃肠减压对治疗疾病的重要意义，以取得配合。及时反映病情变化。

3. 鼓励患者术后早期活动，如病情平稳，术后 24 小时即可开始床上活动，3 天后下床活动，以促进机体和胃肠道功能的恢复。

4. 出院后应注意饮食卫生，多吃易消化的食物，不宜暴饮暴食。

5. 避免饭后剧烈活动。

6. 经常保持大便通畅。

7. 有腹痛等不适及时就诊。

粘连性肠梗阻

粘连性肠梗阻，是肠梗阻中最常见的一种。发病率占全部肠梗阻的 20% ~ 40%，多发生于手术后，由于手术创伤、炎性渗出、积血等，在组织修复过程中发生纤维素沉着，形成粘连或纤维束带，若粘连使肠管形成锐角畸形，或纤维束带压迫肠管，即可引起肠梗阻。梗阻可出现于手术后任何时期，但多在术后两年内出现症状。

一、病因和病理

肠袢粘连或形成粘连带的原因有先天性及后天性两种。前者多由肠管发育异常或胎粪性腹膜炎引起，后者见于腹腔手术、炎症、损伤等。临床所见大部分为腹腔手术后的粘连性肠梗阻。

机械性、化学性及细菌性刺激均可使腹膜呈广泛性粘连，或形成粘连束带压迫肠管。粘连的存在并非必然发生肠梗阻，但如遇暴饮暴食或肠道炎性病变，使肠蠕动增强，肠袢牵扯扭曲成锐角，则可发生肠梗阻。广泛性粘连通常仅引起单纯性肠梗阻，粘连带压迫则多形成绞窄性肠梗阻。

二、病情评估

（一）临床表现

多有腹部手术、炎症、创伤或结核病史，发作前有暴饮暴食或剧烈运动诱因。

急性粘连性肠梗阻主要是小肠机械性肠梗阻的表现，腹痛剧烈，出现腹部局部压痛，甚至腹肌紧张，同时有呕吐、腹胀和停止排便、排气。当有下列表现时，应考虑有绞窄性肠梗阻的可能：①腹痛，发作急骤、剧烈，呈持续性并有阵发加重。②呕吐，出现较早（也可因梗阻部位不同而异），腹痛、呕吐与肠蠕动亢进并无直接关系，腹痛、呕吐非常剧烈时肠蠕动也不亢进，有时肠鸣音可完全消失，此点极为重要。血性呕吐物说明绞窄已发展到晚期。但应注意，闭袢性肠梗阻虽然很容易发生绞窄，但临床多无严重呕吐。③腹胀，腹胀多不对称，腹部、直肠、阴道检查有时可触及具有压痛的肿块，即绞窄的肠袢。也有一些大肠梗阻和早期的绞窄性肠梗阻的腹胀也不明显。④便闭，有部分的，也有完全的，其程度因梗阻部位和远段肠管内容物的含量而异，持续流出小量粪便，常为部分肠梗阻，但切勿据此而忽视绞窄的可能。⑤局部压痛，急性机械性肠梗阻未出现腹膜刺激征时，局部压痛有早期诊断价值，压痛部位常为小肠发生绞窄的部位。出现腹膜刺激征时，局部压痛特别明显，查明绞窄小肠严重损害或已坏死。⑥脱水，绞窄肠梗阻时，病情发展迅速，液体丢失明显，可早期出现休克，经抗休克后无明显改善。⑦其他，脉搏增快、发热、休克、腹膜刺激征，是诊断绞窄性肠梗阻的重要体征。

（二）实验室及其他检查

X线检查：腹部立位X线片可见阶梯状、扩张的、伴有气液面的小肠肠袢。但这些现象并非每个患者都能见到。

（三）诊断

急性粘连性肠梗阻主要是小肠机械性肠梗阻的表现，患者多有腹腔手术、创伤或感染的病史，以往有慢性肠梗阻症状和多次急性发作者多为广泛粘连引起的梗阻；长期无症状，突然出现急性梗阻症状，腹痛较重，出现腹部局部压痛，甚至腹肌紧张者，即应考虑是粘连带等引起的绞窄性肠梗阻。

手术后近期发生的粘连性肠梗阻应与手术后肠麻痹恢复期的肠蠕动功能失调相鉴别，后者多发生在手术后3~4天，当自肛门排气排便后，症状便自行消失。

三、治疗

肠梗阻的治疗原则适用于粘连性肠梗阻。治疗要点是区别属单纯性还是绞窄性，是完全性还是不完全性。单纯性肠梗阻可先行非手术治疗，绞窄性和完全性则应施行手术治疗。反复发作者可根据病情行即期或择期手术治疗。虽然手术后仍可形成粘连，仍可发生肠梗阻，但在非手术治疗难以消除造成梗阻粘连的情况下，手术仍是有效的方法。

手术后早期发生的肠梗阻，多为炎症、纤维素性粘连所引起，在明确无绞窄的情况下，经非手术治疗后可以吸收，症状消除。

手术方法应按粘连的具体情况而定：粘连带和小片粘连可施行简单的切断和分离；如一组肠袢紧密粘连成团难以分离，可切除此段肠袢做一期吻合；在特殊情况下，如放射性肠炎引起的粘连性肠梗阻，可将梗阻近、远端肠侧侧吻合行短路手术；为实现腹腔内广泛分离后虽有粘连但不形成梗阻，可采取肠排列的方法，使肠袢呈有序的排列粘连，而不致有梗阻。

四、预防

腹腔手术止血不彻底形成血肿、肠管过久暴露于腹腔外或纱布长时间覆盖导致浆膜损伤、手套上未洗净的滑石粉等异物带入腹腔、腹膜撕裂缺损、大块组织结扎、腹腔引流物的放置、腹腔或腹壁切口感染等，都是促成粘连的医源性因素，应尽量避免。此外，及时正确治疗腹腔炎症，术后早期活动，都有利于防止粘连形成。

肠扭转

肠扭转是指游离肠袢以其系膜为轴心，顺时针或逆时针扭转一至数圈，可发生于部分小肠、全部小肠、盲肠和乙状结肠。这是一种闭袢性、绞窄性肠梗阻，若不及时处理，后果极其严重。

一、病因和发病机制

肠扭转的发生与下列两个因素相关：

（一）解剖因素

肠袢及其系膜的长度过长，而其系膜根部附着处过窄或因粘连收缩，容易发生扭转。先天性肠旋转不全而肠系膜尚未固定于后腹壁，系膜长而活动度大，可发生全小肠扭转。乙状结肠及其系膜过长而两端系膜根部过短，容易发生扭转。盲肠系膜过长亦易致扭转。这些是肠扭转发生的基本因素。

（二）诱发因素

1. 肠袢重量的增加

肠袢本身重量的骤增是肠扭转发生的重要诱因之一。

2. 肠管动力异常

在肠袢重量增加的情况下，强烈的肠蠕动或体位姿势的突然改变都可起到推动肠袢扭转的作用。

二、病理

肠扭转是一种发病急骤的绞窄性肠梗阻，扭转发生后肠腔发生阻塞，肠袢血运受到障碍，肠壁也随之发生缺血和坏死。

（一）扭转方向

小肠或盲肠多为顺时针方向旋转；乙状结肠则多为逆时针方向旋转。

（二）扭转程度

肠扭转多在 $180° \sim 360°$，有时可在 $540° \sim 720°$，甚至更多。扭转程度越大，发生肠缺血、坏死的机会越多。

（三）闭袢性肠梗阻的形成

肠扭转本身就属闭袢性肠梗阻，但在发病初期，肠袢近端为不完全性梗阻，梗阻以上肠腔中的液体与气体随着肠蠕动的亢进而推入闭袢内，加重闭袢肠内的积液与积气。当乙状结肠扭转时，除了乙状结肠的闭袢外，在扭转处以上至回盲瓣之间的结肠中又成为一个闭袢。这一临床特点，在诊断和治疗中必须要充分考虑到。

三、病情评估

（一）临床表现

1. 小肠扭转

①多见于青壮年，常有饱食后剧烈活动等诱发因素；②表现为突然发作剧烈腹部绞痛，多在脐周围，常为持续性疼痛阵发性加重；③X 线检查可出现闭袢性肠梗阻的特点，肠管呈倒"U"字形排列，回空肠倒置，脊柱左突侧弯等表现。

2. 乙状结肠扭转

①多见于男性老年人，常有便秘习惯或以往有多次腹痛发作而经排便、排气后消失的病史；②起病缓慢，发作时除腹部绞痛外，有明显腹胀，但呕吐不明显；③钡剂灌肠X线检查钡剂在扭转部分受阻，尖端呈锥形似"鸟嘴"状。

（二）实验室及其他检查

1. 白细胞计数升高。

2. X线片可见巨大的双腔充气肠祥。立位腹部X线可见2个液平面，结肠扭转在钡剂灌肠时可见"鸟嘴"状。

（三）诊断

根据患者典型临床表现，结合上述辅助检查可做诊断。

（四）鉴别诊断

本病应与不完全性肠梗阻和肠套叠相鉴别。

四、治疗

（一）非手术治疗

①小肠扭转：患者取胸膝位，用手颠簸或沿逆时针方向按摩腹部，有时可使扭转的小肠复位；②乙状结肠扭转：若无绞窄或无腹肌紧张、压痛及反跳痛时，可取胸膝位，边插入乙状结肠镜边观察，如肠黏膜无溃烂、坏死，将涂有液状石蜡的细肛管，从镜腔内轻轻插过扭转部位达扩张肠曲，使气体排出，并保留肛管2~3天，以利肠功能恢复。

（二）手术治疗

非手术治疗无效或疑有肠管血供障碍者，肠坏死或肠穿孔的患者，均应在积极术前准备后进行手术治疗。手术时应将扭转肠祥尽快反旋转使其复位。如肠祥血运恢复，小肠可不做处理，盲肠予以固定至侧腹壁，乙状结肠可与降结肠平行缝合固定，如情况好也可行乙状结肠切除及吻合术。如肠管已坏死，患者情况尚好，可做一期肠切除及肠吻合术，乙状结肠也可先切除后做断端造瘘，待情况好转后再行二期手术吻合更较稳妥。

五、预防

防止暴饮暴食，保持大便通畅，矫正便秘等，以避免肠腔内的重量增加，都是预防小肠扭转和乙状结肠扭转的具体措施。

肠蛔虫堵塞

由于蛔虫结聚成团并引起局部肠管痉挛导致肠腔堵塞，属单纯性机械性肠梗阻。驱虫不当为常见诱因，最多见于农村3~9岁儿童。堵塞部位常见于回肠，多为不完全性梗阻。

一、病情评估

①脐周阵发性腹痛和呕吐；②腹部常可扪及可以变形、变位的条索状团块；③腹部

X线片往往可看到成团的虫体阴影。

二、治疗

采用非手术疗法多可治愈。除禁食、补液外，可口服生植物油或阿苯达唑片等驱虫；如腹痛剧烈，可用解痉剂，或配合针刺、腹部轻柔按摩。腹胀明显者行胃肠减压，症状缓解后经胃管缓慢注入氧气驱虫。若非手术治疗无效，或并发肠扭转、肠穿孔或出现腹膜刺激征时，可考虑手术治疗。

肠套叠

一段肠管套入与其相连的肠腔内称为肠套叠，是肠梗阻的常见原因之一，占肠梗阻的18%～20%，其中有75%～90%的病例为2岁以下婴幼儿，男较女多2～3倍。肠套叠急性者多为原发，常见于儿童；慢性者多为继发，常见于成人。在我国，成人肠套叠并非少见，约占肠套叠总数的12%。本节重点讨论成人肠套叠。

一、病因

成人肠套叠是由于肠腔内息肉、肿瘤、憩室内翻或阑尾残端翻入，致肠内容物通过不畅引起痉挛，在蠕动的推力下逐渐连同附着处的肠壁折叠推入远侧肠腔所致。手术后患者、肠蛔虫病、过敏性紫癜、肠壁上的Peyer淋巴结增生等均可能并发肠套叠，皆因肠蠕动功能紊乱、肠痉挛所致。盲肠活动度大、回盲部呈垂直方向的解剖特点亦系回—结型套叠易于发生的原因。

二、病情评估

成人肠套叠临床表现有如下特点：①阵发性腹痛并可伴有腹部包块和不完全性肠梗阻表现，数小时后症状可完全缓解，腹部包块消失；②便血较少见，仅约1/3的患者可有此症状，大便潜血可阳性；③有慢性反复发作病史；④X线检查，小肠套叠钡餐检查常显示肠腔呈线状狭窄，当钡剂通过此狭窄后，远端肠腔又现扩张，并围绕线状阴影呈弹簧状影像。结肠套叠则钡灌肠检查可见钡剂受阻，呈环形或杯状充盈缺损。

成人肠套叠的诊断主要依靠反复发作的间歇腹痛，伴有腹部包块和不全肠梗阻的反复出现，应考虑本病的可能，如X线钡餐或钡灌肠有线状狭窄或杯状充盈缺损即可确诊。

三、治疗

（一）灌肠疗法

早期回盲部急性肠套叠可用钡剂、空气或氧气经直肠灌入，尚可在B超引导下用生理盐水灌肠，将套入部挤出鞘部而使套叠复位，灌肠压力在80～100 mmHg，成功率可在90%以上。如见钡剂进入小肠，或钡剂排出时有粪便或气体同时排出，腹部包块消失，病情好转，以后排便不再含有黏液等，表明复位成功。但慢性肠套叠灌肠复位成功者少，因套入顶部肥厚变硬，与鞘部黏固相嵌紧密，或有肿瘤等肠壁器质性病变，常可造成诊断延误或漏诊，甚至导致肠穿孔。如欲等待灌肠失败后再手术，可能错过有利时机而加重病情。对小肠套叠灌肠疗法无效。

（二）手术疗法

发病超过 48 小时或灌肠疗法失败，腹痛加剧，便血，出现腹膜刺激征及全身情况恶化者，应立即手术治疗。

手术方法：①手术复位；②肠切除吻合术。对手术复位失败、肠壁损伤严重和已有肠坏死者，可行一期肠切除吻合术。如果患者全身情况不良，则可先切除坏死肠管，将断端暂置切口外，关闭腹壁，以后再行二期肠吻合术。成人肠套叠多有引起套叠的病理因素，一般主张手术为宜。

（刘丛丛）

第二节　急性出血性坏死性肠炎

急性出血性坏死性肠炎是由产生 β 毒素的 C 型产气荚膜梭状芽孢杆菌感染所致的肠道急性炎症，其主要临床表现为腹痛、便血、发热、呕吐和腹胀，严重者可出现休克、肠麻痹、肠穿孔等严重并发症。本病常发生于儿童，少数可发生未成年人。

一、病因和发病机制

本病病因尚未完全阐明，现认为本病与感染产生 β 毒素的 C 型产气荚膜梭状芽孢杆菌有关。该细菌所产生的 β 毒素是主要致病因素，可影响肠道微循环，使肠黏膜坏死。动物实验已证实，给豚鼠灌注该菌菌液，可引起小肠坏死及类似人坏死性肠炎的病理改变，有学者认为变态反应参与发病过程，近年研究发现，长期摄入含胰蛋白酶制剂的食物易患病。

二、病理

本病病变主要累及空肠、回肠，偶可累及结肠，病变程度轻重不等，一般以空肠下段最为严重，主要病理改变为肠壁小动脉内纤维蛋白沉着、栓塞而致小肠出血和坏死。病变初期：炎症、坏死、出血，呈散在的节段性病变，病变涉及黏膜及黏膜下层，甚至全层。受累肠段充血、水肿、坏死、出血，严重者穿孔。肠系膜充血、水肿，淋巴结肿大，小血管内血栓形成。累及浆膜层，可见纤维素渗出，与邻近肠祥黏着，严重时出现坏死。除肠道病变外，还可有肝脂肪变性、急性脾炎、间质性肺炎、肺水肿、出血，肾小球和肾小管有轻度变化。镜下见病变黏膜有深浅不一的坏死病变，轻者仅累及绒毛顶端，重者可累及黏膜全层，血管内有血栓，血管壁有纤维素坏死，坏死周围淋巴细胞、嗜酸性粒细胞和单核细胞浸润。

三、病情评估

（一）临床表现

多有病前进食不洁饮食的病史。夏季发病率高，约占 38%，次为春季、秋季，冬季较少，约占 14%，罹病多为 10 岁以下儿童和 20 岁以下的青年人。男性为女性的 2 ~ 3 倍。

1. 腹痛

初期为腹部不适感，逐渐加重，为持续性钝痛，阵发性加重，疼痛多位于左上腹或左中腹，亦可在脐周或波及全腹，婴儿表现无原因的阵发性哭闹，四肢屈曲，面色苍白。

2. 恶心、呕吐

次数不等，早期即可发生，多为胃内容物或伴有胆汁及咖啡物，甚至呕血。肠道蛔虫而致病者，可伴有吐蛔虫。

3. 腹泻及便血

常随腹痛发作出现腹泻，1 天数次到十数次，初为黄色稀便，1 ~ 2 天转为暗红色糊状或赤豆汤样血水便，粪质少。无脓液及黏液，有特殊腥臭味。肛门指诊可发现肉眼血便。

4. 中毒症状

病初精神萎靡、发热、食欲缺乏、痛苦状。常于血便出现的前、后出现明显的中毒症状及循环衰竭。其面色苍白，四肢厥冷，皮肤呈紫色网状花纹，脉细弱频速，血压下降。病情严重者多有高热及中毒性脑病，常伴有明显的腹胀或麻痹性肠梗阻，腹部可出现包块或肠型。

（二）实验室及其他检查

1. X 线检查

腹部 X 线片是急性出血性坏死性肠炎诊断的主要方法，其 X 线特征分为 3 个阶段：

1）早期阶段：胃肠道动力性肠阻，表现为小肠扩张呈管状，排列紊乱，内有短浅液平，结肠则少气或无气。肠道不规则性痉挛狭窄。

2）典型阶段：肠黏膜炎症水肿，动力减退，病变肠段管状充气扩张且肠壁增厚，边缘模糊，肠腔内气体通过破坏的黏膜进入肠壁，形成黏膜下和（或）浆膜下积气，呈现出本病特征征象，即肠壁积气。

3）晚期阶段：门静脉积气时提示预后不良；肠袢扩张固定，为肠壁全层坏死即将穿孔的重要 X 线征象；气腹则提示已穿孔；腹腔渗液进行性增多。

另外，急性期过后（急性期忌行胃肠钡餐检查）钡灌肠可见肠黏膜粗糙、肠壁增厚、肠间隙增宽、肠壁张力和蠕动减弱、肠管扩张和僵硬。部分有肠痉挛、狭窄和肠壁囊样积气表现。

2. 粪便检查

镜检有大量红细胞、少量白细胞，潜血多为阳性。培养多为大肠杆菌、克雷伯菌、梭状芽孢杆菌。

3. 血培养

多为革兰阳性杆菌。

4. 血象

白细胞计数及中性粒细胞增多，并有核左移及中毒颗粒。血小板减少，血红蛋白和红细胞计数也可有不同程度的减少。血沉也多增快。

5. 生化检查

便血重者可合并贫血及水、电解质紊乱等。

6. 心电图

重症者常合并心肌炎，可出现 ST 段偏移及 T 波变化。

7. 腹腔镜检查

腹腔镜检查可帮助确诊，多能发现坏死的肠段。

（三）诊断和鉴别诊断

1. 诊断

本病可根据以下两项之一做出诊断。

1）患者（尤以儿童和青少年）有急性腹痛、呕吐、腹泻、发热或继而出现血便、肠梗阻征象或（及）败血症休克。腹部 X 线片符合本病的改变。

2）有上述症状，经剖腹或尸解证实为本病者。或粪便培养证实为 C 型魏氏梭状杆菌者。

2. 鉴别诊断

本病应与中毒性细菌性痢疾（简称菌痢）、细菌性食物中毒、婴幼儿腹泻、肠套叠、UC、血液病、各种腹膜炎、肠梗阻等疾病相鉴别。

四、治疗和监护

（一）内科治疗

1. 休息与禁食

患者在发热、腹痛期应卧床休息及禁食，以减少胃肠活动。当症状明显好转或消失时先少量多次给予流质，后按患者耐受情况逐渐过渡至半流质、软食，乃至正常饮食。

2. 支持疗法与维持水和电解质平衡

禁食期间应静脉补液以保证生理需要，并纠正失水、失钠、失钾和酸中毒。一般成人每天补液量为 2 000 ~ 3 000 ml，务使每天尿量在 1 000 ml 以上，同时补充维生素 C、B 族维生素、维生素 K。对重症或便血多者可适当输入新鲜全血。

3. 抢救中毒性休克

休克是本病死亡的主要原因，早期发现、及时处理是治疗本病的重要环节。开始应迅速补充血容量，改善组织缺氧，在补足液体的基础上，早期可用血管扩张剂，必要时用右旋糖酐、全血、血浆，以维持血浆渗透压，使血压回升。亦可同时应用山莨菪碱或阿托品。为抑制变态反应，减轻中毒症状，用氢化可的松每次 5 ~ 10 mg/kg，静脉滴注，疗程最多 7 天，不宜过长，以免发生肠穿孔。同时应用广谱抗生素，如氨苄西林和庆大霉素或阿米卡星静脉滴注。甲硝唑可控制肠道厌氧菌的繁殖。用法：轻者甲硝唑每天 50 mg/kg 分 3 次口服；重者给 0.5% 甲硝唑注射液 1.5ml/kg 静脉滴注，每 8 小时 1 次。

4. 注射抗毒血清

国外培养出 Welchii 杆菌后制备成抗毒血清，一般给患者静脉注射 4.2 ~ 8.5 万 U，有较好的疗效。

5. 肾上腺皮质激素

成人氢化可的松每天 200 ~ 300 mg（地塞米松 5 ~ 10 mg）静脉滴入，可减轻中毒症状。

6. 对症治疗

高热时给予解热剂、肾上腺皮质激素，并每天多次予以物理降温。烦躁不安者肌内注射地西泮、苯巴比妥钠，或用冬眠 1 号静脉滴注，但要密切观察血压变化。腹痛时肌内注射阿托品，如无效可用 0.25% 普鲁卡因做两侧肾囊封闭，必要时也可联合使用哌替啶与阿托品，腹泻严重可应用复方地芬诺酯、洛哌丁胺，并配合服用氧氟沙星、小檗碱等肠道抗菌药物。

7. 胰蛋白酶口服

每次 0.6 ~ 1 g，每天 3 次，重症可肌内注射，每次 1 000 U，每天 1 次。有人研究，此药能水解产气荚膜杆菌 β 毒素，减少吸收，清除肠道坏死组织，有利于修复。

（二）手术治疗

手术适应证为：①有明显腹膜炎表现，或腹腔穿刺有脓性或血性渗液，怀疑有肠坏死或穿孔；②不能控制的肠道大出血；③有肠梗阻表现经非手术治疗不能缓解，反而加重；④经积极非手术治疗，全身中毒症状无好转，局部体征持续加重。

手术中如发现病变肠段无坏死、穿孔或大量出血的情况，可用 0.25% 普鲁卡因溶液做肠系膜根部封闭。对于已有肠坏死、穿孔或伴大量出血时，如果病变比较局限，应做病变肠段切除吻合术，切除的范围应达正常肠黏膜的部位。如果患者全身情况严重或病变过于广泛，无法全部切除，则可将病变严重部分肠段切除并做肠造口术，而不做一期吻合。

术后应进行积极的药物及支持疗法。

（李雪雁）

第三节 伪膜性肠炎

伪膜性肠炎是一种急性肠道炎症，往往发生在大手术后，特别是在应用广谱抗生素后容易发生，也可发生于休克、心力衰竭、尿毒症、结肠梗阻等一些患者。其病情严重，病死率颇高。

一、病因和发病机制

本病早在 20 世纪 60 年代曾有人认为，金黄色葡萄球菌是一个主要的致病菌，凝固酶阳性溶血性金黄色葡萄球菌很容易对抗生素产生耐药性，在应用某些抗生素，如广谱抗生素，特别是林可霉素、氨苄西林、先锋霉素等，肠道内正常存在的一些细菌如大肠杆菌类受到抑制，而金黄色葡萄球菌则大量繁殖并产生外毒素，从而导致伪膜性肠炎的发生。现已知伪膜性肠炎与金黄色葡萄球菌性肠道感染是两个不同的疾病。15% ~30% 的健康人类菌群中可找到该菌，而相当多的伪膜性肠炎病例的粪便培养并无金黄色葡萄球菌生长，金黄色葡萄球菌性肠炎一般亦无伪膜形成。近年已从伪膜性肠炎患者粪中分离出一种难辨梭状芽孢杆菌，并证实其能产生一种具细胞毒作用的毒素，可使肠黏膜坏死。广谱抗生素的应用，可抑制正常菌群，从而有利于梭状芽孢杆菌繁殖产生毒素并致病。但近年又发现有些患者，粪中难辨梭状芽孢杆菌毒素的效价高低与病情的轻重不成正比，说明本菌毒素并非影响疾病严重程度的唯一因素。对于手术，特别是胃肠道癌肿手术后，以及其他严重疾病如肠梗阻、恶性肿瘤、尿毒症、糖尿病、心力衰竭等，在接受抗生素，或机体免疫力低下、肠道淤血、缺氧、肠道菌群失调而有利于细菌繁殖和产生毒素而致病。本病主要发生于结肠，少数仅限于小肠，也可同时累及结肠和小肠。

二、病理

伪膜性肠炎主要侵犯结肠，以乙状结肠最多见，偶见于小肠，如回肠末端等部位。病变肠腔扩张，腔内液体增加。肉眼可见肠黏膜充血水肿、凝固性坏死并覆有大小不一、散在的斑点状黄白色伪膜，从数毫米到 30 mm 不等。严重者伪膜可融合成片。并可见到伪膜脱落的大、小裸露区，伪膜界限分明，周围黏膜相对正常。显微镜下可见伪膜系由纤维素、中性粒细胞、单核细胞、黏蛋白及坏死细胞碎屑组成。黏膜固有层内有中性粒细胞、浆细胞及淋巴细胞浸润，重者腺体破坏断裂、细胞坏死。黏膜下层因炎性渗出而增厚，伴血管扩张、充血及微血栓形成。坏死一般限于黏膜层，严重病例可向黏膜下层伸延，偶有累及肠壁全层导致肠穿孔。Price 和 Davies 将本病的黏膜病变分为三种：①早期轻度病变显示黏膜灶性坏死，固有层中性粒细胞及嗜酸性粒细胞浸润和纤维素渗出。②轻重度病变示有腺体破坏，周围中性粒细胞浸润伴有典型火山样隆起坏死病变，伪膜形成。以上两者病变限于黏膜固有层浅表部位，间有正常黏膜。③最严重病变为黏膜结构完全破坏，固有层广泛波及，覆有厚的、融合成片的伪膜。病变愈合后，伪膜脱落，伪膜下愈合的创面发红，在伪膜脱落后 10 天左右，内镜检查可完全恢复正常。

三、病情评估

本病常见于手术后或危重病患者，绝大多数患者有近期应用抗生素，特别是广谱抗生素史。

起病急，患者有程度不等的腹泻，以水泻多见，轻者每天 2 ~3 次，重者，每天数十次，排便量可在 10 L 以上。大便自棕黄色至绿色，部分患者也可为糊状、黏液状或脓血便，罕见有血便，常有里急后重，偶有斑块伪膜排出，伴腹痛、腹胀、恶心、呕吐、肠鸣音亢进、肠穿孔、中毒性巨结肠。体温一般在 38～40℃，重者易出现脱水、代谢性酸中毒、电解质紊乱、低蛋白血症、休克、少尿、肾衰竭、心动过速、软弱无力。老人易发生定向障碍、烦躁、谵妄等。

大便细菌培养：大便的细菌在特殊条件下培养，多数病例可发现难辨梭状芽孢杆菌生长。大便毒素检测：有确诊价值。将患者大便的滤液稀释不同的倍数，置组织培养中，观察细胞毒作用，1:100 以上有诊断意义。抗污泥梭状芽孢杆菌抗毒素中和试验常阳性。结肠内镜检查：诊断意义大。可发现黏膜发红、水肿，上面有斑块或已融合成伪膜，活检见黏膜有急性炎症，伪膜内含有坏死上皮、纤维蛋白、炎细胞等。

四、治疗和监护

（一）病因治疗

立即停用所用抗生素，由于难辨梭状芽孢杆菌对万古霉素、不吸收的磺胺类药及甲硝唑很敏感，可改用万古霉素、甲硝唑等。用法：万古霉素 0.5 g，6 小时 1 次，口服，连用 7～10 天；为减少复发，可用万古霉素 125 mg，6 小时 1 次，口服，连用 7 天；症状消失后，第 2 周改为 125 mg，12 小时 1 次，口服；第 3 周 125 mg，每天 1 次；第 4～5 周用 125 mg，两天 1 次，口服；第 6～7 周用 125 mg，3 天 1 次，口服。甲硝唑每天 1.2～1.5 g，口服，或静脉用药。对上述治疗无效者或复发者，可用杆菌肽，剂量为 0.5 g，6 小时 1 次，口服，连用 7 天。气性坏疽梭状芽孢杆菌多价抗霉素 5 万 U 加入 5% 葡萄糖盐水 500 ml 中，静脉滴注，12 小时 1 次，疗效佳。考来烯胺 2～4 g，每天 3 次，口服，此药能与毒素结合，减少毒素吸收，促进回肠末端对胆盐的吸收，以改善腹泻症状。早期也可间歇应用高压氧 5～7 次，可缓解病情。

（二）支持疗法及抗休克

轻者可用口服补液盐，重者可输入血浆、白蛋白或全血，及时静脉补充足量液体和钾盐等。补液量根据失水程度决定，并注意纠正电解质失常及代谢性酸中毒。如有低血压，可在补充血容量基础上使用血管活性药物，中毒症状严重者短期应用肾上腺皮质激素。

（三）扶植肠道正常菌群

轻型病例停用抗生素后任其自行恢复；严重病例可口服乳酸杆菌制剂（如乳酶生）、维生素 C 及乳糖、蜂蜜、麦芽糖等扶植大肠杆菌；口服叶酸、复合维生素 B 族、谷氨酸及维生素 B_{12} 以扶植肠球菌，亦可用健康人大便 5～10 g 加生理盐水 200 ml 混匀，将滤液保留灌肠每天 1～2 次，连用 5 天，引入正常菌群。

（四）对症治疗

给静脉高营养治疗和解痉镇痛药。腹泻重者，适量应用复方地芬诺酯等止泻药。

（五）手术治疗

严重暴发病例，合并肠穿孔以及内科治疗无效而急速恶化者，可手术切除病变肠段。

五、预后

轻症病例在停用抗生素之后可自愈，重者经及时诊断及积极治疗预后良好，10% ~ 20%的患者在初治停药 1 ~ 3 周可再次出现腹泻，其原因可能是灭菌不彻底或再感染。复发病例轻者可应用调整肠道菌群药物，重者需再次使用甲硝唑或万古霉素治疗。出现严重并发症如中毒性巨结肠、麻痹性肠梗阻、肠穿孔时，病死率可为 16% ~ 22%。

（李雪雁）

第四节　克罗恩病

克罗恩病（CD）是一种病因尚不十分清楚的胃肠道慢性炎性肉芽肿性疾病。病变多见于末段回肠和邻近结肠，但从口腔至肛门各段消化道均可受累，呈节段性或跳跃式分布。临床上以腹痛、腹泻、腹块、瘘管形成和肠梗阻为特点，可伴有发热、贫血、营养障碍以及关节、皮肤、眼、口腔黏膜、肝脏等肠外损害。本病有终身复发倾向，重症患者迁延不愈，预后不良。发病年龄多在 15 ~ 30 岁，但首次发作可出现在任何年龄组，男女罹病近似。本病在欧美多见，且有增多趋势。我国本病发病率不高，但并非罕见。

一、病因和发病机制

病因不明。目前认为系多种致病因素的综合作用，似与病毒感染、免疫异常及遗传因素有密切关系。

（一）感染

本病病理变化虽似结核病，但已证明与结核分枝杆菌无关。最近发现将患者手术切除的病变组织匀浆或滤液，接种于小白鼠和家兔，能引起肉芽肿性病变；又从切除的肠组织中分离出病毒，但该病毒究系病原体抑或为过路病毒，尚难断定。

（二）免疫反应

一般认为本病的发病和免疫反应有关，理由是：①本病主要病理发现是肉芽肿性，这是迟发型变态反应所常见的组织学变化；②在组织培养中，患者的循环淋巴细胞对自体或同种结肠上皮细胞有细胞毒作用；③约半数患者血清中发现抗结肠上皮细胞抗体或出现循环免疫复合物；④已有人在细胞培养中证实正常人的肠上皮细胞主要刺激抑制性 T 细胞增殖，而 CD 肠上皮细胞则可使辅助性 T 细胞增殖，认为这可能是本病发生异常免疫反应的因素之一；⑤本病常出现肠外损害，如关节炎、虹膜睫状体炎等，且经肾上腺皮质激素治疗能使病情缓解，说明本病可能是自身免疫性疾病。其致病机制可能是回肠末端及结肠的细菌产物慢性刺激黏膜免疫系统并使黏膜细胞破损，增加了黏膜的通透性，由于黏膜屏障缺陷、细胞因子的破坏和上皮细胞的丢失，从而使内毒素容易吸收。以及免疫调节异常即炎性介质和抗感染性介质失衡，当炎性介质的作用明显大于抗感染性介质时，肠黏膜就容易受到破坏，从而形成炎症和溃疡。

（三）遗传因素

有关 CD 遗传因素的一些临床证据有发病的种族差异，如白种人多于黑种人和黄种人，而白种人中犹太人又多于非犹太人；家族聚集性，如患病者中近亲多于远亲；研究发现双胞胎中同卵双生远多于异卵双生；父母同患病者子女发病率增加。

（四）环境因素

吸烟、高糖饮食、人造奶油、长期口服泻药等可能为 CD 的诱因或参与致病的因素。

尽管 CD 的病因还不清楚，但从目前的研究来看，免疫反应起主要作用，其次为感染。

二、病理

本病从口腔至肛管的整个消化道均可罹病，但病变部位以回肠末端与邻近的右侧结肠最为多见，单独侵犯结肠者则甚少。病变呈跳跃式或节段性分布，正常与病变肠段分界清楚。病变性质为全肠壁的肉芽肿性改变，肠壁不规则的增厚，黏膜表面呈卵石样改变并有裂沟和纵行的溃疡，肠腔变窄，狭窄上方肠段扩张。由于浆膜表面的纤维素渗出，常与邻近的肠段及器官粘连，肿大的淋巴结也可互相粘连而形成包块，更由于溃疡穿破至邻近的器官而造成内、外瘘管。

三、病情评估

（一）临床表现

比较多样，与肠内病变的部位、范围、严重程度、病程长短以及有无并发症有关。多数起病缓慢，病程较长，可达数月或数年。腹痛、腹泻为常见症状，多伴有体重减轻。早期有长短不等的活动期与缓解期，随后呈进行性发展。少数急性起病，可表现为急腹症，酷似急性阑尾炎或急性肠梗阻。

1. 腹痛

腹痛为最常见症状。多位于右下腹或脐周，间歇性发作，常为痉挛性阵痛伴肠鸣。常于进餐后加重，排便或肛门排气后缓解。腹痛的发生可能与肠内容物通过炎症、狭窄肠段，引发局部肠痉挛有关。腹痛亦可由不完全性或完全性肠梗阻引起，此时伴有肠梗阻症状。出现持续性腹痛和明显压痛，提示炎症已累及腹膜或腹腔内脓肿形成。全腹剧痛和腹肌紧张，则可能是病变肠段急性穿孔所致。

2. 腹泻

85%~90% 的患者有腹泻。多数每天大便 2~6 次，常无脓血或黏液，无里急后重感（除非直肠受累）。小肠广泛病变时可有脂肪泻，大便量多、奇臭。引起腹泻的主要原因是肠内炎症、肠道功能紊乱和肠道吸收不良。

3. 恶心、呕吐

恶心、呕吐常在晚期并发肠道阻塞时发生，可反复发作。

4. 肛门直肠周围病变和瘘管形成

肛门周围、直肠周围脓肿、窦道和瘘管是 CD 较常见的症状。瘘管形成是本病特征性体征，为病变肠段的溃疡向周围组织与脏器穿透而形成的。内瘘可通向膀胱、阴道等脏器，外瘘可经腹壁或肛门周围通向体外。

5. 全身表现

1）营养及代谢障碍：表现为体重减轻，生长迟缓，尤其是儿童发病者；电解质缺乏如钾、钙和镁；低蛋白血症，主要因为营养差及蛋白从胃肠道丢失所致的失蛋白性胃肠病引起；慢性消耗、缺铁、叶酸及维生素 B_{12} 缺乏引起的贫血。

2）肌肉骨骼病变：有周围性关节炎、强直性脊柱炎、骶髂关节炎和肉芽肿性肌炎（罕见）等。

3）肝胆疾病：常可合并脂肪肝、胆结石、胆管周围炎、原发性胆汁性肝硬化、硬化性胆管炎、胆管癌、慢性活动性肝炎和肝硬化等。

4）皮肤和黏膜：偶可见结节性红斑、坏死性脓疮、鹅口疮、口颊黏膜、牙龈、外阴的 CD 等。

5）眼：可有虹膜炎、葡萄膜炎、巩膜炎等。

6）静脉：血栓形成及血栓栓塞性病变。

7）发热：一般为低热或中等度发热，发热往往表示病变处于活动期。发热多由于炎性介质和白三烯等的作用所致。

体征：20% ~50% 有贫血，体重减轻。右下腹常有压痛，可触及包块。还有肝脾大，内、外肠瘘，肛门周围脓肿或瘘管形成。如发生梗阻可见肠型。

（二）实验室及其他检查

1. 实验室检查

贫血常见；活动期周围血白细胞增高，血沉加快；血白蛋白常有降低；粪便隐血试验常呈阳性；有吸收不良综合征者粪脂含量增加并可有相应吸收功能改变。

2. X 线检查

小肠病变做胃肠钡餐检查，结肠病变做钡剂灌肠检查。X 线表现为肠道炎性病变，可见黏膜皱襞粗乱、纵行性溃疡或裂沟、鹅卵石征、假息肉、多发性狭窄、瘘管形成等 X 线征象，病变呈节段性分布。由于病变肠段激惹及痉挛，钡剂很快通过而不停留该处，称为跳跃征；钡剂通过迅速而遗留一细线条状影，称为线样征，该征亦可能由肠腔严重狭窄所致。由于肠壁深层水肿，可见填充钡剂的肠袢分离。

3. 内镜检查

内镜检查见黏膜增厚，铺路石样结节及其间的圆形、纵形溃疡等。

4. 活检

活检示黏膜急、慢性炎症，很难找到非干酪样肉芽肿。切除肠段病理示肠壁全层炎、裂隙状溃疡、肠壁或其肠系膜淋巴结中找到非干酪样肉芽肿。

（三）诊断和鉴别诊断

对青壮年患者有慢性反复发作性右下腹痛与腹泻、腹块或压痛、发热等表现，X 线或（和）结肠镜检查发现肠道炎性病变主要在回肠末段与邻近结肠且呈节段性分布者，应考虑本病的诊断。

1. 诊断标准

根据世界卫生组织提出的临床病理概念，日本消化协会拟订了本病的诊断标准如下：

1）非连续性或区域性病变。

2）铺路石样表现或纵形溃疡。

3）肠壁全层炎症性病变（肿块或狭窄）。

4）结节病样非干酪样肉芽肿。

5）裂沟或瘘管。

6）肛门部病变（难治性溃疡，非典型肛瘘或肛裂）。

判定：具有上述1）~3）项为疑诊，加4）~6）项中任一项可确诊。有第4）项者，加1）~3）项中两项亦可确诊。但应除外肠结核、UC、缺血性肠炎、放射性肠炎、肠型 Behcet 病等。

2. 临床诊断标准

CD 多发生在青壮年，是一种胃肠道的慢性、反复发作性、非特异性的全肠壁炎，病变呈节段性分布，好发于回肠、结肠（包括回盲部）和肛周。

临床诊断根据如下：

1）临床表现典型，反复发作的右下腹或脐周围疼痛，可伴有呕吐、腹泻或便秘，阿弗他口炎偶见，有时腹部可出现相应部位的炎性肿块。可伴有肠梗阻、瘘管、腹腔或肛周围脓肿等并发症，可伴有或不伴有系统性症状，如发热、多关节炎、虹膜睫状体炎、皮肤病变、硬化性胆管炎、淀粉样变、营养不良、发育阻滞等。

2）X 线表现有胃肠道的炎性病变，如裂隙状溃疡、鹅卵石征、假息肉、单发或多发性狭窄、瘘管形成等，病变呈节段性分布。CT 可显示肠壁增厚的肠袢、盆腔或腹腔的脓肿。

3）内镜下见到跳跃式分布的纵行或匐行性溃疡，周围黏膜正常或增生呈鹅卵石样，或病变活检有非干酪样坏死性肉芽或大量淋巴细胞聚集。

具备第1）条为临床可疑，若同时具备第1）、第2）或第3），临床可拟诊为本病。

急性发作时应除外阑尾炎，慢性反复发作时需除外肠结核，病变单纯累及结肠者除外 UC。鉴别诊断有困难时应手术探查获病理诊断。

3. 病理诊断标准

1）肠壁和肠系膜淋巴结无干酪样坏死。

2）镜下特点：①节段性病变、全壁炎；②裂隙状溃疡；③黏膜下层高度增宽（水肿、淋巴管血管扩张、纤维组织、淋巴组织增生等所致）；④淋巴样聚集，结节病样肉芽肿。

确诊：具备1）和2）项下任何4点。

可疑：基本具备病理诊断条件但无肠系膜淋巴结标本。

4. 鉴别诊断

1）肠结核：肠结核多继发于开放性肺结核；病变主要涉及回盲部，有时累及邻近结肠，但不呈节段性分布；瘘管及肛门直肠周围病变少见；结核菌素试验阳性等有助于 CD 鉴别。对鉴别有困难者，建议先行诊断性抗结核治疗。有手术适应证者可行手术探查，病变肠段与肠系膜淋巴结病理组织学检查发现干酪坏死性肉芽肿可获确诊。

2）小肠恶性淋巴瘤：原发性小肠恶性淋巴瘤可较长时间内局限在小肠，部分患者肿瘤可呈多灶性分布，此时与 CD 鉴别有一定困难。如 X 线检查见小肠结肠同时受累、节段性分布、裂隙状溃疡、鹅卵石征、瘘管形成等有利于 CD 诊断；如 X 线检查见一肠段内广泛侵蚀、呈较大的指压痕或充盈缺损，B 超或 CT 检查肠壁明显增厚、腹腔淋巴结肿大，多支持小肠恶性淋巴瘤诊断。小肠恶性淋巴瘤一般进展性较快。必要时手术探查可获病理确诊。

3）溃疡性结肠炎：鉴别要点见有关章节。

4）急性阑尾炎：腹泻少见，常有转移性右下腹痛，压痛限于麦氏点，血象白细胞计数增高更为显著，可资鉴别，但有时需剖腹探查才能明确诊断。

5）其他：如血吸虫病、慢性菌痢、阿米巴肠炎、其他感染性肠炎（耶尔森杆菌、空肠弯曲菌、艰难梭状芽孢杆菌等感染）、出血性坏死性肠炎、缺血性肠炎、放射性肠炎、胶原性结肠炎、白塞病、大肠癌以及各种原因引起的肠梗阻，在鉴别诊断中亦需考虑。

（四）并发症

肠梗阻最常见，其次是腹腔内脓肿，可出现吸收不良综合征，偶可并发急性穿孔或大量便血。中毒性结肠扩张罕见。直肠或结肠黏膜受累者可发生癌变。肠外并发症有胆石症，系胆盐的肠内吸收障碍引起；尿路结石，可能与脂肪吸收不良使肠内草酸盐吸收过多有关；脂肪肝，颇常见，与营养不良及毒素作用等因素有关。

四、治疗和监护

CD 的治疗应强调早期诊断、早期治疗。由于手术后易复发及所致短肠综合征，目前更加重视内科保守治疗而不主张手术治疗。

（一）一般治疗

强调饮食调理和营养补充，一般给高营养低渣饮食，适当给予叶酸、维生素 B_{12} 等多种维生素及微量元素。研究表明应用要素膳饮食（完全胃肠内营养），既可补充营养，还能控制病变的活动性，特别适用于无局部并发症的小肠 CD。TPN 仅用于严重营养不良、肠瘘及短肠综合征者，应用时间不宜太长。腹痛、腹泻必要时可酌情使用抗胆碱药或止泻药，合并感染者静脉途径给予广谱抗生素。有情绪障碍或抑郁者，适量予以镇静剂、抗抑郁药以及必要的心理治疗。

（二）药物治疗

1. 氨基水杨酸制剂

柳氮磺吡啶（SASP）对控制轻、中型患者的活动性有一定疗效，但仅适用于病变局限于结肠者。美沙拉嗪能在回肠、结肠定位释放，现已证明对病变在回肠和结肠者均有效，且可作为缓解期的维持治疗用药。

2. 糖皮质激素

糖皮质激素是目前控制病情活动最有效的药物，适用于本病活动期。一般主张使用时初量要足、疗程偏长。剂量如泼尼松为 30 ~ 40 mg/d，重者可达 60 mg/d，病情缓解后剂量逐渐减少至停用，并以氨基水杨酸制剂做长期维持治疗。虽然使用糖皮质激素做维持治疗可延长缓解期，但临床研究证明并不能减少复发且长期应用不良反应太大，因此，不主张应用糖皮质激素做长期维持治疗。但有相当部分患者表现为糖皮质激素依赖，每于减量或停药时复发，对于长期依赖糖皮质激素的患者可试加用免疫抑制剂（详见下文），然后逐步过渡到用免疫抑制剂或氨基水杨酸制剂做维持治疗。病情严重者可用氢化可的松或地塞米松静脉给药，病变局限在左半结肠者可用糖皮质激素保留灌肠，布地奈德全身不良反应少，可选用。

3. 免疫抑制剂

有人试用 6 - 巯基嘌呤、硫唑嘌呤、氮芥等进行治疗取得了一定效果。这类药物的不良反应主要是骨髓抑制和感染。

4. 环孢素

7 例经放射学、内镜和组织学检查确诊的活动性 CD 患者用环孢素治疗。方法：治疗期间停用糖皮质激素和 SASP，但继续给要素膳饮食。口服环孢素 8 mg/kg，其后每两周调整剂量以维持血药浓度在 200 ng/ml 左右。结果治疗前 CD 活动指数（CDAI）为 195.3 ± 57.3，治疗后逐渐下降，至 12 周时 CDAI 较治疗前显著下降。

5. 肿瘤坏死因子抑制药

1）英夫利西单抗：是一种基因工程性 IgG1 鼠—人嵌合性单克隆抗体，约含 75% 人蛋白质及 25% 鼠蛋白质。可能作用机制为：①中和可溶性与跨膜性 TNF；②通过补体固定、抗体依赖性细胞毒性作用以及 T 淋巴细胞凋亡（由抗体的 IgG1Fe 部分所致），使 TNF 产生细胞溶解。荷兰阿姆斯特丹研究院医学中心治疗的 1 例 12 岁女孩难治性结肠 CD，剂量为 10 mg/kg，静脉注射 2 小时以上，共 2 次，取得明显短期（3 个月）疗效，在 10 例其他疗法无效的患者中使用 10 mg/kg 与 20 mg/kg 后也取得临床缓解，未见明显不良反应。

2）CDP571：是一种基因工程 IgG4 人体化单克隆抗体，系通过剪接小鼠抗人TNF - α 单克隆抗体的补体决定簇区至人 IgG4 抗体骨架中而成。约含 95% 人蛋白质及 5% 小鼠蛋白质。因此，其免疫原性理论上应低于英夫利西单抗；推测的作用机制为 IgG4 的 Fc 部分产生的中和可溶性及跨膜性 TNF 的作用。迄今仅有的 3 组对照试验表明，治疗组优于安慰药组。引流的肛周瘘管患者的瘘管关闭率（25%）也倾向优于对照组（0）。目前，正在进行大规模的安慰药对照维持疗法的Ⅲ期研究。抗基因型抗体的发生率为 5.3%；输注反应率为 12.7%（安慰药组为 7.7%）；抗双链 DNA 抗体发生率为 5.3%（安慰药组为 0）；尚无迟发型超敏反应、药物诱发性狼疮或非霍奇金淋巴瘤的报道。

3）依那西普与奥那西普：现已知，有两种不同的细胞表面型 TNF 受体：P55（CD120α）与 P75（CD120β）。可溶性的、缩短的膜型 TNF 受体可存在于体液中，具有调节某些慢性炎症性疾病，如类风湿关节炎时的 TNF 活性的作用。依那西普与奥那西普两者均是基因工程性蛋白质。但前者是融合蛋白，由重组人 TNF 受体 P75 单聚体的两条相同链与人 IgG1 的 Fc 区融合而成；而后者是重组人型 P55 单聚体。两者均完全是人型蛋白质，理论上比英夫利西单抗的免疫原性更小。推测的作用机制可能为中和可溶性 TNF。

6. 淋巴细胞信息通路抑制药

目前，已有多种抑制淋巴细胞间信息通路的方法用于炎性肠病的治疗，包括抗 α_4 整合素的单克隆抗体那他珠单抗，与抗 $\alpha_4\beta_7$ 整合素的单克隆抗体 LDP – 02；以及反义细胞间黏附分子 – 1（ICAM – 1）等。α_4 整合素在几乎所有淋巴细胞中均呈中度或高水平表达，并一般均与 β_1 或 β_7 亚单位合并存在，主要与内皮细胞配基、血管细胞间黏附分子 – 1 以及黏膜、细胞黏附分子（Mad – CAM – 1）相互发生相同。$\alpha_4\beta_7$ 整合素与 Mad – CAM – 1 之间的相互作用，对介导白细胞归巢至肠黏膜有重要作用。

7. TH1 极化抑制药

目前已经或正在用于临床的有 IL – 12、干扰素（INF）– γ、IL – 18 与 IL – 2 受体的单克隆抗体以及免疫调节性重组人型蛋白 IL – 10 等。

采用基因工程技术对可变区进行改造过的抗 IL – 12 抗体（可促进对人 IL – 12 的亲和力）已在活动性 CD 患者中进行 II 期剂量摸索性试验。

8. 抗 CD4 抗体

携有 CD4 标志物的 T 细胞，即辅助性 T 细胞，通过其分泌多种细胞因子，在调节细胞免疫并进一步影响多种效应器功能（包括免疫球蛋白的分泌、补体激活、中性粒细胞化学趋化作用及巨噬细胞的激活等）中，发挥着核心作用。在炎性肠病患者中，抑制性 T 细胞与辅助性 T 细胞两者在肠黏膜固有层及上皮层中的比例仍属正常，但均呈过度激活状态。据报道，1 例 CD 患者在感染人免疫缺陷病毒后得到完全缓解。

9. 抗生素

抗生素肠道细菌感染性疾病的严重性及复发有密切关系，细菌的过度生长，特别是有并发症者，如脓肿、瘘管、盲袢等会致疾病恶化。甲硝唑能对抗厌氧菌破坏肠黏膜的作用，减轻疾病的活动指数，对难治性肛周脓肿治疗 12 个月后，80% 的伤口愈合良好，但减量后易复发。目前也有环丙沙星、克拉霉素成功治疗的报道。

10. 肠道益生菌

肠道内正常菌群，特别是混合型（乳酸杆菌和双歧杆菌）制剂对改善 CD 有积极意义。有报道对 SASP 和 5 – 氨基水杨酸（5 – ASA）过敏及不能耐受者使用肠道益生菌，12 个月后 75% 的患者仍可保持缓解状态，粪便中乳酸杆菌和双歧杆菌等有益菌群含量增高，pH 值明显下降。但由于结肠内细菌较多，微生物作用复杂，对其值得深入研究。

（三）外科手术

由于术后的复发率高，手术适应证一般限于有穿孔或不能控制的大出血、完全性肠梗阻、瘘管及脓肿形成、中毒性巨结肠，疑有结肠癌或经长期内科治疗无效者。

术式有三种：即短路手术、短路及旷置术和病变肠管切除及肠吻合术。术式的采用根据病情而定。单纯短路手术较少应用；短路及旷置手术适用于一般情况较差；有严重粘连或腹腔内感染不宜行肠切除。当一般情况好转、腹腔感染控制后，可行二期病变肠管切除术。病变肠管一期切除及肠吻合术疗效较好，多数学者主张在可能情况下采用这一术式，切除边缘应距离病变边缘 5 cm 以上，不宜过近以免形成吻合口瘘，也不宜过远，因有时病变为多发，而且术后仍有复发可能，需要再次行肠切除，所以应尽可能保留肠管的长度。即使切除过多也未能防止复发。切缘做冰冻检查并无必要也无帮助。

（王艳华）

第五节　急性阑尾炎

急性阑尾炎为外科常见急腹症。好发于青少年，早期诊治，恢复顺利，死亡率已降至 0.1% 以下。少数患者因病情变化多端可延误诊治，致使并发症多而严重。

一、病因

由多种革兰染色阴性需氧菌和厌氧菌所致混合性化脓感染。其发病除全身抵抗力下降外，主要与下列因素有关：

（一）阑尾管腔阻塞

阑尾管腔细窄、卷曲成弧形，开口狭小，壁内有丰富的淋巴组织，易为食物残渣、粪石、异物、蛔虫、虫卵或肿瘤阻塞，使腔内黏膜分泌液积聚，发生炎症。

（二）胃肠道疾病影响

如急性肠炎、炎性肠病、血吸虫病等，直接延至阑尾，或引起阑尾壁肌肉痉挛，发生血供障碍而致炎症。

（三）细菌入侵

阑尾腔阻塞和炎症，黏膜损伤，使细菌侵入，伺机繁殖生长而加剧感染发生。

二、病理

分为单纯性、化脓性和坏疽性 3 种类型。

（一）急性单纯性阑尾炎

炎症局限于阑尾黏膜和黏膜下层，黏膜上可有小溃疡和出血点，腔内可有少量渗出液。阑尾外观轻度肿胀，浆膜充血并失去光泽，常附有少量纤维素性渗出物。

（二）急性化脓性阑尾炎

急性化脓性阑尾炎也称急性蜂窝织炎性阑尾炎。炎症侵及阑尾全层，黏膜溃疡面加大，管壁各层可有小脓肿形成，腔内也可有积脓。阑尾外观明显肿胀，浆膜高度充血，有多量纤维素和脓性渗出物附着。阑尾可与周围组织粘连，有时被包裹于大网膜内，并可有局限性腹膜炎。

（三）坏疽及穿孔性阑尾炎

病变进一步加重，阑尾因梗阻、积脓、腔内压力增高，以致阑尾黏膜坏死，同时因血管被细菌栓塞而发生阑尾管壁部分或全部坏死，呈暗红色或黑色，可导致穿孔引起急性弥漫性腹膜炎。

（四）阑尾周围脓肿

急性阑尾炎化脓坏疽或穿孔，如果此过程进展较慢，大网膜可移至右下腹部，将阑尾包裹并形成粘连，形成炎性肿块或阑尾周围脓肿。

急性阑尾炎的转归有以下几种：①炎症消退，一部分单纯性阑尾炎经及时药物治疗后炎症消退。大部分将转为慢性阑尾炎，易复发。②炎症局限化，化脓、坏疽或穿孔性阑尾炎被大网膜包裹粘连，炎症局限，形成阑尾周围脓肿。需用大量抗生素或中药治疗，治愈缓慢。③炎症扩散，阑尾炎症重，发展快，未予及时手术切除，又未能被大网膜包裹局限，炎症扩散，发展为弥漫性腹膜炎、化脓性门静脉炎、感染性休克等。

三、病情评估

（一）临床表现

1. 症状

1）腹痛：典型的腹痛发作始于上腹，逐渐移向脐部，数小时（6~8小时）后转移并局限在右下腹。此过程的时间长短取决于病变发展的程度和阑尾位置。70%~80%的患者具有这种典型的转移性腹痛的特点。部分病例发病开始即出现右下腹痛。腹痛呈持续性。不同类型的阑尾炎，其腹痛也有差异，如单纯性阑尾炎表现为轻度隐痛；化脓性阑尾炎呈阵发性胀痛和剧痛；坏疽性阑尾炎呈持续性剧烈腹痛；穿孔性阑尾炎因阑尾腔压力骤减，腹痛可暂时减轻，但出现腹膜炎后，腹痛又会持续加剧。

不同位置的阑尾炎，其腹痛部位也有区别，如盲肠后位阑尾炎疼痛在侧腰部，盆位阑尾炎腹痛在耻骨上区，肝下区阑尾炎可引起右上腹痛，极少数左下腹部阑尾炎呈左下腹痛。

2）胃肠道症状：发病早期可能有厌食，也可为首发症状。恶心、呕吐也可发生，但程度较轻。有的病例可能发生腹泻。盆腔位阑尾炎，炎症刺激直肠和膀胱，引起排便时里急后重的症状。弥漫性腹膜炎时可致麻痹性肠梗阻，腹胀、排气排便减少。

3）全身症状：早期乏力。炎症重时出现中毒症状，心率增快，发热，达38℃左右。阑尾穿孔时体温会更高，达39℃或40℃。如发生门静脉炎时可出现寒战，高热和轻度黄疸。

2. 体征

1）右下腹压痛：是急性阑尾炎常见的重要体征。压痛点通常在麦氏点或兰氏点，可随阑尾位置变异而改变，但压痛点始终在一个固定的位置上。当炎症扩散至阑尾以外时，压痛范围也随之扩大，但仍以阑尾部位压痛最为明显。

2）腹膜刺激征象：腹肌紧张、反跳痛和肠鸣音减弱或消失等，是腹膜壁层受到炎性刺激后所出现的一种防御性反应，常提示阑尾炎已发展到化脓、坏疽或穿孔的阶段。

3）其他可协助诊断的体征

（1）腰大肌试验：患者取左侧卧位，右下肢向后过伸，引起右下腹痛者为阳性，说明阑尾较深或在盲肠后位靠近腰大肌处。

（2）结肠逆行充气试验：一手按压左下腹，另一手逆行挤压结肠而出现右下腹疼痛，为本试验阳性，可提示阑尾炎症存在。

（3）闭孔内肌试验：患者平卧，将右髋和右膝屈曲90°并内旋髋关节时，如引起腹痛加剧，称本试验阳性，提示阑尾位置较低。

（4）直肠指检：阑尾位于盆腔或炎症已波及盆腔时，直肠右前方有触痛。如发生盆腔脓肿时，可触及痛性肿块。

（二）实验室及其他检查

1. 实验室检查

血白细胞计数及中性粒细胞多增高。约有70%的患者，血白细胞计数在（10～20）×10⁹/L，但有10%左右的患者，血白细胞计数低于10.0×10^9/L。尿常规检查多正常，但少数患者可见到少量白细胞和红细胞。

2. B超检查

急性阑尾炎时，尤其是蜂窝织炎（化脓性）以上病变时，阑尾肿大，阑尾腔内有液体滞留，故能显示强回声包围的囊性"阑尾炎声像"；炎症严重时，阑尾周围的渗出及脓液还可显现液体声像；阑尾粪石显示强光团伴声像；阑尾包块示不均匀的炎性包块影。

3. 腹腔镜

腹腔镜可直视阑尾情况，并能在诊断的同时实施相应的治疗。

（三）诊断

典型的转移性右下腹痛病史和右下腹部固定压痛是诊断急性阑尾炎的主要依据。但如阑尾解剖位置有变异，则诊断较为困难。诊断时应注意转移性右下腹痛是需要经过一定时间，而不是立即转移到右下腹部。另外，结合体温、实验室检查，多数急性阑尾炎患者血常规中白细胞计数及中性粒细胞增高，一般不难做出正确诊断。

（四）鉴别诊断

1. 肺炎、胸膜炎

右下肺炎和膈胸膜炎可引起右下腹牵涉痛，甚至有触痛和腹肌紧张，小儿患者更易混淆。但肺炎和胸膜炎发病均较急骤，常突然寒战、高热，伴咳嗽、胸痛、呼吸困难；胸部听诊可有摩擦音、啰音、呼吸音减弱等阳性体征；胸部X线检查有助于诊断。

2. 急性胃肠炎

早期可有呕吐、腹泻、腹痛和腹部压痛等表现，与急性阑尾炎相似，但急性胃肠炎多有饮食不洁或受凉史，呕吐及腹泻较突出，且发生于腹痛之前；腹部压痛不固定，无腹肌紧张；大便化验可查到大量红、白细胞。

3. 克罗恩病

CD急性发作时期，有右下腹痛、触痛、发热、白细胞计数增高等，与急性阑尾炎相似。因其病变为慢性进行性非特异性炎症，故患者可能有多次腹痛发作史，常合并有低热、腹泻，全身情况衰弱；腹痛为阵发性绞痛，没有转移；腹肌紧张和压痛广泛而不局限于右下腹，触痛部位常随体位改变而变更，有时可扪及索状肿块。

4. 急性肠系膜淋巴结炎

多见于儿童，常在上呼吸道感染后发病，腹痛前或腹痛后可有高热，呕吐很少见；腹痛开始即位于右下腹，常沿肠系膜方向有压痛，腹肌紧张不明显，有时可触及肿大的肠系膜淋巴结。急性炎症若仅累及回盲部单个淋巴结，触痛局限于右下腹，临床很难与阑尾炎鉴别。

5. 右侧输卵管妊娠破裂

有停经史，腹痛发生前可有阴道不规则流血史，腹痛突发且较剧烈，常伴面色苍白、血压下降等休克表现；腹肌紧张度轻，有移动性浊音；妇科检查发现阴道内有血液，宫颈剧痛，一侧附件肿大，腹腔或后穹隆穿刺有不凝固的血液。

6. 右侧卵巢囊肿蒂扭转

可有下腹肿块史，腹痛发生突然，为持续性，较急性阑尾炎剧烈；妇科检查可发现囊性肿块，并有触痛。

7. 急性输卵管炎

腹痛开始即在下腹部，位置较阑尾炎低，多为双侧性，早期即可出现高热，并有白带增多史；阴道检查白带增多、子宫举痛。

8. 卵巢滤泡破裂

常见于未婚青年女性，因腹腔内出血，尤其是右侧，可刺激腹膜引起右下腹痛，有时不易与急性阑尾炎鉴别。但卵巢滤泡破裂，通常发生于月经来潮后两周间，腹痛多突然发生，开始即在下腹部，初始较剧烈，随后减轻，腹部压痛轻微。体温及白细胞升高均不明显，可有阴道少量流血。

9. 右侧输卵管结石

腹痛突发，为阵发性剧烈绞痛，并向会阴部放射，腹部压痛和肌紧张均较轻，与腹痛的剧烈程度不相称；腰部叩击痛明显，小便有多量红细胞，X 线检查常可见结石阴影。

10. 胃、十二指肠溃疡急性穿孔

胃、十二指肠溃疡急性穿孔后，胃肠内容物沿右结肠旁沟流到右下腹时，可出现右下腹局限性压痛、肌紧张及反跳痛，易与阑尾炎混淆。但患者始终以上腹部压痛为明显，且多有溃疡病史，穿孔前常有溃疡症状发作，穿孔后腹痛剧烈，肝浊音界缩小或消失，X 线检查可见膈下游离气体。

11. 其他

急性阑尾炎还应与美克耳（Meckel）憩室炎、急性髂窝淋巴结炎、急性胆囊炎等相鉴别。

四、治疗

（一）非手术治疗

非手术治疗仅适用于单纯性阑尾炎或急性阑尾炎的诊断尚未确定，以及有手术禁忌证者。主要措施包括选择有效的抗生素和补液治疗。

（二）手术治疗

原则上急性阑尾炎一经确诊，应尽早做阑尾切除术。因早期手术既安全、简单，又可减少近期或远期并发症的发生。如阑尾发炎化脓、坏疽或穿孔后再手术，操作困难且术后并发症显著增加。术前、术后应用有效抗生素予以抗感染治疗。应该强调，忽略了阑尾的梗阻病因，单纯应用抗生素治疗以避免手术是不适宜的。

手术治疗的方法是切除阑尾、闭合盲肠，以控制感染的来源。一般简单易行，但有时可能十分困难，处理不当会引起严重并发症，因此，对每一例手术都须认真、慎重对待。麻醉一般采用连续硬脊膜外隙阻滞，必要时也可采用局部浸润麻醉，小儿可采用全麻。切口多取右下腹斜切口（即麦氏切口）进入腹腔，但如诊断不十分肯定，属探查性质者，应取右下腹直肌切口，以便于延长。切口一般长 3～7 cm，腹壁较薄，单纯性阑尾炎，可以用较小切口完成。寻找到阑尾后，可用阑尾钳夹其末端系膜把阑尾提出腹膜外，分段将其系膜结扎切断。阑尾基部结扎后，在距结扎线远端 0.5 cm 处切断阑尾，其断端先后用石炭酸、乙醇和盐水涂之，也有学者主张不结扎阑尾断端，直接用"乙"形缝合包埋于盲肠壁，认为可以消除无效腔而减少感染机会，在盲肠壁做大小适中的荷包缝合将残端包埋入盲肠壁，再用系膜或邻近脂肪组织覆盖之。在仔细检查腹腔无出血及异物后，缝合腹膜，用生理盐水冲洗切口。对其严重污染的厚层皮下脂肪，有时还需要切除薄层边缘；尽量减少缝线或其尾结的异物残留；对腹壁肥厚且污染较重者，应酌情应用腹膜外或皮下引流。

阑尾手术后是否发生并发症，与阑尾病变程度（如化脓、坏疽或穿孔等）以及手术操作有关。常见的有以下几种：

1. 切口感染

切口感染多由手术时污染、伤口内血肿或穿孔性阑尾炎切口处理失当所致。感染多发生于皮下或肌肉下腹膜外层。患者术后数天体温仍高或有升高趋势，感伤口疼痛，应检查切口处有无红肿触痛等。疑有深部感染时，可用空针由缝合处刺入，若有感染可吸出脓液。仅皮下浅层感染时，可拆除皮肤缝线 1～2 针，用镊子将创缘分开即可将积脓引出。亦可在创口内置入橡皮片或其他引流物，当感染控制后大多能迅速愈合。如感染位于深层组织中，须将切口完全分开，引流必须通畅，在引流手术时须将能看见的线结取出，以免引流不畅或因线头遗留，形成一经久不愈的腹壁窦道。手术时妥善保护切口，切阑尾时注意无菌操作；缝合切口时要彻底止血和冲洗伤口；在阑尾已穿孔、腹腔已有感染时，按照具体情况放置引流或做延期缝合都是预防切口感染的重要措施。

2. 腹膜炎或腹腔脓肿

腹膜炎或腹腔脓肿主要由阑尾坏疽或穿孔污染腹腔所致，少数由手术时污染所致。主要表现为术后体温持续上升，腹痛、腹胀和全身中毒症状加重。出现以上情况须按腹膜炎原则处理，腹腔内脓肿有膈下脓肿、盆腔脓肿和肠间脓肿。一般根据其临床表现、体格检查和 B 超检查可做出诊断。可在 B 超定位下进行穿刺排脓或切开引流。预防措施是术中妥善处理阑尾和彻底止血。

3. 腹腔内出血

腹腔内出血多系阑尾系膜止血不善或血管结扎线脱落所致。大量失血表现为腹痛、腹胀、休克、贫血等腹腔内出血症状，须即刻输血并再次手术止血。

4. 粪瘘

粪瘘多因阑尾基底由炎症致组织肿胀、硬脆、结扎不牢或结扎线脱落、损伤盲肠壁、盲肠本身病变（结核、癌等）或引流物过硬压迫肠壁引起坏死所致。较易发生于阑尾炎性病变严重、单纯切开引流脓肿和手术困难病例。一般粪瘘形成时感染已局限在盲肠周围，无弥漫性腹膜炎的威胁，且为结肠瘘，体液和营养损失均不严重，非手术疗法多可自愈。如经久不愈者，应进行瘘口肉芽活组织病理检查、X线钡餐或钡灌肠、窦道造影等检查，以确定其原因和病变范围后方能决定治疗方法。

五、监护

（一）术前准备

1. 术前先对患者及家属做术前谈话，对患者要重视心理护理，给予安慰与解释，以减少患者不必要的忧虑。

2. 做好术前各项检查及准备，对于老年患者更应注意检查心、肺、肾等脏器。有脱水或中毒现象存在时可快速输入葡萄糖盐水或葡萄糖及电解质类溶液。

3. 遵医嘱给予术前用药，以稳定患者情绪，减少恐惧感。

（二）术后监护

1. 患者回病室后按照不同麻醉方式，给予适当卧位，如腰椎麻醉患者应去枕平卧6～12小时，防止脑脊液外漏而引起头痛。连续硬脊膜外隙阻滞患者可睡低枕平卧。

2. 观察生命体征，每1小时测量血压、脉搏1次，一般测量3次，平稳即可。特殊情况者例外，如脉速或血压下降疑有出血，应及时观察伤口，采取必要措施。

3. 置有引流管，待血压平稳后应改为半卧或低姿半卧位，以利于引流和防止炎性渗出液流向上腹腔。

4. 手术当天禁食，术后第1天流质，第2天进软食，在正常情况下，第3～4天可进普食。

5. 术后3～5天禁用强泻剂和刺激性强的肥皂水灌肠，术后便秘可口服轻泻剂。注意伤口换药。

6. 术后24小时可起床活动，促进肠蠕动恢复，防止肠粘连发生，同时可增进血液循环。

7. 对老年患者术后注意保暖，每天两次做叩背、助咳动作，防止坠积性肺炎。

（三）健康指导

1. 对非手术治疗的患者，应向其解释禁食的目的，教会患者自我观察腹部症状和体征变化的方法。

2. 指导患者术后饮食，鼓励患者摄入营养丰富齐全的食物，以利于切口愈合；饮食种类及量应循序渐进，避免暴饮暴食；注意饮食卫生，避免进食不洁食品。

3. 向患者介绍术后早期离床活动的意义；鼓励患者尽早下床活动，促进肠蠕动恢复，防止术后肠粘连。

4. 患者出院后，若出现腹痛、腹胀等不适，应及时就诊。

（薛娟）

第六节 溃疡性结肠炎

溃疡性结肠炎（UC）是慢性非特异性溃疡性结肠炎的简称，为一种原因未明的直肠和结肠慢性炎性疾病。主要临床表现是腹泻、黏液脓血便、腹痛和里急后重。病情轻重不等，多反复发作或长期迁延呈慢性经过。本病可发生于任何年龄，以 20~50 岁为多见。男女发病率无明显差别。

本病在全球范围内均有报道，但现有研究资料表明，其流行病学特征受地域、种族、年龄等影响较大。北欧、西欧、北美的发病率高于世界其他地区，我国发病率较欧美低，近年似有增加趋势，病情一般较轻，但重症也常有报道。有报道指出，在过去十年里，我国部分地区炎性肠病的发病率增加了 4 倍，其中尤以 UC 的增加更为明显。白种人发病率高，黑种人、拉丁美洲人及亚洲人发病率低。就种族而言，犹太人发病率是同地区其他民族居民的 2~4 倍。任何年龄均可发病，多见于 20~40 岁，约占 70%，10岁以下和 70 岁以上者较少见，50 岁以上初发者亦少见，但病情相对较重。男女发病率无明显差别。

UC 主要发生在左半结肠，约占 70.2%，广泛性发病者约占 21.3%，而发生在直肠者约占 8.5%。UC 以慢性复发型最为多见（约占 44%），然后依次为初发型（约占40.6%）、慢性持续型（约占 14.7%）和暴发型（约占 0.7%）。

一、病因和发病机制

（一）自身免疫

现多认为，本病是一种自身免疫性疾病，因本病多并发结节性红斑、关节炎、眼色素层炎、虹膜炎等自身免疫性肠外表现，肾上腺皮质激素治疗能使病情获得缓解，在部分患者血清中可检测到抗结肠上皮细胞抗体，故认为本病发生和自身免疫反应可能有关。经研究还发现患者血清中存在抗大肠杆菌抗体 O14，由于这种抗体和人的结肠上皮细胞抗原起交叉免疫反应，因此，认为这种抗肠菌抗体的耐受性降低时，可引起结肠黏膜损伤。此外，病变的结肠组织中有淋巴细胞浸润，经组织培养显示患者的淋巴细胞对胎儿结肠上皮细胞有细胞毒作用，因此，认为发病也可能和细胞免疫异常有关。

（二）变态反应

有资料说明，在 UC 活动期，肠壁的肥大细胞增多，该细胞受到刺激后释放出大量组胺，导致肠壁充血、水肿，平滑肌痉挛，黏膜糜烂与溃疡，此与急性起病或骤然复发有关，属速发型超敏反应，这种肠壁的过敏反应可能是本病的局部表现，并不能确定是基本病因。

（三）感染因素

部分 UC 患者起病与急性菌痢相似，如脓血便及毒血症，肠道的菌落计数明显超过正常人。但粪便多次培养不出细菌，并且使用抗生素不能使病情缓解。近期有人用电镜观察结肠病变组织，可见一种病毒，内含有核心和外壳，直径约 50 nm，故推测本病可能与此病毒有关。

（四）过敏反应

个别患者有食物过敏史。有认为患者的结肠黏膜对机械性刺激过敏，肠壁的肥大细胞增多，受刺激后释放组胺，引起充血、水肿、平滑肌痉挛和溃疡形成。

（五）精神因素

焦虑、抑郁、悲痛等情绪变化可诱发或使病情加重。这可能是由于中枢神经系统活动障碍造成了自主神经功能紊乱，导致肠道痉挛，血液循环障碍，最终造成黏膜的糜烂或溃疡。

（六）遗传因素

据报道，有 5%～15% 的患者家族中患有。此外，发病与种族密切相关，本病在白种人中发病率明显多于黑种人。

二、病理

病变最先累及直肠与乙状结肠，也可扩展到降结肠、横结肠，少数可累及全结肠，偶可涉及回肠末段。病变特点具有弥散性、连续性。黏膜广泛充血、水肿、糜烂及出血。组织学镜检有活动期和缓解期的不同表现。

（一）活动期

1. 固有膜内有弥散性、慢性炎性细胞及中性粒细胞、嗜酸性粒细胞浸润。

2. 隐窝有急性炎性细胞浸润，尤其是上皮细胞间有中性粒细胞浸润及隐窝炎，甚至形成隐窝脓肿，可有脓肿溃入固有膜。

3. 隐窝上皮增生，杯状细胞减少。

4. 可见黏膜表层糜烂、溃疡形成和肉芽组织增生。

（二）缓解期

1. 中性粒细胞消失，慢性炎性细胞减少。

2. 隐窝大小、形态不规则，排列紊乱。

3. 腺上皮与黏膜肌层间隙增大。

4. 潘氏细胞化生。

结肠病变一般限于黏膜与黏膜下层，很少深达肌层，所以并发溃疡穿孔、瘘管形成或结肠周围脓肿者不多见，少数重症或暴发型者病变累及全结肠，可发生中毒性巨结肠。

本病病变反复发作，导致肉芽组织增生，黏膜可形成息肉状突起，称假性息肉，也可由于溃疡愈合后形成瘢痕，纤维组织增生，致肠壁增厚，结肠变形缩短，肠腔狭窄。少数病例可以癌变。

三、病情评估

（一）临床表现

起病多数缓慢，少数急性起病，偶见急性暴发起病。病程呈慢性经过，多表现为发作期与缓解期交替，少数症状持续并逐渐加重。部分患者在发作间歇期可因饮食失调、劳累、精神刺激、感染等诱发发作或加重症状。临床表现与病变范围、病型及病期等有关。

1. 消化系统表现

1）腹泻：炎症刺激使肠蠕动增加及肠内水、钠吸收障碍产生腹泻。轻者每天 3 ~ 4 次或腹泻与便秘交替。重者每天 20 ~ 30 次。粪质呈糊状及稀水状，混有黏液、脓血。因病变常累及直肠，故多伴有里急后重。

2）腹痛：轻型患者或在病变缓解期可无腹痛或仅有腹部不适。一般诉有轻度至中度腹痛，系左下腹或下腹的阵痛，亦可涉及全腹。有疼痛—便意—便后缓解的规律。若并发中毒性结肠扩张或炎症波及腹膜，有持续性剧烈腹痛。

3）其他症状：可有腹胀，严重病例有食欲缺乏、恶心、呕吐。

4）体征：轻、中型患者仅有左下腹轻压痛，有时可触及痉挛的降结肠或乙状结肠。重型和暴发型患者常有明显压痛和鼓肠。若有腹肌紧张、反跳痛、肠鸣音减弱应注意中毒性结肠扩张、肠穿孔等并发症。

2. 全身症状

一般出现在中、重型患者。中、重型患者活动期常有低度至中度发热，高热多提示并发症或见于急性暴发型。重症或病情持续活动可出现衰弱、消瘦、贫血、低蛋白血症、水与电解质平衡紊乱等表现。

3. 肠外表现

此指肠道以外其他系统病损的表现，属自体免疫反应引起者包括结节性红斑性关节炎、脊柱炎、眼色素层炎、葡萄膜炎、虹膜炎、口腔黏膜溃疡、慢性活动性肝炎、小胆管周围炎、硬化性胆管炎、溶血性贫血等。

体征：左下腹或全腹常有压痛，肠鸣音亢进，常可触及管状的结肠，直肠指检常有触痛。轻型或缓解期时可无体征。

4. 临床分型

按病程可分为初发型、慢性复发型、慢性持续型和急性暴发型。按病情程度可分为轻、中、重 3 度。按病变范围可分为直肠炎、直肠乙状结肠炎、左半结肠炎、右半结肠炎、区域性结肠炎以及全结肠炎。按病期可分为活动期和缓解期。

（二）实验室及其他检查

1. 粪便检查

黏液脓血便，镜检有红细胞、白细胞与巨噬细胞。

2. 血液检查

急性期白细胞计数增多，血沉加速，可有贫血，多因慢性失血或营养不良引起。血白蛋白、钠、钾、氯降低。

3. 结肠镜检查

怀疑该病患者应做结肠镜检，全面检查整个结肠和回肠末段，直接观察肠黏膜表现，取组织进行活检，确定病变范围。本病病变常呈连续性、弥散性分布，绝大部分从肛端直肠开始逆行向上扩展，因而病变以直肠和乙状结肠最易受累。病变初期内镜下可见弥散性炎症改变，黏膜充血、水肿，黏膜下血管不能透见，质脆，触之易出血。随着病情进展可出现小黄色斑点即隐窝脓肿，脓血性分泌物增多，黏膜面因炎症加重而变得粗糙呈颗粒状，随即形成糜烂及溃疡，表面脓血增多，可自发性出血，以直肠及左半结肠为重，病变累及段近侧可出现散在小糜烂，但内镜可见整体病变与正常肠管分界尚明确。慢性患者可见假息肉，溃疡间残存的黏膜可呈岛状，溃疡底部附着脓苔，结肠袋往往变钝或消失。结肠镜下黏膜活检可见弥散性炎症细胞浸润，UC 以结肠和直肠黏膜层的炎症浸润为特征，而 CD 则以肠壁全层浸润为特征。活动期表现为糜烂、溃疡、隐窝炎、隐窝脓肿；慢性期表现为隐窝结构紊乱、杯状细胞减少。缓解后内镜表现可逐步恢复正常。结肠镜检比 X 线钡剂灌肠检查更为准确，有条件者应用结肠镜做全结肠检查，当检查有困难时可用钡剂灌肠辅以检查。

4. X 线钡剂灌肠

X 线钡剂灌肠可观察黏膜形态。后期纤维组织增生，肠腔变窄。重型或急性暴发型不宜做此项检查，防止诱发中毒性结肠扩张。

（三）诊断

1. 根据太原市全国慢性非感染肠道学术研讨会制定的本病诊断标准可进行诊断。其主要内容如下：

1）临床表现

有持续性或反复发作黏液血便、腹痛、不同程度的全身症状。不应忽视少数只有便秘或无血便的患者。既往史及体检中要注意关节、眼、皮肤、口腔和肝脾等肠外表现。

2）结肠镜所见

①黏膜有多发性浅溃疡，伴充血、水肿，病变大多从直肠开始，且呈弥散性分布；②黏膜粗糙呈细颗粒状，黏膜血管模糊，质脆易出血，或附有脓性分泌物；③可见假性息肉，结肠袋往往变钝或消失。

3）黏膜活检

组织学检查为炎性反应，同时常可见糜烂、溃疡、隐窝脓肿、腺体排列异常、细胞减少及上皮变化。

4）钡剂灌肠所见

①黏膜皱襞粗乱或有细颗粒变化；②多发性浅龛影或小的充盈缺损；③肠管缩短，结肠袋消失可呈管状。

根据临床表现、结肠镜所见①②③三项中之一项和（或）黏膜活检，可以诊断本病。根据临床表现、钡剂灌肠所见①②③三项中之一项，可以诊断本病。临床表现不典型而有典型结肠镜或钡剂灌肠所见者，可以诊断本病。临床表现有典型症状或典型既往史，而先前结肠镜或钡剂灌肠所见无典型改变者，应列为"疑诊"。

2. 对炎性肠病诊断治疗规范的建议——UC 诊断标准、疗效评价标准以及治疗的建议（中华医学会消化病学分会）如下：

1）诊断标准

（1）临床表现

有持续或反复发作的腹泻、黏液脓血便伴腹痛、里急后重和不同程度的全身症状。可有关节、皮肤、眼、口及肝、胆等肠外表现。

（2）结肠镜检查

病变多从直肠开始，呈连续性、弥散性分布，表现为：①黏膜血管纹理模糊、紊乱，充血、水肿、易脆、出血及脓性分泌物附着，亦常见黏膜粗糙，呈细颗粒状；②病变明显处可见弥散性多发糜烂或溃疡；③慢性病变者可见结肠袋囊变浅、变钝或消失、假息肉及桥形黏膜等。

（3）钡剂灌肠检查

主要改变为：①黏膜粗乱和（或）颗粒样改变；②肠管边缘呈锯齿状或毛刺样，肠壁有多发性小充盈缺损；③肠管短缩，袋囊消失呈铅管样。

（4）黏膜病理学检查

有活动期和缓解期的不同表现。

活动期：①固有膜内有弥散性、慢性炎性细胞及中性粒细胞、嗜酸性粒细胞浸润；②隐窝有急性炎性细胞浸润，尤其是上皮细胞间有中性粒细胞浸润及隐窝炎，甚至形成隐窝脓肿，可有脓肿溃入固有膜；③隐窝上皮增生，杯状细胞减少；④可见黏膜表层糜烂、溃疡形成和肉芽组织增生。

缓解期：①中性粒细胞消失，慢性炎性细胞减少；②隐窝大小、形态不规则，排列紊乱；③腺上皮与黏膜肌层间隙增大；④潘氏细胞化生。

（5）手术切除标本病理检查

可发现肉眼及组织学上 UC 的上述特点。

在排除菌痢、阿米巴痢疾、慢性血吸虫病、肠结核等感染性结肠炎及结肠 CD、缺血性结肠炎、放射性结肠炎等疾病的基础上，可按下列标准诊断 UC。①根据临床表现、结肠镜检查 3 项中之任何一项和（或）黏膜活检支持，可诊断本病。②根据临床表现和钡剂灌肠检查 3 项中之任何一项，可诊断本病。③临床表现不典型而有典型结肠镜或钡剂灌肠改变者，也可临床拟诊本病，并观察发作情况。④临床上有典型症状或既往史而目前结肠镜或钡剂灌肠检查并无典型改变者，应列为"疑诊"随访。⑤初发病例、临床表现和结肠镜改变均不典型者，暂不诊断 UC，可随访 3~6 个月，观察发作情况。

一个完整的诊断应包括疾病的临床类型、严重程度、病变范围、病情分期及并发症。①临床类型：可分为慢性复发型、慢性持续型、暴发型和初发型。初发型指无既往史而首次发作；暴发型指症状严重伴全身中毒性症状，可伴中毒性巨结肠、肠穿孔、脓毒血症等并发症。除暴发型外，各型可相互转化。②临床严重程度：可分为轻度、中度和重度。轻度指患者腹泻每天 4 次以下，便血轻或无，无发热、脉搏加快或贫血，血沉正常；中度指介于轻度和重度之间；重度指腹泻每天 6 次以上，明显黏液血便，体温 > 37.5℃，脉搏 >90 次/分，血红蛋白 30 mm/h。③病变范围：可累及直肠、乙状结肠、左半结肠、全结肠或区域性结肠。④病情分期：可分为活动期和缓解期。⑤肠外表现及并发症：肠外可有关节、皮肤、眼部、肝胆等系统受累；并发症可有大出血、穿孔、中毒性巨结肠及癌变等。

2）诊断步骤

根据临床表现疑诊 UC 时应做下列检查：

（1）大便常规和培养不少于 3 次。根据流行病学特点，为除外阿米巴痢疾、血吸虫病等疾病应做相关检查。

（2）结肠镜检查，兼做活检。暴发型患者宜暂缓检查。

（3）钡剂灌肠检查可酌情使用。

（4）常规实验室检查，如血常规、血浆蛋白、血沉、C 反应蛋白等，有助于确定疾病的严重程度和活动度。

3）诊断举例

UC 初发型、中度、直乙状结肠受累、活动期。

4）疗效标准

（1）完全缓解

临床症状消失，结肠镜检查发现黏膜大致正常。

（2）有效

临床症状基本消失，结肠镜检查发现黏膜轻度炎症或假息肉形成。

（3）无效

经治疗后临床症状、内镜及病理检查结果均无改善。

UC 在西方国家相当常见，患病率为（35～100）/10^5，其诊断、治疗已形成规范。国内近年有关 UC 的报道明显增加，累计病例已超过 2 万例，需要形成我国自己的治疗规范，并在实践中不断完善。

（四）鉴别诊断

本病应与下列各病鉴别：

1. 细菌性痢疾

大便培养可找到痢疾杆菌。

2. 阿米巴痢疾

新鲜粪便可发现溶组织阿米巴滋养体或包囊，用抗阿米巴药物治疗有效。

3. 血吸虫病

有与流行区疫水接触史，粪便可找到虫卵或孵化发现血吸虫毛蚴，直肠黏膜活检压片可发现虫卵。此外，还有肝脾大等体征。

4. 肠道易激综合征

肠道易激综合征系最常见的肠道功能性疾病。过去曾称为结肠过敏、结肠功能紊乱、痉挛性肠炎、黏液性结肠炎等，实际上结肠并无炎症，仅是结肠动力学及肌电活动易激性异常。发病因素有：①肠平滑肌反应性异常；②精神因素与自主神经功能紊乱；③饮食过分精细，纤维素不足引起肌动力学改变，常伴有其他神经症症状。粪便中可有黏液，但无脓血，显微镜检仅见少许白细胞。结肠镜、X 线钡剂灌肠可发现结肠痉挛、袋形加深，但无器质性病变。

5. 结肠癌

通过 X 线钡剂灌肠、结肠镜检查及黏膜活检，直肠指检等可以鉴别。

6. 克罗恩病

参阅"克罗恩病"节。

7. 缺血性肠炎

缺血性肠炎多见于老年人，常因动脉硬化或栓子脱落引起，病变以脾曲及乙状结肠为明显。发病急，下腹痛伴呕吐，24～48 小时出现血性腹泻、发热、白细胞增高。病情轻者为可逆性过程，经 1～2 周至 1～6 个月可治愈，重者则可因肠坏死穿孔而发生腹膜炎。钡剂造影可见"指压痕征"、假性憩室、假瘤征、肠壁锯齿状改变及肠管纺锤状狭窄。内镜下可见黏膜剥脱出血、水肿、多发性糜烂，伴有纵形溃疡，周围发红伴玉石状改变，并可见黏膜下出血形成的暗紫色隆起。病变组织与正常黏膜分界明确。

8. 黏膜脱垂综合征

黏膜脱垂综合征好发于直肠前壁，于直肠近端可见表浅圆形或卵圆形溃疡，界限清楚。直肠黏膜水肿、黄白色至淡红色，糜烂大小不等，糜烂之间黏膜正常。肛齿线附近可见发红的黏膜隆起。

9. 肠结核

病变多侵犯右侧结肠，可向上及向下扩展，可有肺部或盆部原发灶，以渗出性、溃疡性或增殖性病变为主，伴右下腹痛、低热、乏力及消化道症状。结肠镜检可见轮状溃疡，轮状和带状萎缩，活检取材应在活动期糜烂及小溃疡处进行，有时可发现干酪样坏死病变，有助于诊断。抗结核治疗有效。

四、治疗和监护

（一）一般治疗

1. 休息

在急性发作期或病情严重时，均应卧床休息，其他一般病情的患者也应适当休息，注意劳逸结合。

2. 饮食

富营养、少渣食物，注意多种维生素、叶酸和无机盐的补充，必要时禁食予静脉高营养。忌食牛奶和乳制品。

3. 症状处理

腹泻等用嗜酸乳杆菌（乐托尔）、十六角蒙脱石等治疗，一般不用地芬诺酯（复方地芬诺酯）等止泻药；腹痛者可用阿托品、匹维溴铵（得舒特），中毒性巨结肠不用阿托品。

4. 纠正水、电解质紊乱

对于长期腹泻和严重病例应适当补充水分和电解质。

5. 输血及白蛋白

对有明显的低蛋白血症的患者应补充氨基酸和白蛋白，而明显贫血的患者则应输血。

（二）药物治疗

UC 的原因未明，因此，目前药物治疗仍主要是调节免疫反应和抗感染。药物治疗的目的在于控制急性炎症的发作，缓解症状，预防疾病的复发，预防并发症，评价内科治疗的效果。

在对 UC 进行治疗之前首先要了解病变的部位、病变程度和是初发还是慢性急性发作。UC 受累部位分为直肠炎、左半结肠炎和全结肠炎，部位不同给药的途径、药物反应和预后均有差异。对于溃疡性结肠直肠炎和左半结肠炎多采用局部灌肠结合口服的方法进行治疗，而全结肠病变则多采用口服结合静脉用药，并需要肾上腺皮质激素治疗。同样，疾病的程度不同，选用的药物和给药途径也不同，轻症的患者一般只需口服氨基水杨酸类药物即可，重症的患者则须静脉使用肾上腺皮质激素。初发者药物治疗的效果往往较好，而慢性复发者有时甚至需要免疫抑制剂进行治疗。因为 UC 患者使用药物的时间较长，只有合理的选用药物才能避免药物引起的不良反应。如 SASP 引起的造血系统和肝功能改变，肾上腺皮质激素引起的水电解质紊乱、容易感染等，免疫抑制剂造成的骨髓抑制。一旦出现明显的不良反应要及时停药和换药，以免造成更严重的损害。

1. 氨基水杨酸制剂

1）SASP：是 5 - ASA 的磺胺吡啶（SP）以偶氮键相连的化合物，是最早用于治疗 UC 的药物之一。50 年的临床应用肯定了 SASP 的治疗效果。其常用剂量为每天 2～4 g，最大可用至每天 6 g，初始剂量为 0.5 g，每天 2 次。在 2～3 天增至治疗剂量，这样可减少不良反应的发生，维持量一般为每天 2 g。研究表明，SASP 适用于 UC 活动期，尤其对轻、中型患者效果较好。

2）5 - ASA：5 - ASA 是 SASP 的活性部分，而 SP 与 SASP 的不良反应有关，故用 700 mg 5 - ASA 灌肠有 75% UC 患者临床和内镜表现得到改善，而 SP 则无效，口服制剂的常用剂量为每天 2～3 g。现已有 5 - ASA 栓剂，常用量为 200～1 000 mg，每天 2～3 次，使用方便，可有效预防复发，且无明显不良反应。机制是抑制脂氧合酶使白三烯水平降低，同时具有清除氧自由基作用等。

3）奥沙拉嗪：为 2 分子 5 - ASA 偶氮化合物，是近年治疗 UC 的突破进展，其最大特点是对因 SASP 不良反应不宜服用 SASP 的患者有效，口服一般每天 2 g。有人治疗 160 例 UC，82.5% 可长期服用，9.8% 因腹泻而中止治疗。

4）4 - 氨基水杨酸（4 - ASA）：一般用于 UC 远段结肠、直肠病变，做保留灌肠（2 g 于 60 ml 水中）和安慰剂对照效果显著，未见不良反应。另外，动物实验资料提示，4 - ASA 的抗感染作用优于 5 - ASA，在临床上值得更多试用。国外有人用 4 - ASA 灌肠剂对 10 例 UC 进行治疗。灌肠剂组成：4 - ASA 2 g、乳糖 2 g、胶体二氧化硅 5 mg，呈白色粉末状。患者每晚睡前加入 60 ml 水服用，连用 4 周，治疗后显示这些患者的病情均有明显好转。因此，有学者认为 4 - ASA 灌肠剂治疗 UC 疗效好，既便宜又无不良反应。

2. 糖皮质激素

已公认其对急性发作期有较好疗效。基本作用机制为非特异性抗感染和抑制免疫反应。适用于对氨基水杨酸制剂疗效不佳的轻、中型患者，特别适用于重型活动期患者及暴发型患者。重症患者先予较大剂量静脉滴注，一般给予泼尼松口服 40 mg/d，氢化可的松 200～300 mg/d 或地塞米松 10 mg/d，7～14 天改为泼尼松口服 60 mg/d，病情缓解后逐渐减量至停药。注意减药速度不要太快以防反跳，减量期间加用氨基水杨酸制剂逐渐接替糖皮质激素治疗。

病变局限在直肠、乙状结肠患者，可用琥珀酸钠氢化可的松（不能用氢化可的松醇溶制剂）100 mg、泼尼松龙 20 mg 或地塞米松 5 mg 加生理盐水 100 ml 做保留灌肠，每天 1 次，病情好转后改为每周 2～3 次，疗程 1～3 个月。近年国外已推出多种新型激素灌肠剂或栓剂，这类制剂使用较方便。

3. 免疫抑制剂

常用硫唑嘌呤或 6-巯基嘌呤。本类药物的疗效尚未确定。可减轻结肠黏膜炎症，适用于慢性持续或反复发作的病例，特别是对磺胺、肾上腺皮质激素无效的患者，剂量均按每天 1.5 mg/kg 体重计算，分 3 次口服，疗程约 1 个月，可使病情持续缓解，但停药后多有复发，且有骨髓抑制、影响细胞免疫、造成严重感染及白细胞减少等不良反应，故特别需要慎用。色甘酸钠，每天 4 次，每次 20 mg，空腹服用，对缓解肠炎症状有帮助。

4. 促肾上腺皮质激素

ACTH 是维持肾上腺正常功能的重要激素。ACTH 与肾上腺细胞膜上受体结合，通过 G 蛋白激活腺苷酸环化酶，促使细胞合成糖皮质激素。不良反应与糖皮质激素基本相同。少数患者可能发生过敏性休克。主要适用于暴发型和严重发作期而应用糖皮质激素无效的患者。常用剂量为 25～50 U/d，静脉滴注。

5. 其他药物

1）甲硝唑：UC 患者肠内厌氧菌繁殖时，常使症状加剧，甲硝唑可抑制肠内厌氧菌，尚影响白细胞趋化性及某些免疫抑制，使 UC 症状改善。每次口服 0.4 g，每天 3 次，半月后改为 0.2 g，每天 3 次，4 周为 1 个疗程。但有时出现胃肠反应。

2）磺胺脒（SG）：2～3 g，每天 3～4 次。

3）酞磺胺噻唑（PST）：1～2 g，每天 3 次。

4）复方新诺明：首剂 2 片，以后 1～2 片，每天 2 次，饭后服。

5）抗生素：抗生素在磺胺药肠过敏时可考虑使用，氨苄西林每天 2～4 g，口服；头孢氨苄每天 2～4 g，口服。但这些药物不能长期使用。有继发感染者可用庆大霉素、氨苄西林、氯霉素及先锋霉素等肌内注射或静脉滴注。

6）赛庚啶：文献报道，赛庚啶对溃疡性及过敏性结肠炎等所致的慢性腹泻可使黏液便次数减少，腹痛改善。这可能与对抗 5-羟色胺类物质对肠道平滑肌的异常兴奋有关。

7）硫糖铝：研究表明，硫糖铝能保护溃疡面，并刺激局部合成和释放前列腺素，因而也有细胞保护作用。有人以 10% 硫糖铝 100 ml 做保留灌肠，早晚各 1 次，1～3 周为 1 个疗程，治疗 UC 14 例，结果大便次数减少 50%，原有便血者 6/12 停止排血，总有效率 78.6%，3 例无效。

8）西咪替丁：UC 患者的病变肠壁常有肥大细胞增多，该细胞受刺激后可释放出大量组胺，从而导致肠壁充血、水肿及平滑肌痉挛，甚至引起肠壁小溃疡。西咪替丁为组织 H_2 受体拮抗剂，机制可能与通过抑制肥大细胞所释放组胺有关。方法：西咪替丁 0.2 g，每天 3 次口服，睡前加服 0.4 g，待病情明显好转并稳定一段时期后再服用维持量（仅睡前服 0.4 g）4～8 周或更长时间。

9）吲哚美辛：UC 的腹泻是前列腺素刺激肠黏膜分泌引起的，且在 UC 急性期患者直肠黏膜培养中发现前列腺素 E_2 及脂氧合酶产物显著高于正常，而吲哚美辛系脂氧合酶合成抑制剂，且有免疫调节作用。因此吲哚美辛治疗 UC 有效。方法：25～50 mg 口服每天 3～4 次，也可用吲哚美辛混悬液 100～150 ml 灌肠，每天 1～2 次，但也有人认为吲哚美辛治疗 UC 无效。

10）色甘酸钠：UC 是非特异性肠炎，以 Ⅲ 型变态反应为主，Heatleg 用其 200 mg 灌肠，每天 4 次；100 mg 口服，每天 3 次，4 周为 1 个疗程。发现 14/20 例有效，而安慰剂仅 2/26 例有效。但有人不能重复类似结果，多数认为如用 SASP 不能耐受者，可以改用色甘酸钠。

11）可乐定：每天 0.3 mg，分 3 次服用，对重度特发性 UC 有良效，且疗效与血浆皮质醇水平的降低相平行，亦与结肠内张力的增高相平行。

12）人体免疫球蛋白：苏联学者发现该药对直肠黏膜的再生过程有良好作用，同时对肠道菌群失调有调整作用。有人用其治疗 UC 29 例。每次肌内注射 0.5～1.5 g （10% 溶液 5～15 ml），隔天 1 次，3 次为 1 个疗程，不用其他药物。经 7～10 天治疗，结果 21 例有效，其中对左半侧结肠炎、直肠炎和中轻型患者疗效更佳。治疗过程中未发现任何不良反应。

近来报道在用糖皮质激素、SASP 治疗的同时，辅以口服鱼油每天 5.4 g，可提高 UC 疗效。另有报道，用药与局部治疗同时进行，有协同作用，可减少口服 SASP 及糖皮质激素用量。故口服给药同时应用肛栓或灌肠给药，使其不良反应降低，而疗效提高。

13）中药：锡类散、黄连素、苦参、云南白药等保留灌注有一定疗效。

（三）手术治疗

1. 手术适应证

①结肠穿孔或即将穿孔；②大量便血或反复严重贫血；③中毒性巨结肠；④暴发性发作，病情重，经内科积极治疗 4～8 天，体温仍在 38℃ 以上，24 小时内腹泻超过 8 次，血白蛋白低于 30 g/L，腹部压痛严重，特别是 60 岁以上的患者，也应考虑紧急手术；⑤慢性病程或反复发作，经内科长期治疗，营养情况很差，难以维持正常工作及生活；⑥累及全结肠，病程 10 年以上，黏膜活检有间变或钡剂造影疑有癌变；⑦肠腔狭窄并有肠梗阻；⑧严重结肠炎伴有关节炎、脓皮病及虹膜炎等肠外并发症；⑨儿童患者由于慢性病程影响生长发育；⑩内科药物治疗引起并发症，如 SASP 并发腹泻和上周神经病变，长期应用糖皮质激素引起骨质疏松、糖尿病、精神病、肥胖或库欣综合征。

2. 术式

①全结肠直肠切除，回肠造口；②全结肠切除，回直肠吻合；③全结肠直肠切除，回肠肛管吻合（IAA）；④全结肠直肠切除，回肠贮袋造口；⑤全结肠直肠切除，回肠

贮袋肛管吻合（IPAA），在 IAA 及 IPAA 术中，以保留直肠肌鞘效果较好。

经临床实践，已证明手术是治疗 UC 行之有效的方法，它既切除了全部有病变的结直肠黏膜，防止了远期的复发和恶变，又保留了具有一定功能的肛门括约肌，并利用回肠贮袋的贮粪功能，使患者的排便次数明显减少，且患者的生活质量明显提高，尤其是 IPAA 又能保留患者较好的排尿功能、男性性功能。总之，上述术式应根据患者不同时期的病情来选择。

（四）难治性溃疡性结肠炎的治疗

口服 SASP 制剂、5 – ASA 制剂或局部和全身用糖皮质激素后，症状仍不能缓解者为难治性 UC 病例，对该类患者常需采用免疫调节治疗。

1. 硫唑嘌呤或 6 – 巯基嘌呤

长期治疗有效率为 60% ~ 70%。用法：硫唑嘌呤和 6 – 巯基嘌呤可交替使用，开始剂量为 50 mg/d，逐渐增量，可至最大量为 6 – 巯基嘌呤 1.5 ~ 2 mg/（kg·d），或硫唑嘌呤 2.5 mg/（kg·d）。这类药物在用药 3 ~ 6 个月才能取得完全的治疗反应，因此，患者常需继续维持原剂量泼尼松治疗至少 2 个月，然后才能减量。用药期间需定期监测血常规（第 1 个月每周 1 次；第 2 个月隔周 1 次；以后每月 1 次）。

2. 英夫利西单抗

为抗 TNFα 单克隆抗体，是一杂交嵌合 IgC1 单克隆抗体，其分子系列中 75% 为人源性，25% 为鼠源性。迄今为止，英夫利西单抗是研究最多的治疗 CD 的生物制剂。1998 年 5 月美国食品药品监督管理局（FDA）正式批准英夫利西单抗用于治疗对常规保守治疗无效以及活动性瘘管形成的中、重度 CD 患者。推荐剂量为 5 mg/kg，静脉注射。英夫利西单抗的半衰期为 10 天。2 ~ 4 周给药 3 次或 8 周内重复上述剂量并不出现蓄积现象，该药的代谢及排泄尚不清楚。现已有初步研究结果显示对难治性 UC 可能有益。

（五）缓解期溃疡性结肠炎的治疗

症状缓解后，应继续维持治疗。维持治疗疗程尚无定论，但至少应维持 1 年，而近年愈来愈多的学者主张长期维持。目前尚无证据提示糖皮质激素在维持治疗中有效，因此，对于使用糖皮质激素控制症状者，最终目标是将糖皮质激素逐渐减量至停用，而过渡到氨基水杨酸制剂维持治疗。氨基水杨酸制剂维持量为 SASP 2 g/d、奥沙拉嗪 1 g/d。病变局限于直肠且疗效佳者，可不予维持口服用药，可用 5 – ASA 栓剂 0.5 ~ 1 g 塞肛，每 3 晚 1 次。

由于口服的 5 – ASA 迅速从小肠吸收难以到达结肠产生疗效，因此，近年来多用高分子材料如乙烯纤维素或丙烯酸树脂包裹 5 – ASA 制成美沙拉嗪缓释片，使之能到达远端小肠或结肠释放 5 – ASA 而发挥药效。奥沙拉嗪由二分子 5 – ASA 以偶氮键连接而成，在结肠内细菌的作用下起效。0.99 g 奥沙拉嗪相当于 1 g 美沙拉嗪。在缓解的维持治疗中，对于左半结肠或远端 UC 患者，口服奥沙拉嗪 1 g/d 优于口服缓释美沙拉嗪 1.2 g/d，为了比较循环系统药物负荷和肾损情况，Stoa – Birketvedt 等检测了服用等量 5 – ASA 的奥沙拉嗪和美沙拉嗪后患者血清和尿中 5 – ASA 和代谢产物乙酰 5 – ASA 的浓度，结果发现服用美沙拉嗪患者循环系统 5 – ASA 的负荷显著高于奥沙拉嗪，因此，奥沙拉嗪可能更适合长期安全使用。奥沙拉嗪有一较特殊的作用，即导致回肠分泌性腹泻，但正因为这种回肠分泌作用，可能让大便带有更多的水分而使结肠黏膜能更好地与5 - ASA 接触，从而赋予奥沙拉嗪更好的治疗效果。

五、预后

影响 UC 预后因素包括：①发病年龄，老年患者发病较凶险，病死率较高；②病情严重程度，尤其是首次发病的病情对预后影响很大，初发为轻型者，复发时 80% 仍为轻型，若初发为重型者则病死率较高；③病程长短，发作前病程短者较病程长者严重，5 年内病死率相应增高；④低蛋白血症、低钾血症、长期发热及重度贫血者预后不良；⑤并发症，出现并发症者病死率明显高于无并发症者（0.23∶0.02）；⑥结肠黏膜中 5 - ASA 含量与治疗后 UC 疾病活动指数呈负相关，提示检测结肠黏膜 5 - ASA 水平可作为评估 UC 治疗效果的良好指标。此外有报道指出，与轻度 UC 患者和正常人群相比，中到重度 UC 患者可见明显的内皮功能不全（ED），并认为 ED 与 UC 的活动性呈正相关。

初发型 UC 治疗效果尚好，绝大多数配合治疗的轻中度患者预后良好，轻型者治疗缓解率可为 80% ~ 90%，而重型者治疗缓解率也可达 50%。有报告指出全结肠炎型病死率可达 5%，老年患者则高至 17%，急性暴发型死亡率可高达 35%。尽管本病目前尚无法根治，但多数患者经治疗后病情可获得缓解，然而也有部分患者病情迁延反复，影响生活质量。据报道，约 20% 的 UC 患者有发生大肠癌的危险，病程越长，癌变的危险性越高。

（刘丛丛）

第七节　结直肠癌

结直肠癌是常见的恶性肿瘤，占我国恶性肿瘤的第四位，并有上升的趋势。流行病学方面，中国人结直肠癌与西方人比较有 3 个特点：①直肠癌比结肠癌发病率高，(1.5 ~ 2) ∶1；②低位直肠癌在直肠癌中所占比例高，约占 75%，大多数直肠癌可在直肠指诊时触及；③青年人（＜30 岁）比例较高，约占 15%。但近几十年来，随着人民生活的提高及饮食结构的改变，结肠癌比例亦逐渐增多。

结肠癌根治性切除术后五年生存率一般为 60% ~ 80%，直肠癌为 50% ~ 70%。Dukes A 期患者根治性切除术后的五年生存率可在 90% 以上。

一、病因和发病机制

结直肠癌的病因尚不清楚，目前认为主要是环境因素与遗传因素综合作用的结果。

（一）环境因素

结直肠癌具有明显的地理分布性，日本和中国结直肠癌发病率低于美国，但移居到西方国家后，结直肠癌的发病率即上升，且均见于移民的第二代，流行病学调查发现，结直肠癌高发国家的饮食以高脂肪为特点，而发病率低国家的居民中脂肪含量均较低。过度摄取饱和动物脂肪，糖分吸收过快，从而增加胆汁分泌，加快了胆固醇衍生物在结直肠内的积聚和浓缩，在肠道细菌的作用下，产生可能与结直肠癌发生有关的代谢产物，已知脱氧胆酸和石胆酸都为致癌物质，可能导致结直肠癌的发生。食物中纤维素含量缺乏，可使粪从肠道排空减慢，因而肠内的胆酸、胆固醇与细菌作用时间延长，产生致癌物质增多，与肠黏膜接触时间亦延长。这可能是吃大量植物纤维素的非洲人结直肠癌发病率较低的原因。

（二）遗传因素

近年来对结直肠癌的遗传因素有了进一步了解。从遗传学观点，可将结直肠癌分为遗传性（家族性）和非遗传性（散发性）。前者的典型例子如家族性结肠息肉综合征和家族遗传性非息肉病结直肠癌。后者主要是由环境因素引起基因突变。

（三）其他高危因素

1. 慢性炎症的刺激

如 UC、血吸虫性结肠炎、肉芽肿性结肠炎等炎症可使肠黏膜水肿、渗出，反复的组织破坏及修复过程致使肠壁纤维组织增生，导致肠壁肥厚、肠腔狭窄，甚至促使上皮细胞间变，逐渐发展为癌变。据统计，UC 的癌变率为 6%～11%，比正常人群高出 5～10 倍；血吸虫病的结直肠癌发病率也可高达 44.2%；CD 合并结肠癌的机会可比一般人群高出 20 倍。

2. 良性肿瘤的恶性病变

结肠癌常由结直肠腺瘤恶变而来。Helwig（1959）统计：结直肠癌患者尸检约一半曾有腺瘤。小于 1.0 cm 恶变率为 1%，1～2 cm 为 10.2%，大于 2.0 cm 恶变率可达 34.7%。

3. 放射治疗

盆腔接受放疗后，结直肠癌发生率增加 4 倍，大多数发生在放疗后 10～20 年，癌灶位于原放射野内。

4. 其他因素

亚硝胺类化合物中致癌物不仅是人类食管癌及胃癌的重要原因，也可能是结直肠癌的致病因素之一。原发性与获得性免疫缺陷病也可能为本病的致病因素。结直肠癌患者的家族成员中死于结直肠癌的要比一般家庭成员高 4 倍，这可能与相同饮食习惯或遗传因素有关。某些病毒在癌发生中有作用。胆囊切除、胃切除、迷走神经切除的患者，癌发生率较高。

二、分型

（一）大体分型

结直肠癌发病部位最多见于直肠与乙状结肠，占 75%～80%，其次为盲肠及升结肠，分别为 4%～6% 及 2%～3%，再其次为结肠肝曲、降结肠、横结肠及结肠脾区。

全国结直肠癌统一规范的大体分型标准如下：

1. 早期结直肠癌

早期癌是癌限于结直肠黏膜及黏膜下层，无淋巴结转移，可分为以下4个类型：

1）扁平型：此型多为黏膜内癌。

2）息肉隆起型（Ⅰ型）：又可分为有蒂型（Ⅰ_p）、亚蒂型（Ⅰ_s）或广基型。此型也多为黏膜内癌。

3）扁平隆起型（Ⅱ_a）：大体呈分币状，此型多累此黏膜下层。

4）扁平隆起溃疡型（Ⅱ_a＋Ⅱ_c）：大体如小盘状，边缘隆起，中心凹陷，此型累及黏膜下层。

2. 中晚期结直肠癌

中晚期结直肠癌也可分为以下4个类型：

1）隆起型：又称髓样癌，瘤个体大，质软，向肠腔突出呈结节状、息肉状或菜花状，境界清楚，有蒂可广基。好发于结肠任何部位，此型肿瘤一般发展较慢，治疗效果较好。

2）溃疡型：肿瘤表面形成较深的溃疡（一般深达肌层或超过之），边缘隆起。好发于远段结肠与直肠，预后较差。

3）浸润型：肿瘤向肠壁各层弥散浸润，肠壁增厚，形成环形狭窄，易引起肠梗阻，好发于直肠、乙状结肠与降结肠。

4）胶样型：肿瘤外形各异，可有上述3种外形，外观及切面均呈半透明胶冻状，好发于右侧结肠及直肠。

（二）组织病理学分类

①管状腺癌；②乳头状腺癌；③黏液腺癌；④印戒细胞癌；⑤未分化癌；⑥腺鳞癌；⑦鳞状细胞癌；⑧小细胞癌；⑨类癌。

以管状腺癌最多见，鳞癌少见，后者见于直肠与肛管周围。大多数结直肠癌细胞分化程度较高，因此，病程较长，转移较迟，但亦有癌细胞分化程度低，病程进展快。

三、浸润与转移

（一）淋巴转移

淋巴转移是结直肠癌主要的扩散途径。结肠癌转移至肠系膜血管周围和系膜根部淋巴结。直肠癌向上转移至直肠上动脉、肠系膜下动脉及腹主动脉周围淋巴结，向下、向两侧转移至髂内淋巴结或腹股沟淋巴结。

（二）血行转移

癌细胞经肠系膜下静脉、门静脉至肝，也可由髂静脉转移至肺及其他器官。

（三）直接蔓延

结直肠癌可直接侵入邻近器官，如乙状结肠癌侵犯膀胱、子宫、输尿管；横结肠癌侵犯胃壁；直肠癌侵犯前列腺、膀胱、阴道、子宫等。一般癌肿环绕肠管一周需1.5～2年。

（四）腹膜种植

脱落的癌细胞可种植在腹膜和腹腔其他器官，以盆腔底部、直肠前陷窝部最常见。

癌浸润使肠腔狭窄，并有感染、溃疡、出血，表现以肠梗阻、排便紊乱、便血等症状为主。

四、分期

（一）临床病理分期

A_1：病变限于黏膜及黏膜下层，无淋巴结转移。

A_2：病变限于黏膜下层，有淋巴结转移。

B_1：病变侵及肌层，无淋巴结转移。

B_2：病变侵及肌层，有淋巴结转移。

C_1：病变侵及整个肠壁，无淋巴结转移。

C_2：病变侵及整个肠壁，有淋巴结转移。

D：病变侵及邻近脏器或有远处转移。

（二）结直肠癌 TNM 分期

1. 原发肿瘤（T）

T_x：不能评估原发肿瘤。

T_0：未发现原发肿瘤。

T_{is}：原位癌，位于黏膜层或侵犯固有膜。

T_1：肿瘤侵犯黏膜下层。

T_2：肿瘤侵犯肌层。

T_3：肿瘤侵犯肌层穿入浆膜下，或侵犯结肠旁或直肠旁组织，但未穿破腹膜。

T_4：肿瘤穿破脏腹膜，或直接侵犯其他器官或组织（包括结直肠癌的其他段，如盲肠癌侵及乙状结肠）。

2. 局部淋巴结（N）

N_x：不能评估局部淋巴结。

N_0：无局部淋巴结转移。

N_1：转移到 1~3 个结肠旁或直肠旁淋巴结。

N_2：有 4 个以上结肠旁或直肠旁淋巴结转移。

3. 远处转移（M）

M_x：不能评估远处转移。

M_0：无远处转移。

M_1：有远处转移。

（三）结直肠癌的临床分期

0 期：$T_{is}N_0M_0$。

Ⅰ期：$T_1N_0M_0$；（Dukes A）

　　　$T_2N_0M_0$。

Ⅱ期：$T_3N_0M_0$；（Dukes B）

　　　$T_4N_0M_0$。

Ⅲ期：任何 T，N_1，M_0；（Dukes C）

任何 T，N_2，M_0。

IV期：任何 T，任何 N，M_1。（Dukes D）

五、病情评估

（一）临床表现

早期结直肠癌症状多不明显，随着病情发展，病灶不断增大，可出现下列症状：

1. 结肠癌的临床表现

1）排便习惯的改变和粪便性状的改变：常为最早出现的症状，多表现为大便次数增多、不成形或稀便；大便带血，或鲜红，或暗红，有脓或黏液。

2）腹痛：也是早期症状之一，部位多在中下腹部，呈持续性隐痛，肠梗阻明显时则表现为阵发性绞痛。

3）腹部包块：癌肿生长到一定程度，腹部可扪及包块，一般肿块较硬，形状不规则，表面呈结节状，早期包块活动度尚可，晚期因粘连而活动度差，当继发感染时可出现压痛。

4）肠梗阻：较少见，肝曲结肠癌易发生梗阻，表现为下腹隐痛、便秘、腹胀明显，恶心、呕吐症状较少见，肠蠕动亢进。

5）贫血：贫血主要是由于癌肿出血及慢性全身性消耗所引起，此外，亦可出现乏力、发热、消瘦、低蛋白血症等症状。

由于左右两侧结肠解剖及癌肿病理各有特点，故临床表现存在明显区别。右侧结肠肠腔较宽、壁薄且扩张性大，癌肿病理以肿块型为主，并有溃疡发生，故临床表现以大便带血、贫血、腹部包块为主；左侧结肠肠腔较窄，癌肿病理以浸润型为主，易造成肠腔狭窄，临床表现以梗阻症状为主。

结肠癌的早期症状常不明显，易被忽视，因此，大多数结肠癌患者发现时已不属早期。40 岁以上患者有以下症状时要警惕结肠癌的可能：①近期出现持续性腹部不适、隐痛、腹胀等，经一般治疗后症状无明显好转；②排便习惯改变，出现腹泻、便秘或腹泻便秘交替；③大便带血、黏液但无肠炎或痢疾病史；④结肠部位有可疑肿块；⑤出现原因不明的贫血、消瘦或乏力症状。对有以上症状的患者，特别是大便隐血试验多次阳性者，应做进一步检查。

2. 直肠癌的临床表现

直肠癌早期病变仅限于黏膜，多无明显症状，或仅有少量肉眼不易察觉的便血和便中夹带黏液，晚期则由于癌肿的迅速增大、溃疡、感染，侵及邻近组织器官而出现局部及全身症状，主要表现为排便习惯改变及便血等。

1）排便失常：直肠刺激症状，如排便次数增多，肛门下坠感，里急后重等；大便变细、变扁。待癌肿表面破溃继发感染时，大便表面带血、黏液或脓血便。切勿误认为肠炎或痢疾。

2）肠梗阻征象：癌肿可使肠腔狭窄，出现腹胀、阵发性腹痛、肠鸣音亢进、排便困难。晚期可发生完全梗阻。

3）其他：癌肿侵犯周围组织器官，可出现相应症状，如排尿困难、尿频、尿痛等；女性如侵犯阴道后壁可出现阴道流血；肝转移者可出现肝大、腹水、黄疸、贫血、消瘦，甚至恶病质等表现。

（二）实验室及其他检查

1. 大便常规检查

大便中有红细胞，脓细胞。大便潜血呈阳性。

2. 血常规检查

血常规检查可有贫血。

3. 直肠镜或乙状结肠检查

直视下肉眼所见可协助诊断，取活组织进行病理检查可以完全肯定诊断。

4. 纤维结肠镜检查

纤维结肠镜检查是诊断结直肠癌较好的方法。此术可以明确肿瘤的形态大小、类型、位置、局部浸润范围以及周围组织是否受累，并可根据具体情况做活组织病理切片检查，以确定肿瘤性质。

5. X 线检查

钡灌肠或气钡双重造影检查是诊断结直肠癌常用而有效的方法。此术可显示肠蠕动情况和病变肠段情况。

6. B 超检查

此术可以初步了解腹腔内情况以及转移情况。

7. CT 检查

此术可用于明确肿瘤侵犯的范围和程度，评价结肠镜及钡餐透视检查结果的准确性。

8. 肿瘤相关抗原的测定

癌胚抗原（CEA）及单克隆抗体虽不具有特异性，但在诊断及估计预后、评价治疗效果等方面有一定意义。其 CEA 测定结直肠癌阳性率为 62.12%。

（三）诊断和鉴别诊断

1. 诊断

对有症状者，根据病史、体征、X 线和内镜检查，可做出诊断，但重要的是做出早期诊断。因此，对中年或中年以上近期出现原因不明的便血、腹痛、排便习惯改变者，应进行直肠指检及内镜、X 线检查。

诊断标准：

1）临床常表现为腹痛、腹胀、腹部不适，大便习惯改变或腹泻与便秘交替出现。血便、黏液便或黏液血便，可有结肠梗阻症状和体征，消瘦、贫血或体重减轻。

2）直肠指诊或腹部可触及包块。

3）乙状结肠镜与纤维结肠镜检查，窥见直肠、结肠有溃疡、肿块、狭窄等，活体组织病理检查证实。

4）X 线钡剂灌肠可见直肠、结肠腔有充盈缺损、黏膜破坏、肠管僵硬或肠狭窄、梗阻等征象。

2. 鉴别诊断

右侧结肠癌应与阑尾脓肿、肠结核、胆道病、血吸虫病肉芽肿、肠阿米巴病等相鉴别。左侧结肠癌的鉴别诊断应包括慢性痢疾、UC 和肠功能失调等。直肠癌则应与痔疮、菌痢等鉴别。经久不愈的肛瘘需注意恶变可能，钳取活检有助于诊断。

六、治疗

（一）外科治疗

手术切除仍然是结直肠癌的主要治疗方法。结肠癌手术切除的范围应包括癌肿在内的足够的两端肠段，一般要求距癌肿边缘 10 cm，还应包括切除区域的全部系膜，并清扫主动脉旁淋巴结。直肠癌切除的范围包括癌肿在内的两端足够肠段（低位直肠癌的下切缘应距癌肿边缘 3 cm 以上）、系膜、周围淋巴结及受浸润的组织。1982 年 Heald 等报道认为，直肠癌根治术时，切除全部直肠系膜或至少包括癌肿下 5 cm 的直肠系膜，对于降低术后复发率具有重要意义。临床上称为全直肠系膜切除术（TME）。

1. 结肠癌的外科治疗

1）术前准备：结肠癌术前肠道准备十分重要。主要方法是：术前 2 天进流质饮食。并发肠梗阻时，应禁食、禁饮、补液、胃肠减压；口服肠道抗菌药物（如新霉素、甲硝唑等）和泻剂（如蓖麻油或硫酸镁）；术前晚及手术日晨做清洁灌肠。近年来采用甘露醇做肠道准备，口服后可吸收肠道内水分，促使肠道蠕动，使患者腹泻而达到清洁肠道的目的，但肠梗阻、年老、体弱及心、肾功能不全者禁用。

2）结肠癌根治性手术：切除范围包括癌肿所在肠袢及其系膜和区域淋巴结。适用于 Dukes A、B、C 期患者。

（1）右半结肠切除术：适用于盲肠、升结肠、结肠肝曲的癌肿。切除范围包括右半横结肠、升结肠、盲肠和末端回肠 15～20 cm。对结肠肝曲癌应加切整个横结肠和胃网膜右动脉组淋巴结。

（2）横结肠切除术：适用于横结肠癌，切除范围包括结肠肝曲和脾曲的全部横结肠及胃结肠韧带的淋巴结组。

（3）左半结肠切除术：适用于结肠脾曲、降结肠癌，切除范围包括横结肠左半、降结肠及部分或全部乙状结肠。

（4）乙状结肠癌根治术：切除范围包括全部乙状结肠和全部降结肠或部分降结肠及部分直肠。

3）其他术式：姑息性切除术、结肠造口术、单纯肠吻合旁路术，适用于 Dukes D 期和不能根治的 Dukes C 期患者。

结肠癌并发急性肠梗阻时，应当在进行胃肠减压、纠正水和电解质紊乱以及酸碱失衡等适当的准备后，早期施行手术。右侧结肠癌，可做右半结肠切除一期回肠结肠吻合术。如患者情况不许可，则先做盲肠造口解除梗阻，二期手术行根治性切除。如癌肿已不能切除，可切断末端回肠，行近切端回肠横结肠端侧吻合，远切端回肠断端造口。左侧结肠癌并发急性肠梗阻时，一般应在梗阻部位的近侧做横结肠造口，在肠道充分准备的条件下，再二期手术行根治性切除。对癌肿已不能切除者，则行姑息性结肠造口。

2. 直肠癌的外科治疗

结肠梗阻是直肠癌的晚期并发症之一。梗阻的发生可以是突发的或是隐匿的，呈急性或亚急性，完全性或不完全性，进行性不能缓解或间歇性可逆性。鉴于梗阻多发生在癌肿晚期，患者常伴长期慢性消耗、贫血、水电解质紊乱，故多数患者全身情况较差。术前积极准备，并有效地改善全身情况，纠正紊乱的内环境，以提高患者对手术的耐受性和安全性，这是保证手术得以顺利进行的必要条件。

1）保留肛门及括约肌的直肠癌根治术：最常用的是直肠经腹低位切除，盆腔内腹膜外吻合术（Dixon 手术）。施行该手术的患者，术后基本上都能保持良好的控制排便和排气功能。适用于直肠上段和中段癌。切除范围是在乙状结肠动脉第一支起点的近端结扎肠系膜下动脉，肠管的上切端在乙状结肠的上、中段交界处，距直肠癌边缘至少 5 cm 以外处切断下端。将乙状结肠中下段、直肠上中下段及其余腹膜和腹膜外脂肪全部切除。乙状结肠上段和直肠中下段在盆腔腹膜外吻合。国内席忠义等推出直肠癌经腹会阴根治术后会阴部原位人工肛门术，如股薄肌移植术、臀大肌移植术、结肠套叠术等。

2）不保留肛门，并做永久性人工肛门的直肠癌根治术：对于直肠下段癌（癌肿下缘距肛缘在 6.0 cm 以下）宜行经腹会阴联合切除术（Miles 手术）。本手术是将大部分乙状结肠、直肠、肛管、括约肌的全部，并包括肠系膜、直肠侧韧带、肛提肌和盆筋膜的一部分，坐骨直肠窝内和上述各处的淋巴组织，以及肛门周围皮肤的整块切除，并在腹部做永久性人工肛门。

3）直肠癌扩大根治术：手术范围应包括从肠系膜下动脉根部开始向下清除淋巴结；清除部分腹主动脉旁、双髂总、髂内髂外及闭孔淋巴结；在肠系膜下动脉根部（部分病例在痔上动脉根部）及痔中动脉根部结扎切除；沿盆侧壁切断肠侧韧带；沿骨盆壁切断提肛肌；彻底清除坐骨直肠窝中的结缔组织。

4）联合脏器切除直肠癌根治术：对于女性中、下段直肠癌或侵及直肠前壁且浸出浆膜层，或已侵及阴道后壁、子宫等，需行盆腔后部内脏整块切除术。对于男性，若癌位于腹膜反折以下，直肠前壁癌已侵及膀胱后壁和前列腺，应做全盆腔清除，尿路改道手术。

5）乙状结肠造瘘术：对于癌肿局部浸润固定而无法切除，也可行乙状结肠双腔造瘘术，同时行双侧髂内动脉结扎，直肠动脉插管留待术后持续动脉灌注化疗，以期尽量延长其生存期。

（二）化学药物治疗

主要用于 Dukes B、C 期患者术后局部化疗及晚期患者姑息性治疗。常用药物有 5 - 氟尿嘧啶（5 - FU）、丝裂霉素等。有关结直肠癌化疗方案如下：

1. 左旋咪唑 + 优福啶

左旋咪唑 50 mg 每天 3 次口服，连服 3 天，每半月重复（服 3 天，休息 12 天），疗程 1 年。

优福啶（uFT），3～4 片 每天 3 次口服，共 2 月，休息 2 月再重复，共 1 年。

2. 叶酸 + 5 - 氟尿嘧啶

叶酸（FA）100～200 mg 静脉滴注（先用）。

5 – FU 600 mg/m^2 静脉滴注（继用，6～8小时内给入）。

以上每天1次，连用5天，每30天重复（用药5天，休息25天）。

可用作治疗性化疗，如用于辅助化疗则用6个月。

一般情况较差或骨髓脆弱者，成人呋喃氟尿嘧啶（FT – 207）200～300 mg，每天3次口服；或 uFT 2～4片，每天3次口服；或卡莫氟（HCFu）200 mg，每天3次口服。

3. 奥沙利铂 + 5 – 氟尿嘧啶/叶酸

国内乐沙定临床试用协作方案：

奥沙利铂（L – OHP）130 mg/m^2，静脉滴注，第1天。

FA 200 mg/m^2，静脉缓慢推注2小时，使用1～5天。

5 – FU 300 mg/m^2（≤500 mg/d），静脉滴注4小时，使用1～5天；接FA。

每21天重复。

4. MOF方案

司莫司汀（MeCCNU）：130～175 mg/m^2，口服，每10周1次。

长春新碱（VCR）：1 mg/m^2，静脉注射，第1天，每5周1次。

5 – FU：10 mg/（kg·d），静脉滴注，使用1～5天，每5周重复1次。

有效率达43.5%。

区域性化疗：提高结直肠癌的手术切除率，降低术后复发的肝脏转移是结直肠癌治疗中尚待解决的问题。区域性化疗即可提高局部化疗药物的血药浓度以达治疗的目的，又可避免或降低化疗的毒副反应，目前区域性化疗的方法有动脉插管化疗及门静脉系统化疗。Warren 等报道自外科置入的肝动脉导管在24小时内注入 5 – FU 1.5 g/m^2，在开始的2小时和最后的2小时经静脉注入 FA（最大剂量400 mg/m^2），在6周内每两周进行1次，可评价的31例患者中，完全缓解2例，部分缓解13例，有效率为48%，中位有效期8个月，中位生存期19个月。亦可用顺铂（DDP）80 mg/m^2，5 – FU 600 mg/m^2，每月重复。有条件则可栓塞治疗，栓子用胶原、DDP、柔红霉素及丝裂霉素的混合物或碘油及 DDP 制成。局部毒性主要表现为化学性肝炎、胆管坏死及硬化性胆管炎等。36%～50%接受肝动脉灌注化疗的患者可出现肝外复发，最常见于肺，为了延迟或防止这种肝外转移，可在肝动脉灌注化疗时联合应用全身化疗。

（三）免疫治疗

卡介苗作为一种强有力的免疫辅助剂，可以作为结肠癌的辅助治疗手段并能改善预后。其方式有瘤内直接注射法、划痕法、口服或肠腔内注射法等。

（四）放射治疗

放疗主要用于与手术结合的综合治疗，由于结肠癌对放疗不敏感，仅适用于结肠癌患者的术中放疗，如手术中疑有癌残留，关腹前可将患者送入放疗室，避开小肠及输尿管，用β射线1次照射15～17 Gy。

七、监护

（一）术前监护

1. 术前应了解患者对疾病的认识，耐心倾听其因疾病所致的恐惧和顾虑。加强心理护理，介绍有关癌症治疗、手术方式及结肠造口术的知识，增强其治疗信心。

2. 有贫血和肠梗阻者，应纠正贫血，注意水、电解质平衡。

3. 给高蛋白、高维生素少渣饮食。术前 3 天改流质。

4. **肠道准备方法**：术前 3 天按医嘱服抑制肠道细菌药物，同时服维生素 K；有梗阻者每晚温盐水灌肠 1 次，术前晚和术晨清洁灌肠；术前第 3 天给番泻叶 10 g 代茶饮，上午服蓖麻油 20 ~ 30 ml；第 2 天给番泻叶 10 g 代茶饮，术前 1 天给番泻叶 10 g 代茶饮，同时给抗生素 3 g，分 3 次服，下午 2 点服蓖麻油 20 ~ 30 ml，晚饭禁食可饮糖水，不必灌肠。

5. 术晨插胃管。

（二）术后监护

1. 按外科手术后一般护理。术后血压平稳后低坡卧位，臀部垫气圈或海绵垫，以减轻肛门部受压。

2. 术后 48 小时内，密切观察脉搏、血压以及会阴渗血量，渗血过多时应及时通知医师。

3. 保持会阴部切口处外层敷料的干燥，如被污染或血液湿透，需及时更换。安置引流管的患者，应保持引流通畅。引流管一般 5 ~ 7 天拔除。

4. 术后禁食、胃肠减压、输液，必要时输血。行胃肠减压者，肠蠕动恢复和排气后即可拔除胃管，进少量流质饮食。结肠癌及保留肛门的直肠癌患者，术后 1 周进半流质，两周可进普通饮食，术后 10 天内不可灌肠。施行人工肛门手术的患者则可较早进半流质及普通饮食。

5. 保持留置导尿管的通畅，记录尿量，观察尿的性质，预防泌尿系感染。导尿管至少保留 5 天，直至能自主排尿为止。拔管前先钳夹导尿管并定期开放，以训练患者定时排尿功能。

6. 观察体温变化，进食后的反应，手术切口有无感染及愈合情况。会阴部切口感染时，可坐浴和换药。

7. 施行人工肛门手术的患者，尽可能取左侧卧位，用塑料薄膜或其他物品将腹部切口与人工肛门隔开，以防粪便污染。应及时更换敷料和使用粪袋，周围皮肤氧化锌软膏加以保护，待粪便逐渐变稠后，只用清水洗净皮肤，保持局部干燥即可。

8. 术后定期经人工肛门灌肠，可较早建立排便习惯，待养成习惯且粪便成形后，则可不再用粪袋，仅在人工肛门上覆盖敷料即可。定期用手指扩张人工肛门口，以防狭窄。

（三）健康教育

1. 指导患者正确使用人工肛门袋，出院后造口每 1 ~ 2 周可扩张 1 次，持续 2 ~ 3 个月。如发现造口狭窄、排便困难应及时去医院检查、处理。

2. 指导患者生活要有规律，心情要舒畅。平时可进行一般正常人的生活和社交活动及适量运动。

3. 宜进少渣易消化的食物，避免太稀和粗纤维太多的食品。

4. 会阴部创面未愈合者，应持续每天坐浴，教会其清洁伤口和更换敷料，直至创面完全愈合。

5. 使用化疗药物治疗者，应定期复查血白细胞总数及血小板计数。

6. 结直肠癌患者出院后，一般3～6个月应定期复查（包括肝、肺、结肠、直肠及血清 CEA 测定和血常规检查等）。

（谢寅库）

第八节　直肠与肛管急重症

直肠肛管周围脓肿

直肠肛管周围脓肿是指直肠肛管周围软组织内或其间隙发生的急性化脓性感染，并形成脓肿。

一、病因

因部位不同，病因各异，一般认为有以下几种因素：

（一）解剖学因素

肛窦易潴留粪便残渣，具有适宜的温度、湿度，为病菌的繁殖提供了有利的条件。加以肛腺经肛导管通入肛窦，病菌可沿导管的肛腺深入到肛门内括约肌和直肠纵肌之间，形成肌间感染，导致脓肿形成。

（二）损伤

局部损伤是直肠肛管周围感染的常见原因，损伤的种类较多，甚至粗暴的检查，干硬的粪块通过肛管时的擦伤，使黏膜和皮肤失去屏障作用，成为病菌入侵的途径。

（三）化学性因素

用药物注射治疗肛门直肠疾病，如各种类型的枯痔液和硬化液等，如果消毒不严，或操作时污染，都可引起局部感染。

（四）结核分枝杆菌的感染

多继发于机体其他部位的结核性疾病，如肺结核、肠结核等。

二、分类

按直肠周围脓肿的发生部位可分为：

（一）肛提肌上脓肿

肛提肌上脓肿包括直肠后窝脓肿和左右骨盆直肠窝脓肿。

（二）肛提肌下脓肿

肛提肌下脓肿包括肛周脓肿及左右坐骨肛门窝脓肿。

三、病情评估

根据直肠肛管周围脓肿发生的部位和深浅不同，症状亦异。主要症状为肛门剧烈疼痛，甚则痛不欲生，局部红肿明显，疼痛剧烈。位置深者，发热、寒战等全身症状较重，局部症状轻；位置浅者，局部焮红，肿痛明显，而全身症状较轻。严重者，可出现败血症中毒症状。

（一）肛周脓肿

肛门周围皮下脓肿最为多见，全身感染性症状不明显，局部红肿、持续性跳动性疼痛，排便时加重，并有红肿压痛，可触及波动感，溃破后易形成低位肛瘘。

（二）坐骨肛门窝脓肿

其也比较常见，因为该间隙是位于肛提肌下的较大间隙，故脓肿较大。全身症状较明显，早期局部疼痛，可伴有排尿困难，里急后重；随病情发展，肛周皮肤发红，触痛明显。直肠指检发现肛管内局部隆起，有明显触痛，如已化脓则有波动感。

（三）骨盆直肠窝脓肿

此较少见，但很重要。位于肛提肌以上，盆腔腹膜以下。由于脓肿位置较深，故局部症状不明显（有下坠，便意不尽感），而全身症状显著。直肠指检可发现直肠壁局部隆起、触痛或有波动感。

（四）直肠后脓肿

脓肿位置高而深。症状与骨盆直肠窝脓肿相似。患者有直肠下坠感。体检时在尾骨与肛门之间有显著深压痛。直肠指诊直肠后壁有隆起、压痛和波动感。

根据患者典型临床表现，穿刺抽出脓液，诊断不难。

本病应与肛周毛囊炎、疖肿、骶髂关节结核性脓肿、骶骨前畸胎瘤、肛门旁粉瘤、平滑肌瘤、血栓外痔、梅毒性脓肿等相鉴别。

四、治疗

直肠肛管周围脓肿明确诊断无误后，应尽早实行手术治疗。手术的目的是要正确处理原发病灶，并使之得到确实而通畅的引流；同时根据中医辨证施治，实证以清热利湿解毒为主，虚证以养阴清热补气血为主，中西医结合治疗，疗效明显。

（一）一般治疗

1. 药物治疗

初起形成硬结或肿块，尚无明显红肿化脓表现者，应根据不同致病菌，选用有效的抗生素，并适当补液。

2. 局部处理

可选用鱼石脂软膏外用和复方芩柏颗粒剂溶液坐浴。若脓肿破溃，应用生理盐水或甲硝唑液冲洗，脓液多时还可用过氧化氢冲洗。

（二）手术治疗

1. 肛周脓肿成脓后宜早期切开排脓，不应让其自溃。因皮肤较坚韧，脓液易向深部及左右扩窜，而穿破皮肤较难，如不早期切开，脓腔必增大加深。因此，对于肛门直肠周围脓肿，应当将它看作是一种急症，争取时间，尽早切开，在可能的情况下，尽量做一次根治手术，以免病情继续发展后遗为复杂性肛瘘。

2. 手术切口的选择，浅部脓肿可用放射状切口，深部脓肿及马蹄形脓肿应行弧形切口，其原则是既要清创彻底，引流充分通畅，又要使括约肌损伤最小，以保证其正常的肛门功能。

3. 脓肿切开后局部必须保持清洁卫生。每天坐浴后更换敷料，对遗留的瘘管，1 个月后再行手术为宜，过早手术，因其管壁未固，易造成假道。

4. 引流伤口要里小外大，以防皮肤过早黏合而影响引流。

5. 手术方法因脓肿的部位不同而异。肛门周围脓肿在局麻下就可进行，在波动最明显的部位做"十"字形切口，剪去周围皮肤使切口呈椭圆形，无须填塞以保证引流通畅。坐骨肛管窝脓肿，要在腰麻或骶管麻醉下进行，在压痛明显处用粗针头先做穿刺，抽出脓液后，在该处做一平行于肛缘的弧形切口，切口要够长，可用手指探查脓腔。切口应距离肛缘 3 ~ 5 cm，以免损伤括约肌。应置管或放置油纱布条引流。骨盆直肠窝脓肿要在腰麻或全麻下进行，切开部位因脓肿来源不同而不同：①源于括约肌间的脓肿，应在肛门镜下行相应部位直肠壁切开引流，切缘用肠线缝扎止血；若经坐骨直肠窝引流，日后易出现肛管括约肌外瘘；②源于坐骨直肠窝脓肿，引流方式与坐骨直肠窝脓肿相同，若经直肠壁切开引流，易导致难以治疗的肛管括约肌上瘘。其他部位的脓肿，若位置较低，在肛周皮肤上直接切开引流；若位置较高，则应在肛门镜下切开直肠壁引流。术中注意：①定位要准确，一般先穿刺，待抽出脓液后再切开引流；②浅部脓肿行放射状切口，深部脓肿行直切口，避免损伤括约肌；③引流要彻底，切开脓肿后要用手指探查脓腔并将脓腔内的纤维间隔；④预防肛瘘形成，术中仔细寻找有无内口，若能同时切开，常可防止肛瘘形成；⑤脓液培养。

（三）中医治疗

1. 辨证论治

1）火毒蕴结：肛门周围突然肿痛，逐渐加剧，伴有恶寒，发热，便秘，溲赤。肛周红肿，触痛明显，质硬，表面热。舌红，苔薄黄，脉数。

治宜：清热解毒。

方药：仙方活命饮、黄连解毒汤。

2）热毒炽盛：肛门肿痛剧烈，持续数日，痛如鸡啄，难以入寐，伴有恶寒发热，口干便秘，小便困难。肛周红肿，按之有波动感或穿刺有脓。舌红，苔黄，脉弦滑。

治宜：清热解毒透脓。

方药：透脓散加减。

3）阴虚毒恋：肛门肿痛，皮色暗红，成脓较慢长，溃后脓出稀薄不臭。疮口难敛，伴有午后潮热，心烦口干，夜间盗汗。舌红，苔少，脉细数。

治宜：养阴清热解毒。

方药：青蒿鳖甲汤合三妙丸加减。

肺虚者，加麦冬、沙参、马兜铃；脾虚者，加白术、山药、扁豆；肾虚者，加龟板、玄参，生地改熟地。

2. 外治法

1）初起：实证，金黄膏、黄连膏外敷，位深者，以金黄散调糊灌肠，或给栓剂塞药；虚证，以冲和膏或阳和解凝膏外敷。

2）成脓：宜早期切开引流，据脓肿位置的深浅和病情的缓急，选择相应的手术方式。

3）溃后：红油膏纱条引流；脓尽改用生肌散（膏）纱条换药；日久成瘘者，按肛瘘处理。

3. 手术方法

1）术式选择

（1）脓肿单纯切开引流术：适用于术中找不到内口的脓肿，高位、深大脓肿，因体质条件不适宜一次性根治术者，待瘘管形成后，择期二次手术。

（2）脓肿一期切开根治术（低位切开高位挂线术）：适用于皮下脓肿，肛门后间隙脓肿，坐骨直肠间隙脓肿及直肠后间隙脓肿。

（3）不损伤括约肌的手术：适用于高位脓肿与骨盆直肠间隙脓肿，坐骨直肠间隙脓肿及直肠后间隙脓肿。

2）术后常规换药治疗：盐水冲洗后，创面油纱条（凡士林、紫草油、黄连膏、玉红膏、生肌膏等）换药，每天 1 次。

3）主要并发症：脓肿复发、肛瘘、肛门失禁。

4）注意事项

（1）定位要准：穿刺有脓后，可沿穿刺方向切口。

（2）引流要彻底：切开后手指探查脓腔，分开脓腔的纤维隔以利引流。

（3）预防肛瘘形成：术中仔细查找肛痈的原发性内口，争取一次性根治；对复杂、高位脓肿，或体质较差者，可先引流成瘘后，再分期行瘘管手术。

（4）切口方向：浅部脓肿为放射状切口；深部脓肿为肛缘外弧形切口，同时，一般要避免肛尾韧带横行切断。

5）手术要点

（1）脓肿一次切开手术法：适应于浅部脓肿，切口呈放射状，长度应与脓肿等长，使引流通畅，同时寻找齿线处感染的肛隐窝或内口，将外口与内口之间的组织切开，并搔刮清除腔内腐烂组织，以避免愈合不良，形成肛瘘。

（2）一次切开挂线手术法：适用于高位脓肿，如由肛隐窝感染而致坐骨直肠窝脓肿、骨盆直肠间隙脓肿、肛门直肠后脓肿及马蹄形脓肿等。

操作方法：在腰俞穴麻醉下，患者取截石位，局部消毒，于脓肿波动明显处，或穿刺抽脓部位，做放射状或弧形切口，多切口，充分排脓后，以食指分离脓腔间隙，然后用过氧化氢溶液或生理盐水彻底冲洗脓腔，修剪切口扩大成梭形。然后以球头探针，自脓肿切口探入并沿脓腔底部轻柔地探查内口；另一食指伸入肛内引导，协助寻找内口。探通内口后，将球头探针拉出肛外，把橡皮筋通过丝线拖挂结扎于球头部，退探针，带丝线引胶线通过脓腔，拉出切口，将胶线两端收拢拉紧，弯钳钳夹后结扎胶线。创口内填以红油膏纱条，外敷纱布，加压包扎，宽胶布固定。

术后处理：酌情应用抗生素及缓泻剂，每次便后用葱硝外洗剂或温盐水坐浴，专科换药。挂线一般 7～10 天自行脱落，12 天后不脱落者可酌情紧线或剪除，此时创面已修复浅平，再经换药后，可迅速愈合，无肛门失禁等后遗症。但须注意术后有无高热、寒战等，如有则应及时处理，检查切口引流是否通畅，全身其他部位有无感染，抗生素应用是否有效，同时可服用中药汤剂。

（3）分次手术法：适用于体质虚弱或不愿住院治疗的深部脓肿，切口应在压痛或波动明显部位，尽可能靠近肛门，切口呈弧状或放射状，须有足够长度，用红油膏纱布条引流，以保持引流通畅。待形成肛瘘后，再按肛瘘处理。病变炎症局限和全身情况良好者，如发现有内口，可采用切开挂线法，以免二次手术，但必须配合足量的抗生素，控制术后感染。

五、预防

早期，尽量卧床休息，多饮温开水，忌食辛辣刺激食物，保持大便通畅，术后注意局部卫生，便后药物洗浴，并坚持每天换药至愈。

六、监护

（一）术前监护

1. 体位

指导患者采取舒适体位，避免局部受压加重疼痛。

2. 饮食

嘱患者多饮水，多吃有助于排便的食物，如蜂蜜、香蕉、水果、新鲜蔬菜等。不食辛辣刺激性食物，不饮酒。

3. 养成良好的排便习惯

鼓励患者养成每天定时排便习惯，对于惧怕疼痛者应提供相关知识，必要时可给予止痛药，也可给予缓泻药软化大便。

4. 温水坐浴

排便后可用 1:5 000 高锰酸钾溶液坐浴，水温 43～46℃，每天 2～3 次，每次 20～30 分钟，以促进局部血液循环和缓解疼痛。

5. 保持肛周皮肤清洁

便后及时清洗，局部皮肤瘙痒时避免用手指搔抓，避免皮肤损伤和感染。

6. 用药监护

遵医嘱应用痔疮膏、抗菌药物等。

7. 活动

适当增加活动量以促进肠蠕动，避免久坐、久蹲和久站。

（二）术后监护

1. 一般监护

同术前。

2. 并发症的预防及监护

1）切口出血：多发生在术后 1 周内，主要原因有术后便秘、剧烈咳嗽等导致创面裂开。护理措施包括：①术后 24 小时内患者不宜下床活动，可在床上适当活动四肢、翻身等。②多饮水，多吃促进肠蠕动的食物，保持排便通畅。③注意保暖，预防上呼吸道感染。④术后密切观察创面情况，一旦发现切口出血应紧急采取压迫止血，并报告医师。

2）尿潴留：多与术后切口疼痛、麻醉反应或排尿时体位及环境改变有关。术后 24 小时内，每 4～6 小时嘱患者排尿 1 次。

3）肛门狭窄：多由术后瘢痕挛缩引起。术后应观察患者有无排便困难及便条变细。若发生狭窄，应及早行扩肛治疗，每天 1 次。

4）排便失禁：多因术中不慎切断肛管直肠环所致。护理措施包括：①观察患者每天排便次数、量及性状；②做好臀部皮肤护理，保持局部清洁、干燥，勤翻身，预防压疮；③保持床单位的清洁，及时更换床单。

（三）健康指导

1. 术后 3 天，指导患者进行提肛运动，预防肛门括约肌松弛。

2. 养成良好的生活习惯：①少食辛辣刺激食物，少饮酒，多食水果和蔬菜；②养成定时排便的好习惯；③保持适当的运动，避免久坐；④便后清洗，保持肛门周围皮肤清洁、干燥。

<h2 style="text-align:center">肛　裂</h2>

肛裂是指肛管的皮肤由于反复损伤和感染引起的全层裂开，并形成溃疡，表现为周期性疼痛的疾病。在肛门部疾病中，其发病率仅次于痔疮。肛裂的溃疡多为单发，沿肛管放射状成梭形。其发生的位置 85%～90% 在肛管后正中，也有少数在肛管前方，两侧甚少。发病年龄以 20～40 岁中青年居多，儿童及老年人较少。男性多于女性，而且女性又常见于肛管前方，男性多发于肛管后方。其特点是以肛门周期性疼痛、出血和便秘为主要症状。中医亦称之为"裂痔"或称"裂肛"。

一、病因和病理

长期便秘、粪便干结引起排便时的机械性创伤是肛裂形成的直接原因。肛管外括约肌浅部在肛管后方形成肛尾韧带，较为坚硬，伸缩性差。排便时，肛管后壁承受压力最大，故后正中线处易受损伤；少数发生于前正中线处。

肛裂常为一单发纵向、椭圆形溃疡或感染的裂口。因反复损伤与感染，基底不整齐，质硬，边缘纤维化，肉芽呈灰白色。裂口上端的肛瓣和肛乳头水肿，形成肥大乳头；下端皮肤因炎症水肿及静脉、淋巴回流受阻，形成突出于肛门外的袋状皮垂，形似外痔，称前哨痔。肛裂、前哨痔和肛乳头肥大常同时存在，称为肛裂"三联症"。

二、病情评估

（一）临床表现

1. 疼痛

排便时或排便后肛门有剧烈的刀割样痛，这是由于肛门括约肌持续性痉挛，而使溃疡内的神经末梢受到刺激所致。疼痛常持续数分钟，由于疼痛剧烈而使患者惧怕排便，因而加重便秘，造成恶性循环。

2. 出血

每次排便时加重肛裂创伤，创面常有少量出血，量很少，色鲜红，为肛裂的特点。

3. 便秘

因肛门疼痛不愿排便，久而久之引起便秘，粪便更为干燥，便秘又可使肛裂加重，形成恶性循环。

4. 肛门检查

可在肛管后（或前）正中线见到梭形或椭圆形溃疡，新裂口平浅，边缘整齐；老裂口深。可有前哨痔。如诊断已明确，不宜做直肠指检等，以免引起剧痛。

（二）诊断

依据典型的临床病史、肛门检查时发现的肛裂"三联症"，不难做出诊断。

（三）鉴别诊断

应注意与以下疾病鉴别：

1. 肛门皲裂

由于受肛门湿疹、皮炎、肛门瘙痒症等的影响，肛门周围皮肤革化后即可发生肛门皲裂；一般较表浅，疼痛轻，出血少；冬春季加重，夏季较轻；本病不会发生前哨痔和肛乳头肥大等并发症。

2. 肛管上皮缺损

曾有内痔或其他肛门手术史；肛门无疼痛，或有感觉性失禁现象，肛管有全周或部分环状瘢痕，直肠黏膜外露，常充血肿胀、糜烂。

3. 克罗恩病的肛管溃疡

CD 常伴有肛管溃疡和肛瘘，肛瘘和肛管溃疡并存。这类患者必然有 CD 的一系列特征，如腹泻、贫血、间歇性低热和体重减轻等。

4. 肛管结核性溃疡

溃疡面可见干酪样坏死，溃疡底部呈污灰色苔膜，混有脓血分泌物；可培养出结核分枝杆菌；疼痛不剧烈，裂口多为多发，可发生在肛周任何部位；多有结核病史。

5. 肛管上皮癌

溃疡不规则，周边隆起坚硬，周围及底部炎症浸润凹凸不平，表面覆盖坏死组织，有特殊臭味，持续性疼痛；如侵犯括约肌，则有肛门松弛或肛门失禁；病理切片可找到癌细胞。

三、治疗和监护

治疗原则：治疗疼痛，解除肛门括约肌痉挛，保持大便通畅及局部清洁，促进愈合。对经久不愈非手术治疗无效的肛裂可行肛裂切除术。

（一）润肠通便

内服缓泻药物，如果导片、液状石蜡，或番泻叶 10 g 代茶冲饮食，每晚 1 杯。以保证粪便稀软。通畅排出。

（二）熏洗坐浴

便前便后可用 1∶5 000 高锰酸钾溶液坐浴，亦可用食盐、花椒各 10 g 水煎后先熏洗后坐浴，以减轻肛门括约肌痉挛和排便时疼痛。

（三）外敷药物

如选用复方氯化钠注射液 100 ml，胰岛素 80 ml，两液混合后加肾上腺素 1 mg，后浸入适量无菌纱条，分装备用。敷药前嘱患者排大便，用温水洗净肛门。0.1% 苯扎溴铵消毒，然后再将盐水胰岛素纱条敷贴于裂损处，每天换药 1 次，一般新鲜肛裂 2～4 次，陈旧性 4～8 次即愈。局部涂 10%～20% 硝酸银，促进创面愈合。

（四）封闭

1. 复方丹参注射液

用注射器抽取 1∶1 丹参祖师麻混合液 4～8 ml（新鲜肛裂可注 4 ml，陈旧肛裂可注 8 ml）。在肛裂基底部距肛缘 0.5～1.0 cm 处刺入，深 3～5 cm，边注药边退针，退至皮下时再向两侧扇形注射，使药液注入肛裂基底和两侧括约肌内，每隔 1～2 天 1 次，注意保持肛门清洁，局部可坐浴涂药，矫正便秘。一般注射 1～3 次可愈。

2. 复方当归注射液

20% 当归注射液 10 ml 加 2% 普鲁卡因 2 ml，用 6 号针头在肛裂基底部进针，针刺裂口下深约 3 cm，使肛裂以及周围组织膨胀，裂口因膨胀而裂开出血为度。注射间隔为 1 周。早期肛裂一般注射 1～2 次，陈旧性肛裂注射 2～4 次，裂口即可愈合。

3. 泼尼松龙

膝胸卧位或侧卧位，皮肤常规消毒，取用 2% 普鲁卡因配制的泼尼松龙混悬液 1～2 ml（每毫升含泼尼松龙 25 mg），扇形注射到肛裂两侧括约肌内和肛裂基底部。注射完毕揉按片刻，以利药液均匀分布。对肛裂伴有肛管狭窄者，可伸入两指扩肛，大便后用温水坐浴。注射后 1 周复查，如未痊愈，可重复注射 1 次，最多注射 4 次，每次注射完毕揉按片刻后，若仍有不同程度的疼痛，则需追加注射。否则影响疗效。

（五）肛管扩张

肛管扩张适用于急性肛裂或慢性肛裂不并发乳头肥大及前哨痔者。方法：局麻后，患者侧卧位，先以两食指用力扩张肛管，以后逐渐伸入两中指，维持扩张 5 分钟。肛管扩张后，可去除肛管括约肌痉挛。故术后能立即止痛，能使痉挛解除约 1 周。扩肛后为了加速溃疡愈合，应继续非手术疗法。

（六）手术治疗

适用于非手术治疗无效或经久不愈的陈旧性肛裂者。手术方式包括：①肛裂切除术，即切除肛裂缘及周围不健康的组织、前哨痔和肥大的肛乳头，创面敞开引流、交换敷料直至愈合；②肛管内括约肌切断术，肛管内括约肌为环形平滑肌，其痉挛收缩是引起肛裂疼痛的主要原因。垂直切断部分内括约肌时，同时切除肥大的肛乳头和前哨痔，数周后自行愈合。

（七）中医治疗

1. 辨证论治

中医根据八纲辨证，将肛裂分为两大类，即实证和虚证。

1）实证：症见大便秘结，排便时肛门剧痛，伴有小便短赤，口苦咽干，渴欲饮水。舌质红，苔黄燥，脉滑数。证属燥火结于肠道。

治宜：清热泻火，润肠通便。

方药：凉血地黄汤合麻子仁丸加减，祛毒汤或苦参汤熏洗，外用四黄膏或九华膏。

2）虚证：多见于老年人及产后、多病、久病体虚之人。症见排便时肛门疼痛，伴少量便血，口干不欲饮水，偶有乏力倦怠。舌质淡，苔薄白，脉弦。证属血虚肠燥或气血两虚，运化乏力。

治宜：滋阴养血，润肠通便。

方药：麻子仁丸加减，配合祛毒汤熏洗，局部外用生肌玉红膏或马应龙麝香痔疮膏，以活血祛腐、解毒镇痛、润肤生肌。

2. 外治

1）早期肛裂：可用生肌玉红膏或黄连膏外敷。每天便后用 1:5 000 高锰酸钾溶液坐浴，促进血液循环，保持局部清洁，减轻刺激；可用苦参汤煎水坐浴；或用花椒、食盐水坐浴。

2）陈旧性肛裂：①先用 5% 石炭酸甘油涂擦患处，后用乙醇擦去，或用七三丹等药去腐后，改用黄连膏外敷；②封闭疗法，于长强穴用 0.5% ~ 1% 普鲁卡因 5 ~ 10 ml 做扇形注射，隔天 1 次，5 次为 1 个疗程；亦可于裂口基底部注入长效止痛液（亚甲蓝 0.2 g，盐酸普鲁卡因 2 g，加水至 100 ml，过滤消毒）3 ~ 5 ml，每周 1 次。

3. 扩肛疗法

适用于早期肛裂，无赘皮外痔、乳头肥大等并发症者。

操作方法：患者取截石位或侧卧位，在腰麻下，术者手套涂上润滑剂，先用右手食指插入肛内再插入左手食指，两手腕部交叉，两手食指掌侧向外侧扩张肛管，以后逐渐伸入两中指，持续扩张肛管 3 ~ 4 分钟，使肛管内外括约肌松弛，故术后即可止痛。肛裂创面经扩大并开放，引流通畅，创面很快愈合。注意勿用暴力快速撑开肛管，以免造成黏膜和皮肤撕裂。术后，每天便后用 1:5 000 高锰酸钾溶液坐浴。

4. 切开疗法

用于陈旧性肛裂，伴有赘皮外痔、乳头肥大等。

操作方法：患者侧卧位或截石位，局部消毒、麻醉，行肛裂正中纵向切口或侧切口，上至齿线，切断栉膜带及部分内括约肌环形纤维，下端向下适当延长，切断部分外括约肌皮下肌纤维，使引流通畅，同时将赘皮外痔、肥大乳头等一并切除，修剪溃疡边缘发硬的瘢痕组织，成一顶小底大的开放伤口，用红油膏纱布条，嵌压创面，再用纱布覆盖固定。术后，每天坐浴、换药至痊愈。

5. 纵切横缝法

适用于陈旧性肛裂伴有肛管狭窄者。

操作方法：在腰俞穴麻醉下，取侧卧位或截石位，局部消毒后，沿肛裂正中做一纵切口，上至齿线上 0.5 cm，下至肛缘外 0.5 cm，切断栉膜带及部分内括约肌纤维，一并切除潜行性瘘管、赘皮痔、肛乳头肥大、肛窦炎，修剪创缘，游离切口下端的皮肤，以减少张力，彻底止血，然后用细丝线从切口上端进针，稍带基底组织，再从切口下端皮肤穿出，拉拢切口两端丝线结扎，使纵切口变成横缝合，一般缝合 3～4 针。外盖凡士林纱条，塔形纱布压迫，宽胶布固定。

术后处理：进流质饮食或软食 7 天；控制大便 1～2 天。便后用 1：5 000 高锰酸钾液坐浴，肛内注入九华膏换药，5～7 天拆线。

6. 单方验方

1）白及粉用麻油调涂患处。

2）川乌尖、草乌尖、生半夏、生南星、细辛各 15 g，蟾酥 12 g，胡椒 30 g。上药混合研末，用烧酒调成糊状，适量外敷，可治肛裂。

3）芒硝 30 g，花椒 15 g。加水 2 000 ml，煎至 1 500 ml，坐浴烫洗，每天 1 次，连用 10 次，一般肛裂即愈。

4）虎杖、龙骨、白及等量研成末，用凡士林调成 50% 油膏，外敷患处。

5）每天大便后将锡类散少许（约 1/5 支）倒入手纸上，敷于裂口处，稍加压迫，患处有凉爽感。大便干燥者可加服麻仁丸。

6）用 10% 黄连（或黄柏）煎剂浸泡棉签于肛裂面做雀啄治疗，每次连续使用十余根，手法由轻至重，一般 2～5 次即愈。

7）紫草、地榆、白及、大黄各 25 g，冰片 2 g。共研细末，麻油调敷患处。

8）生何首乌 60 g，枳壳 30 g。水煎沸后熬 15～20 分钟，待温时饭前半小时服，2 天 1 剂，连服 4 剂。在服药期间乃至愈后禁食辣椒，以防影响药效及复发。一般 5～8 天可愈。

9）白芍 40～60 g，甘草 12 g，火麻仁 24 g。水煎服，一般 2～3 剂即便软痛止，裂口亦渐愈合。

10）当归、生地各 15 g，火麻仁，桃仁各 12 g，甘草 3 g。水煎服。

11）白及 200 g，蜂蜜 50 g。将白及放入 3 倍清水中煮沸，待药汁呈黏稠状时，将白及滤出，用文火将药汁浓缩至糊状，离火再用煮沸去沫的蜂蜜 50 g 兑在一起搅拌均匀成膏。便后用温水坐浴，用小棉签将药膏涂在患处，每天换药 1 次，一般用药 5～10 天可愈。

7. 食疗验方

1）赤小豆 60 g，当归 15 g（炒）。煎汤内服，每天早晚各 1 次。

2）将柿饼蒸熟，饭前空腹吃 1 个。

3）鲜苦瓜根 100 g，水煎服。

4）吞豆叶 20 g 捣烂取汁，蜜水冲服，连用 3 天。

8. 针灸治疗

主穴：长强穴。配穴：白环俞、承山、三阴交。治疗时进针寸许，捻转强刺激，得气后留针 2~5 分钟，每天 1 次，7 天为 1 个疗程。

（八）健康教育

1. 保持大便通畅，防止便秘。

2. 注意肛门部的清洁卫生，如有潮湿、瘙痒、湿疹、皮炎应积极治疗。

痔

痔是齿线两侧直肠上、下静脉丛的曲张静脉引起的团块，并因此而产生出血、栓塞或团块脱出。本病是一种常见病，民间有"十人九痔"之说，可发生于任何年龄，以 20~50 岁中青年较多见，男性略高于女性。由于其发病部位不同，又有内痔、外痔、混合痔之分。

一、病因

（一）解剖学因素

由于肛门直肠位于人体的下部，直肠上静脉及其分支无静脉瓣，静脉血液向上回流困难，容易造成肛门直肠的静脉丛淤血、扩张；加之直肠血管在下段不同高度穿过直肠肌层和肛门括约肌，由于肌肉收缩，粪便压迫及腹压增高的影响，容易使静脉扩张；另外，由于痔内静脉丛位于直肠末端黏膜下疏松组织内，缺乏弹力纤维组织的支持作用，易造成静脉丛血液淤滞，血管怒张而成痔。

（二）感染因素

肛门部感染使肛门皮肤、直肠黏膜受到刺激或损伤；各种肠道及肛门寄生虫病及肠炎、痢疾、UC 等肠道炎症，可引起直肠下部周围组织发炎；另外，痔静脉丛急慢性炎症，静脉壁弹性组织逐渐脆化而变弱，抵抗力不足，血管扩张充血而诱发痔。

（三）职业因素

长期久坐、久立的工作特点，长期的负重远行，长期下蹲的工作体位，长期从事体力劳动，均可使盆腔血液回流缓慢和腹内脏器充血，从而引起痔静脉丛过度充盈而生痔。

（四）饮食因素

饮酒过量，饮食辛辣之品，如辣椒、芥末、胡椒和生姜等，长期刺激直肠黏膜，导致直肠静脉丛充血、扩张。

（五）便秘与排便习惯因素

顽固性便秘和排便方式不当。便秘时努责，或粪块在肠道内储留过久压迫和刺激肠壁，或排便时间较长，加重了肛管直肠部充血，使静脉丛淤血曲张。

（六）其他疾病因素

如肝硬化、心脏病可直接阻碍直肠静脉血液回流；门脉血栓可引起门静脉压力升高，导致直肠和肛门静脉血液回流受阻而生痔。

　　痔的病因学说较复杂，可能是多种因素相互作用的结果。近年来，国内许多学者从病理解剖、病理生理、组织学等方面进行研究，又提出了衬垫移位学说、遗传学说、血管增生学说、肛门狭窄学说等。总之，人类对痔的研究不断有新的进展和认识，然而，古中外学者认为"痔"是由于某些原因引起肛门周围血管改变这一观点是一致的。

二、分类

（一）内痔

　　内痔临床上最为多见。是直肠上静脉丛的曲张静脉团块，位于齿线以上，表面为黏膜所覆盖。常见于左侧、右前及右后三处。

（二）外痔

　　外痔是直肠下静脉丛的曲线静脉团块，位于齿线以下，表面为肛门皮肤所覆盖。单纯性外痔，位于肛门周围，常因静脉内血栓形成隆起突出在外。结缔组织外痔（皮垂）及炎性外痔也较为常见。

（三）混合痔

　　由于直肠上、下静脉丛互相吻合，痔块位于齿线上下，表面同时为直肠黏膜和肛管皮肤所覆盖，成为混合痔或称为内外痔。

　　混合痔逐步发展，静脉曲张的程度不断加重，周围组织被破坏和发生萎缩，痔块逐渐增大、下移、脱出到肛门外。当脱出痔块在肛周呈梅花状时，称为环形痔。脱出痔块若被痉挛的括约肌嵌顿，以致水肿、出血，甚至坏死，临床上称为嵌顿性痔或绞窄性痔，为临床常见急症。

三、病情评估

（一）内痔

　　内痔早期症状仅有间断排便时出血，中晚期则有排便痔脱出、流黏液、瘙痒和局部疼痛。原发性内痔（或称母痔）好发于截石位 3、7、11 点处，可单个或多个发生，多个相连成环称环状痔。根据内痔出血和脱出程度分为 4 期：

　　一期：内痔较小，不脱出肛门，唯一症状是排便带血或便后滴血，有时出血呈喷射状，但便后出血即自行停止。

　　二期：内痔增大，经常出血，可引起贫血。由于黏膜松弛，排便时痔核可脱出肛门，便后括约肌收缩，痔核能自行复位。

　　三期：内痔反复脱出，在排便或咳嗽、负重等增加腹压时痔即脱出，且不能自行还纳，须用手推回。

　　四期：痔核持续脱出肛门外，不能回纳或回纳后又立即脱出。

　　内痔的出血无痛，鲜红色，不与粪便相混，反复出血可致贫血。长期痔核脱出，由于分泌物刺激，肛门周围常有瘙痒不适，或出现皮肤湿疹；当内痔嵌顿、感染、坏死时，有不同程度的疼痛。

（二）外痔

　　平时无感觉，当出现外痔血块形成，即血栓性外痔时，可出现剧烈疼痛及局部肿胀。肛门表面有暗红色肿块，大小似黄豆或胡桃不一。

（三）混合痔

具有内痔和外痔两者的症状。

痔核根据临床表现与肛门检查，即可明确诊断。内痔在肛门镜检下可见局部黏膜呈暗红色隆起，好发于膀胱截石位3、7、11点。外痔于肛门表面即可见红色或暗红色硬结，大小不一。

主要靠肛门直肠检查。首先做肛门视诊，内痔除一期外，其他三期都可在肛门视诊下见到。血栓性外痔表现为肛周暗紫色长条圆形肿物，表面皮肤水肿、质硬、压痛明显。对有脱垂者，最好在蹲位排便后立即观察，可清晰见到痔块大小、数目及部位。直肠指检虽对痔诊断意义不大，但可了解直肠内有无其他病变，如直肠癌、直肠息肉等。最后做肛门镜检查，不仅可见到痔块的情况，还可观察到直肠黏膜有无充血、水肿、溃疡、肿块等。

痔的诊断不难，但应与下列疾病鉴别：

1. 直肠癌

临床上常将直肠癌误诊为痔而延误治疗，主要原因是仅凭症状及大便化验而诊断，未进行直肠指检和直肠镜检查。直肠癌在直肠指检时可扪到高低不平的硬块；而痔为暗红色圆形柔软的血管团。

2. 直肠息肉

低位带蒂息肉脱出肛门外易误诊为痔脱出。但息肉为圆形、实质性、有蒂、可活动，多见于儿童。

3. 直肠脱垂

直肠脱垂易误诊为环形痔，但直肠脱垂黏膜呈环形，表面平滑，括约肌松弛；而后者黏膜呈梅花瓣状，括约肌不松弛。

四、治疗和监护

痔无症状不需治疗，只需注意饮食，保持大便通畅，保持会阴部清洁，预防并发症的发生。只有并发出血、脱垂、血栓形成及嵌顿等才需要急诊治疗。痔很少直接导致死亡，但若治疗不当，产生严重的并发症，则可致命。因此，对痔的治疗要慎重，不能掉以轻心。

（一）内痔

1. 西医治疗

1）非手术疗法

（1）使用栓剂：通过局部给药，药物直接作用于痔局部，有止血、止痛、收敛、消炎作用，发挥作用快，效果好，常用有氯己定痔疮栓、马应龙痔疮栓等。

（2）坐浴法：用中药煎汤或1:5 000高锰酸钾溶液熏洗肛门会阴部，每天1~2次，适用于并发感染和水肿者。

（3）注射疗法：将硬化剂注入内痔黏膜下，产生无菌炎性反应，使小血管闭塞和纤维组织增生，从而硬化萎缩。

消痔灵：适用于各期内痔及晚期内痔发展而成的混合痔。早期内痔每个痔区注入原液 2~4 ml（注射到痔的黏膜下层），中、晚期内痔用 1% 普鲁卡因稀释原液使成 1:1 或 2:1。每个内痔注入 8~13 ml。采用四步注射法，第一步注射到内痔上方黏膜下层动脉区；第二步注射到内痔黏膜下层；第三步注射到痔黏膜固有层；第四步注射到齿线上方痔底部黏膜下层。急性肠炎、内痔发炎时须待消炎后使用。外痔皮赘忌用，不可注入肌层。痔核多时，每次注射 1~2 个痔核为宜，每周注射 1 次，防止并发症的发生。

明矾注射液：用明矾制成 15% 或 18% 注射液注入痔核，对各期痔及混合痔、黏膜脱垂均有效果，且疗程短，不良反应少。据数百例的观察，一般在治疗后 5~7 天痔核即可脱落，绝大多数于 1~2 周愈合。

消痔液：患者膝胸卧位，暴露痔核，用 10 ml 注射器抽取 1:3 消痔液（消痔液 1 份，普鲁卡因 3 份）以封闭针头刺入痔核内，无阻力、无吸力、无回血时，再将药液缓慢注入痔内，待痔核表面颜色变白、稍有红丝时退出针头。一般用量 20~30ml，痔核多时应分批注射。注射完毕，将四黄膏棉球塞入肛内，用纱布和丁字带固定。当天不大便，5~10 天痔核瘪缩消失。

禁忌证：任何外痔及有并发症的内痔栓塞、感染或溃烂等。

（4）胶圈套扎疗法：其原理是通过器械将小型胶圈套入内痔的根部，利用胶圈较强的弹性阻断内痔的血运，使痔缺血、坏死、脱落而治愈。适用于各期内痔及混合痔的内痔部分，但以二期及三期的内痔最适宜。不宜用于有并发症的内痔。

（5）冷冻疗法：应用液态氮（−196℃）通过特制探头与痔块接触，达到痔组织冻结坏死脱落，以后创面逐渐愈合。适用于一期及二期内痔。

2）手术疗法

当保守治疗效果不满意、痔脱出严重、套扎治疗失败时，手术切除痔疮是最好的方法。

（1）痔切除术：主要用于二、三、四期内痔和混合痔的治疗。痔的切除方法有许多种，依据在切除痔核后肛管直肠黏膜和会阴部皮肤是否缝合，可分为开放式和闭合式痔核切除术两大类。目前国内多采用下述方法：

取侧卧位、截石位或俯卧位，骶管麻醉或局麻后，先扩肛至 4~6 指，显露痔块，在痔块基底部两侧皮肤上做"V"形切口，分离痔块，直至显露肛管外括约肌。用止血钳于底部钳夹，贯穿缝扎后，切除痔核。齿线以上黏膜用可吸收线予以缝合；齿线以下的皮肤切口不予缝合。

（2）吻合器痔上黏膜环切术（PPH）：主要适用于二、三期内痔、环状痔和部分四期内痔。其方法是环形切除齿线上 2 cm 以上的直肠黏膜 2~3 cm，使下移的肛垫上移固定。国内外已有大量病例报道，取得较好的临床效果。传统的痔环形切除术严重破坏肛管的正常结构，现已逐渐摒弃。但徒手痔上黏膜的环切术是在齿线 2 cm 以上施行，理论上亦有与 PPH 手术同样的效果。

2. 中医治疗

1）内治

多数适用于一、二期内痔；或内痔嵌顿伴有继发感染；或年老体弱；或内痔兼有其他严重慢性疾病，不宜手术者。本病常见症状主要表现为出血、脱出、肿胀、痒痛、便秘等，在临床上针对风、燥、湿、热等病因治疗。

（1）出血：实证宜清热凉血祛风，用凉血地黄汤加减。若为湿热下注者，宜清利湿热，用脏连丸加减。虚证宜养心健脾、益气补血，用归脾汤或十全大补汤。

（2）脱出：气虚宜补气升提，用补中益气汤。血虚宜补血养血，用四物汤加味。

（3）肿胀痒痛：宜清热祛风，除湿活血，用止痛如神汤。

（4）便秘：实证宜通腑泄热，用大承气汤。虚证宜润肠通便，用五仁丸、润肠汤。

2）外治

（1）熏洗法：以药物加水煮沸，先熏后洗；或用毛巾蘸药汁乘热敷患处，冷则更换。具有活血消肿、止痛、止痒、收敛等作用。常用五倍子汤、苦参汤，如痒甚者可加花椒。

（2）外敷法：即以药物敷于患处，如五倍子散、消痔散，具有清火、消肿、止痛、收敛、止血作用。

（3）塞药法：即以药物做成栓剂，塞入肛内，如痔疮栓等，具有消肿、止血、镇痛作用。

（4）枯痔法：即以药物如枯痔散、灰皂散，敷于二、三期能脱出肛外的内痔痔核表面，具有强度腐蚀作用，能使痔核干枯坏死，达到痔核脱落痊愈的目的。枯痔散用于痔核表面鲜红色或青紫色的疗效更佳；灰皂散，用于痔面微带灰白色的亦能收到疗效，但灰皂散的不良反应较大，涂药时容易伤及正常组织，对较大的内痔挤在一起时，难于上药，对混合痔容易引起肿胀疼痛，此法目前已少采用。

3）注射疗法

注射疗法在国内外均早已采用。国外以硬化萎缩为目的，国内以枯脱为目的。由于不断地改进了注射法和注射剂，因而扩大了注射疗法的适应证，不仅对一、二期内痔效果好，就是对三期内痔效果也较好。

适应证：①一、二、三期内痔；②内痔兼有贫血者；③混合痔的内痔部分。

禁忌证：①外痔；②内痔伴有肛门周围急慢性炎症或腹泻；③内痔伴有严重肺结核或高血压，肝、肾疾病及血液病患者；④因腹腔肿瘤引起的内痔和临产期孕妇。

常用药物：5%～10%石炭酸甘油、5%鱼肝油酸钠、4%～6%明矾液、消痔灵、枯痔液、新六号枯痔注射液等（使痔核硬化萎缩的药物如5%石炭酸甘油、4%明矾液、消痔灵；而使之枯脱坏死的，如枯痔液、新六号枯痔液）。

操作方法：

（1）硬化萎缩注射法：患者侧卧，在肛镜直视下用0.1%苯扎溴铵液做局部消毒，以皮试针筒（25号针头）抽取5%石炭酸甘油，或4%～6%明矾液，于痔核上距齿线0.5 cm处的黏膜下层，针头斜向15°进行注射，每个痔核注射0.3～0.5 ml，总量不超过1 ml。一般每次注射不超过3个痔核。注射后当天避免过多活动，并不宜排便，相隔7天后再进行注射，一般需要3～4次治疗。对止血有明显的效果。但要防止注射部位过浅，以免引起黏膜溃烂；过深则易引起肌层组织发生硬化。

（2）坏死枯脱注射法：患者取截石位，在腰俞穴麻醉或局麻下，充分暴露肛门，用

0.1%苯扎溴铵酊消毒,将内痔翻出肛门外,用蚊式止血钳于齿线上方将痔核夹住一部分拉出固定,右手持盛有枯痔注射液的注射器,在齿线上0.3~0.5 cm处,刺入痔核黏膜下层,缓缓将药液由低向高,呈柱状注入痔核内,使痔核略微膨大变色为度。以此逐个将所有的内痔进行注射后,将痔核推回肛门内。

注意事项:①必须注意严格消毒,每次注射都须以苯扎溴铵酊消毒进针处;②必须用5号针头进行注射,否则针孔太大,容易引起出血;③进针后应先做回血试验,注射药液速度宜缓;④进针的针头勿向痔核内各方乱刺,以免过多地损伤痔内血管,引起出血,致使痔核肿大,增加局部的液体渗出,延长痔核的枯脱时间;⑤勿使药液注入外痔区,或注射位置过低使药液向肛管扩散,造成肛门周围水肿和疼痛;⑥操作时应先注射小的痔核,再注射大的痔核,以免小痔核被大痔核挤压、遮盖,从而增加操作的困难。

4)插药疗法(枯痔钉疗法)

适应证:各期内痔及混合痔的内痔部分。

禁忌证:各种急性疾病,严重的慢性疾病,肛门直肠急性炎症,腹泻,恶性肿瘤,有出血倾向者。

操作方法:术前排空大便或清洁灌肠1次。然后取侧卧或截石位,充分暴露肛门,将内痔缓缓翻出肛外,以左手食、中指拉紧和固定痔核,做表面消毒。右手拇、食指捏住枯痔钉的尾段,距齿线上0.3~0.5 cm处,沿肠壁纵轴成25°~35°方向行旋转插入黏膜下痔核中心,深约1 cm,插钉多少视痔核大小而定,一般每痔一次插4~6根,间距0.3~0.5 cm。剪去多余的药钉,但应使钉外露1 mm,才能保持固定和防止插口出血,药钉插毕后,即将痔核推回肛门内,同时塞入黄连膏,约7天痔核萎缩脱落。

注意事项:①插钉不要重叠,深浅适宜,以免括约肌坏死、感染、疼痛,太浅则药钉容易脱落,易致插口出血;②先插小的痔核,后插大的痔核,若有出血者,先在出血点插钉1根即可止血;③一次插钉总数量不超过20根;④术后24小时内不解大便,以防枯痔钉滑脱出血,若大便后内痔脱出,应立即推回,以免水肿嵌顿引起剧痛;⑤治疗过程中,应根据病情给予止血、消炎、通便等中西药物。

5)结扎疗法

结扎疗法是中医传统的外治法,除丝线结扎外,也可用药制丝线,纸裹药线缠扎痔核根部以阻断痔核的气血流通,使痔核坏死脱落,遗留创面修复自愈。结扎疗法虽是一种古老的方法,但具有科学基础,目前在临床上广泛地应用,随着结扎疗法的日趋完善,疗效也显著提高。

(1)贯穿结扎法

适应证:二、三期内痔,对纤维型内痔更为适宜。

禁忌证:肛周围有急慢性炎症者;内痔伴有痢疾或腹泻患者,因腹腔肿瘤引起的内痔;内痔伴有严重肺结核、高血压、肝脏、肾脏疾患或血液病的患者;临产期孕妇。

操作方法:①常规备皮,局麻或腰麻后以0.1%苯扎溴铵酊清洁肛管及直肠下段,再用双手食指缓缓进行扩肛,使痔核暴露;②用弯血管钳夹住痔核基底部,用左手向肛外同一方向牵引,右手用持针钳夹住已穿有丝线的缝针,将双线从痔核基底部中央稍偏上穿过;③将已贯穿痔核的双线交叉放置,并用剪刀沿齿线剪一浅表裂缝,再分端进行

"8"字形结扎或做"回"字形结扎；④结扎完毕后，用弯血管钳挤压被结扎的痔核，也可在被结扎的痔核内注射6%明矾溶液，加速痔核的坏死；⑤最后将存留在肛外的线端剪去，再将痔核送回肛内，并用红油膏少许涂入肛内，用纱布、橡皮膏固定。环形内痔采取分段结扎，先将环形内痔划分为几个痔块，在所划分的痔块的一侧，用两把止血钳夹起黏膜，于中间剪开，同法处理痔块的对侧。然后用止血钳将痔块基底夹住，同时去掉痔块两侧的止血钳，于齿线附近剪开一小口用圆针丝线贯穿"8"字结扎。同法处理其他痔块。

注意事项：①结扎内痔时，应先小后大；②缝针穿过痔核基底部时，不可穿入肌层，以免结扎后引起肌肉层坏死或并发肛门周围脓肿；③结扎术后当天不要解大便，若便后痔核脱出时，应立即将痔核送回肛内，以免发生水肿，加剧疼痛反应；④在结扎后的7~9天，为痔核脱落阶段，嘱患者减少行动，大便时不宜努责，以避免术后大出血。

（2）胶圈套扎法：本法是借助器械将小乳胶圈套入痔核根部，利用胶圈较强的弹性阻止血循环，促使痔核缺血、坏死、脱落。

适应证：二、三期内痔及混合痔的内痔部分。

禁忌证：同贯穿结扎法。

操作方法：①让患者排便后，取胸膝位或侧卧位；②先做直肠指检，以排除其他病变；③插入肛门镜，确定痔核位置及数目，选定套扎部位；④使用长棉花签，清洁套扎部位，即用苯扎溴铵酊消毒手术野，充分暴露痔核区，由助手固定肛门镜，术者左手持套扎器套住痔核，右手持组织钳，经套扎圈钳夹痔核根部，将痔核牵拉入套扎器内，按压套扎器柄，使套圈的外套向痔核根部移动。将胶圈推出扎到痔核根部，然后松开组织钳，与套扎器一并取出，再缓缓退出肛门镜。

注意事项同贯穿结扎法。

6）术后的常见反应及处理方法

（1）疼痛：口服索米痛片、安乃近等。影响睡眠时可肌内注射苯巴比妥钠0.1 g。

（2）小便困难：嘱患者术后多饮开水，或用车前子15 g水煎代茶；下腹部热敷或针刺三阴交、关元、中极，留针15~30分钟；或用1%普鲁卡因10 ml长强穴封闭。

（3）出血：内痔结扎不牢而脱落，或内痔枯萎脱落时，出现创面渗血，对于创面渗血，可用凡士林纱条填塞压迫，或用桃花散外敷；若小动脉出血，必须显露出血点，进行缝扎，彻底止血。

（4）发热：因组织坏死、吸收而引起的发热不超过38℃，除加强观察外，一般不需特殊处理。局部感染引起的发热，应用清热解毒药或抗生素等。

（5）水肿：可用朴硝30 g煎水熏洗，每天1~2次；或用1:5 000高锰酸钾溶液做热水坐浴后，外敷消痔膏，也可用热水袋外敷。

（二）外痔

1. 西医治疗

手术治疗

（1）静脉丛切除术

适应证：单纯性静脉曲张性外痔。

操作方法：取截石位或侧卧位，在局麻或腰麻下，肛门局部消毒，用组织钳提起外痔组织，用剪刀环绕其痔根四周，做一棱形切口，切口上端必须指向肛门为中心，再用剪刀分离皮下曲张的静脉丛，将皮肤连同皮下组织一并切除，若肛门不松弛，皮肤不多余者，可做放射切口，将曲张静脉丛剥离切除。术后用凡士林纱条引流，无菌纱布压迫，宽胶布固定。术后每天便后用 1∶5 000 高锰酸钾溶液坐浴，更换敷料至痊愈。

（2）血栓外痔剥离术

适应证：血栓外痔较大，血块不能吸收，局部炎症水肿局限者。

操作方法：患者侧卧位，病侧在下方，局部消毒。局部浸润麻醉后，在肿块中央做放射状或棱形切口，用止血钳将血块分离并摘除，然后修剪伤口两侧皮瓣，使伤口敞开，用凡士林纱条嵌塞，外盖无菌纱布，宽胶布固定。术后每天大便后按常规换药，并注意保持肛周清洁，以利于伤口愈合。

（3）外痔剥离、内痔结扎法

混合痔一般可做外痔剥离、内痔结扎法。

操作方法：患者截石位，局部消毒，局部浸润麻醉或腰俞穴位麻醉，将混合痔充分暴露，在其外痔部分做"V"字形皮肤切口，用血管钳钝性剥离外痔皮下静脉丛，一直剥离到齿线稍上。然后用弯形血管钳夹住被剥离的外痔皮瓣和内痔基底部，在内痔基底正中用圆针粗丝线贯穿做"8"字形结扎，剪去"V"字形内的皮肤及静脉丛，使在肛门部呈一放射状伤口。同法一一处理其他痔核，创面外用止血散，凡士林纱条敷盖，术后当天限制大便，以后每次便后用 1∶5 000 高锰酸钾溶液或温水坐浴，换药。

2. 中医治疗

1）内治：当肿胀疼痛时，宜清热除湿活血散瘀，用萆薢化毒汤合活血散瘀汤加减。

2）外治：一般不需外治，当肿胀疼痛时，可用苦参汤加碱熏洗，外敷黄连膏。

（三）健康教育

1. 养成良好的饮食习惯，保持大便通畅，每天定时排便。

2. 注意饮食调和，多喝开水，多食蔬菜水果，少食辛辣食物。

3. 避免久坐久立，进行适当的运动和活动。

4. 患内痔后应及时诊疗，防止进一步发展。

肛 瘘

肛瘘是肛管或直肠与肛周皮肤相通的肉芽肿性管道，由内口、瘘管、外口三部分组成。内口常位于直肠下部或肛管，多为一个；外口在肛周皮肤上，可为一个或多个。经久不愈或间歇性反复发作为其特点，是常见的直肠肛管疾病之一，任何年龄都可发病，多见于青壮年男性。

一、病因和病理

大部分肛瘘由直肠肛管周围脓肿引起，因此，内口多在齿线上肛窦处，脓肿自行破溃或切开引流处形成外口，位于肛周皮肤上。由于外口生长较快，脓肿常假性愈合，导致脓肿反复发作破溃或切开，形成多个瘘管和外口，使单纯性肛瘘成为复杂性肛瘘。瘘管由反应性的致密纤维组织包绕，近管腔处为炎性肉芽组织，后期腔内可上皮化。

结核、UC、CD 等特异性炎症、恶性肿瘤、肛管外伤感染也可引起肛瘘，但较为少见。

二、分类

（一）按瘘口和瘘管的多少分类

①单纯性肛瘘：只有一个瘘管；②复杂性肛瘘：有多个瘘口和瘘管。

（二）按瘘的部位分类

①低位肛瘘：瘘管位于外括约肌深部以下，又可分为低位单纯性肛瘘和低位复杂性肛瘘；②高位肛瘘：瘘管位于外括约肌深部以上，包括高位单纯性肛瘘和高位复杂性肛瘘。

三、病情评估

（一）临床表现

多有肛管直肠周围脓肿病史。

瘘管形成后即转入慢性期，其症状为外口反复流出小量脓性分泌物或粪水。肛门局部常出现潮湿、疼痛、瘙痒等症状。肛门直肠检查可见瘘管外口，低位肛瘘可触及通于肛门内的条索状物，肛门指诊可在齿线附近触及硬结或凹陷。

（二）实验室及其他检查

1. 亚甲蓝检查法

用肛门镜将纱布条放入肛门，通过外口注入亚甲蓝溶液 1～2 ml，可根据纱布条有无亚甲蓝染色来明确瘘管存在。

2. X 线造影

为确定复杂性肛瘘管走向、分支、空腔分布及内口位置，可由外口注入碘化油等造影剂，经 X 线正侧位摄片进行分析观察。

3. 内镜检查

内镜检查包括肛门直肠镜及乙状结肠镜检查，内口处一般可看到有充血、水肿、瘢痕、凹陷或结节。

（三）诊断

①有肛周脓肿病史，自行破溃或行脓肿切开后，伤口不愈反复肿痛，流脓水，即可考虑为肛瘘；②查体可见肛门周围皮肤有凹陷或突起的外口，流脓水，在皮下可摸到条索状硬条，由外口行向肛内，齿线附近可摸到小硬结成凹陷点；③内盲瘘在排便时常有肛门疼痛不适，并有脓液由肛内流出，瘘管在直肠壁内，指诊可以触摸到明显硬结。肛门镜检有诊断价值。

四、治疗和监护

肛瘘的治疗，分为非手术治疗和手术治疗。非手术治疗主要为控制感染，减轻症状，控制发展，但不能彻底治愈，或一时相对治愈，很容易复发。治疗肛瘘唯一有效的方法是手术。手术的目的是彻底消除感染的肛门腺，将瘘管内感染的异物清除，这是治疗的关键。近年来，在充分发挥中医挂线疗法优点的前提下，吸收现代外科学的成果，补充挂线疗法不足，形成了低位肛瘘切开、高位挂线的切开挂线疗法，这一疗法已成为国内治疗肛瘘广泛采用的定型手术法，这是中西医结合的成就。

（一）一般治疗

1. 瘘管冲洗

冲洗的目的在于将瘘管中的脓液或异物冲洗干净并使其引流通畅。冲洗后将抗生素等药物注入瘘管，起到抑菌消炎、促进肉芽生长、闭合部分管腔的作用。常用的药物为过氧化氢、生理盐水、中药药液等。

2. 外用药物

选用适当的药物和剂型，敷于患处，达到消炎止痛、促进局部肿痛消散等作用。常用方药有九华膏、如意金黄散、红升丹等。

（二）手术治疗

1. 切开挂线疗法

切开挂线疗法是手术切开和挂线相结合的一种中西医结合的治疗方法。其目的是通过结扎线，将组成肛管直肠环的肌肉缓慢切开，并逐渐与周围组织粘连固定，从而防止肛管直肠环突然断裂回缩而引起大便失禁，丧失括约功能。切开挂线疗法适用于高位肛瘘。方法：肛周消毒、局麻，先在探针尾端缚一橡皮筋，再从外口轻轻向内探入，在齿线附近找内口。将食指伸入肛管，摸查探针头，将探针头弯曲拉出。橡皮筋随着拉出。提起橡皮筋，切开瘘管内外口之间的表面皮肤，拉紧橡皮筋，紧贴皮肤用粗丝收紧橡皮筋双重结扎。紧线不宜太快或太慢，一般以两周橡皮筋脱落为宜。以后以生肌祛腐药物换药至创口愈合。

2. 瘘管切开术

瘘管切开术是治疗肛瘘的一种传统方法，切开的目的是使创口彻底开放，肛门内外引流通畅，创面顺利生长愈合。本法适用于低位肛瘘。方法：先扩张肛门，探明瘘管的内、外口后，将有槽探针由外口穿至内口，用剪刀沿探针剪开瘘管，使其完全裂开。

3. 瘘管切除术

其适用于陈旧性肛瘘。先用探针由外瘘口伸入探索，以确定瘘管的位置和方向后，将瘘管切开，继之再全部切除瘘管组织。也可不将瘘管切开而用锐性分离法，将瘘管与其周围组织全部切除。

4. 瘘管切开缝合，内口缝扎封闭法

此法适用于后天性直肠阴道瘘、直肠前庭瘘。手术要点：探针从直肠内口穿出后，沿探针自外口至内口切开瘘前壁皮肤、皮下组织，左手食指伸入直肠顶起内口搔扒，游离直肠内口周围组织，肠线荷包缝扎直肠黏膜，封闭内口，横行缝合肌层3针覆盖内口，缝合皮肤，术后控制排便 3～4 天。手术成败的关键在于正确地找到内口，并将内口切开或切除，否则创口就不能愈合，即使暂时愈合，日久又会复发。

（三）中医治疗

1. 辨证论治

1）湿热下注：肛周时常流脓，色黄质稠，肛门胀痛，局部灼热。肛周有溃口，按之有索状物通向肛内。舌红，苔黄，脉弦或滑。

治宜：清热利湿。

方药：二妙丸合萆薢渗湿汤加减。

2）正虚邪恋：肛周流脓，质地稀薄，肛门隐隐作痛，外口皮色暗淡，瘘口时溃时愈，肛周有溃口，按之质较硬，或有脓液从溃口流出，且多有索状物通向肛内，伴有神疲乏力，心烦不寐。舌淡，苔薄，脉濡。

治宜：托里透毒。

方药：托里消毒饮加减。

3）阴液亏虚：肛周溃口，外口凹陷，瘘管潜行，局部常无硬索状物扪及，脓水清稀，可伴有潮热盗汗，心烦口干，食欲缺乏。舌红，少苔，脉细数。常见于结核性肛瘘。

治宜：养阴清热。

方药：青蒿鳖甲汤加减。肺虚者，加沙参、麦冬；脾虚者，加白术、山药。

2. 中成药

1）痔瘘丸：口服，开始每天晨服 9 g，7 天后改为 7.5 g，14 天后改为 6 g，21 天后改为 4.5 g。具有清热利湿，活血消肿止痛之功效。

2）二妙丸：口服，每次 6 g，每天 2 次。具有清热燥湿，消肿止痛之功效。用于肛瘘流脓水较多者。

3）痔疮外洗药：外用，装布袋内，煎水熏洗。具有祛毒止痒，消肿止痛之功效。

4）知柏地黄丸：口服，每次 1 丸，每天 2 次。具有滋阴降火之功效。用于肛瘘伴虚热，盗汗者。

5）八珍丸：口服，每次 1 丸，每天 2～3 次。具有补气养血之功效。用于肛瘘日久，气血不足，脓水稀薄者。

6）湿润烧伤膏：将肛瘘术后创面用生理盐水棉球拭净，取烧伤膏适量用压舌板均匀地涂在创面，12 小时换药 1 次，可不包扎。本法止痛见效快，愈合时间比传统换药缩短约 1/3 的疗程。

7）连翘败毒丸：每次 6 g，每天 2 次。有清热利湿，解毒消肿之功效。用于肛瘘肿痛者。

3. 单方验方

1）黄柏 20 g，艾叶、白矾各 10 g，金银花、生甘草各 30 g。水煎熏洗。

2）马齿苋 50 g，蜂蜡 10 g，猪油炼过 40 g。将油蜡共融，兑入马齿苋粉，和匀敷疮上。可治疗一切瘘（脓肠溃后形成之瘘管等症）。

3）壁虎（守宫）尾置瓦片上烤干，研为粉末备用。清洁创面后，将药粉撒在瘘管基底部，将瘘管填满，稍加压力，创面用纱布包扎，一般两天换药 1 次。

4）地龙 20 g，大黄炭、大贝各 15 g，滑石 10 g，干姜 6 g，全蝎 3 条，蜈蚣 2 打①，梅片 3 g。共为细末，入瓶密封备用。大蒜适量（去皮）捣烂如泥与上药调和成膏，即可应用。

5）当归、苏木、红花各 15 g，荆芥、防风各 12 g，马齿苋、黄柏、苦参、芒硝各 30 g，甘草 10 g。水煎坐浴，每天 1~2 次，每次 20~30 分钟。具有清热解毒、活血消肿、排脓止痛之功。

4. 食疗验方

1）青盐、白矾各 120 g。研末。装猪膀胱内，阴干，共研末。每服 15 g，空腹用温开水送服。

2）鳝鱼肉 120~240 g。炖汤服，1 天量。

3）清洁患部后，涂以鸡蛋黄油，可促使愈合。鸡蛋黄油制法：熟蛋黄锅中炒焦成炭时，有油渗出，用铲挤压，可出油。

4）猪胆 7 个，甘草粉 120 g，红糖、白糖、蜂蜜各 120 g，将蜜糖用砂锅熬开，将甘草粉放入搅匀，后放猪胆汁，熬成硬糊状为度，冷后为丸，重 10 g。早晚各服 1 丸，白开水送，7 天为 1 个疗程，重者不过 3 个疗程。

（四）健康教育

1. 经常保持肛门清洁，养成良好卫生习惯。

2. 发现肛门周围脓肿，宜早期切开排脓，一次性手术治疗可防止后遗肛瘘。

3. 肛瘘患者应及早治疗，避免外口堵塞后引起脓液积聚，排泄不畅，引发新的支管。

4. 术后应防止出血，换药宜认真仔细，防止创口假性黏合（桥形愈合），肛瘘不愈。

（刘丛丛）

---

① 1 打指 12 个。

第十四章　消化内镜检查技术与护理

胃、十二指肠镜检查术

一、适应证和禁忌证

（一）适应证

诊断不清的食管、胃、十二指肠疾病均可做此项检查。主要有以下几个方面：

1. 各种胃、十二指肠的慢性病变或经 X 线钡餐检查仍不能确诊者。

2. 溃疡病和慢性胃炎的动脉观察以及鉴别有无恶变。

3. 有上消化道症状，疑有恶性肿瘤者。

4. 不明原因的消化道出血需紧急胃镜检查以寻找病因和采取止血措施者。

5. 胃的手术后观察与复查等。

（二）禁忌证

1. 休克、昏迷、精神不正常及检查不合作者。

2. 患急慢性上呼吸道感染者。

3. 哮喘、肺气肿、肺功能不全、呼吸困难者。

4. 冠心病、心肌损伤等心功能不全者。

5. 有内脏穿孔危险者，如化学腐蚀性消化道溃疡、急性坏死性胃炎、晚期食管贲门癌等。

6. 有消化系统传染性疾病者。

二、操作步骤

（一）术前准备

1. 检查前必须详细了解患者的病史、体格检查等，患者需检查肝功能、心电图和血压，以评估病情，掌握适应证及禁忌证。同时向患者仔细解释检查目的、意义、安全性和配合检查的方法。

2. 检查前一晚进流食，晚 8 时后禁食，检查当天晨禁食水，检查前排空大小便，有幽门梗阻者，须先下胃管抽尽胃内容物。

3. 术前阿托品 0.5 mg 肌内注射。

4. 1% 地卡因咽部喷雾 3 次（首次应喷雾少许，以防过敏）。

5. 检查胃镜各部件功能和光源是否正常。

（二）操作方法

1. 患者左侧卧位，口咬住牙垫，开启光源。术者左手持胃镜操作部分，右手持镜管下 1/3 处，自牙垫孔轻轻插至咽喉部时，嘱患者做吞咽动作，术者顺势稍用外力，即可顺利通过食管上口，然后边注气边在直视下徐徐通过食管、贲门，进入胃。

2. 镜前端达胃腔后，首先以食指堵住气液钮注入适量空气，内镜达胃体中下部时在前方小弯侧有一拱状弧形缘，此即胃角切迹。调节变角钮继续向下插镜即进入胃空部然后寻找幽门孔，大多数情况下其在视野左上方或右上方远望像一个黑洞，前视或前斜视内镜抵达幽门口。胃镜向远端推进时，同时要观察胃内各部情况及蠕动。观察顺序为：幽门孔、幽门环、幽门部小弯、胃角、胃体、贲门附近高位后壁、胃内各部黏膜及病变。要根据位置不同，旋转左右、上下角度钮，全面、细致、反复地观察清楚，任何疑点不可忽略，必要时做活检或刷下的细胞做细胞学检查。退出胃镜时，须边看边拔，做再一次检查。

3. 如需会诊或示教，可安装示教镜，共同观察。

4. 需要照相，活检或细胞学检查，可安装所需配套用具进行。

5. 拔管前将镜远端下调整于自由状态，按压吸引钮，吸尽胃内气体。轻轻将胃镜拔出，取下牙垫。

三、注意事项

1. 检查操作过程动作要轻柔、细致，切忌粗暴，以避免食管或胃穿孔。

2. 术中不宜谈论病情及窥视情况，以免增加患者思想负担。

3. 术后 1~2 天患者可有短暂的咽喉部疼痛，同时咽后壁因局麻关系可有异物感。要劝告患者不可勉强咳出分泌物，以免引起黏膜破损。可用一些消毒漱口水或含片，以减轻症状。

四、术后护理

检查完毕，患者最大不适是咽喉部疼痛和上腹部胀气，休息后可自行恢复。但护士应注意观察以下几点：

1. 咽喉部麻醉 1~2 小时消失，为避免食物误入气管，应在检查后 2 小时方可进食。静脉麻醉者须留观至清醒为止。

2. 凡给予活检者，术后嘱进软食，并注意观察大便颜色及有无腹痛等症状。

3. 嘱患者不能用力反复咳嗽，以免损伤咽喉部黏膜而引起出血。

4. 注意观察术后并发症的发生，发现有严重并发症如心脏意外、消化道穿孔、严重感染等，应及时报告医师并协助处理。住院患者应注意做好交班观察，门诊患者应向患者或家属交代术后注意事项，如有异常，立即就诊。

结肠镜检查术

一、适应证和禁忌证

（一）适应证

1. 原因不明的下消化道出血和慢性腹泻久治不愈者。

2. X 线检查提示结肠病变不能确定诊断者。

3. 结肠息肉要进一步明确息肉部位和数量以及息肉的性质者。

4. 息肉电凝套切。

5. 息肉套切术后及结肠手术后观察。

（二）禁忌证

1. 有心脏病或体质虚弱者，必须检查时须在内科医师监护下进行，并做好应急措施。

2. 腹膜炎及下消化道有急性炎症（憩室炎、暴发性溃疡性结肠炎等）和肛周感染者。

3. 肠道狭窄病变妨碍内镜通过者。

4. 肠道粘连或行过放疗而有坏死性肠炎者。

5. 高血压病及高血压危象，肺功能不全及脑循环障碍者。

6. 精神病和传染性疾病者。

7. 妇女月经期及肠道准备不彻底暂不行检查。

二、操作步骤

（一）术前准备

1. 检查前 3 天，患者进少渣饮食，前 1 天番泻叶 15 g 水冲服。

2. 检查当天晨 7 时口服清洗液（20% 甘露醇 250 ml 加水至 1 000 ml 和糖盐水 500 ml 加水 500 ml 再加 10% 氯化钾 10 ml 共 2 000 ml），禁食，检查前 2 小时清洁灌肠 1 次。下午 1 时开始检查。

3. 术前 30 分钟阿托品 0.5～1.0 mg 或山莨菪碱 10 mg、地西泮 10 mg 肌内注射。

（二）操作方法

1. 嘱患者取左侧卧位，助手在示教镜配合下将镜管插入肠腔，逐步逆行推进，并仔细观察肠壁黏膜有无病变。

2. 到达病变部位，助手用活检钳协助取活检。

3. 退镜时重复查各肠段黏膜情况，并抽出气体。

三、注意事项

1. 循环进镜，尽量避免盲目滑进，以防肠穿孔。

2. 注气过多，患者腹胀明显时要抽气，以使肠腔变窄，肠管缩短，便于进镜。

3. 进镜时腹痛剧烈，各种方法不能进镜时应终止检查，以防穿孔。

4. 月经期间最好不检查，以免产生疼痛。

5. 有腹水及出血性疾病而确需检查者，应谨慎从事。

6. 曾行过盆腔手术或患者盆腔炎又确需检查者，应十分小心。

7. UC 及痢疾急性期，不要勉强向纵深插入。

四、术后护理

1. 检查术后患者一般留观 10 分钟至 1 小时。

2. 检查术后患者如出现明显的腹痛、腹胀，要警惕肠穿孔、脾破裂等的发生，并及时通知医师处理。

3. 患者若检查后出现血便，应嘱患者卧床休息，应用止血剂、补液、禁食。必要时经纤维结肠镜用高频电凝或微波止血。

4. 检查术后患者休息 30 分钟即可进半流质饮食，第二天进普食，检查后常规休息 1~2 天。

经内镜逆行性胰胆管造影术

一、适应证和禁忌证

（一）适应证

1. 原因不明的梗阻性黄疸。

2. 疑有胰腺疾病者。

3. 胆总管结石、慢性胆囊疾病等。

4. X 线或内镜检查疑有来自胃或十二指肠外部压迫者。

5. 有症状的十二指肠乳头旁憩室。

6. 疑有胃癌胰腺转移者或原发灶不明的转移性腺癌、疑来自胰腺、胆管者。

7. 有上腹症状，但常规检查未能证实有胃、十二指肠、肝脏病变而疑为胰腺疾病者。

（二）禁忌证

1. 有内镜检查禁忌证者。

2. 胰腺炎急性发作活动期。

3. 胆管有急性炎症或化脓性感染者。

4. 碘过敏者。

二、操作步骤

（一）术前准备

1. 向患者介绍检查目的及注意事项，争取主动配合。

2. 检查白细胞计数、分类及测血淀粉酶。

3. 做碘过敏试验。

4. 术前禁食 8 小时，备 60% 泛影葡胺。

5. 术前 15 分钟给阿托品 0.5 mg 皮下注射，哌替啶 50 mg 肌内注射，放入纤维内镜前做咽喉部表面麻醉。

（二）操作方法

1. 患者采取左侧卧位于 X 线检查台上，按胃镜检查方法插镜。迅速通过胃腔、幽门进入十二指肠降段。此过程尽量少注气。

2. 首先在十二指肠降部内侧壁找到十二指肠纵行皱襞，再沿肛侧小带或口侧隆起找到乳头。

3. 将十二指肠乳头调至视野中央，看清其开口，乳头开口大致可分为颗粒型、绒毛型、裂隙型及单孔型。开口的辨认极为重要，是插管成功与否的先决条件。将造影导管对准，迅速插入导管。欲使胰管显影，要垂直肠壁插入乳头开口。欲使胆管显影，则由乳头开口向口侧隆起插入即可。拉直镜身，有助于胆管显影。

4. 当导管插入 2～3 标记时，开始注入造影剂（泛影葡胺或胆影葡胺）。一般胆管造影剂量为 10～30 ml。

5. 在 X 线透视下或电视荧光屏上仔细观察，胰胆管充盈满意时，左侧卧位或俯卧位摄片。

6. 退出导管，拔出纤维十二指肠镜后，仰卧和立位各摄片一张。然后，立位或半立位观察胆管排空情况，必要时摄片记录。

三、并发症

并发症的发生率与术者的经验和熟练程度有密切关系。除有与一般内镜检查相似的并发症外，尚有以下几方面并发症。如镇静剂与解痉剂过量、肠管穿孔、乳头损伤和出血、术后的胰腺炎、急性化脓性胆管炎等。

四、注意事项

1. 为防止感染，内镜的器械管道或造影导管要彻底消毒。
2. 插入造影导管时，切勿盲目插管，以免刺激肠蠕动而增加插管的困难。
3. 拔管前可注入抗生素，以防逆行感染。

五、术后护理

1. 术后应观察有无腹痛、发热，4 小时与 24 小时各查血清淀粉酶 1 次。升高者，每天复查 1 次，至正常为止。

2. 根据病情用抗生素 2～3 天，并观察体温和血象变化。一旦发生腹痛或发热，应积极处理。

3. 术后 3 天内，宜食用清淡饮食。

4. 偶可发生胆管炎、败血症、急性胰腺炎、出血性胰腺炎、肠穿孔及消化道出血等。如发生应积极处理。

（刁岩凤）